ESSENTIELLE HYPERTONIE

EIN INTERNATIONALES SYMPOSION

BERN, 7.-10. JUNI 1960
VERANSTALTET MIT UNTERSTÜTZUNG DER CIBA

LEITUNG

F. REUBI
BERN

HERAUSGEGEBEN VON

K. D. BOCK
BASEL

P. COTTIER
BERN

MIT 81 ABBILDUNGEN

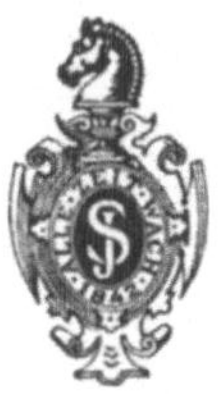

SPRINGER-VERLAG
BERLIN · GÖTTINGEN · HEIDELBERG
1960

Dieses Buch erscheint gleichzeitig in einer englischen Ausgabe unter dem Titel
ESSENTIAL HYPERTENSION
An International Symposium

ISBN 978-3-642-49201-3 ISBN 978-3-642-49200-6 (eBook)
DOI 10.1007/978-3-642-49200-6

Softcover reprint of the hardcover 1st edition 1960

Inhaltsverzeichnis

Teilnehmer des Symposions „ESSENTIELLE HYPERTONIE“

Bern, 7.—10. Juni 1960

Arnold, O. H., Medizinische Klinik der Städtischen Krankenanstalten, Essen (Deutschland)
Bartorelli, C., Università di Siena, Istituto di Patologia Speciale Medica e Metodologia Clinica, Siena (Italien)
Bechgaard, P., Medicinsk afdeling, Aarhus Universitet, Aarhus (Dänemark)
Bock, K. D., CIBA Aktiengesellschaft, Basel (Schweiz)
Brod, J., Ústav pro Choroby Oběhu Krevního, Praha-Krč (Tschechoslowakei)
Cottet, J., Médecin consultant, Paris und Evian (Frankreich)
Cottier, P., Medizinische Universitäts-Poliklinik, Bern (Schweiz)
Dahl, L. K., Brookhaven National Laboratory, Associated Universities, Upton, N. Y. (USA)
Ferrero, C., Centre de Cardiologie, Hôpital Cantonal, Genève (Schweiz)
Freis, E. D., Veterans Administration Hospital, Washington, D. C. (USA)
Frey, W., Oberhofen am Thunersee (Schweiz)
Genest, J., Département de recherches cliniques, Hôtel-Dieu de Montréal, Montreal (Kanada)
Govaerts, P., Fondation Médicale Reine Elisabeth, Bruxelles (Belgien)
Grollman, A., University of Texas, Dallas (USA)
Gross, F., CIBA Aktiengesellschaft, Basel (Schweiz)
Hadorn, W., Medizinische Klinik der Universität, Bern (Schweiz)
Hamburger, J., Hôpital Necker, Paris (Frankreich)
Hilden, T., Diakonissestiftelsen, København (Dänemark)
Hoobler, S. W., University of Michigan, Ann Arbor (USA)
Hood, B., Göteborgs Universitet, Medicinska Kliniken I, Göteborg (Schweden)
Imhof, P., Lory Spital, Bern (Schweiz)
Mach, R. S., Hôpital Cantonal, Clinique Universitaire de Thérapeutique, Genève (Schweiz)
Milliez, P., Faculté de Médecine, Paris (Frankreich)
Muller, A. F., Hôpital Cantonal, Clinique Universitaire de Thérapeutique, Genève (Schweiz)
Page, I. H., Cleveland Clinic Foundation, Cleveland, Ohio (USA)
Peart, W. S., St. Mary's Hospital, London (Großbritannien)
Pickering, Sir George, University of Oxford, Oxford (Großbritannien)
Platt, Sir Robert, The Royal Infirmary, Manchester (Großbritannien)
Plummer, A. J., CIBA Pharmaceutical Products Inc., Summit, N. J. (USA)

Reubi, F., Medizinische Universitäts-Poliklinik, Bern (Schweiz)
Sarre, H., Medizinische Universitäts-Poliklinik, Freiburg i. Br. (Deutschland)
Schettler, G., Krankenhaus Bad Cannstatt, Innere Klinik, Stuttgart (Deutschland)
Schmid, A., Bern (Schweiz)
Schroeder, H. A., West Brattleboro, Vermont (USA)
Schwartz, J., Faculté de Médecine, Strasbourg (Frankreich)
Steinmann, B., Lory Spital, Bern (Schweiz)
Taquini, A. C., Universidad de Buenos Aires, Buenos Aires (Argentinien)
Wilson, C., The London Hospital, London (Großbritanien)

Eröffnungsansprache

Von

F. Reubi

Es ist für mich eine große Ehre, dieses Symposion eröffnen zu dürfen, und ich möchte Sie herzlich willkommen heißen und Ihnen danken, daß Sie unserer Einladung Folge geleistet haben. Ich bin sicher, in Ihrer aller Namen zu sprechen, wenn ich der CIBA, die dieses Symposion durch ihre Unterstützung ermöglicht hat, unseren verbindlichen Dank sage.

Obwohl das Problem der arteriellen Hypertension von zahlreichen Forschern untersucht wurde, sind wir von seiner Lösung weit entfernt. Wenn es eine Zeit gegeben hat, in der die medizinische Forschung ein Vorrecht weniger Länder war, so müssen wir heute feststellen, daß in den letzten Jahren eine gewaltige Arbeit sowohl in der Alten wie in der Neuen Welt, im Osten wie im Westen geleistet worden ist. Es wird deshalb immer wichtiger, in regelmäßigen Abständen und auf internationaler Ebene die Ergebnisse zu vergleichen, die Meinungen auszutauschen und die Forschungsrichtungen abzustimmen. Je mehr die Auffassungen divergieren, um so fruchtbarer ist die Gegenüberstellung der verschiedenen Ansichten. Der Wissenschaftler sollte sich nicht mit dem Auf und Ab der Weltpolitik beschäftigen. Suchen wir daher unberührt von äußeren Dingen die Gemeinschaft der Kultur und die Unabhängigkeit des Geistes. Machen wir uns frei von Vorurteilen und lassen wir uns nicht durch Prestigefragen oder Eigennutz blenden.

Dieses Symposion vereinigt etwa 40 Spezialisten aus 12 Ländern. Die Anzahl der Teilnehmer ist absichtlich begrenzt worden und die Diskussionen werden in geschlossenem Rahmen stattfinden. Es ist eine alte Erfahrung, daß ein optimales Klima für einen Meinungsaustausch nur durch Abgeschlossenheit erreicht werden kann. Wir haben trotzdem zwei öffentliche Sitzungen vorgesehen. Zunächst werden wir heute 3 Vorträge hören, die das Problem der Pathogenese des Hochdruckes von einem allgemeinen Standpunkt aus beleuchten sollen. Die 2. öffentliche Sitzung wird am Ende dieser Woche im Rahmen der jährlichen Versammlung der Schweizerischen Gesellschaft für Innere Medizin stattfinden; sie wird der Behandlung des Hochdruckes im Rahmen einer "Panel discussion" gewidmet sein.

Das Symposion selbst wird sich in erster Linie mit zwei Problemen befassen. Das eine ist die Frage nach möglichen Beziehungen zwischen der sog. essentiellen Hypertonie und dem Salz-Wasserhaushalt. Zum anderen wollen wir uns mit dem Einfluß einer langdauernden Behandlung mit hypotensiven Substanzen auf den Verlauf der Hypertonie beschäftigen. Wir glauben, daß es besser ist, uns auf diese zwei Aspekte zu konzentrieren, als die essentielle Hypertonie als ganzes zu diskutieren. Diese Beschränkung wird uns vielleicht erlauben, unseren Zweck besser zu erreichen und eine Übereinstimmung in manchen Punkten zu erzielen. Wir werden dadurch wahrscheinlich in der Lage sein, in der zweiten öffentlichen Sitzung einige praktisch-therapeutische Vorschläge zu unterbreiten.

Vielleicht wird die Frage gestellt, warum wir gerade diese beiden Probleme ausgewählt haben. Was die Beziehungen zwischen Hochdruck und Wasser- und Salzhaushalt betrifft, so ist dieses Problem seit der Einführung der Saliuretica in die Therapie des Hochdruckes sehr aktuell geworden. Es verdient daher einmal im Ganzen diskutiert zu werden, insbesondere unter Berücksichtigung der neueren Aspekte der Endokrinologie. Hinsichtlich der Beeinflussung des Verlaufs der Hypertonie durch eine langfristige hypotensive Behandlung sollte der Zeitraum, der seit der Einführung wirksamer Präparate verstrichen ist, genügen, um uns eine erste Beurteilung zu erlauben. Da dieser Frage große praktische Bedeutung zukommt, scheint es zweckmäßig, die Auswertung der bis jetzt erzielten Resultate nicht zu lange hinauszuschieben.

Wir hoffen, daß dieses Symposion dazu beitragen wird, unsere Kenntnisse zu erweitern.

Die Mosaik-Theorie der Hypertonie

Von

I. H. Page

Es ist jetzt einige Jahre her, seitdem ich die Mosaik-Theorie der Hypertonie erstmals vortrug, und ich denke, daß es jetzt an der Zeit ist zu überlegen, wo sie heute steht. Hat sie sich als nützlich erwiesen, und ist es wahrscheinlich, daß sie dies auch in Zukunft tun wird?

Die Mosaik-Theorie entstand im Zusammenhang mit der Tatsache, daß vor 30 Jahren das Denken im Gebiet der Infektionskrankheiten vorherrschte, nicht nur in deren eigenem Feld, sondern ebenso auf anderen. Die Forschung wurde oft auf die Auffindung eines einzigen ursächlichen Agens konzentriert. Wenn der Typhusbacillus isoliert und gezüchtet war, bedeutete dies die Ursache der Krankheit, und seine Beseitigung war die Behandlung. So versuchten diejenigen von uns, die auf anderen Gebieten arbeiteten, *die* Ursache der Hypertonie, *die* Ursache der Atherosklerose aufzufinden. Als Ergebnis wiederholter Fehlschläge entstanden ebenso viele Theorien wie es Untersucher gab. Der aussichtsreichste Anwärter, die Ursache der Hypertonie zu sein, war in jenen Tagen die Niere. Viele glaubten nach den Arbeiten von Goldblatt, daß die Niere die eigentliche und einzige Ursache der essentiellen Hypertonie sei. Das Schicksal dieser Ansicht ist eine interessante Geschichte, aber sie lenkt vom Thema ab.

Im Laufe der Zeit wurde allmählich deutlich, daß sich die Probleme der kardiovasculären Erkrankungen und des Krebses nicht durch einen Angriff an einer Front lösen lassen würden. Es erschien unwahrscheinlich, daß alle Formen der Hypertonie und der Arteriosklerose sich durch einen einzelnen Mechanismus erklären lassen würden. Und mir scheint, daß ein Blick auf das Wesen des Kreislaufs den Schlüssel ergibt, warum das so ist. Der arterielle Blutdruck ist ein Bestandteil der zur Durchströmung des Gewebes mit Blut vorhandenen Einrichtungen. Das Problem, die richtige Blutmenge an den richtigen Körperteil zur richtigen Zeit zu bringen, ist erstaunlich kompliziert und schwierig. Zu wissen, wo Blut verfügbar ist und wo es gefahrlos abgezogen werden kann, stellt allein schon ein Hauptproblem dar. Es ist daher nicht überraschend, daß sich im Organismus ein hoch komplexes System ausgebildet hat, um diese Aufgabe richtig durchzuführen. Wir werden diesen wunderbaren Mechanismus erneut auf die Probe stellen müssen, wenn die Gravitation zu einer bloßen Erinnerung geworden ist, nämlich bei der Erforschung des Weltraumes. Ich vermute, daß der Mensch eher Schwierigkeiten mit seinen kardiovasculären Reaktionen auf die Gewichtslosigkeit haben wird als mit der Kontrolle seiner Handlungen durch sein Gehirn.

Ich habe in der Mosaik-Theorie angenommen, daß die verschiedenen Teilfaktoren der Blutdruckkontrolle im Gleichgewicht miteinander stehen und daß das endgültige Blutdruckniveau durch den Gleichgewichtspunkt bestimmt wird. Wenn das Blutvolumen sich ändert, so ändert sich auch der neurogene Vasomotorentonus, um den Blutdruck auf einem konstanten Niveau zu halten. Wenn ein Faktor zeitweilig eine beherrschende Rolle für die Bestimmung des Niveaus spielt, bedeutet dies nicht, daß alle anderen Faktoren zu wirken aufhören. Ebenso kann beim Hochdruckpatienten ein Faktor dominieren, aber die sekundären Faktoren stehen mit ihm im Gleichgewicht und können im Laufe der Zeit selbst primär werden.

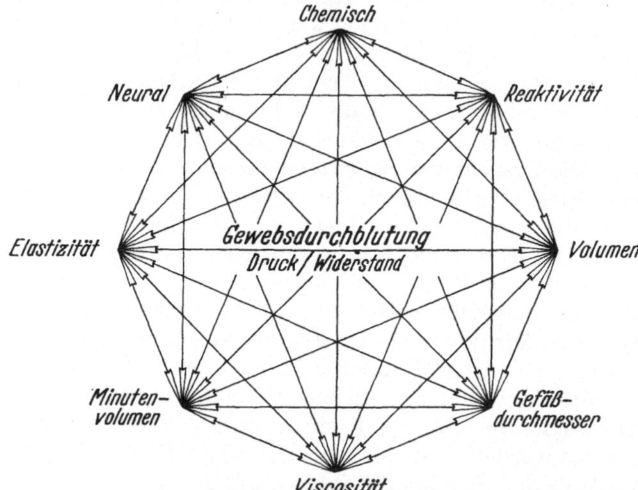

Abb. 1. Die Mosaiktheorie der Hypertonie. Sie zeigt das Gleichgewicht der verschiedenen Teilfaktoren der Druckregulation, das der Aufrechterhaltung einer angepaßten Gewebsdurchblutung dient

Es handelt sich also eigentlich um eine einfache Konzeption, über die es keinen Streit geben sollte, aber nur wenige Ärzte verstehen sie wirklich. So erklärt sie z. B., warum es so viele mögliche

Punkte gibt, an denen zu therapeutischen Zwecken der Mechanismus der Blutdruckkontrolle blockiert werden kann. Sie erklärt, warum das klinische Bild der Hypertonie so variabel ist. Ein nicht geringer Vorteil ist, daß sie das Denken über diese Krankheit in eine gewisse Ordnung bringt.

Neben den physiologischen Prozessen, die ich in das Achteck einbezogen habe, sind die vermutlichen primären Mechanismen verschiedener Hochdruckformen aufgeteilt und gruppiert worden. Diese Gruppen sind (1) nervös, (2) endokrin, (3) kardiovasculär, (4) renal. Wieder ist zu erkennen, daß, wenn das Nervensystem bei einem Patienten die beherrschende Rolle spielt, dies nicht bedeutet, daß die endokrinen, kardiovasculären und renalen Faktoren ihre Mitwirkung aufgegeben haben. Sie nehmen nur in geringerem Grade teil.

Primitive und höhere Kontrolle

Ich stelle mir den Kreislauf so vor, als ob er zwei Regulationskreise hätte, der eine primitiv und weitgehend chemisch kontrolliert, der andere höher integriert und nerval kontrolliert. Die langdauernden und langsamen Veränderungen des Druckes und/oder der Durchblutung mögen hauptsächlich durch humorale Mechanismen in Gang gebracht werden, und die feinen, schnellen Wechsel durch das autonome und teilweise das zentrale Nervensystem. In der Tat müssen beide Systeme eng miteinander integriert sein, um die wirksame Einheit, die sie in der Realität bilden, darstellen zu können.

Sogar innerhalb der humoralen und neurogenen Mechanismen gibt es Abstufungen der Primitivität. So stelle ich mir beispielsweise vor, daß das Serotonin in gewisser Hinsicht ein primitives Noradrenalin ist. Bei Wirbellosen scheint es als Überträgersubstanz im Nerven wirken zu können, eine Funktion, die bei den Vertebraten weitgehend durch das Noradrenalin ersetzt worden ist.

Die endokrine Funktion einiger Neurone bei Insekten ist ein Beispiel für die primitivere Funktion der Nervenzelle, die noch nicht so hoch entwickelt ist wie beim Menschen. Jedoch kann es bei höheren Tieren durchaus noch wichtige funktionelle Rudimente geben, die bisher übersehen worden sind. Ich glaube, daß wir bis vor kurzer Zeit geneigt waren, das Corpus pineale der Vergessenheit anheimfallen zu lassen. Was auch immer seine Funktion sein mag, so ist es doch offensichtlich, daß wichtige Dinge in ihm vorgehen. Ich habe oft vermutet, daß die Pressorsubstanz Cerebrotonin, von der TAYLOR und ich (*1*) zeigten, daß sie auf Hirnreiz entsteht, eine endokrine Sekretion von Neuronen repräsentieren könnte. Natürlich ist das nur eine Vermutung, die aber schließlich besser ist als ein schlechtes Experiment.

Arterieller Blutdruck und Gewebsdurchströmung

Der arterielle Blutdruck ist nur ein Faktor im Mechanismus der Gewebsdurchströmung. Aber bevor ich die Betrachtung einiger Teilaspekte beginne, möchte ich doch die im Fluß befindliche Diskussion über die Frage erwähnen, ob die bei der Hypertonie vorhandene Zunahme des peripheren Widerstandes hauptsächlich auf humorale und neurogene Faktoren zurückzuführen ist oder ob sie im wesentlichen anatomisch und biophysikalisch bedingt ist, sei es als Folge der Schwellung und Hypertrophie der Arteriolenwand oder als dem Gefäßmuskel innewohnende physikalische Eigenschaft. Wahrscheinlich sind alle Faktoren daran beteiligt; die Frage ist nur, in welchem Umfang.

Wir nehmen an, daß die Durchschneidung der sympathischen Nerven alle tonisierenden Vasomotorenimpulse beseitigt. Der verbleibende Gefäßtonus muß dann auf im Blut entstandene vasoconstrictorische Stoffe oder auf die anatomischen Eigenschaften der Blutgefäße zurückgeführt werden. Man hat ferner angenommen, daß eine völlige Erschlaffung der Blutgefäße mit Stoffen wie Acetylcholin, ATP oder Nitriten erreicht werden kann. Wie CELANDER und FOLKOW (*2*) gezeigt haben, variiert der Grad, in dem verschiedene Gefäßgebiete unter Sympathicuskontrolle stehen, sehr erheblich. Die Bedeutung der Zusammensetzung der umgebenden Flüssigkeit für den Tonus denervierter Blutgefäße ist — soweit mir bekannt — noch nicht ausreichend untersucht worden. In die Frage nach ihrer Zusammensetzung würde ich sowohl die normalen Bestandteile des Blutes einschließen als auch alle humoralen Stoffe, die in das Blut sezerniert werden. Derartige experimentelle Versuchsanordnungen sind schwierig wegen der Subtilität der möglichen Änderungen in der Zusammensetzung, aber auch wegen der Zeitdauer, welche notwendig ist, damit sich die Veränderungen im Tonus der Blutgefäße widerspiegeln.

Seit den Tagen von COHNHEIM und GULL und SUTTON existiert der Gedanke, daß eine Dickenzunahme der Gefäßwand der Hypertonie vorangeht und ihre Ursache darstellt. Die für und gegen diese Konzeption sprechenden Argumente sind diesem Auditorium zu gut bekannt, um Zeit mit ihrer Wiederholung zu vergeuden. Eine gewisse Weiterentwicklung erfolgte kürzlich in dem Sinne, daß neben der Verdickung infolge Hypertrophie und Hyperplasie eine zusätzliche Dickenzunahme infolge von Elektrolytveränderungen in der Gefäßwand vorhanden ist.

Ein weiterer den peripheren Widerstand beeinflussender Faktor liegt in der Gefäßwand selbst. Die Automatie bzw. die Vasomotorik des glatten Muskels wird als einer dieser Faktoren angesehen. Die dehnende Kraft des Blutdrucks bewirkt im glatten Muskel eine Tendenz zur Kontraktion und ruft dadurch einen Teil des Gefäßtonus hervor.

Die Anwendung dieser Gedankengänge auf die Verhältnisse beim Hypertoniker bleibt genauso unbefriedigend wie auf die des Normotonikers. Theoretisch sind sie sicherlich von Bedeutung, aber bis jetzt ist weder beim Patienten noch am intakten Tier eine objektive Messung der verschiedenen Komponenten dieses komplexen Mechanismus zur Aufrechterhaltung des Gefäßtonus möglich.

Ob der Gefäßwiderstand bei völlig erschlaffter glatter Muskulatur beim Hypertoniker derselbe ist wie beim Normotoniker, hängt letzten Endes auch vom Stadium der Erkrankung ab. Im Beginn mag er gleich groß sein, aber die Entwicklung einer Gefäßerkrankung im weiteren Verlauf kann schwerlich dazu beitragen, ihn zu vergrößern. Es hat mich immer beeindruckt, welche schweren anatomischen Veränderungen bei Hypertonikern vorliegen können, die trotzdem ihre Fähigkeit zur Gefäßdilatation behalten haben. Folkow (*3*) betont die Tatsache, daß nur eine geringe Verkleinerung des Durchmessers maximal dilatierter Blutgefäße erforderlich ist, um eine beträchtliche Wirkung auf den Strömungswiderstand hervorzurufen; eine Verkleinerung von 5% verursacht eine Widerstandserhöhung in der Größenordnung von etwa 25%. Auch läßt sich berechnen, daß bei einer gegebenen Verkürzung des glatten Muskels der Widerstand eines hypertrophierten Gefäßes verhältnismäßig stärker ansteigt als der eines normalen Gefäßes, da ein größeres Gewebsvolumen das Gefäßlumen einengt. Bei gleichem Tonus der glatten Muskulatur entwickelt das hypertrophierte Gefäß aus rein mechanischen Gründen eine stärkere vasoconstrictorische Wirkung als das normale Gefäß (4).

Folkow, Grimby und Thulesius (*5*) überprüften diese Hypothese durch Messung der Durchblutung des Oberarmes bei normo- und hypertensiven Personen, bei denen versucht worden war, durch Ischämie und Arbeit eine maximale Vasodilatation hervorzurufen. Die Dilatation wurde durch Erwärmung noch gefördert. Wenn diese Maßnahmen tatsächlich zu einer maximalen Dilatation führen, dann blieb bei einigen gesicherten Fällen von essentieller Hypertonie der Widerstand mäßig erhöht. Die Autoren weisen auf die beträchtlichen technischen Schwierigkeiten der Methode hin und betonen, daß die Ergebnisse nur mit Vorsicht zu verwerten sind.

Die Erfahrungen mit den antihypertensiv wirkenden Pharmaka haben viel dazu beigetragen, den erstarrten Begriff der sogenannten „fixierten Hypertonie" zu beseitigen. Nach meiner Erfahrung sieht man relativ selten einen Patienten, bei dem man den Blutdruck im Liegen nicht zur Norm zurückbringen kann und der bei normalem Blutdruck Symptome oder Zeichen der Ischämie bietet. Das beweist nicht, daß nicht doch Strukturveränderungen in den Widerstandsgefäßen vorliegen, aber es deutet doch darauf hin, daß noch überzeugenderes Beweismaterial für ihre ausschlaggebende Bedeutung beigebracht werden muß. Ich möchte die Behauptung wagen, daß die Zunahme des peripheren Widerstandes infolge von Strukturveränderungen der Gefäße in bestimmten Gefäßgebieten, z. B. in der Niere, im Myokard und im Gehirn zwar von Wichtigkeit sein mag, daß aber eine generalisierte Widerstandserhöhung durch Strukturveränderungen ohne wesentliche Bedeutung ist, erst im späteren Verlauf der Erkrankung auftritt und gewöhnlich bis zu einem gewissen Grad reversibel ist.

Die Blutverteilung unter Berücksichtigung des örtlichen Bedarfs

Zweifellos bestimmt der Bedarf der Organe die Blutverteilung. Ebenso können Organe über ihren Bedarf hinaus Blut speichern. Blutmangel wird demgegenüber von lebenswichtigen Organen nicht vertragen. Ich sage „lebenswichtig", denn es ist bekannt, daß bestimmte Gefäßbezirke bei großem Bedarf in anderen Gebieten fast völlig von der Blutzufuhr abgesperrt sein können. Aber wenn das Herz, das Gehirn, einige endokrine Drüsen und die Nieren Blut benötigen, erhalten sie es im allgemeinen auch.

Die Mechanismen, die dies bewirken, müssen über eine lediglich passive Dilatation — infolge örtlicher Axonreflexe oder örtlich gebildeter Stoffwechselprodukte — hinausgehen; diese bildet lediglich die Voraussetzung für einen größeren Bluteinstrom in die erweiterten Gebiete. Ich möchte annehmen, daß der Bedarf durch nervale und humorale Signale gemeldet wird und daß nach Integrierung die entsprechenden efferenten Impulse in diejenigen Gefäßbezirke laufen, wo Blut eingespart werden kann.

Wie erwähnt, vermute ich, daß für schnelle Veränderungen der Blutverteilung im wesentlichen nervale Mechanismen und für lang anhaltende Veränderungen humorale Mechanismen verantwortlich sind. Können solche physiologischen Mechanismen nachgewiesen werden?

Die Nieren sind ein erstaunliches Beispiel für einen humoralen Mechanismus, obgleich ich zugeben muß, daß der Beweis hierfür noch nicht vollständig erbracht ist (*58*). Ich will den Mechanismus nicht im einzelnen diskutieren, sondern nur ganz kurz erwähnen, daß dann, wenn die Nieren nicht genug Blut erhalten oder eine Veränderung der Pulsform auftritt, eine Reaktion in Gang gebracht wird, die den Blutdruck erhöht und so zur Beseitigung des Defizits beiträgt. Die die Nieren versorgenden Nerven sind stets ein Rätsel gewesen; sie scheinen, ähnlich wie die das Gehirn versorgenden, nur einen geringen vasoconstrictorischen Effekt auszuüben und keine entscheidende Rolle in der Regulation des Kreislaufs zu spielen, es sei denn unter den Bedingungen eines starken Stress. McCubbin und ich (*6*) fanden Hinweise für die Existenz von Nervenverbindungen mit den Nebennieren, die sich durch den Ganglienreizstoff DMPP stimulieren ließen, aber die Funktion dieser Verbindungen bleibt unklar.

Die Kontrolle des Gehirnkreislaufs entspricht weitgehend derjenigen der Nieren. Sie ist stark abhängig von der Blutdruckhöhe, teilweise abhängig von humoralen Faktoren, jedoch relativ wenig abhängig von der vasomotorischen Regulation. Andererseits können Vasoconstriction und -dilatation innerhalb des Gehirns die vasomotorischen Reflexe — wie z. B. den reflektorischen Druckanstieg nach Abklemmung der A. carotis communis — ganz erheblich beeinflussen. Kaneko, McCubbin und ich (*7*) stellten fest, daß sowohl die Gabe von verschiedenen vasoconstrictorisch wirkenden Stoffen in die Seitenventrikel des Gehirns als auch die Abkühlung des Liquor cerebrospinalis diesen Reflex hemmen. Diese Wirkung wird durch zentrale Verabreichung von Vasodilatoren oder Erwärmung des Liquor cerebrospinalis aufgehoben. Die Vasoconstriction der cerebralen Gefäße geht mit einem Abfall des systemischen Blutdrucks und der Herzfrequenz einher, während eine cerebrale Vasodilatation diese zentralen Hemmwirkungen aufhebt. Ich werde dieses Phänomen später noch diskutieren, aber es soll im Augenblick dazu dienen, um die Theorie zu verdeutlichen, daß die Blutversorgung eines Organs in erheblichem Ausmaß den Blutdruck im gesamten Kreislauf beeinflussen kann. Das Gehirn scheint im Gegensatz zu den Nieren seinen Einfluß auf den Kreislauf weitgehend durch Veränderungen der nervalen Regulation auszuüben. Aber selbst das Gehirn besitzt anscheinend die Möglichkeit zur direkten chemischen Regulation, falls das vorläufig so benannte „Cerebrotonin“ genauer identifiziert und charakterisiert werden kann. In einem früheren Stadium seiner Entwicklung besaß das Gehirn eine relativ hoch entwickelte endokrine Funktion, die vielleicht nicht völlig verloren gegangen ist.

Die Regulierung der Blutversorgung des Myokards scheint sowohl nervale als auch humorale Mechanismen zu umfassen, deren jeder eine bestimmte Bedeutung besitzt. Wenn das Herz Blut benötigt, dann „schreit“ es in dem bekannten Angina pectoris-Anfall danach. Seine afferente Regulation ist sehr empfindlich. Die efferente Regulation beeinflußt sowohl die Inotropie als auch die Chronotropie des Herzmuskels. Jedoch ist weniger bekannt, wie wirksam die vasomotorischen Reaktionen sind. Dasselbe gilt für die Regulation durch hämatogene gefäßaktive Stoffe, obgleich gar kein Zweifel daran besteht, daß sie trotz ihrer unbekannten quantitativen Beziehungen erhebliche Wirkungen hervorrufen. Wir wissen zu wenig über die Bedeutung der Anhäufung von Katecholaminen und anderen gefäßaktiven Stoffen im Myokard und den Blutgefäßen, um sichere Schlußfolgerungen ziehen zu können.

Man könnte jedes Organ in ähnlicher Weise untersuchen. Aber ich habe wohl genug erwähnt, um die Theorie, daß der örtliche Blutbedarf eine der bestimmenden Größen für den Blutdruck überhaupt darstellt, zu veranschaulichen. Es folgt hieraus, daß Störungen des Blutdruckniveaus aus Störungen des Blutbedarfs einzelner oder mehrerer Organe entstehen können. Der von einem Organ zur Regulierung seiner eigenen Durchströmung überwiegend verwendete Mechanismus kann unter bestimmten Bedingungen eine primäre Rolle für die Einstellung des systemischen Blutdrucks spielen. Jedoch bedingt die Dominanz eines bestimmten Mechanismus nicht die Aufhebung aller anderen Regulationsmechanismen. Aus diesem Grunde kann der arterielle Blutdruck auch von Mitteln beeinflußt werden, welche auf ganz verschiedene Kontrollmechanismen des Blutdrucks einwirken.

1. Neurogene Faktoren

Klinisch	*Experimentell*
Poliomyelitis des Hirnstammes	Cerebrale Ischämie
Chronische Porphyrie	
Zunahme des intrakraniellen Drucks	Cushings Experiment
Sklerose des Carotissinus	Resektion der depressorischen Sinus- und Aortennerven
Resektion des Nervus glossopharyngicus	
Erregung	Hypertonie durch Lärmreize

Zur Erläuterung meiner Theorie werde ich, wie erwähnt, nur einige besonders interessante Punkte streifen; ich werde keine

Zusammenstellung des Beweismaterials über die wichtige Rolle des Nervensystems im Mechanismus der Hypertonie geben. Wir haben dies bereits kürzlich in Form einer Übersicht getan (*59*). Ich werde zuerst als Beispiel für das Verhalten des Nervensystems unter den veränderten Bedingungen der Hypertonie das Problem der Umstellung des Carotissinus und ähnlicher Regelmechanismen bei Entwicklung einer renalen Hypertonie schildern.

Blutdruckregulationsmechanismen und das Niveau ihrer „Einstellung“

Jahrelang standen die Ärzte der erstaunlichen Tatsache gegenüber, daß die Kompression des Carotissinus bei Hypertonikern die gleiche Kreislaufreaktion wie bei Normotonikern hervorruft. Man lehrte, daß der Carotissinus-Mechanismus einer der das Blutdruckniveau am stärksten beeinflussenden Faktoren sei. Wenn der Blutdruck nach Injektion von Pressorsubstanzen ansteigt, werden Druckreceptoren gereizt, die zur Senkung des Blutdrucks über das Vasomotorenzentrum reflektorisch die neurogene Vasoconstriction hemmen oder aufheben. Wenn jedoch der Blutdruck im Verlauf einer malignen oder essentiellen Hypertonie ansteigt, dann scheint der Mechanismus des Carotissinus zu versagen. Er scheint sogar an der Aufrechterhaltung des erhöhten Drucks mitzuwirken.

McCubbin, Green und ich (*8*) haben diese Frage unter Verwendung elektroneurographischer Methoden untersucht und die Aktivität der Druckreceptoren bei Normotension und nach Erzeugung einer akuten und chronischen renalen Hypertonie zugemessen. Die Beobachtung, daß bei chronisch hypertonischen Hunden die Druckreceptoren intermittierend Impulse aussenden bei Blutdruckwerten, bei denen sie sich am normotensiven Tier kontinuierlich entladen, weist darauf hin, daß dieser Regulationsmechanismus dazu übergegangen ist, den arteriellen Druck auf einen höheren Wert einzustellen: Der Regelmechanismus des Carotissinus hat seine Reizschwelle erhöht, so daß er die hypertensiven Werte als normal perzipiert. Das Regelsystem ist auf höherem Niveau neu eingestellt. Nach der Neueinstellung wirkt es so, daß der arterielle Druck auf den erhöhten Werten statt auf Normalwerten gehalten wird.

Sicherlich hat sogar die primär renale Hypertonie eine wichtige neurogene Komponente, und das ist meiner Meinung nach auch der Grund, warum Patienten mit dieser Form der Hypertonie in vielen Fällen auf neuroplegische Medikamente ebenso gut ansprechen wie Patienten mit essentieller Hypertonie, bei denen die renale Komponente weniger eindeutig erkennbar ist. Das Phänomen der Neueinstellung auf ein höheres Niveau ist eine Erklärung für viele bei der Hypertonie vorkommenden pharmakologischen und klinischen Phänomene. Beispielsweise läßt sich damit erklären, warum die Nephrektomie im akuten, nicht aber im chronischen Stadium der renalen Hypertonie den Blutdruck senkt. Es könnte ein Faktor bei den gelegentlich zu beobachtenden Patienten sein, bei denen die Hypertonie nach Entfernung eines Phäochromocytoms persistiert, und bei den Patienten, welche nach Jahren einer antihypertensiven Therapie normotensiv werden. Ein Beispiel für einen solchen Patienten zeigt Abb. 2.

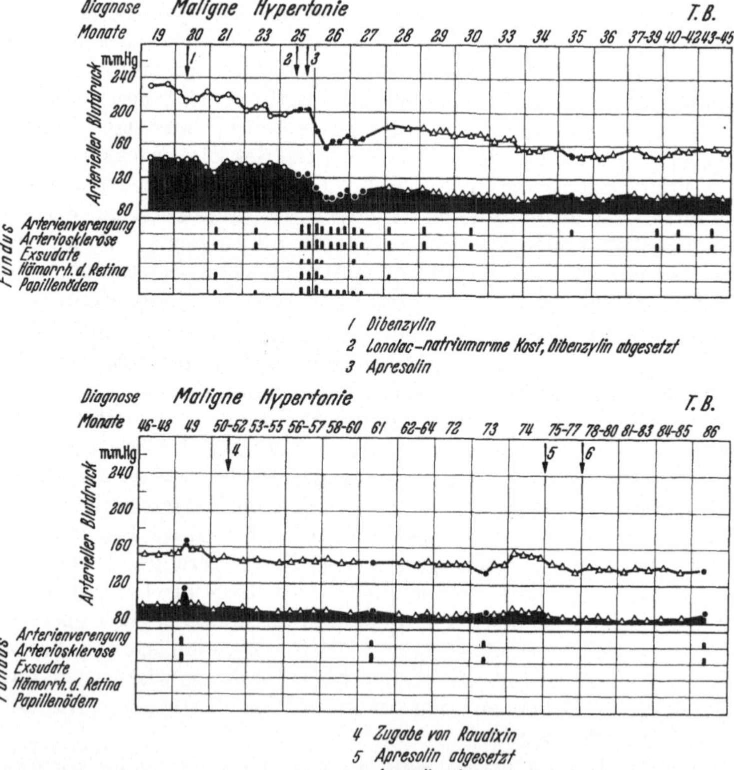

Abb. 2. Patient mit maligner Hypertonie, der erfolgreich 5 Jahre lang mit Hydralazin behandelt wurde. Bei Absetzen des Medikamentes stieg der Blutdruck nicht wieder an. Die Punkte der Blutdruckkurve stellen die Durchschnittswerte von 4 Messungen täglich während einer Woche dar. Die Dreiecke sind die zu Hause oder in unserer Ambulanz gemessenen Durchschnittswerte. Die Augenhintergrundveränderungen sind nach Grad 1—4 unterteilt. Pfeil 1 zeigt den fehlenden Effekt des Sympatholytikum Dibenzylin auf den arteriellen Druck

Der Carotissinusmechanismus ist nur einer von mehreren nervalen Mechanismen, die den Blutdruck in differenzierter Weise regulieren können. Viele Arbeiten haben die sehr spezifische Wirkung verschiedener Teile des Hypothalamus nachgewiesen. So zeigten z. B. MANNING und PEISS (*60*), daß bei Katzen die elektrische Reizung verschiedener Teile des Zwischenhirnes eine Vasoconstriction, Verstärkung der Kontraktion des Myokards und Herzbeschleunigung hervorruft. Diese Reaktionen können einzeln oder — häufiger — in verschiedenen Kombinationen auftreten. Die wesentliche Komponente einer Pressorreaktion ist häufig mehr die Zunahme der Kontraktionskraft des Myokards als eine Vasoconstriction. FOLKOW, JOHANSSON und ÖBERG (*61*) fanden eine umschriebene Hypothalamusregion, deren Reizung eine Hemmung der sympathischen vasomotorischen Aktivität hervorruft. Sie vermuten, daß dies eine hypothalamische Umschaltstation ist für corticale hemmende Bahnen zu untergeordneten sympathischen Strukturen, die hauptsächlich die Entladung aus dem Vasomotorenzentrum der Medulla beeinflussen.

Ein weiterer möglicher nervaler Regulationsmechanismus sind die vermutlich im Gehirn lokalisierten Chemoreceptoren. TAYLOR und ich (*62*) fanden, daß die Gefäßreaktionen im Körper sich oft umkehrten, wenn die gefäßaktive Substanz in das durchströmte Gehirn injiziert wurde, welches mit dem Organismus nur durch Nervenbahnen verbunden war. So senken Adrenalin und Noradrenalin den Blutdruck, statt ihn zu erhöhen, und Histamin und Azetyl-beta-methylcholin steigern ihn. Druckreceptoren wurden nicht gefunden.

Ich glaube, es sind genug Beispiele angeführt worden, um zu zeigen, wie komplex die nervale Regulation des Blutdrucks sein kann. Sie sollten als Warnung vor einer zu stark vereinfachten Darstellung des Problems dienen.

Man vermutet, daß es noch andere Regelmechanismen im Körper außer denen im Carotissinus und der Aorta gibt, aber sie sind noch nicht intensiv genug untersucht worden, um mehr als eine Erwähnung zu verdienen. Aber ihre mögliche Bedeutung sollte nicht übersehen werden, da das Phänomen der Einregulierung auf ein neues Niveau generalisiert vorhanden und nicht nur auf den Carotissinusmechanismus beschränkt sein könnte.

Den Druckreceptoren ist verhältnismäßig mehr Aufmerksamkeit geschenkt worden als den Chemoreceptoren. Es gibt genügend Gründe für die Annahme, daß auch die letzteren an der Regulation des Blutdrucks und der Durchströmung beteiligt sind. Es muß fast mit Sicherheit angenommen werden, daß die Regulation der Durchströmung sowohl durch drucksensible als auch durch chemosensible Elemente des Nervensystems erfolgt. Ein weiterer Mechanismus besteht aus Elementen, die nicht über das Nervensystem, sondern mit der direkten Freisetzung von vasoaktiven Stoffen reagieren, wie z. B. der juxtaglomeruläre Apparat, das Nebennierenmark und die Hypophyse.

Die zentrale Wirkung von Reserpin

Viele der den Hochdruck günstig beeinflussenden Medikamente wirken primär auf das Zentralnervensystem. Reserpin ist ein ausgezeichnetes Beispiel. Man weiß, daß es eine starke zentrale Kreislaufwirkung besitzt, aber der Mechanismus ist unbekannt. Kürzlich haben McCUBBIN, KANEKO und ich (*9*) dieses Problem am Hund untersucht. Sowohl Serotonin als auch Noradrenalin werden durch Reserpin im Gehirn aus ihrer gebundenen in die freie Form überführt. Beide hemmen die zentrale synaptische Übertragung. Es ist daher möglich, daß die zentralen Wirkungen des Reserpins auf die Vasomotorik von der Freisetzung dieser beiden Amine abhängen und es müßte möglich sein, diese Wirkungen durch ihre Injektion in den Liquor cerebrospinalis zu reproduzieren, da Reserpin bei dieser Applikationsart wirksam ist. Wir untersuchten sowohl Serotonin als auch Noradrenalin und ihre entsprechenden Vorstufen.

Alle diese Substanzen hatten qualitativ dieselbe Wirkung, indem sie den arteriellen Druck senkten, meist — trotz vorangegangener Durchschneidung des Vagus — eine Bradykardie und eine deutliche Hemmung des Carotisocclusionsreflexes hervorriefen. Dieses Ergebnis wurde sowohl bei narkotisierten als auch bei nichtnarkotisierten Hunden erhalten. Alle diese Resultate stimmen mit der Annahme überein, daß die akuten Kreislaufwirkungen des Reserpins zentral durch Serotonin und/oder Noradrenalin vermittelt werden, sei es durch Freisetzung aus einer gebundenen und inaktiven in eine freie und aktive Form oder durch Decarboxylierung ihrer entsprechenden Aminosäuren.

Aber wie geht dies vor sich? Wir fanden, daß nicht nur Reserpin, sondern auch verschiedene Vasokonstriktoren bei Applikation in die Hirnventrikel die durch Carotisabklemmung ausgelöste Drucksteigerung hemmen. Diese Wirkung wurde durch zentrale Verabreichung von Vasodilatoren aufgehoben. Eine Abkühlung des Liquor cerebrospinalis, die vermutlich eine lokale Vasoconstriction hervorruft, führte ebenfalls zu Hemmung des Carotissinusreflexes, Hypotension und Bradykardie; Wirkungen, die wiederum durch die zentrale Injektion von Gefäßdilatoren aufgehoben wurden. Bei Erwärmung des Liquor cerebrospinalis erfolgte genau das Umgekehrte. Es scheint, daß diese Wirkungen auf die Vasomotorik von Veränderungen der örtlichen Durchblutung abhängen. Daraus ergibt sich, daß die kardiovasculären Reserpinwirkungen wahrscheinlich Folge einer lokalen Abnahme der Gewebsdurchblutung durch Freisetzung von Serotonin, Noradrenalin oder anderen Vasoconstrictoren sind.

Aus diesen Beobachtungen und dem Beispiel der Einstellung des Carotissinus auf ein neues Regulationsniveau läßt sich der starke Einfluß und die Komplexität der nervalen Kontrolle des arteriellen Blutdrucks und der Gewebsdurchströmung ermessen.

2. Kardiovasculäre Faktoren

Klinisch	*Experimentell*
Aortenisthmusstenose	Abklemmung der Aorta oberhalb der Nierengefäße
Herzinsuffizienz Arteriovenöse Fistel Arteriosklerose	

Ich habe das Problem der Widerstandserhöhung als Folge anatomischer Veränderungen der Widerstandsgefäße, sei es temporär und reversibel durch Ödem oder permanent infolge von strukturellen Veränderungen, bereits erwähnt. In beiden Fällen ist es immer deutlicher geworden, daß bei diesen Patienten der Blutdruck im allgemeinen erfolgreich und ohne Schaden gesenkt werden kann. Ich bin mit der Anschauung groß geworden, daß beim Übergang der Hypertonie von einem funktionellen in ein strukturelles Stadium dieses irreversibel sei und Persistenz der Hypertonie bedeute. Man hört diese Erklärung auch jetzt noch, vorgebracht mit viel Überzeugungskraft und Autorität, als Entschuldigung für therapeutische Versager. Sie stellt ein eindeutiges Zeichen für Mangel an Wissen und Erfahrung dar.

Das Problem der kardiovasculären Reaktivität ist gegenwärtig immer noch eine komplizierte Angelegenheit. Vor 20 Jahren begann ich mich dafür zu interessieren, weil mir schien, daß die Reaktion des Substrates, auf das Nervenimpulse oder humorale Wirkstoffe einwirken, ebenso wichtig wie die Reizintensität ist. Wir haben uns den Patienten mit Hypertonie immer irgendwie unruhig und übererregbar vorgestellt. Nach neueren Untersuchungen wissen wir jetzt, daß dies nicht stimmt. Dr. McCubbin und ich (*10*) haben die Blutdruckreaktion bei großen Serien normaler und experimentell-hypertonischer Tiere untersucht. Das Ergebnis dieser Arbeit zeigte verschiedene Dinge:

1. Hypertonische Hunde mit durchschnittenen Blutdruckzügler-Nerven waren außerordentlich empfindlich gegenüber ganglioplegischen und verschiedenen anderen hypotensiven Stoffen. Serotonin wirkt bei ihnen stark depressorisch und es ist außerordentlich schwierig, die Sympathicusganglien mit Ganglienblockern zu blockieren. Dieses Verhalten ist so charakteristisch, daß wir glauben, diesen besonderen neurogenen Mechanismus der Hypertonie durch diese Reaktionen leicht erkennen zu können. Es gibt einige andere Typen der experimentellen neurogenen Hypertonie, die nicht den gleichen Mechanismus haben und für die wir den pharmakologischen Schlüssel nicht gefunden haben.

2. Hunde mit experimenteller renaler Hypertonie, erzeugt durch Nierenarterienabklemmung oder Einkapselung des Nierenparenchyms mittels einer Cellophanhülle, verhielten sich, zumindestens bei uns, wie normotensive Hunde. Wir fanden keine charakteristischen Abweichungen in den verschiedenen Kreislaufreaktionen, die wir prüften.

3. Wir haben nur wenig Erfahrungen über die Reaktivität des Kreislaufs bei endokrinen Hypertonieformen. Aber ein sorgfältiges Literaturstudium ergibt, daß zwischen den verschiedenen Untersuchern wenig Übereinstimmung besteht. Die meisten scheinen eine leichte Verstärkung der durch Noradrenalin ausgelösten Drucksteigerung nach wiederholter Applikation von Desoxycorticosteronacetat zu finden, aber auch diese ist nicht sehr eindrucksvoll.

4. Das Problem der Reagibilität des Kreislaufs bei Hypertoniepatienten ist völlig unklar. Während vieler Jahre gab es in der Literatur eine Fülle von Behauptungen und Gegenbehauptungen. Dem cold-pressor-Test wurde eine Zeitlang viel Aufmerksamkeit gewidmet. Adrenalin und Noradrenalin wurden in großem Ausmaß angewandt, ebenso die Reaktion gegenüber Tetraäthylammoniumchlorid. Beim heutigen Stand ist es unmöglich, eindeutig festzustellen, ob eine erhöhte Empfindlichkeit vorhanden ist oder nicht. Wir haben das Problem intensiv untersucht, aber wir sind uns über die Lösung immer noch im Unklaren. Viel hängt meiner Meinung nach von der Verwendung des geeigneten Stimulans ab, um Unterschiede herausarbeiten zu können.

Das Thema wird zunehmend wichtiger wegen mehrerer vieldiskutierter Theorien, die sich mit den Veränderungen der Elektrolyte und des Enzymgehaltes in den Blutgefäßen selbst beschäftigen.

Ein anderer Aspekt der Beteiligung des Gefäßsystems hat kürzlich infolge der Einführung gefahrloserer Methoden der Aortographie Beachtung gefunden. Es war der Nachweis, daß viele Hypertoniepatienten obturierende Läsionen der Nierengefäße haben. Möglicherweise trifft dasselbe auch für die cerebrale Blutversorgung zu. Ich erwähne dies hier lediglich, um auf eine weitere Möglichkeit der Beteiligung der Blutgefäße am Mechanismus der Hypertonie aufmerksam zu machen.

3. Endokrine Faktoren

Klinisch	*Experimentell*
Akromegalie	Hypophysenvorderlappen (Wachstum)
	Nebennierenrinde
Cushings Syndrom	Exogen
Adreno-genitales Syndrom	Cortison; Hydrocortison
Aldosteronismus	Desoxycorticosteron + NaCl
Phäochromocytom	Aldosteron + NaCl
	Endogen
Schwangerschaftstoxämie	Nebennierenenucleation + NaCl
	NaCl allein

Das Problem der endokrinen Faktoren der Hypertonie ist viel zu komplex, um es hier im einzelnen zu beschreiben. Ich muß mich mit der Diskussion einiger neuer Beobachtungen bescheiden, welche die vielfachen Möglichkeiten, die in der Mosaik-Theorie enthalten sind, illustrieren. In den meisten Fällen sind die Wirkungen der endokrinen Drüsen auf das Blutdruckniveau das, was der moderne Physiologe „permissiv" nennt. So kann z.B. eine mäßige Hypertonie bei Tieren hervorgerufen werden, die adrenalektomiert worden sind und anschließend Kochsalz erhalten. Wir fanden das gleiche nach Hypophysektomie. Ich habe den Eindruck, daß die meisten endokrinen Drüsen einen Normalzustand des Körpers aufrechterhalten, der ihm erst ermöglicht, mit einer starken Hypertonie zu reagieren. Ein geschwächter, kraftloser Körper kann dies im allgemeinen nicht.

Die neueren Erfahrungen mit der Nebennierenentfernung zur Behandlung der Hypertonie, die weitgehend von WOLFERTH u. Mitarb. (*11*) in Philadelphia inauguriert wurde, sind ein weiteres Beispiel für die „permissive" Rolle der Nebennierenrinde. Bei weitem nicht alle Patienten reagieren mit einer befriedigenden Blutdrucksenkung.

Einer unserer Patienten (Cleveland Clinic Hospital-Nr. 621-642) zeigt, was geschehen kann. Dieser Mann reagierte nicht auf Reisdiät, Hydralazin war wirkungslos, und daher wurde, da damals keine anderen Medikamente zur Verfügung standen, eine totale Nebennierenentfernung ausgeführt. Er erhielt täglich 50 mg Cortison, 20 mg ACTH und 6 g Kochsalz. Der Blutdruck ließ sich einfach nicht senken, außer in den kurzen Perioden, in denen die Corticoide abgesetzt wurden, und dann drohte eine Addisonkrise. Als Hexamethonium verfügbar wurde, stellten wir fest, daß 25 mg intramuskulär bei ihm den Blutdruck wirksam senkten. Bei der Autopsie fand sich eine maligne Nephrosklerose mit nekrotisierender Arteriolitis und eine sekundäre Hyperplasie der Parathyreoidea. Es ist im Hinblick auf die vermutete Rolle der Nebennieren bei der malignen Gefäßerkrankung interessant, daß diese trotz Fehlens der Nebennieren vorlag.

Im Gegensatz zu diesem Fall können viele Patienten so auf eine Erhaltungstherapie eingestellt werden, daß der Blutdruck gut beherrscht wird und keine Symptome einer manifesten Nebennierenunterfunktion auftreten. Sicher ist nicht bewiesen, daß die Nebennieren nur eine „permissive" Bedeutung besitzen. Es ist ebensogut möglich, daß sie bei einigen Formen der Hypertonie von primärer Bedeutung sind und bei anderen lediglich „permissiv".

Hypertonie bei Regeneration der Nebennieren

SKELTON (*12*) entdeckte eine mit der Regeneration der Nebennierenrinde, nicht des Marks, zusammenhängende Form der experimentellen Hypertonie. Nach dem bisher vorliegenden Material ist anzunehmen, daß weder Corticosteron noch Aldosteron durch die regenerierenden Nebennieren in ausreichender Quantität produziert werden, um für das Entstehen der Hypertonie verantwortlich zu sein. Die hypertensive Gefäßerkrankung tritt bei jungen Ratten während der Regenerierung der Nebennierenrinde auf, wenn die Masse des Nierengewebes durch einseitige Nephrektomie reduziert und die Kochsalzzufuhr erhöht ist. Bei Fehlen eines dieser Faktoren entwickelt sich das Syndrom nicht. Die Ähnlichkeit dieser Hochdruckform mit der durch exogene Steroidverabreichung unter den gleichen experimentellen Bedingungen hervorgerufenen ist von SKELTON erwähnt worden. Wenn die Hypertonie einmal besteht, läßt sich der Blutdruck weder durch Entfernung der regenerierten Nebenniere noch durch Substitution der Salzlösung durch Wasser als Trinkflüssigkeit wieder zur Norm zurückbringen. SKELTON glaubt, daß das gemeinsame Vorhandensein von schweren renalen Gefäßläsionen und dauernd erhöhtem Blutdruck einen renalen Mechanismus für die Aufrechterhaltung dieser Hypertonieform wahrscheinlich macht.

Aldosteron und Hypertonie

Eine in jüngster Zeit entwickelte Auffassung zum Verständnis der endokrinen Vorgänge bei der Hypertonie stellt das Aldosteron in den Mittelpunkt. Es scheint, als ob jedes neu entdeckte Nebennierensteroid neben den übrigen als eine weitere „Ursache" der Hypertonie eingereiht wird.

Meist scheint mit dem primären Aldosteronismus, der gewöhnlich durch ein Aldosteron-sezernierendes Adenom der Nebennierenrinde oder eine Nebennierenhyperplasie entsteht, eine Hypertonie einherzugehen (*13*, *14*, *21*). Die Verabreichung von Aldosteron an Tiere führt im allgemeinen nicht zu einer deutlichen Hypertonie.

Gaunt u. Mitarb. (*15*) konnten bei Ratten, die mit kleinen Aldosteron-Dosen über 7 Monate behandelt wurden, keine Hypertonie erzeugen. Gross und Schmidt (*16*) beobachteten keine Hypertonie bei Kaninchen, die 18 Tage lang große Dosen erhielten, aber nach einer früheren Mitteilung (*17*) hatten sie eine Hypertonie bei unilateral nephrektomierten Ratten hervorrufen können, die Kochsalzlösung als Trinkflüssigkeit und 0,5 mg Aldosteronacetat für 4 Wochen bekamen. Bei 0,25 mg trat keine Blutdruckänderung auf. Tägliche Gaben von 2,5 mg DOCA riefen eine Hypertonie ähnlichen Schweregrades hervor. Die tägliche Flüssigkeits- und Salzaufnahme war bei DOCA ungefähr zweimal größer als bei Aldosteron. Hinsichtlich der Aufrechterhaltung des Wasser- und Elektrolytgleichgewichts wird angenommen, daß Aldosteron mindestens zwanzigfach wirksamer als Desoxycorticosteron ist.

Ein interessanter Beitrag zum Problem der Beziehungen zwischen Nebennierensteroiden und Hypertonie ist die Untersuchung von Cooper u. Mitarb. (*18*) über die Steroidbildung in Nebennierenschnitten von Hypertoniepatienten. Die Steroidbildung pro Gewichtseinheit nahm mit zunehmendem diastolischen Druck ab. Jedoch war bei wenig fortgeschrittenen Fällen von Hypertonie die Bildung aller Steroide mit Ausnahme des Δ-4-androsten-11-β-ol-3,17-dions doppelt so groß wie bei einer normotensiven Carcinomgruppe, die als Kontrolle diente. Das Gewicht der Nebennieren stieg mit zunehmendem diastolischem Blutdruck an, jedoch kompensierte dies nur teilweise die Abnahme der Steroidbildung.

Die durch DCA, Salz und unilaterale Nephrektomie hervorgerufene Hypertonie und Gefäßerkrankung scheint gegenwärtig nicht mehr näher untersucht zu werden. Da DCA normalerweise nicht oder zumindest nur in minimen Mengen vorkommt, scheint das Problem an Interesse verloren zu haben, obwohl Cortison einige Eigenschaften des DCA besitzt. GROSS und Mitarb. (*19*) zeigten, daß DCA eine Hypertonie und schwere Gefäßveränderungen hervorrief, während Aldosteron – in Mengen von gleicher Wirksamkeit in bezug auf die Natriumretention — ohne Wirkung war.

Kürzlich untersuchten GENEST u. Mitarb. (*20*) die Aldosteronausscheidung bei Hypertonikern. Sie fanden eine vermehrte Ausscheidung bei ungefähr 53% der Patienten. Der Unterschied zwischen Fällen mit maligner Hypertonie und normalen Kontrollen war deutlich. Sie betonen die großen Schwankungen in der Ausscheidung, die man bei prähypertensiven Personen beobachten kann. LARAGH u. Mitarb. (*22*) bestimmten mittels einer Isotopenverdünnungsmethode die von den Nebennieren sezernierten Aldosteronmengen und ihre Abhängigkeit von der Natriumzufuhr. Sie stellten fest, daß die Aldosteronsekretion bei der essentiellen Hypertonie innerhalb normaler Grenzen liegt, während sie bei Vorhandensein renaler oder vasculärer Komplikationen signifikant erhöht ist. Besonders bemerkenswert war die erhebliche Zunahme bei 11 von 12 Patienten mit maligner Hypertonie. Die Hypersekretion von Aldosteron ist keineswegs ein konstanter Befund. So finden sich die höchsten Werte bei Fällen von Lebererkrankungen und Nephrose, bei denen keine Hypertonie besteht. Es bleibt noch viel zu tun, bevor die Bedeutung des Aldosterons im Mechanismus der essentiellen oder malignen Hypertonie abgeklärt ist. Möglicherweise sind die stark differierenden Ergebnisse der verschiedenen Untersucher auf die Schwankungen der Aldosteronausscheidung zurückzuführen.

Im Jahre 1950 haben wir (*23*) ein zusammenfassendes Schema veröffentlicht, in dem versucht wird, einige anscheinend zusammenhanglose Theorien über die Beteiligung der Nebennieren an der renalen Hypertonie zu vereinigen.

Freisetzung von Renin + Substrat → Angiotensin
↓
Natriumverlust Natriumretention
↓ ↑
Hypersekretion der Zona glomerulosa
↓
Nephrosklerose und Hypertonie
↓ ↑
Veränderung des pulsierenden Blutstroms in der Niere
(Abklemmung der Nierenarterie oder Niereneinkapselung)

Wir stellten zunächst eine Ähnlichkeit zwischen den Gefäßläsionen bei der renalen und der Desoxycorticosteron-Hypertonie fest. Dann fanden DEANE und MASSON (*24*), daß die Zona glomerulosa von Ratten, die mit pressorisch wirkenden Nierenextrakten vorbehandelt waren, hypertrophiert war. Die Aktivität dieser Zone, die der vermutliche Bildungsort von mineraloaktiven Corticosteroiden ist, wird durch Veränderungen des Na/K-Verhältnisses in den Körperflüssigkeiten gesteuert. Damit hatten wir hier zwei Faktoren mit entgegengesetzten Wirkungen auf den Natriumstoffwechsel: Einerseits das Natriumverlust verursachende Renin und Angiotensin, andererseits die Natriumretention verursachenden Desoxycorticosteroide. Die durch Renin und die renale Hypertonie hervorgerufene Hypertrophie der Zona glomerulosa könnte eine homoiostatische Reaktion auf den Natriumverlust sein. Die daraus resultierende Zunahme der Bildung von Desoxycorticosteroiden in der Zona glomerulosa würde die Hypertonie und die Gefäßläsionen und damit auch die Nierenschädigung verstärken, und auf diese Weise würde ein Circulus vitiosus in Gang kommen. Auf dem Symposium über Hypertonie im Jahre 1950 an der Universität von Minnesota sahen wir als „vielleicht größten Nutzen dieser etwas phantasievollen Hypothese an, daß sie die Hypersekretion von Desoxycorticosteroiden durch die Zona glomerulosa erfordert". Ein Äquivalent hierzu wurde von EISENSTEIN und HARTROFT (*25*) beobachtet, die eine Hypersekretion von Aldosteron bei Ratten mit experimentell erzeugtem Natriummangel fanden.

Offensichtlich widersprechen sich auf diesem Gebiet viele experimentelle Ergebnisse und klinische Beobachtungen. Ob noch andere normale oder anormale Nebennierensteroide wesentlich bei der Entstehung der Hypertonie beteiligt sind, muß offen bleiben. Beim augenblicklichen Stand des Wissens sind die Nebennierensteroide anscheinend in der Hauptsache an der Aufrechterhaltung des Natrium- und Kaliumgehaltes der Gewebe beteiligt, der umgekehrt eine nicht näher definierbare Beziehung zur Hypertonie zu haben scheint. Obgleich diese Beziehung nicht klar ist, ist sie offenbar vorhanden und von Bedeutung.

4. Renale Faktoren

Klinisch	*Experimentell*
Glomerulonephritis	Nephritis durch Antinierenserum
Verlegung der Nierengefäße	Mechanische Konstriktion der Nierenarterie oder -Vene
Posttraumatisch (Hämatom)	Cellophan-Perinephritis
Pyelonephritis	Zustand nach Nephrektomie
Cystennieren	
Akutes Nierenversagen	
Periarteriitis nodosa	
Leukämische Infiltration	
Wilms-Tumor	
Nephrosklerose	

Es ist jetzt 21 Jahre her, seit das Angiotensin entdeckt wurde, und wir kennen immer noch nicht sicher seine Bedeutung für die Hypertonie. Die verschiedenen Stufen seiner Bildung sind seitdem weitgehend aufgeklärt worden. Der letzte Fortschritt war die gleichzeitige Synthese des Octapeptides in unseren Laboratorien (*26*) und denen der CIBA (*27*), welche auf der von ELLIOTT und PEART (*28*) aufgeklärten Reihenfolge der Aminosäuren basierte. BRAUN-MENENDEZ und ich kamen kurz vor seinem tragischen Tod überein, die Verwirrung in der Nomenklatur durch die Kombination von Angiotonin und Hypertensin zu „Angiotensin" zu beenden (*29*). Diese zweckmäßige Lösung sollte in weitem Umfange angenommen werden, wie es auch bereits geschieht. Es wäre schade, wenn die jetzt überflüssig gewordenen Unklarheiten durch die Verwendung der beiden älteren Namen weiterbestehen würden.

Die Tatsache, daß so viele Jahre bis zum Abschluß dieser Arbeiten vergingen, hat viele Gründe, deren wichtigster war, daß erst seit kurzem das Gebiet der Hypertonie weites Interesse und finanzielle Unterstützung erfahren hat. Angiotensin ist sicher eine Schlüsselsubstanz im Mechanismus der renalen Hypertonie, jedoch war bis vor kurzem unsere kleine Gruppe die einzige, die Interesse an seiner Isolierung und Synthese hatte. Ich zögere nicht, die ausgezeichneten Beiträge der letzten Jahre von PEART, SCHWYZER, SKEGGS und anderen anzuerkennen, aber ich möchte an die langen unfruchtbaren Jahre erinnern, in denen die Versuche, eine geistige und finanzielle Unterstützung für diese Arbeiten zu erhalten, einen großen Teil unserer Kraft in Anspruch nahmen.

Seitdem jetzt die synthetischen Octa- und Deca-Peptide für eine ausgedehnte Verwendung zur Verfügung stehen, sind eine Anzahl von Untersuchungen über ihre Pharmakologie erschienen. Bislang ist noch nichts entdeckt worden, das den Schluß zuläßt, daß die Untersuchungen mit den älteren halbgereinigten natürlichen Produkten unzutreffend waren.

Von großem Interesse ist die Beobachtung von HELMER (*30*), daß im Verlauf der renalen Hypertonie eine Substanz im Nierenvenenblut nachgewiesen werden kann, die am Aortenstreifenpräparat eine Kontraktion hervorruft. Diese vasokonstriktorische Substanz hat viele der Eigenschaften des Angiotensins, vielleicht ist sie an ein größeres Proteinmolekül gebunden. Diese Arbeit ist sicher von großer Bedeutung, und deshalb will ich im Augenblick keine weiteren Einzelheiten darüber sagen. Wir, wie wahrscheinlich auch andere, untersuchen das Problem weiter, um sicher zu sein, daß keine Artefakte das Ergebnis verfälschen.

Auch das Problem des Reningehaltes der Nieren ist umstritten, obwohl es fast seit dem Beginn der Arbeiten über das Renin selbst ständig untersucht worden ist. Die Schwierigkeit ist, daß keine quantitative Methode für die Messung dieses proteolytischen Enzyms entwickelt worden ist. Auch hat das Enzym selbst wenig Beachtung gefunden. PLENTL und ich (*31*) wiesen im Jahre 1944 nach, daß damals auch die höchstgereinigten Reninpräparate Carboxypeptidase-, Pepsinase-, Trypsinase- und Aminopeptidase-Aktivität zeigten. Die Carboxypeptidase- und Pepsinase-Aktivität schien keine notwendige Voraussetzung für die spezifische Reninwirkung zu sein. HAAS, LAMFROM und GOLDBLATT (*32*) versuchten ohne Erfolg, reines Renin zu erhalten. Ihr Renin hat zweifellos zur Zeit den höchsten Reinheitsgrad. Es ist verständlich, daß man beinahe jedes Resultat erwarten kann, wenn man Extrakte von Nierengewebe in NaCl-Lösung herstellt und diese rohen Extrakte auf ihren Gehalt an Pressor-Substanzen untersucht. Und dies ist auch der Fall. Die Ergebnisse verschiedener Untersucher sind so voller Widersprüche, daß es unmöglich ist, irgendeine sichere Folgerung zu ziehen. Bisher bin ich nur durch einige der Experimente von GROSS u. Mitarb. (*33, 34*) und von MASSON und OMAE (*35*) in unserem Laboratorium überzeugt worden, aus denen hervorgeht, daß Renin bei Ratten unter der Behandlung mit Salz, DCA und nach Niereninfarzierung zu verschwinden scheint. Die Ergebnisse von BLAQUIER, GOMEZ und HOOBLER sind von großem Interesse. Sie zeigten, daß die Transplantation einer normalen Niere an die Hinterextremität einer hypertensiven Ratte zu einer Blutdrucksenkung führt. Durch Abklemmen der Arterie der transplantierten Niere steigt der Blutdruck wieder an. Die durch Infusion von Renin oder Angiotensin bei einer nierenlosen Ratte hervorgerufene Blutdrucksteigerung wird durch die Transplantation nicht beeinflußt. Aus diesen Gründen ist die Blutdrucksenkung nicht die Folge einer Inaktivierung von Renin. OMAE, MASSON und PAGE (*35*) zeigten, daß die Implantation einer normalen Niere in eine vor 24 Std. nephrektomierte Ratte einen steilen Blutdruckanstieg verursacht, dem eine weitere langsame Zunahme folgt. Infarzierte und eingekapselte Nieren, ebenso wie Nieren von Ratten mit Hypertonie durch Hormongabe oder vermehrte Salzzufuhr, setzten kein Pressormaterial frei. Bei der Hypertonie durch Nierenarterienabklemmung wurde jedoch Pressormaterial abgegeben, allerdings nicht von der kontralateralen, „normalen" Niere. Diese Beobachtungen sind zwar interessant, aber ich muß zugeben, daß es verfrüht ist, aus ihnen wichtige Schlußfolgerungen zu ziehen, bevor man mehr darüber weiß.

Der nächste Schritt wird sein, den „turnover“ des Renins in den Nieren zu bestimmen. Die mangelnde Freisetzung könnte ja auch bedeuten, daß der Sekretionsmechanismus blockiert war, oder daß die Sekretion so stark gewesen ist, daß wenig oder gar kein Reninvorrat mehr bestand, der bei der Durchströmung der Niere herausgewaschen werden konnte.

KOLFF und ich transplantierten normale Nieren in Hunde mit Hypertonie durch Cellophan-Perinephritis und fanden eine Senkung des Blutdrucks bei 6 von 15 Hunden. Diese Untersuchungen sind jedoch noch unvollständig. Die von MERRILL, MURRAY und HARRISON (*36*) durchgeführte Transplantation von normalen Nieren in Hypertoniepatienten mit anschließender Entfernung der erkrankten Niere bei einigen Fällen von eineiigen Zwillingen führte zur Normalisierung des Blutdrucks. Das scheint mir eine wichtige Bestätigung der experimentellen Arbeiten zu sein. Wie Dr. MERRILL mir mitteilt, ist der Blutdruck des ersten Patienten 6 Jahre nach der Operation immer noch normal. Offenbar ist die Entfernung der erkrankten Nieren ein notwendiger Bestandteil dieses Vorgehens. In einem Fall, bei dem diese nicht erfolgte, entwickelten sich in der transplantierten normalen Niere dieselben Läsionen der malignen Hypertonie wie in den erkrankten Nieren. Ein Blutdruckabfall innerhalb der Zeit, in der die Niere arbeitet, ist auch bei Transplantationen zwischen Personen, die keine Zwillinge waren, beobachtet worden.

Außer diesen Untersuchungen ist wenig über die quantitativen Aspekte des Renins bekannt. Und bis verläßliche Nachweismethoden für dieses Enzym ausgearbeitet und gründlich geprüft sind, ist es meiner Meinung nach ein großer Fehler, eine Theorie über den Mechanismus auf die zur Zeit völlig unzureichenden Methoden zu gründen.

Trotz vieler Arbeit kennen wir die genaue Lokalisation des Renins in den Nieren immer noch nicht. Einige Untersucher fanden es in den Tubuli, andere in den Glomeruli oder in den juxtaglomerulären Zellen. Eine ganz neue Arbeit läßt vermuten, daß es zwar in der Zone der Glomeruli ist (BING und WIBERG, *37*), jedoch nicht in den glomerulären Capillarschlingen. Wenn ich nicht irre, haben COOK und PICKERING (*38*) es im Glomerulusspol lokalisiert. NAIRN u. Mitarb. (*39*) nehmen auf Grund von Untersuchungen mit fluoreszierenden Antikörpern an, daß es sich in den Epithelzellen des Glomerulus befindet. Die Hälfte der Reninaktivität soll in der Mitochondrienfraktion sein (DENGLER und REICHEL, *40*).

Es scheint fast, daß das Renin aus „strategischen“ Gründen dort lokalisiert ist, wo die Druckwirkung des Blutes seine Freisetzung beeinflussen kann. Das gebildete Angiotensin könnte durchaus lokal in der Niere wirken, ebenso wie es von einigen Gewebskininen angenommen wird. Die örtlichen und allgemeinen Wirkungen des Angiotensins müssen noch aufgeklärt werden.

Ebenso schwierig ist der Nachweis des Angiotensins. KAHN u. Mitarb. (*41*) glauben, daß sie große Mengen von Angiotensin bei Patienten mit maligner Hypertonie nachgewiesen haben. GOLLAN, RICHARDSON und GOLDBLATT (*42*) fanden dasselbe bei Hunden mit experimenteller renaler Hypertonie. Für die meisten Forscher ist keine von diesen Untersuchungen überzeugend.

Die Beteiligung der Niere am Mechanismus der Hypertonie durch Inaktivierung eines extrarenalen Pressormechanismus

Wahrscheinlich wurde der Gedanke, daß das normale Nierengewebe eine Bedeutung für den Mechanismus der Hypertonie besitzt, durch die von vielen der seit langer Zeit auf diesem Gebiet arbeitenden Untersucher gemachte Beobachtung ausgelöst, daß die Entfernung einer normalen Niere bei einem Tier mit Abklemmung der anderen Nierenarterie die Hypertonie verstärkte. Ich habe dies bei vielen Gelegenheiten bei Patienten, bei Hunden und bei Ratten beobachtet. Es folgte eine Serie von Versuchen durch HARRISON und GROLLMAN und unsere damals in Indianapolis arbeitende Gruppe, Nierenextrakte herzustellen, um diese Eigenschaft für eine therapeutische Senkung des Blutdrucks auszunutzen. Es gelang nicht, überzeugende Ergebnisse zu erzielen, obgleich Dr. GROLLMAN und ich immer noch glauben, daß eine antihypertensiv wirkende Substanz in den Nieren vorhanden ist. Vielleicht ist dies aber nur die Eigensinnigkeit des Alters.

Dann zeigte GROLLMAN (*43*), daß einige Tage nach totaler Nephrektomie eine Hypertonie auftritt. Der Gedanke lag nahe, daß die renoprive Hypertonie beweise, daß die Nieren nicht die Bildungsstätte einer für die Hypertonie verantwortlichen Pressorsubstanz seien. Wenn die exkretorische Funktion der Nieren durch Implantation der Ureteren in die Vena cava aufgehoben wird, entwickelt sich keine Hypertonie. Per exclusionem läßt sich schließen, daß die Hypertonie Folge einer irgendwo produzierten Pressorsubstanz ist, die normalerweise in den Nieren zerstört wird. Die renale Hypertonie wäre demnach eher eine Störung der Nierenfunktion als der Nierenzirkulation. KOLFF und ich (*44*) stellten fest, daß die renoprive Hypertonie nach Implantation zweier normaler Nieren an den Hals des Hundes verschwindet. Bei Anwendung der gleichen Technik waren die hinteren Extremitäten oder eine Milz unwirksam.

Dies läßt annehmen, daß normale Nieren eine Schutzwirkung gegenüber der renopriven Hypertonie ausüben.

FLOYER (*45*) schließt aus Untersuchungen an Ratten mit Hochdruck, daß die Niere den normalen Blutdruck durch Hemmung eines extrarenalen Pressorsystems aufrechterhält. Die Nephrektomie oder die partielle Konstriktion der Nierenarterie hindert die Nieren an der Ausübung dieser Funktion und führt zur Hypertonie. FLOYER glaubt, daß das hypothetische extrarenale Pressorsystem sowohl in den frühen als auch in späten Stadien der experimentellen renalen Hypertonie wirkt, obgleich er zugibt, daß ein renaler pressorisch wirkender Faktor für den Blutdruckanstieg in den ersten Tagen verantwortlich sein könnte. In Übereinstimmung mit anderen [GROLLMAN (*43*); KOLFF (*46*)] meint er, daß die Niere den normalen Blutdruck durch die Inaktivierung eines extrarenalen Pressormechanismus aufrechterhält, und zwar durch einen von der Exkretion unabhängigen Prozeß.

Es gab viele Diskussionen und Meinungsverschiedenheiten darüber, ob durch die totale Nephrektomie die experimentelle renale Hypertonie beseitigt wird oder nicht. Die meisten Untersucher stimmen darin überein, daß im Frühstadium die Hypertonie verschwindet, jedoch nach einigen Monaten sind die Ergebnisse sehr verschieden. KOLFF und ich (*47*) untersuchten diese Frage unter Verwendung der künstlichen Niere, um die Hunde am Leben und in einem erträglichen Zustand zu halten. Bei früheren Untersuchungen waren die Tiere nach 3—6 Tagen oft in schlechtem Zustand gestorben. Wir stellten fest, daß die Hypertonie nach der Nephrektomie persistierte. Als weitere Arbeitshypothese nahmen wir an, daß Angiotensin im Frühstadium als Pressorsubstanz wirkt, aber daß es in der chronischen Phase die Fähigkeit der Niere zur Aufrechterhaltung eines normalen arteriellen Druckniveaus abschwächt oder zerstört. Sowohl die renoprive als auch die chronische renale Hypertonie wären nach dieser Hypothese eine Folge des Verlustes dieser spezifischen Nierenfunktion. Dies sind alles interessante Vermutungen, die aber bis jetzt nicht überzeugend bewiesen sind. Auch sollte beachtet werden, daß die meisten Experimente, auf denen sie beruhen, nicht so eindeutig sind, wie es den Anschein hat. Es gibt viele variable Größen bei solchen Experimenten, und deshalb ist es nötig, zurückhaltend zu sein. So hat beispielsweise bis jetzt noch niemand ein „extrarenales Pressorsystem“, das von den Nieren inaktiviert wird, gefunden, obgleich zuzugeben ist, daß sich offenbar noch niemand sehr intensiv darum bemüht hat.

Das Plasma von Ratten mit renopriver Hypertonie wirkt nach den Ergebnissen von RONDELL, MCVAUGH und BOHR (*48*) verstärkt konstringierend auf das Aortenstreifenpräparat der Ratte, aber es hat keine drucksteigernde Wirkung bei frisch nephrektomierten Ratten mit gekreuzter Zirkulation zu den Tieren mit Hochdruck. Die Untersucher sind nicht ganz sicher, ob die vermehrte konstriktorische Wirkung nicht ein Artefakt ist. Wenn das nicht der Fall ist, vermuten sie, daß es auf die Arteriolen wirkt, die durch den chronischen nierenlosen Zustand sensibilisiert sind.

Renotrophin als mögliche Ursache der renalen Hypertonie

Braun-Menendez (49) stellte die Hypothese auf, daß die Größe der Niere und ihre Funktionskapazität durch die Konzentration trophischer Substanzen im Blut bestimmt wird, die von der Niere ausgeschieden werden. Wenn die Produktion dieser Renotrophine ansteigt, vergrößern sich die Nieren, und ihre Funktion wächst, bis ein neues Gleichgewicht zwischen Produktion und Abnahme des Renotrophins erreicht ist. Wenn die Ernährungs- und humoralen Bedingungen konstant gehalten werden und die Menge der Nierensubstanz durch Nephrektomie verringert wird, sollte daher die Konzentration des Renotrophins ansteigen und das Wachstum der verbleibenden Niere stimulieren, bis ein neues Gleichgewicht erreicht ist. Eine Hypertonie tritt dann auf, wenn das verbliebene Nierengewebe nicht in der Lage ist, auf den Reiz normaler oder vermehrter Renotrophinmengen im Blut zu reagieren. Nach dieser Hypothese müßte der Blutdruck bei Tieren mit experimenteller renaler Hypertonie absinken, wenn 1. die Renotrophinproduktion verringert wird (Hypophysektomie, Thyreoidektomie, eiweißarme Diät), oder wenn 2. die funktionstüchtige Nierenmasse vergrößert wird (Nierentransplantation, Parabiose). Umgekehrt müßte eine Hypertonie auftreten, wenn 1. die Renotrophinmenge ansteigt (Schilddrüsenhormon, Somatotrophin, Testosteron, eiweißreiche Diät), oder wenn 2. die funktionstüchtige Nierenmasse verringert wird (sensibilisierende Wirkung der unilateralen Nephrektomie).

Nach Braun-Menendez (*50*) führen die meisten Methoden zur Erzeugung einer experimentellen renalen Hypertonie zur Verringerung des funktionierenden Nierengewebes. Obgleich das angezweifelt werden kann, sind die in dieser Theorie entwickelten Gedankengänge doch überzeugend. Es ist sehr zu hoffen, daß diese Hypothese dazu beiträgt, einen Rahmen zur Einordnung der verschiedenen und verwirrenden Aspekte der Hypertonie abzugeben. Wie ich Eduardo Braun-Menendez kannte, war es gerade das, was er von seiner Hypothese erhoffte.

Durch Veränderungen an den Nierengefäßen verursachte Hypertonie

Ich habe an anderer Stelle (*51, 52*) einen Überblick über die Beteiligung der Nieren am Mechanismus der Hypertonie gegeben. Es genügt hier zu sagen, daß Angiogramme jetzt in immer größerem Umfang zum Nachweis renaler Gefäßläsionen verwendet werden und daß chirurgischerseits genügend Gefäßkorrekturen ausgeführt worden sind, um uns von der überragenden Bedeutung dieses Aspekts der Hypertonie zu überzeugen.

Ursache der Verengerung der Nierenarterie ist gewöhnlich die Atherosklerose, der an Häufigkeit die Thrombose und die kongenitale Stenose folgen. Die Läsionen können ein- oder beidseitig sein. Im Gegensatz zu den Ergebnissen bei Tieren folgt der chirurgischen Korrektur anscheinend meist die Rückkehr des Blutdrucks zu normalen oder fast normalen Werten. Jedoch ist dies nicht immer der Fall. Wir sind aber nicht in allen Fällen sicher, daß eine völlige Korrektur erreicht wurde.

Nach unserer Erfahrung kann man bei etwa 25% der Patienten eindeutige renale Gefäß- und Parenchymschäden nachweisen, wenn die Patienten für eine eingehendere Untersuchung über die Ursache ihrer Hypertonie sorgfältig ausgesucht werden. Diese Zahl bezieht sich lediglich auf das Krankengut von Hypertonikern. Leider besitzen wir keine Kontrollserien von normotensiven Patienten mit Aortogrammen, und wahrscheinlich werden wir diese auch für viele Jahre nicht bekommen, da es wenig gesunde Menschen gibt, die eine Aortographie vornehmen lassen werden, um als statistische Kontrolle zu dienen.

Das Problem der Nephrektomie in der Behandlung der Hypertonie ist jetzt klarer zu übersehen. Generell sollte immer der Versuch gemacht werden, gesundes oder potentiell gesundes Nierengewebe zu erhalten. Wenn die Schädigung innerhalb des Nierengewebes segmental ist, sollte eine Resektion erwogen werden. In den meisten Fällen lassen sich die Läsionen der größeren Blutgefäße chirurgisch korrigieren. Wenn das nicht möglich und nachgewiesen ist, daß die andere Niere „nahezu" normal ist, kann die Nephrektomie durchgeführt werden. Die Unbekannte bei diesem Vorgehen ist der Begriff einer „nahezu" normalen Niere. Ich fürchte, wir werden erst dann Klarheit haben, wenn wir die Beteiligung der Niere an der Entstehung der Hypertonie kennen und wenn wir die Möglichkeit besitzen, diese Beteiligung zu messen.

Ich wünschte, ich könnte Ihnen eine Aufstellung der Gesichtspunkte und Symptome geben, welche Veranlassung geben sollten, daß ein Aortogramm gemacht wird. Ich habe eine solche Liste aufgestellt, aber ich muß darauf hinweisen, daß sie weit davon entfernt ist, eine verläßliche Richtschnur zu sein.

Diagnose einer renalen Gefäßerkrankung

1. Junger Patient ohne Hypertonie in der Familienanamnese;
2. Ältere Hypertoniker, deren Hypertonie plötzlich maligne wird;
3. Plötzlich auftretende maligne Hypertonie;
4. Patienten jeden Alters mit lange bestehender Hypertonie, die plötzlich schwerer wird;
5. Durch i. v. Pyelogramm nachgewiesene Größen- oder Funktions-Unterschiede;
6. Aortogramm und seitendifferenter Nierenfunktionstest.

Beispielsweise wurde die Bedeutung der Vererbung sehr betont, und es ist mit Nachdruck behauptet worden, daß eine Hypertonie unterhalb des Alters von 30 Jahren mit Sicherheit nicht essentiell sei. Obgleich dies generell richtig ist, stimmt es leider im Einzelfall nicht. Jedenfalls ist es nicht sicher genug, um sich darauf verlassen zu können.

Ich weiß von meinen Reisen, daß viele Leute Angst vor der Aortographie haben. Vor einigen Jahren hatte ich auch noch Angst, aber jetzt nicht mehr. Dr. E. POUTASSE und Dr. A. HUMPHRIES haben an der Cleveland Clinic mehr als 1500 Aortogramme ohne Zwischenfälle oder Mortalität durchgeführt. Wenn sie es können, dann können es andere auch. Ich habe nichts übrig für die Behauptung, daß man diese Art von Untersuchung nur in Cleveland durchführen könne. Ich vermute, daß es ein leiser Vorwurf ist, daß wir übertreiben. Das Aortogramm ist jetzt für uns unerläßlich geworden, um die Diagnose zu stellen und um dem Chirurgen die notwendigen Informationen für die Entscheidung zu geben, ob eine operative Korrektur durchgeführt werden kann. Viel ist über den sog. Howard-Test (*55*) geredet worden, der die Flüssigkeits- und Salzausscheidung für jede Niere getrennt mißt. Was nicht hervorgehoben wurde, ist, daß dieser Test außerordentliche Sorgfalt für eine erfolgreiche Durchführung verlangt und selbst dann weit davon entfernt ist, unfehlbar zu sein. Wenn ein chirurgischer Eingriff erwogen wird, muß auch ein Aortogramm gemacht werden. Vielleicht hätte man es dann auch gleich an erster Stelle machen können.

Dieser Aspekt der Hypertonie ist ungewöhnlich lange der Klinik verborgen geblieben. Sie erinnern sich alle der Regeln, die vor einigen Jahren für die Nephrektomie aufgestellt wurden, und nach denen ein Patient zu heilen war, wenn die Hypertonie nicht länger als 2 Jahre bestand. 7 Jahre später wußte man, daß es hoffnungslos ist. Dann gibt es noch eine neuere Regel, nach der die Mehrzahl der jungen Patienten eine bilaterale Nieren-Erkrankung haben soll, und die einzige Behandlung hypotensive Pharmaka seien. Das ist offensichtlich nur zum Teil richtig. Ich frage mich, warum solche Behauptungen mit solcher Regelmäßigkeit immer wieder auftauchen. Vermutlich deswegen, weil wir alle die Aphorismen lieben. Sie sind für den Arzt, was die Schlagworte für den Politiker sind.

Der Beginn der renalen Hypertonie

Zweifellos haben manche Patienten renale Gefäß- oder Parenchymläsionen, bei denen die Annahme berechtigt ist, daß diese Läsionen die Hypertonie einleiten. Aber wie steht es mit den übrigen? Wir wissen nicht, ob nicht feine Veränderungen der pulsierenden Blutströmung in den Nieren die Hypertonie einleiten können. CORCORAN und ich (*53*; *54*) überzeugten uns - und vielleicht auch andere — davon, daß eine Hypertonie beim Hund durch Einkapselung der Nieren in Cellophan ohne deutliche Verringerung der Durchblutung hervorgerufen werden kann. Sogar eine GOLDBLATT-Klemme kann so angelegt werden, daß sich die Pulscharakteristik in der Nierenarterie ändert, ohne daß eine signifikante Abnahme der Durchblutung auftritt. Daher vermuteten wir, daß „eine intrarenale Veränderung der Hämodynamik" die unmittelbare Ursache der Hypertonie ist und daß dieser eine Abnahme der Durchblutung folgt. Es ist offensichtlich, daß eine Hypertonie nicht einfach durch die Verringerung der Durchblutung in Gang gesetzt werden kann, sonst müßte jeder renalen Ischämie eine Hypertonie folgen. Vielfache klinische Erfahrungen zeigen, daß dies nicht der Fall ist.

Es wird auch die Meinung vertreten, daß eine allgemeine Gefäßerkrankung der menschlichen Hypertonie vorausgehe. GOLDBLATT ist einer der Hauptverfechter dieser Ansicht. Die meisten anderen, zu denen auch ich gehöre, nehmen den gegenteiligen Standpunkt ein, daß nämlich die Hypertonie die Gefäßerkrankung verursacht. Dies schließt nicht die Möglichkeit aus, daß funktionelle Veränderungen des renalen Gefäßsystems auftreten, welche die Pulscharakteristik des Nierenblutstroms so beeinflussen, daß eine Hypertonie entsteht. Bislang gibt es keine Beweise für oder gegen diese Ansicht.

Antirenin und die experimentelle renale Hypertonie

Das Problem des Antirenins ist wichtig. Als GEORGE WAKERLIN erstmalig das Vorhandensein dieser Antikörper nachwies, hegten viele und berechtigte Skepsis. Im wesentlichen bestätigte GOLDBLATT jedoch später seine Arbeit. Eines der wichtigen Argumente für die Renin-Angiotensin-Hypothese war der Nachweis, daß Antirenin den Blutdruck bei Hunden mit experimenteller renaler Hypertonie normalisiert. Daß möglicherweise ein Unterschied im Mechanismus der experimentellen renalen Hypertonie und der renopriven Hypertonie besteht, ergibt sich aus dem von KOLFF und mir (*56*) geführten Nachweis, daß die letztere durch Antirenin nicht beeinflußt wird. Weiter zeigte R. E. SHIPLEY bei einem Hund mit chronischer renaler Hypertonie, daß die Entfernung beider Nieren keine Blutdrucksenkung bewirkte. Injektion von Serum mit hohem Antirenin-Titer führte ebenfalls nicht zu einem Abfall des Blutdrucks. Da jedoch nur ein Experiment ausgeführt wurde, dürfen diese Beobachtungen nicht überbewertet werden.

Es bleibt eines der faszinierenden und verhältnismäßig wenig erforschten Probleme, ob es möglich sein wird, durch immunologische Methoden die Hypertonie zu behandeln oder ihren Mechanismus aufzuklären. Ich hoffe, daß sich im kommenden Jahrzehnt eine große Aktivität auf diesem Gebiet zeigen wird, da mehr und mehr reine Stoffe in ausreichender Menge zur Verfügung stehen, welche an der Entstehung der Hypertonie beteiligt sind.

Die Struktur von Angiotensin-II und seine biologischen Wirkungen

Eine relativ große Zahl von Analogen des Angiotensins sind jetzt dargestellt worden. In unserem Laboratorium haben BUMPUS, SMEBY und KHAIRALLAH (*57*) gezeigt, daß zumindest 3 Gruppen für die pressorische und oxytocische Aktivität von Bedeutung sind: 1. Die C-terminale Aminosäure muß L-Phenylalanin sein, 2. die endständige Carboxylgruppe muß frei sein, 3. muß Tyrosin anwesend sein, und 4. muß das Peptid wenigstens die Aminosäuren Nr. 3—8 enthalten.

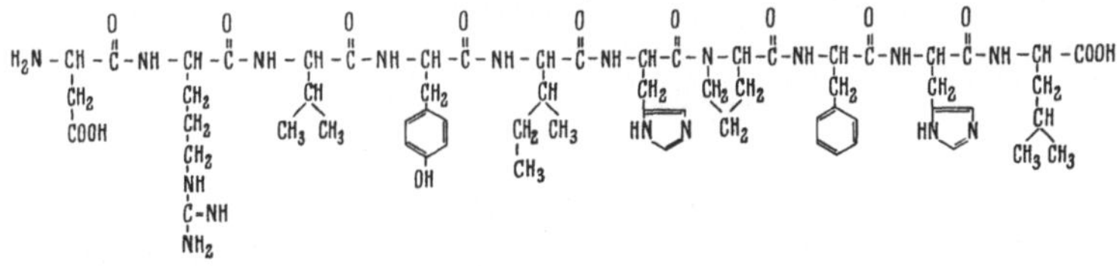

Angiotensin I

Aminosäuren: L-*aspartyl*-L-*arginyl*-L-*valyl*-L-*tyrosyl*-L-*isoleucyl*-L-*histidyl*-L-*prolyl*-L-*phenylalanyl*-L-*histidyl*-L-*leucine*

Position No.: 1 2 3 4 5 6 7 8 9 10

Angiotensin II

Abb. 3. Struktur von Angiotensin

Das Peptid kann durch Harnstoff und Arginin inaktiviert werden. Von diesen Verbindungen ist bekannt, daß sie Peptid-Wasserstoffbindungen spalten und dadurch eine besondere Konfiguration zerstören. Wir vermuten, daß das kleinste mögliche Peptid dieser Konfiguration das Hexapeptid (Aminosäuren 3—8) ist und die für eine Aktivität notwendige Grundeinheit darstellt. Die weiteren Aminosäuren würden nur zur Stabilisierung der eigentlichen Raumform dienen.

Man kann ein spiralförmiges Modell des Angiotensin II konstruieren, das die 3 notwendigen Gruppen — die Carboxyl- und Phenyl-Gruppen des L-Phenylalanin und die Phenolgruppe des Tyrosin — nahe beieinander enthält. Die Isoleucin-Seitenkette, welche einen gewissen Einfluß auf die Aktivität hat, ist diesen Gruppen direkt benachbart. In diesem Peptid scheint es einen Teil des Moleküls zu geben, dessen Form oder Ionencharakter hochspezifisch für die biologische Aktivität ist, während der Rest des Moleküls relativ unspezifisch ist. Das bedeutet, daß der Receptor im Muskel eine ähnliche Spezifität aufweist. Er muß einen solchen Ionen- und Raumcharakter besitzen, daß er spezifisch mit der C-terminalen L-Phenylalanin und einer Phenolgruppe reagieren kann.

Natürlich sind wir immer noch weit von unserem Ziel entfernt, den Mechanismus der renalen Hypertonie zu verstehen, obgleich wir ihm viel näher gekommen sind, seit wir die volle Bedeutung der Beteiligung der Nieren und des Nervensystems erkannt haben, und zwar nicht nur als Vermutung oder als Spekulation, sondern auf Grund einer relativ strengen wissenschaftlichen Beweisführung. Die Beteiligung des endokrinen Systems ist noch ein dringendes Problem, besonders seit den Arbeiten von SELYE und den neueren Beiträgen über das Aldosteron. DAHL hat die Bedeutung des Salzes hervorgehoben, unsere russischen Kollegen MYASNIKOW und SPERANSKY sind von der Beteiligung des „denkenden Gehirns" stark beeindruckt. Es scheint mir eine jener Situationen vorzuliegen, in denen fast jeder recht hat — es ist lediglich die Frage, bis zu welchem Grad.

Schlußfolgerung

Ich habe versucht, Sie zu überzeugen, daß der arterielle Blutdruck Teil eines komplizierten Mechanismus zur Regulation der Gewebsdurchblutung ist. Er hängt von einer großen Vielzahl von Teilfaktoren ab, die untereinander im Gleichgewicht stehen: ein Mosaik, wenn Sie so wollen. Wenn sich ein Faktor verändert, ändern sich auch alle übrigen, um das Gleichgewicht wieder herzustellen. Zeitweilig kann der eine oder der andere Faktor führend werden, aber die übrigen dadurch sekundär gewordenen Mechanismen stellen deshalb ihre Funktion nicht ein.

Die entscheidende Größe für die Regulation des Blutdrucks ist jedoch der örtliche Blutbedarf der Gewebe. Ihr gemeldeter Bedarf an Blut bestimmt das Blutdruckniveau und die Mechanismen, durch die es reguliert wird. Die Einstellung der die Organdurchblutung regulierenden Mechanismen und ihre Änderungen können in entscheidender Weise und auf lange Sicht das durchschnittliche Blutdruckniveau beeinflussen.

Somit stellt die arterielle Hypertonie die Resultierende einer Konstellation von Teilfaktoren dar, von denen einer, oder auch keiner, mehr oder weniger dominierend ist. Daher habe ich bei Anwendung der „Mosaik-Theorie" auf die klinische und experimentelle Hypertonie eine zwar artefizielle, aber zweckmäßige Unterteilung in 4 Gruppen vorgenommen, die dem vermuteten dominierenden Faktor entsprechen: 1. Nervös, 2. endokrin, 3. kardiovasculär und 4. renal. Für jede dieser Gruppen habe ich den derzeitigen Stand unserer Kenntnisse diskutiert, um ihre Bedeutung im einzelnen darzulegen.

Literatur

1. Taylor, R. D., I. H. Page, and A. C. Corcoran: A. M. A. Arch. Int. Med. 88, 1 (1951).
2. Celander, O., and B. Folkow: Acta physiol. Scand. **29**, 241 (1953).
3. Folkow, B.: Structural, myogenic, humoral and nervous factors controlling peripheral resistance. In: Hypotensive drugs. Ed.: M. Harington. London 1956.
4. Folkow, B., and B. Öberg: Acta physiol. Scand. **47**, 131 (1959).
5. Folkow, B., G. Grimby, and O. Thulesius: Acta physiol. Scand. **44**, 255 (1958).
6. Page, I. H., and J. W. McCubbin: Amer. J. Med. **15**, 675 (1953).
7. Kaneko, Y., J. W. McCubbin, and I. H. Page: Circulation Res. (U.S.A.) (im Druck).
8. McCubbin, J. W., J. W. Green, and I. H. Page: Circulation Res. (U.S.A.) **4**, 205 (1956).
9. McCubbin, J. W., Y. Kaneko, and I. H. Page: Circulation Res. (U.S.A.) (im Druck).
10. Page, I. H., and J. W. McCubbin: Circulation (U.S.A.) **4**, 70 (1951).
11. Wolferth, C. C., W. T. Fitts, W. A. Jeffers, and A. M. Sellars: Bull. N. Y. Acad. Med. **33**, 151 (1957).
12. Skelton, F. R.: Physiol. Rev. (U.S.A.) **39**, 162 (1959).
13. Chalmers, T. M., M. G. Fitzgerald, A. H. James, and H. Scarborough: Lancet (G. B.) **1956/I**, 127.
14. Holten, C., and V. Posborg Petersen: Lancet (G. B.) **1956/II**, 918.
15. Gaunt, R., G. J. Ulsamer, and J. J. Chart: Arch. int. pharmacodyn. thérap. (Belg.) **110**, 114 (1957).
16. Gross, F., and H. Schmidt: Acta endocrin. (Dän.) **28**, 467 (1958).
17. Gross, F., P. Loustalot, and R. Meier: Acta endocrin. (Dän.) **26**, 417 (1957).
18. Cooper, D. Y., J. C. Touchstone, J. M. Roberts, W. S. Blakemore, and O. Rosenthal: J. Clin. Invest. (U.S.A.) **37**, 1524 (1958).
19. Gross, F., P. Loustalot und R. Meier: Experientia (Schweiz) **11**, 67 (1955).
20. Genest, J., E. Koiw, W. Nowaczynski, and G. Leboeuf: Proc. Soc. Exper. Biol. Med. (U.S.A.) **97**, 676 (1958).
21. Buchem, F. S. van, H. Doorenbos, and H. S. Elings: Lancet (G. B.) **1956/II**, 335.

22. LARAGH, J., S. ULICK, W. JANUSZEWICZ, Q. B. DEMING, W. G. KELLY, and S. LIEBERMAN: Aldosterone secretion and arterial hypertension. Proc. 32nd Scien. Sessions, Amer. Heart Ass., p. 725. Philadelphia 1959.
23. PAGE, I. H.: The renin-angiotonin system. In: Hypertension — A Symposium, p. 48. Ed.: E. T. BELL. Minneapolis 1950.
24. DEANE, H. W., and G. M. C. MASSON: J. Clin. Endocr. (U.S.A.). **11**, 193 (1951).
25. EISINSTEIN, A. B., and P. M. HARTROFT: Endocrinology (U.S.A.) **60**, 634 (1957).
26. SCHWARZ, H., F. M. BUMPUS, and I. H. PAGE: J. Amer. Chem. Soc. **79**, 5,697 (1957).
27. RITTEL, W., B. ISELIN, H. KAPPELER, B. RINIKER und R. SCHWYZER: Helvet. chim. acta **40**, 614 (1957).
28. ELLIOTT, D. F., and W. S. PEART: Biochem. J. (U.S.A.) **65**, 246 (1957).
29. BRAUN-MENENDEZ, E., and I. H. PAGE: Science (U.S.A.) **127**, 242 (1958).
30. HELMER, O. M., and W. E. JUDSON: The presence of vasoconstrictor activity in renal vein plasma of patients with arterial hypertension. In: Hypertension, Vol. VIII, Proc. Council for High Blood Pressure Res. (im Druck).
31. PLENTL, A. A., and I. H. PAGE: J. Biol. Chem. (U.S.A.) **155**, 363 (1944).
32. HAAS, E., H. LAMFROM, and H. GOLDBLATT: Arch. Biochem. (U.S.A.) **42**, 368 (1953).
33. GROSS, F., and P. LICHTLEN: Amer. J. Physiol. **195**, 543 (1958).
34. GROSS, F., und F. SULSER: Arch. exper. Path. u. Pharmakol. (D.) **229**, 374 (1956).
35. OMAE, T., G. M. C. MASSON, and I. H. PAGE: Amer. J. Physiol. (im Druck).
36. MURRAY, J. E., J. P. MERRILL, and J. H. HARRISON: Ann. Surg. (U.S.A.) **148**, 343 (1958).
37. BING, J., and B. WIBERG: Acta pathol. microbiol. Scand. **44**, 138 (1958).
38. COOK, W. F., and G. W. PICKERING: J. Physiol. (G. B.) **143**, 78 P (1958).
39. NAIRN, R. C., K. B. FRASER, and C. S. CHADWICK: Brit. J. Exper. Path. **30**, 155 (1959).
40. DENGLER, H., und G. REICHEL: Experientia (Schweiz) **16**, 37 (1960).
41. KAHN, J. R., L. T. SKEGGS jr., N. P. SHUMWAY, and P. E. WISENBAUGH: J. Exper. Med. (U.S.A.) **95**, 523 (1952).
42. GOLLAN, F., E. RICHARDSON, and H. GOLDBLATT: J. Exper. Med. (U.S.A.) 88, 389 (1948).
43. GROLLMAN, A., E. E. MUIRHEAD, and J. VANATTA: Amer. J. Physiol. **151**, 21 (1949).
44. KOLFF, W. J., and I. H. PAGE: Amer. J. Physiol. **178**, 75 (1954).
45. FLOYER, M. A.: Clin. Sc. (G. B.) **14**, 163 (1955).
46. KOLFF, W. J., I. H. PAGE, and A. C. CORCORAN: Amer. J. Physiol. **178**, 237 (1954).
47. KOLFF, W. J., and I. H. PAGE: Amer. J. Physiol. **182**, 531 (1955).
48. RONDELL, P. A., R. B. MCVAUGH, and D. F. BOHR: Circulation (U.S.A.) **17**, 708 (1958).
49. BRAUN-MENENDEZ, E.: Acta physiol. latinoam. (Arg.) **2**, 2 (1952).
50. BRAUN-MENENDEZ, E.: Circulation (U.S.A.) **17**, 696 (1958).
51. PAGE, I. H., H. P. DUSTAN, and E. POUTASSE: Ann. Int. Med. (U.S.A.) **51**, 196 (1959).
52. DUSTAN, H. P., I. H. PAGE, and E. P. POUTASSE: N. England J. Med. **261**, 647 (1959).
53. CORCORAN, A. C., and I. H. PAGE: Amer. J. Physiol. **129**, 698 (1940).

54. Corcoran, A. C., and I. H. Page: Amer. J. Physiol. **130**, 335 (1940).
55. Howard, J. E., M. Berthrong, D. M. Gould, and E. R. Yendt: Bull. Johns Hopkins Hosp. (U.S.A.) **94**, 51 (1954).
56. Kolff, W. J., and I. H. Page: Amer. J. Physiol. **181**, 575 (1955).
57. Bumpus, F. M., P. A. Khairallah, I. H. Page, and R. R. Smeby: The relationship of structure to pressor and oxytocic actions of isoleucine 5 angiotensin octapeptide and various analogues.
58. Page, I. H., and J. W. McCubbin: Amer. J. Physiol. **173**, 411 (1953).
59. Page, I. H., J. W. McCubbin, and A. C. Corcoran: Perspect. Biol. Med. **1**, 307 (1958).
60. Manning, J. W., and C. N. Peiss: Amer. J. Physiol. **198**, 366 (1960).
61. Folkow, B., B. Johansson, and B. Öberg: Acta physiol. Scand. **47**, 262 (1959).
62. Taylor, R. D., and I. H. Page: Circulation (U.S.A.) **4**, 563 (1951).

Die Erblichkeit der Hypertonie

Von

G. W. PICKERING

Lassen Sie mich damit beginnen, an zwei elementare Tatsachen zu erinnern, welche gewöhnlich übersehen werden, wenn diese Frage diskutiert wird. Die erste betrifft die Definition der essentiellen Hypertonie. Essentielle Hypertonie stellt nicht mehr dar, als einen erhöhten Blutdruck unbekannter Ursache und seine Folgen. Trotz allem, was auf diesem Symposion dagegen gesagt werden könnte, ist jede Unterteilung zwischen normalem und erhöhtem Blutdruck willkürlich. Mir ist kein unwidersprochener Beweis für irgendeine natürliche Trennung bekannt. Die Künstlichkeit einer Unterteilung in erhöhten und normalen Blutdruck wird weiterhin durch die großen Tagesschwankungen des Blutdruckes unterstrichen, denen jeder Mensch mehr oder weniger unterliegt. Die zweite elementare Tatsache ist, daß der Blutdruck eine quantitative Größe darstellt und als solche mit anerkannten Methoden der Biometrie untersucht werden sollte.

Die modernen Studien über die Erblichkeit menschlicher Merkmale begannen mit FRANCIS GALTON (1889). Als Ergebnis seiner Untersuchungen schloß GALTON, daß es zwei Arten menschlicher Vererbung gäbe, alternative und gemischte. Die erste, von der die Augenfarbe ein Beispiel ist, ist weitgehend die Manifestation eines einzelnen Gens. Die letztere wird als Manifestation des Zusammenwirkens verschiedener Gene angesehen, sie repräsentiert die polygene Vererbung. GALTONs Beispiel der gemischten Vererbung war die Körpergröße, und es ist sehr lehrreich, sich seine Ergebnisse und Schlußfolgerungen anzusehen, da sie beide gewisse Ähnlichkeiten mit der Situation beim erhöhten Blutdruck besitzen.

GALTON sammelte Daten über die Körpergröße bei Erwachsenen von soviel Familien wie möglich. Bei der Interpretation dieser Daten stieß er auf eine Schwierigkeit: Frauen sind kleiner als Männer. Er sah, daß, wenn er mit diesen Daten mathematisch arbeiten wollte, er dies zu berücksichtigen hatte. Er tat dies, indem er die Körpergrößen der Frauen mit 1,08 multiplizierte, dem Verhältnis zwischen den Mittelwerten für die Größe bei beiden Geschlechtern in einer gegebenen Bevölkerung. Nachdem er die Werte für die weibliche Körpergröße so verändert hatte, daß sie mit denen der Männer vergleichbar waren, konnte er die mittlere Elterngröße berechnen. Wenn er die Eltern in der Reihenfolge einer ansteigenden mittleren Elterngröße ordnete, zeigte sich bei den Kindern eine Reihe von Häufigkeitsverteilungen, die mit der Größe ihrer Eltern anstiegen. Dieses Diapositiv zeigt drei solcher Häufigkeitsverteilungskurven. Wenn die mittleren Größen der Kinder in Vergleich gesetzt werden zu den Mittelgrößen der Eltern, liegen die Punkte auf einer Geraden, zeigen aber eine Regression in Richtung auf den Mittelwert der Gesamtbevölkerung, derart, daß die Kinder der größten Eltern insgesamt eine Tendenz zeigen, weniger groß, und die Kinder der kleinsten Eltern eine Tendenz zeigen, weniger klein zu sein als ihre Eltern. Das Entscheidende ist jedoch, daß sich innerhalb der untersuchten Reihe eine lineare Beziehung zwischen den mittleren Größen der Kinder und der Eltern zeigt. Die Ähnlichkeit zwischen Kindern und Eltern ist quantitativ. Dieser Sachverhalt ist heute als Ausdruck einer abgestuften Erblichkeit durch das Zusammenwirken von vielen Genen anerkannt. Wie bereits GALTON bemerkte, hätte man dieses Ergebnis voraussehen können, da die Größe das Resultat des Wachstums vieler verschiedener Knochen und Gewebe des menschlichen Organismus darstellt.

Nun lassen Sie uns zum arteriellen Blutdruck zurückkehren. Ich möchte Ihnen die Untersuchungen beschreiben, die ich mit meinen Kollegen HAMILTON, ROBERTS uns SOWRY gemacht habe, und die ausführlich in Clinical Science 1954 veröffentlicht wurden. Ich wurde durch mein früheres Interesse am Mechanismus der Hypertonie dazu veranlaßt, diese Arbeiten zu beginnen. Damals wurde allgemein angenommen, daß die essentielle Hypertonie die Manifestation eines einzelnen Gens war, das im Sinne der Mendelschen Gesetze dominant vererbt wird. Wenn man die Hypothese einer Einzel-Gen-Substanz akzeptiert, bedeutet das, daß eine spezifische chemische Anormalität die Grundlage der essentiellen Hypertonie bildet, und ihre Entdeckung wäre eine Frage der Geduld und der Beharrlichkeit. Ich will nicht die Beweise für diese Hypothese anführen, aber es war mir klar, daß sie auf einer Anzahl von Vermutungen basierte, welche nicht notwendigerweise richtig waren.

Bei unserer Arbeit begannen wir völlig von vorne, und die einzige Voraussetzung, die wir machten, lag in der Wahl unserer Probanden. Hier muß ich erläutern, daß Proband in der Sprache der Genetik das Subjekt bedeutet, von dem aus die Familienuntersuchung beginnt. Die Daten bestehen aus Einzelmessungen des arteriellen Blutdruckes, wobei die Personen während 5—10 min saßen, und zwar bei drei Personengruppen:

1. Ein Kollektiv aus der allgemeinen Bevölkerung. Dies setzte sich zusammen aus etwa 2000 Männern und Frauen, welche die Polikliniken des St. Mary's Hospital wegen Krankheiten aufsuchten, bei denen ein Zusammenhang mit der Hypertonie nicht bekannt ist, insbesondere die Kliniken für Hauterkrankungen, Varicosis, Orthopädie, Frakturen und Zahnbehandlung.

2. Verwandte ersten Grades von Probanden mit essentieller Hypertonie. Diese Probanden hatten diastolische Blutdruckwerte von 100 mm Hg oder darüber. Sekundäre Hypertonie wurde ausgeschlossen. Verwandte ersten Grades umfassen Eltern, Geschwister und Kinder.

3. Verwandte ersten Grades von Probanden ohne essentielle Hypertonie. Diese Patienten zeigten alle diastolische Blutdruckwerte von 85 mm Hg oder darunter.

Ich werde mich zunächst mit dem Bevölkerungsbeispiel befassen. Die nächste Abbildung zeigt Ihnen die Mittelwerte für die systolischen und diastolischen Blutdrucke für jede Fünfjahres-Altersgruppe von Frauen und Männern.

Die Linien sind angepaßte Kurven. Diese Kurven sind gestuft, aber die geraden Linien entsprechen durchaus den Werten, welche sich auf das Verhältnis von diastolischem Druck zum Alter beziehen. Aus den angepaßten Kurven ist die Norm für jedes Alter und Geschlecht entnommen worden, was den ersten Schritt in der Berechnung der nach dem Alter korrigierten Werte darstellt, die ich später beschreiben werde. Sie werden bemerken, daß die Kurven für die beiden Geschlechter verschieden sind, insbesondere steigt der arterielle Druck mit dem Alter bei Frauen schneller an als bei Männern über 40 Jahre. Sie sehen auch, daß die Blutdruckamplitude offensichtlich mit dem Alter größer wird.

Die folgende Abbildung zeigtIhnen die Kurven der Häufigkeitsverteilung des systolischen und diastolischen Blutdruckes für Altersgruppen von 10 Jahren von der zweiten bis zur achten Lebensdekade bei Frauen. Die Höhe jedes Rechteckes stellt den Prozentsatz der Personen dar, die jeweils diesen arteriellen Druck haben. Sie werden feststellen, daß in jüngeren Lebensaltern die Verteilungskurven geschlossen sind. Mit zunehmendem Alter bewegen sich die Kurven nach rechts und verbreitern sich. Es erscheinen zum ersten Male hohe Werte und werden immer häufiger. Am anderen Ende der Skala werden die niedrigen Werte in ihrer Häufigkeit geringer, aber nur die niedrigsten verschwinden.

Einiges kann aus diesen Kurven gelernt werden: In erster Linie, daß die Variation gleichmäßig zu sein scheint. Die gepunkteten Linien sind bei Blutdruckwerten von 150 systolisch und 100 diastolisch gezogen worden, den gebräuchlichsten Grenzwerten zwischen normalem Blutdruck und Hypertonie. Sie sehen, daß keine natürliche Trennung in zwei Populationen besteht.

Zweitens werden Sie bemerken, daß der Blutdruck die Tendenz hat, mit dem Alter anzusteigen, daß er aber bei einigen Personen mehr steigt als bei anderen. Befunde, die ich Ihnen in einigen Minuten zeigen werde, legen nahe, daß diese verschiedenen Anstiege mehr von Umgebungs- als von genetischen Faktoren abhängen.

Weitaus die bedeutendste Folgerung jedoch, die sich aus den Verteilungskurven ergibt, ist, daß die essentielle Hypertonie als eine wohldefinierte Krankheitseinheit verschwindet. Es ist ein Name, den wir demjenigen Teil der Bevölkerung gegeben haben, dessen Blutdruck oberhalb eines Niveaus liegt, das willkürlich ausgewählt wurde, und das sich auf keine spezielle Schädigung beziehen läßt, mit der diese hohen Blutdrucke zu verbinden wären. Ich kann nicht genug betonen, wie wichtig diese Schlußfolgerung ist. Sie hat meine Vorstellungen über die essentielle Hypertonie geändert.

Diese Schlußfolgerung wird gut illustriert durch diese Abbildung, bei der ich dem allgemeinen Brauch gefolgt bin und die beiden Hälften der Verteilungskurven getrennt und sie mit „normal" und „Hypertonie" bezeichnet habe. Sie sehen, daß dies ganz offensichtlich Artefakte sind. Jede Verteilungskurve endet und beginnt mit einem Abfall. Sie sehen auch, wie viele Einzelheiten aus dem natürlichen Verlauf der „essentiellen Hypertension" hier dargestellt sind. Erstens ist sie selten bei jungen Menschen und nimmt mit zunehmendem Alter zu. Wie wir von der Klinik her wissen, ist eine Hypertonie bei jungen Menschen fast immer sekundär. Zweitens, je höher der Blutdruck ist, um so wahrscheinlicher ist es, daß er in der nächsten Lebensdekade vom normalen Blutdruck zur Hypertension überwechselt. Drittens, wenn der Blutdruck gelegentlich über 150 ansteigt (vorübergehende Hypertension), dann ist es wahrscheinlich, daß er in 5 oder 10 Jahren immer über 150 liegen wird (dauernde Hypertension). Ebenso gibt es keine Rechtfertigung für die Unterteilung in normal und pathologisch von der Untersuchung der Lebenserwartung her. Die Mortalität steigt mit dem diastolischen Druck von 63—103 ständig an. Es gibt keinen plötzlichen Bruch.

Nun lassen Sie uns den Verwandten der Probanden mit und ohne sog. essentielle Hypertonie zuwenden. Ich zeige Ihnen jetzt die Kurven der Häufigkeitsverteilung für den diastolischen Blutdruck bei Frauen von den zwei Verwandtengruppen, verglichen mit der Durchschnittsbevölkerung. Die Abbildung enthält die Altersgruppe 10 bis 19. Die schwarzen Rechtecke beziehen sich auf die Verwandten von Probanden mit Hypertonie, die gestrichelten Säulen auf die Verwandten von Kontroll-Probanden und die offenen Säulen auf die allgemeine Bevölkerung. Sie werden bemerken, daß sogar in der zweiten Dekade die Verwandten von Hochdruckkranken höhere Blutdrucke haben. Das gleiche werden Sie bei allen folgenden Dekaden feststellen. Die Signifikanz dieser Kurven wird am besten durch die Regressionslinien dargestellt, d. h. die besten Geraden, die man durch jede Gruppe ziehen kann, um die Beziehung zwischen Blutdruck und Alter zu zeigen. Sie werden bemerken, daß die Linien für die Verwandten von Probanden ohne Hypertension nicht unterschieden werden können von denen der allgemeinen Bevölkerung. Die Linien für die Verwandten von Hochdruckkranken sind parallel zu den anderen beiden, aber auf einem höheren Niveau. Anders ausgedrückt bedeutet dies, daß die arteriellen Blutdruckwerte bei Eltern, Geschwistern und Kindern von Patienten mit essentieller Hypertonie dahin tendieren, in jeder Altersstufe höher zu sein, aber quantitativ ist der Anstieg des Blutdruckes mit dem Alter nicht anormal. Ich meine daher, daß die Unterschiede, mit denen der Blutdruck bei verschiedenen Menschen ansteigt, hauptsächlich auf Umgebungsfaktoren zurückzuführen ist.

Eine detaillierte genetische Analyse dieser Daten wurde erschwert durch die Einflüsse von Alter und Geschlecht. Um diese Faktoren auszuschließen, arbeitete mein Kollege Dr. Fraser Roberts ein Schema aus, welches die Einwirkungen von Alter und Geschlecht auf den arteriellen Blutdruck berücksichtigt. Der erste Schritt in der Ausarbeitung eines solchen Schemas ist es, die Abweichung des beobachteten Blutdrucks in mm Hg von der Norm in bezug auf Alter und Geschlecht zu berechnen. Wie wir die Normen erhielten, ist bereits beschrieben worden. Da jedoch im jugendlichen Alter die Verteilungskurven eng beieinander und im späteren Alter weit auseinander liegen, hat eine vorgegebene Abweichung, z. B. im Alter von 60 Jahren, nicht dieselbe Bedeutung wie die gleiche Abweichung im Alter von 20 Jahren. Der nächste Schritt ist, die Abweichungen in Rechnung zu stellen. Dies geschieht, indem die Abweichung mit einem Faktor multipliziert wird, welcher durch Division der Standardabweichung des Alters von

60 Jahren durch die Standardabweichung im beobachteten Alter erhalten wird. So repräsentiert der endgültige Wert die erwartete Abweichung von der Norm im Alter von 60 Jahren, wenn die Person so lange gelebt und einen Anstieg des arteriellen Blutdrucks gezeigt hätte, der etwa dem bei der allgemeinen Bevölkerung beobachteten entsprach. Während die Bedeutung dieses Verfahrens für das Individuum infolge der gemachten Voraussetzungen gering ist, ist sie bei Personengruppen größer. Dies wurde am größten Teil unseres Bevölkerungsbeispiels, den Patienten der Hautklinik, getestet, bei denen alle Werte für das Geschlecht und fast alle für das Alter korrigiert wurden. Ich werde Ihnen jetzt die Berechnung der Werte für 3 verschiedene Blutdrucke, 120/80, 150/100 und 250/150 für das Alter von 25 und 60 Jahren zeigen. Tab. 1 faßt die Werte zusammen, aus der Sie den erheblichen Einfluß des Alters ablesen können. Ich sagte vorher, daß diese Werte die erwartete Abweichung von der Norm im Alter von 60 Jahren darstellen. Demnach würde einem systolischen Blutdruck von 250 im Alter von 25 Jahren im Alter von 60 Jahren ein systolischer Blutdruck von 155, der Norm, entsprechen plus 275, dem nach dem Alter berichtigten Wert, insgesamt also 430, ein Wert, der weit außerhalb der beobachteten Grenzen liegt.

Tabelle 1. *Nach dem Alter berichtigter Wert*

Blutdruck	Alter 25		Alter 60	
	S	D	S	D
120/80	+ 5	—35	—35	—10
150/100	+ 40	— 5	— 5	+10
250/150	+120	+95	+95	+60

Nach meiner Erfahrung ist, wenn keine wirksame Therapie erfolgt, ein arterieller Blutdruck von 250 systolisch im Alter von 25 Jahren unvereinbar mit dem Erreichen eines Alters von 60 Jahren.

Durch Benutzung dieser Werte fanden wir:

1. daß die Werte von Verwandten ersten Grades von Kontroll-Probanden einen geringen Pluswert zeigten, sich aber nicht signifikant von Null unterschieden,

2. daß die Werte von Verwandten mit Hochdruck erhöht waren. Die Steigerung war ähnlich bei Geschwistern, Eltern und Kindern und geschlechtsunabhängig.

3. daß die Werte bei Verwandten von Probanden mit Hochdruck, die Sobye in Kopenhagen gefunden hat, identisch mit unseren waren,

4. daß, wenn man unsere Probanden mit Hypertonie in der Reihenfolge der zunehmenden Werte ordnete, der Wert bei den

Verwandten entsprechend anstieg. Demnach gibt es verschiedene Grade der Hypertonie, und diese Grade werden bei den Verwandten exakt wiederholt.

5. daß der Ähnlichkeitsgrad zwischen Probanden und ihren Verwandten oder zwischen Geschwistern bei den Serien mit Hypertonie einem Regressionskoeffizienten von 0,2 entspricht, d. h., wenn der arterielle Blutdruck eines Familienmitgliedes sich um 10 mm Hg über die Norm erhöht, dann wird der Blutdruck von Verwandten ersten Grades im Durchschnitt um 2 mm ansteigen.

Als wir unsere Probanden aussuchten, geschah die Auswahl auf der Grundlage ihres arteriellen Blutdruckes und unter Außerachtlassung ihres Alters. Wir wissen jetzt, daß ein gegebener Blutdruck im jungen Alter eine größere Abweichung von der Norm darstellt als im fortgeschrittenen Alter. Tab. 2 zeigt die Probanden und ihre Verwandten, geordnet nach vier Altersgruppen. Sie sehen, daß die arteriellen Blutdruckwerte der Probanden in jeder Altersgruppe etwa die gleichen sind. Die korrigierten Werte nehmen mit dem Alter ab. Auch die korrigierten Werte der Verwandten fallen mit dem Alter, und der Regressionskoeffizient bleibt fast konstant bei 0,2.

Tabelle 2. *Analyse nach dem Alter von Probanden mit Hochdruck*

Alter des Probanden	Anzahl der Probanden	Gemessener mittlerer Blutdruck der Probanden	Mittlerer, nach dem Alter korrigierter Wert der Probanden	Anzahl der Verwandten	Mittlerer, nach dem Alter korrigierter Wert der Verwandten	Regressionen[1]	
						systol.	diastol.
20—34	20	190/119	136/70	61	28,7/14,3	0,21	0,20
35—49	49	214/129	111/58	171	25,0/13,7	0,23	0,24
50—64	34	225/129	87/45	126	20,0/10,6	0,23	0,24
65—79	7	200/118	26/24	29	10,3/6,2	0,40	0,26

Dies waren die Schlußfolgerungen, die wir 1954 zogen. Wir merkten jedoch, daß unter dem Gesichtspunkt der Biometrik unsere Daten nicht völlig zufriedenstellend waren. Unsere Probanden waren auf der Grundlage ihres arteriellen Blutdruckes ausgewählt worden und waren dadurch gerade nach demjenigen Faktor ausgewählt, den wir zu untersuchen trachteten. Dieser Fehler wurde durch Miall und Oldham ausgeglichen, denen die Bevölkerung von Cochrane im Rhondda Fach, einem Bergwerkstal,

[1] Regressionen zwischen den Beispielen, die erhalten wurden durch Division des mittleren, nach dem Alter korrigierten Wertes von Verwandten durch den mittleren, nach dem Alter korrigierten Wert von Probanden („nicht gewogen").

zur Verfügung stand. Diese wurde später erweitert durch das Tal von Glamorgan, einem landwirtschaftlichen Gebiet. Sie nahmen als Probanden $^1/_{90}$ der Bevölkerung und maßen einmal den arteriellen Blutdruck bei ihnen und in über 95% ihrer Verwandten ersten Grades, die innerhalb eines engen Umkreises lebten. Bei dieser Bevölkerung fanden sie ein sehr ähnliches Blutdruckverhalten mit dem Alter, wobei sie auch nach Alter und Geschlecht korrigierte Werte benutzten. Sie zeigten, daß eine lineare Beziehung zwischen dem Blutdruckverhalten der Verwandten ersten Grades und dem ihrer Probanden bestand, daß diese Beziehung unabhängig von dem Blutdruck des einzelnen Probanden war, und daß die Neigung der Geraden die gleiche war, unabhängig davon, ob der Blutdruck des Probanden höher oder niedriger war als die Norm. Ihre Regressionskoeffizienten waren 0,224 (mittlerer Fehler ± 0,022) für den systolischen Blutdruck und 0,178 (mittlerer Fehler ± 0,024) für den diastolischen Blutdruck. Diese Regressionskoeffizienten sind fast dieselben, die wir für unsere Hypertoniker-Familien feststellten. Hieraus ergibt sich zwanglos die Schlußfolgerung, daß der Blutdruck sich in abgestufter Art ebenso wie die Körpergröße vererbt, daß die Vererbung wahrscheinlich multifaktoriell ist, und daß die Vererbung von gleicher Art und von gleichem Ausmaß innerhalb der gesamten Blutdruckskala ist.

Hieraus folgt, daß jeder Versuch, die essentielle Hypertonie und den normalen Blutdruck durch eine scharfe Trennlinie zu unterscheiden, einen Artefakt darstellt. Dieser Artefakt ist meiner Meinung nach die Grundlage der falschen Konzeption über das Wesen der essentiellen Hypertonie. Die alte Konzeption, welche fast von allen akzeptiert wird, sagt aus, daß die essentielle Hypertonie eine qualitative Abweichung von der Norm darstellt; die neue Konzeption, die aus dieser Arbeit entstand, bedeutet, daß die Abweichung quantitativ ist. Wenn wir die essentielle Hypertonie verstehen wollen, müssen wir unsere Auffassungen revidieren und den Gedanken akzeptieren, welcher selbstverständlich zu sein scheint, daß nämlich bei einigen Krankheiten die Abweichung von der Norm quantitativ und nicht qualitativ ist.

Die Schlußfolgerungen, die wir aus diesen Untersuchungen gezogen haben, scheinen im allgemeinen für den Anthropologen und den Genetiker annehmbar zu sein. Für den Arzt scheinen sie unannehmbar zu sein. Dies ist verständlich, da die neue Konzeption der essentiellen Hypertonie als einer quantitativen Abweichung von der Norm im Gegensatz steht zu der Konzeption der Krankheit als einer qualitativen Störung. Die gegensätzlichen Interpretationen der genetischen Daten sind die folgenden:

Die erste ist, daß eine Ähnlichkeit zwischen nahen Verwandten nicht Folge der Vererbung ist, sondern der Tatsache, daß nahe Verwandte die gleiche Umgebung haben. Die größere Ähnlichkeit in den Blutdruckwerten von eineiigen im Vergleich zu zweieiigen Zwillingen, wie sie von STOCKS gezeigt wurde, kann z. B. auch in dem Sinne interpretiert werden, daß sie nur eine größere Identität der Umgebungen repräsentiert. Obgleich möglich, wird dies im allgemeinen nicht für eine wahrscheinliche Erklärung gehalten, und zwar teilweise deswegen, weil die wenigen Umgebungsfaktoren, die bis jetzt erkannt sind, nur von geringer Bedeutung sind.

Eine viel verbreitetere Erklärung besagt, daß sich ein einzelnes Gen nach Art einer Mendelschen Dominante vererbt. Da der arterielle Blutdruck das Ergebnis vieler Faktoren darstellt, scheint diese Erklärung nach allgemein-biologischen Prinzipien nicht sehr wahrscheinlich zu sein. Ihre stärkste Anziehungskraft liegt in ihrer Übereinstimmung mit der allgemeinen Auffassung, daß Krankheit eine qualitative Abweichung von der Norm darstellt. Meine Mitarbeiter und ich haben kürzlich das Beweismaterial für die Vererbung im Sinne der Mendelschen Dominante untersucht und fanden es lückenhaft. Die Hypothese unterstellt, daß die Bevölkerung aus 2 verschiedenen Menschentypen besteht, die folgendermaßen gut von PLATT beschrieben sind: „Die Konzeption der essentiellen Hypertonie als einer vererbten Tendenz zur Entwicklung eines hohen Blutdrucks im mittleren Lebensalter setzt voraus, daß es zwei Populationen gibt: eine, in welcher der Blutdruck im mittleren Lebensalter signifikant ansteigt und oft Höhen erreicht, in denen er wesentlich zur Sterblichkeit beiträgt, und eine andere, in welcher der Blutdruck mit zunehmenden Lebensjahren, wenn überhaupt, nur sehr wenig ansteigt."

Nun zeigen Bevölkerungsquerschnitte im allgemeinen keine Zweigipfligkeit. Die Verteilungskurven sind positiv gekrümmte Linien, aber, wie GADDUM eindeutig für die Werte von ALVAREZ zeigte, tendieren die Kurven zum Normalen, wenn der arterielle Druck auf einer logarithmischen Skala aufgetragen wird. PLATT jedoch wies darauf hin, daß die Verteilungskurven der Geschwister im Alter von 45 bis 59 Jahren von Personen in ähnlichem Alter zweigipflig zu sein scheinen, mit Senkungen bei 150 systolisch und 90 diastolisch. Die Überprüfung zeigte Charakteristika dieser Verteilungskurven, welche annehmen lassen, daß wahrscheinlich Aufrundungen als Ursache der Senkungen in SOBYEs und unseren Serien in Betracht kommen. Keine Senkungen sind jedoch bei den von MIALL und OLDHAM untersuchten Geschwistern gefunden worden, die auf einer ähnlichen Grundlage ausgesucht wurden. Darüber hinaus zeigt ein Vergleich zwischen MIALL und OLDHAMs und unseren Serien in bezug auf Verwandte und Probanden Tatsachen, die nur durch das Vorhandensein einer quantitativen Ähnlichkeit zwischen Verwandten ersten Grades erklärt werden können. Wir schlossen daher, daß die Beweise für das Vorhandensein von 2 Populationen sogar bei Geschwistern im mittleren Lebensalter von Probanden im mittleren Lebensalter mit Hypertonie nicht überzeugend sind. Auch gibt es keinen Beweis für eine Trennung in 2 Populationen bezüglich Lebenserwartung, Herzgröße oder Gefäßerkrankung. In all diesen Fällen ist die Beziehung zum arteriellen Druck quantitativ und kontinuierlich.

Das noch verbleibende Beweismaterial basiert auf der Annahme, die wir für unbegründet halten, daß eine scharfe Trennung zwischen normal und anormal möglich ist. Indem ich die Rolle des Advocatus diaboli übernehme und diese Annahme als richtig unterstelle, sind 3 Beweisgründe vorgebracht worden für die Vererbung nach dem dominanten Gen. Der erste ist das Vorhandensein der Krankheit, wie es Familiengeschichten zeigen, in 3 Generationen. Wenn wir einen systolischen Blutdruck von 160 und darüber im mittleren Lebensalter als Beweis für eine Hypertonie annehmen und keine Voraussetzungen bezüglich der Erblichkeit machen, dann wäre zu erwarten, daß ein essentieller Hochdruck bei einem Elternteil und den entsprechenden Großeltern in etwa einem Drittel der Familien auftritt, eine Häufigkeit, die viermal größer ist als die zum Beweis einer dominanten Mendelschen Vererbung erforderliche.

Der zweite Beweis betrifft die gleiche Anzahl von erkrankten und nicht erkrankten älteren Geschwistern, wie sie von WEITZ gefunden wurde, indem er 160 mm Hg als Grenzwert annahm. Eine ähnliche Zahlengleichheit oberhalb und unterhalb dieser Trennungslinie wird in weitem Umfang in der Bevölkerung bei Frauen in der siebenten Lebensdekade gefunden.

Schließlich lassen die Berechnungen über die Gen-Häufigkeit eine Unterscheidung zwischen multifaktorieller und dominanter Vererbung leider nicht zu. Sie werden fast wertlos gemacht durch die rasche Zunahme des Bevölkerungsanteils mit Blutdruckwerten von 160 mm Hg und darüber in der 6. Lebensdekade und später.

Ich lege Ihnen daher nachstehende Schlußfolgerungen vor:

1. Der Blutdruck wird als eine abgestufte Eigenschaft im ganzen Bereich von Werten unterhalb der Norm bis zur sog. essentiellen Hypertonie vererbt. Der Ähnlichkeitsgrad zwischen Verwandten 1. Grades beträgt etwas über 0,2. Die Vererbung ist wahrscheinlich multifaktoriell oder polygen.

2. Der Blutdruck hat die Tendenz, mit dem Alter anzusteigen, und zwar verschieden stark bei beiden Geschlechtern. Das Ausmaß des Anstieges mit dem Alter ist keine vererbte Qualität, sondern hängt wahrscheinlich von Umgebungsfaktoren ab.

3. Die scharfe Trennung zwischen normalem und anormalem Blutdruck ist ein Artefakt.

4. Der essentielle Hochdruck stellt einen bislang noch nicht bekannten Typ einer Erkrankung dar, bei der die Abweichung quantitativ und nicht qualitativ ist.

Die erwähnten Abbildungen sind an folgenden Stellen zu finden:

1. PICKERING, G. W. (1955), High Blood Pressure, London: Churchill.

2. Significant Trends in Medical Research. CIBA Foundation Symposium, 1959, p. 273, London: Churchill.

Das Wesen der essentiellen Hypertonie

Von

R. Platt

Als Hamilton, Pickering, Fraser Roberts und Sowry 1954 ihre 4 Arbeiten veröffentlichten, achtete ich die Autorität von Pickering und war geblendet durch die Verwendung mathematischer Daten mit bis zu 8 Dezimalstellen. Ich bin nie darauf gekommen, die Verläßlichkeit ihrer Daten oder die Zuverlässigkeit ihrer Bearbeitung in Frage zu stellen, und während einiger Jahre akzeptierte ich ihre Theorie der kontinuierlichen Verteilung der Hypertension mit der Schlußfolgerung, daß das, was wir essentielle Hypertension nennen, nicht mehr ist als das Schwanzende einer Verteilungskurve.

Allmählich wurde ich aus 2 Gründen immer weniger davon überzeugt. Der erste war, daß ich in Übereinstimmung mit anderen Klinikern Schwierigkeiten hatte zu glauben, daß die zahlreichen Patienten, die ich mit alarmierend hohen Blutdrucken sah, sich lediglich quantitativ von der allgemeinen Bevölkerung unterscheiden sollen; wie konnten sie diese Blutdrucke erreicht haben, wenn die Altersregression des Blutdruckes, wie sie die Pickering-Gruppe berechnet hatte, irgendeine reale Bedeutung hatte? Und zweitens, weil meine klinische Erfahrung mir einen Vererbungsfaktor bei der essentiellen Hypertension nahelegte, der viel stärker war als derjenige, den die Daten von Pickering zeigten.

Ich erinnerte mich, daß ich ungefähr 7 Jahre vor den Publikationen der Pickering-Gruppe 2 Arbeiten veröffentlicht hatte, welche sich mit diesem Thema beschäftigten. Die eine (1947) zeigte einen Unterschied zwischen der Vererbung der essentiellen Hypertension auf der einen Seite und der sekundären Hypertension auf der anderen Seite. Die andere (1948) demonstrierte, daß, wenn jüngere Menschen unter 40, und besonders unter 35 Jahren, eine schwere Hypertension hatten, diese in der großen Mehrzahl der Fälle sekundär war. Ich untersuchte die Zuverlässigkeit der Daten von Pickering unter diesen Gesichtspunkten und fand, daß sie nicht bei allen ihren Fällen versucht hatten, eine sekundäre Hypertension auszuschließen, und daß ein Drittel ihrer Fälle sogenannter essentieller Hypertension unter 40 oder über

60 Jahre alt waren, Lebensalter also, in denen die Diagnose zumindesten suspekt ist. Darüber hinaus hatten sie die Verwandten ihrer Hochdruckpatienten behandelt, als ob sie eine homogene Population seien, welche sie, falls ein einzelnes Gen wirksam ist, natürlich nicht sind. Die Behandlung ihrer Daten schloß in der Tat die Vermutung einer kontinuierlichen Verteilung ein. Der Gedanke drängt sich auf, daß die Erblichkeit der Huntingtonschen Chorea niemals sichergestellt worden wäre, wenn eine beträchtliche Anzahl der Untersuchten gar keine Huntingtonsche Chorea hätten, und wenn das Alter des Krankheitsbeginnes außer acht gelassen worden wäre.

So kam ich auf den Gedanken, daß man die Geschwister im Alter von 40—60 Jahren unter den 40—60jährigen Hochdruckpatienten Pickerings näher untersuchen sollte, denn in diesem Alter ist es wahrscheinlicher, daß der Hochdruck „essentiell" ist, und daß die Geschwister einen solchen entwickelt haben. Ich erhielt eindeutig zweigipflige Kurven für die Verteilung des Blutdrucks bei diesen Geschwistern. Die Anzahl war klein, und ich fügte die Ergebnisse von Sobye hinzu, die auch Pickering benutzt hatte, und welche dieselbe Zweigipfligkeit zeigten. Ich zeige hier nur eine Kurve (Abb. 1); die anderen wurden von mir 1959 veröffentlicht.

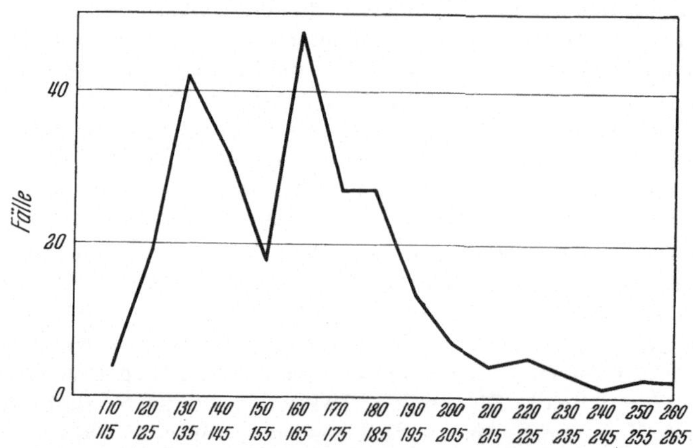

Abb. 1. Häufigkeitsverteilung von Verwandten von Hochdruckkranken (s. Text)

Pickering (s. Oldham u. Mitarb., 1960) hat versucht, diese Kurven durch einen methodischen Irrtum zu erklären, aber auch wenn man diese Erklärung annimmt, bleiben es zweigipflige Kurven, die 5 Jahre lang unter Zahlen verborgen waren, von denen man annahm, daß sie die Theorie der kontinuierlichen Verteilung beweisen. Es zeigt sich daher, daß die mathematische Bearbeitung durch die PICKERING-Gruppe ungeeignet war, die Zweigipfligkeit aufzudecken. Ich wurde dadurch ermutigt, die erste fundamentale Voraussetzung der Pickeringschen Theorie zu untersuchen, daß

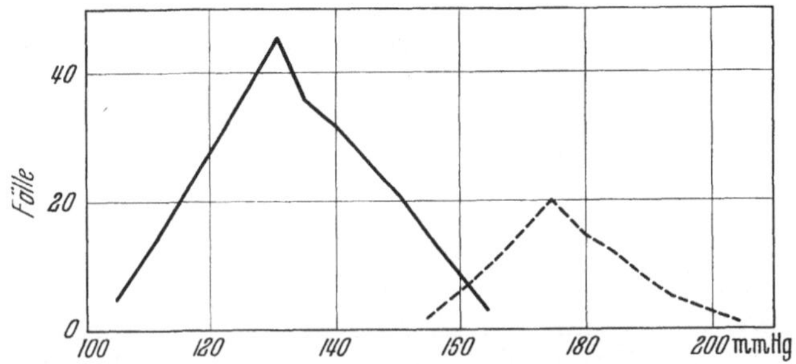

Abb. 2. Modell zweier hypothetischer Populationen

nämlich die Häufigkeitsverteilung des Blutdruckes in der allgemeinen Bevölkerung kontinuierlich oder eingipflig ist. Ich entwarf ein Modell (Abb. 2), das der Vorstellung der meisten Leute von der essentiellen Hypertension entspricht, daß es nämlich im mittleren Lebensalter zwei Populationen von Menschen gibt, von denen

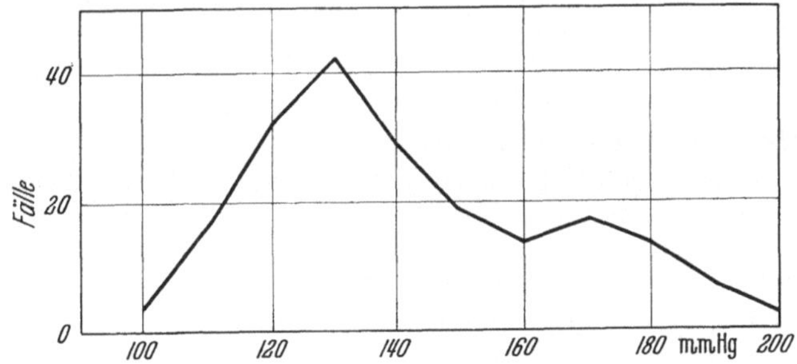

Abb. 3. Das gleiche, in einer einzigen Kurve ausgedrückt

sich jede um einen Gipfelpunkt gruppiert, wobei sie sich wahrscheinlich bis zu einem gewissen Grade überschneiden. Die Erblichkeit des „normalen" Blutdruckes wäre fraglos multifaktoriell, und beide würden durch Umgebungsfaktoren beeinflußt. Die Gruppe mit hohem Blutdruck stellt in meinen Diagrammen 25% dar. Abb. 3 zeigt, was geschieht, wenn diese beiden Gruppen so behandelt werden, als ob es nur eine sei, und Abb. 4 ist eine der Verteilungskurven entsprechend den Ergebnissen von HAMILTON, PICKERING, FRASER ROBERTS und SOWRY. Sie sehen, daß sich keineswegs eine kontinuierliche Verteilung ergibt, sondern daß es zwei (oder vielleicht drei) Populationen gibt, welche sich hinsichtlich ihres Blutdruckes verschieden verhalten.

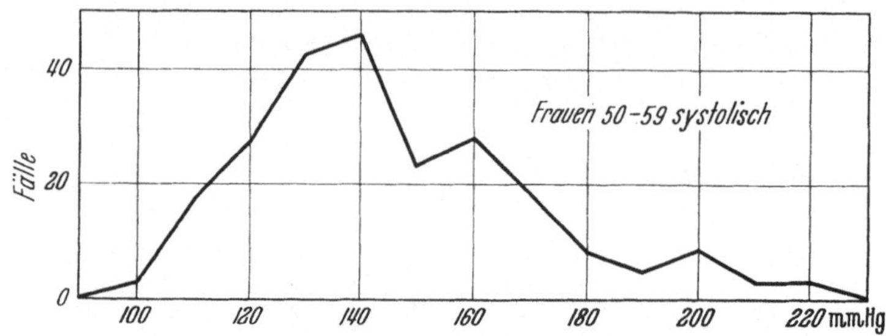

Abb. 4. Häufigkeitsverteilung nach den Ergebnissen von HAMILTON, PICKERING, ROBERTS und SOWRY

Wenn die essentielle Hypertension eine Einheit darstellt — was man glauben kann oder nicht —, wenn es tatsächlich hinsichtlich des Blutdruckes zwei Populationen gibt und nicht eine, dann würden wir erwarten, daß man bei der einen Population findet, wie dort der Blutdruck im mittleren Lebensalter steil ansteigt, und daß dies bei der anderen Population nur sehr wenig oder gar nicht geschieht. Erstaunlicherweise ist das Beweismaterial hierfür immer noch ungenügend. Niemand hat 15 oder 20 Jahre hindurch die individuellen Blutdrucke in einer ausreichend großen Population verfolgt, aber soweit Befunde vorliegen, legen sie die Annahme nahe, daß die Konzeption der 2 Populationen richtig ist. JEFFERSON THOMSON (1950), der die Angestellten der Metropolitan-Lebensversicherungsgesellschaft in New York untersuchte und ihre Blutdruckwerte über viele Jahre verfolgte, bestimmte das Lebensalter, in dem die diastolische Hypertension (definiert als ein Blutdruck von 90 und darüber) einsetzt. Der Übergang zur diastolischen Hypertension geschieht meistens zwischen dem 45. und 54. Lebensjahr und wird im späteren Alter seltener; anders ausgedrückt, es ist dies ein Phänomen, das bei einem gewissen Prozentsatz der Bevölkerung im mittleren Lebensalter auftritt und nicht eine allgemeine Folge des Alterns darstellt. CRUZ-COKE (1959) zeigte auf Grund der Untersuchung einer großen Anzahl von Personen, daß bei denjenigen, die normotensiv blieben, der Blutdruck nur sehr langsam ansteigt, nämlich weniger als 1 mm Hg pro Jahr des diastolischen Blutdruckes im Alter zwischen 30 und 69 Jahren, daß andererseits bei denjenigen, die während der Beobachtungszeit einen Hochdruck entwickelten, der Anstieg des diastolischen Druckes pro Jahr im Alter zwischen 30 und 59 Jahren etwa 6 mm Hg betrug, und 3,5 mm Hg bei denjenigen, die älter als 50 Jahre waren. Dies scheint ein eindeutiger Beweis dafür zu sein, daß die Regressionsgeraden, die einen Blutdruckanstieg mit dem Alter in einer gemischten Bevölkerung zeigen, wenig Bedeutung haben. Morrison und Morris zeigen in einer unveröffentlichten Untersuchung, in die sie mich freundlicherweise Einblick nehmen ließen, an Hand der Werte von Pickering, daß der Blutdruckanstieg im mittleren Lebensalter bei den Verwandten von Hochdruckkranken sehr verschieden vom Blutdruckanstieg der Verwandten von Normotonikern ist (Abb. 5).

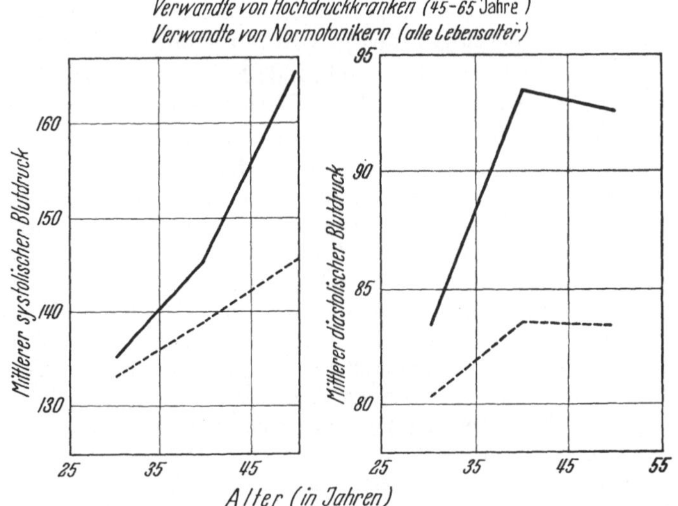

Abb. 5. Das Verhalten des Blutdruckes in Abhängigkeit vom Alter (Männer — s. Text)

Nun einige Worte über die Bedeutung des Regressionskoeffizienten von 0,2, von dem Pickering sagt, daß er das Ausmaß angibt, in welchem sich Verwandte hinsichtlich ihres Blutdruckes gleichen. Erstens ist es wahrscheinlich, daß die Verwandten der Probanden (die im allgemeinen nicht über Symptome geklagt haben) niedrigere Blutdrucke haben als die Probanden selbst (die Beschwerden haben). Zweitens vererbt die Hälfte der Geschwister (entsprechend der Ein-Gen-Theorie) den Hochdruck nicht, und drittens wird die Übereinstimmung weiter reduziert, wenn man nicht im geeigneten Alter untersucht, und wenn, sagen wir, 25% der Probanden überhaupt noch keine essentielle Hypertonie entwickelt haben.

Schließlich muß ich noch über die interessanten Befunde von MIALL und OLDHAM berichten. Das auffälligste Ergebnis ist, wie wenig Hypertoniker sie in der Inzuchtgegend von Welsh fanden, wo ihre Untersuchungen vorgenommen wurden. Von 316 Männern hatten nur 3 einen diastolischen Blutdruck von 110 oder darüber, und keiner von diesen hatte Geschwister im entsprechenden Alter. Um sie für eine Studie über die essentielle Hypertonie zu verwerten, mußte sich die PICKERING-Gruppe (1960) auf Grenzfälle stützen, die gut am Ende einer normalen Verteilungskurve liegen können, und sie mußten alle Verwandten 1. Grades von 35 Jahren aufwärts einbeziehen einschließlich der Väter und Mütter, die bereits in einem fortgeschrittenen Stadium der Arteriosklerose sein konnten. Die Fehlermöglichkeiten sind nur zu augenscheinlich.

Ich komme daher zu dem Schluß, daß die verlockende Theorie der PICKERING-Gruppe nicht durch Beweise belegt werden kann.

Was findet sich nun auf der positiven Seite? Da ist meine eigene Untersuchung über das verschiedene Verhalten von Geschwistern von Hochdruckkranken in vergleichbarem Alter, die stark gestützt wird durch die zweigipfligen Kurven, welche MORRISON und MORRIS bei ihren Busfahrern erhielten. Bei diesen wurde der Blutdruck vor Erhebung der Familienanamnese gemessen, so daß sie sicher nicht bei der einen Gruppe nach Hochdruckkranken suchten und sie bei der anderen vergessen haben. Der Blutdruck wurde bei den nächst gelegenen 2 mm Hg abgelesen, und die übliche Häufung von Zehnerwerten zeigt sich nicht in ihren Ergebnissen. Im allgemeinen ergaben sich bei den Busfahrern Verteilungskurven ähnlich denen von PICKERING, aber wenn man sie entsprechend ihrer Familienamnese unterteilt in solche, bei denen ein oder beide Elternteile im mittleren Lebensalter verstarben, und solche, bei denen die Eltern ein hohes Lebensalter erreichten, dann ergaben sich eindeutig zweigipflige Verteilungskurven bei der ersten, aber nicht bei der letzten Gruppe. Das ist ebenfalls ein überzeugender Beweis für das unterschiedliche Verhalten zweier Populationen im mittleren Lebensalter.

Ich komme daher zum Schluß,

daß das Beweismaterial gegen die Theorie einer kontinuierlichen Verteilung erdrückend ist,

daß schwerwiegende Beweise für die Existenz zweier (oder mehrerer) verschiedener Populationen vorliegen, und daß die Ein-Gen-Theorie der essentiellen Hypertonie zwar nicht bewiesen ist, aber daß vieles zu ihren Gunsten spricht.

Literatur

Cruz-Coke, R.: Lancet (G. B.) **1959/II**, 853.

Hamilton, M., G. W. Pickering, J. A. F. Roberts, and G. S. C. Sowry: Clin. Sc. (G. B.) **13**, 11, 37, and 273 (1954).

Miall, W. E., and P. D. Oldham: Clin. Sc. (G. B.) **14**, 459 (1955).

Morrison, S. L., and J. N. Morris: Lancet (G. B.) **1959/II**, 864.

Oldham, P. D., G. W. Pickering, J. A. F. Roberts, and G. S. C. Sowry: Lancet (G. B.) **1960/I**, 1085.

Platt, R.: Quart. J. Med. (G. B.) **16**, 111 (1947); **17**, 83 (1948). — Lancet (G. B.) **1959/II**, 55.

Sobye, P.: Copenhagen 1948.

Thomson, K. J.: Proceedings of the 38th Annual Meeting of the Medical Section of the American Life Convention (1950).

Diskussion

Reubi: Ich möchte die Diskussion über das heute morgen von Herrn Pickering und Herrn Platt angeschnittene Problem eröffnen. Vielleicht könnte Herr Pickering jetzt einige der von Herrn Platt erhobenen Einwände beantworten.

Pickering (zeichnet an die Tafel und zeigt Diapositive): Ich bin Robert Platt dafür dankbar, diese Zweifel erhoben zu haben, denn ich glaube, daß ein Problem niemals volle Aufmerksamkeit verdient, wenn es nicht verschiedene Aspekte besitzt. Ich will versuchen, einige der Einwände zu analysieren, die Platt hat, die Sie haben und die ich ebenfalls habe. Der erste bezieht sich auf den Gegensatz zwischen dem, was Sie den Mittelwert einer großen Population nennen können — womit ich mich heute morgen befaßte — und individuellen Verhaltensweisen. Einer der Punkte, die Platt als Kliniker störten, war der Patient mit sehr hohen Blutdruckwerten. Ich bin auch Kliniker und sehe dasselbe Problem. Wir kennen den Verlauf des Einzelfalles zu wenig genau und benötigen Beobachtungen über die Art und Weise, in welcher der Blutdruck sich beim Menschen im Verlauf der Zeit ändert. Die einzelnen Verläufe müssen dann zusammengefaßt und ausgewertet werden. Nehmen wir an, daß diese Achse den Blutdruck darstellt und diese das Alter. Wir wissen, daß ungefähr mit 20 Jahren die Blutdrucke der meisten Menschen irgendwo zwischen 150 und 100 systolisch liegen. Und wenn Sie z. B. jemanden wie den Vortragenden nehmen, so beginnt er hier mit 100 und endet hier mit 100, und wenn Sie wie seine Frau nehmen, so beginnt sie hier mit 150, und 25 Jahre später beträgt ihr Druck 160. Wenn Sie wollen, können Sie dies Hypertonie und dies Normotonie nennen. Natürlich könnte sie hier eine labile Hypertonie im Initialstadium haben, und Sie könnten sagen, sie hat jetzt immer noch eine labile Hypertonie. Jedoch, der Punkt auf den es ankommt ist, daß hier zwei individuelle Verläufe vorliegen, die bekannt sind. Andere hören hier unten auf — andere hier oben. Die Ergebnisse von Holmgen zeigen, daß die Art, in der sich der Blutdruck mit dem Alter verändert, bei verschiedenen Individuen sehr verschieden ist. Diese individuellen Blutdruckveränderungen mit dem Alter müssen unbedingt noch untersucht werden. Sie kommen im Verlauf der Regressionslinien, welche heute morgen gezeigt wurden, nicht zum Ausdruck. Daher glaube ich, daß es zwischen uns über diesen Punkt keine wirkliche Meinungsverschiedenheit gibt.

Der zweite Punkt ist, ob es zwei Populationen, nur eine oder mehr als zwei gibt. Ich glaube, daß wir tatsächlich in unseren Meinungen gar nicht so sehr voneinander abweichen. Ich glaube nicht, daß es eine einzige homogene Population gibt, ich glaube auch nicht, daß es nur zwei gibt. Ich nehme an, daß es in bezug auf den Blutdruck eine sehr große Zahl von Populationen gibt, und ich will Ihnen anhand einiger Diapositive zeigen, was ich meine.

Dies sind drei von Galtons Verteilungskurven. Hervorzuheben ist, daß diese Senkungen in den Verteilungskurven zufällig auftreten können, wenn die Zahlen nicht sehr groß sind. Und erstaunlicherweise liegen diese drei Senkungen an derselben Stelle. Nun, ich arbeite mit zwei Mathematikern zusammen, und diese sagen mir, daß es außerordentlich schwierig sei, festzustellen, ob eine Kurve wirklich eingipflig oder zweigipflig ist, und daß es besonders schwierig sei, wenn die Gipfel dicht zusammenliegen. Wenn Sie eine große Personenzahl haben — hier z. B. ungefähr 90000 —, dann erhalten Sie eine tatsächlich normale Verteilungskurve für die Körpergröße. Sie könnten sagen, das ist eine Population, aber in Wirklichkeit ist es nicht nur eine. Es ist die Summe einer großen Zahl von Populationen. Erinnern Sie sich an die Galtonschen Kurven. Wenn Sie ihre Population nach den Körpergrößen der Eltern auflösen, dann erhalten Sie eine ganze Schar von Verteilungskurven, so daß die normale Gaußsche Verteilungskurve, welche man von einer großen Population erhält, in Wirklichkeit nur die Summe verschiedener Populationen darstellt (Diapositiv). Wenn Sie die einzelnen Bestandteile voneinander trennen, können Sie zeigen, daß diese Populationen verschieden sind.

Diese Darstellung haben Sie schon gesehen, aber ich darf daran erinnern, daß diese Kurve die Durchschnittsbevölkerung darstellt und diese Kurve die Verwandten von Patienten mit Hypertonie. Sie können sagen, hier sind offensichtlich zwei Verteilungskurven, es sind zwei verschiedene Häufigkeitsverteilungen, und wenn Sie diese addieren, dann würden Sie die gebuckelte Kurve erhalten, welche Herr PLATT Ihnen heute morgen zeigte. Es könnte so sein, jedoch glaube ich, daß es viel komplizierter ist. Dieses Bild zeigt, daß man tatsächlich die gesamte Population in eine große Anzahl von Verteilungskurven auflösen kann, die, wenn man sie addiert, die bekannte Gaußsche Kurve ergeben. Es gibt nicht zwei Populationen, es gibt eine große Anzahl. Hierin unterscheide ich mich wirklich von PLATT. Ich glaube nicht, daß es zwei Populationen gibt, ich glaube, daß es eine große Anzahl von Populationen gibt.

REUBI: Vor 5 Jahren fragte ich Herrn PICKERING, der gerade seine neue Auffassung über die Hypertonie auf einem Kongreß der Belgischen Cardiologischen Gesellschaft vorgetragen hatte, was er über eine Krankheit wie den Diabetes mellitus sagen könnte. Diese Frage wurde vor 14 Tagen in Prag wieder von Dr. PERERA aufgegriffen. Ich stimme zu, daß es schwierig ist, eine scharfe Trennungslinie zwischen normalem und hohem Blutdruck zu finden. Aber wenn Sie den Diabetes mellitus anhand von Blutzuckerwerten definieren wollten, was ist die Normgrenze für den Blutzucker? Wenn Sie die Gelbsucht durch das Blutbilirubin definieren wollten, wo ist die Normgrenze? Wie unterscheiden Sie Patienten mit normaler Herzleistung von Patienten mit beginnendem Herzversagen? Durch den venösen Druck oder das Herzzeitvolumen? Ich weiß es nicht, aber ich glaube, daß Sie sogar noch weiter gehen und fast jede Krankheit nehmen können. Trotzdem stimmen wir alle darin überein, daß der Diabetes, die Gelbsucht und die Herzinsuffizienz eigene Krankheiten darstellen, so daß ich nicht einsehe, warum die Hypertonie nicht ebenso wie die erwähnten Krankheiten eine Krankheitseinheit sein sollte.

SCHROEDER: Ich frage mich, ob es richtig ist, dem systolischen Druck soviel Bedeutung beizumessen, wie es die Herren PICKERING und PLATT taten. Ihre Kurven zeigen eine mit dem Alter zunehmende Blutdruckamplitude. Wenn ein Kliniker oder ein Physiologe einen Patienten mit einer großen Blutdruckamplitude sieht, hat er den Verdacht, daß die Elastizität der Aorta und der größeren Arterien verringert ist. Die häufigste Ursache dieser Störung ist eine Atherosklerose der Aorta. Als Kliniker definieren wir die Hypertonie als erhöhten diastolischen Blutdruck. Der Anstieg mit dem Alter ist viel weniger augenfällig. Ich schlage daher vor, daß Untersuchungen, wie die hier vorgelegten, sich auf den diastolischen Druck beziehen sollten, um so wenigstens teilweise den Einfluß anderer Erkrankungen auszuschließen. Ein zweiter Punkt: Ich frage mich, ob wir nicht „normal“ mit „Durchschnitt“ verwechseln. Viele von uns hier haben ausgeheilte tuberkulöse Lungenherde als Residuen einer Infektion in der Kindheit; dies entspricht dem Durchschnitt, nicht der Norm. Eine Untersuchung der Arterien würde bei fast allen Leuten hier eine mehr oder weniger ausgeprägte Arteriosklerose ergeben — sicherlich eine Krankheit und keine Variante des Normalen. Eine statistische Analyse der Arteriosklerose, die nicht berücksichtigt, daß eine Krankheit vorliegt, könnte folgern, daß es sich um eine mit dem Alter zunehmende Variation der Norm handelt. Als Ärzte müssen wir Krankheiten als solche bezeichnen, auch wenn sie in der zivilisierten oder nichtzivilisierten Bevölkerung extrem häufig sind.

Grollman: Mir scheint, daß unsere Schwierigkeiten bei der Entscheidung darüber, ob die Hypertonie eine Krankheitseinheit darstellt, eine Folge unserer egozentrischen Konzentration auf den Menschen sind, wobei wir die am Versuchstier gewonnenen Erfahrungen vernachlässigen. Unglücklicherweise ist der Blutdruck beim Menschen eine komplizierte Funktion und vielen exogenen und umgebungsbedingten Faktoren unterworfen. Die Arteriosklerose verändert z. B., wie Herr Schroeder erwähnte, den systolischen Blutdruck und ist bei den meisten statistischen Untersuchungen nicht berücksichtigt worden. Ich stimme mit Herrn Platt darin überein, daß die essentielle Hypertonie eine eindeutige klinische Einheit darstellt mit ausgeprägter familiärer Häufung. Tierexperimentelle Untersuchungen ergeben den objektiven Beweis, daß eine solche Krankheit existiert, da man durch verschiedenartiges Vorgehen eine derartige Störung herbeiführen kann, welche in jeder Beziehung mit derjenigen identisch ist, welche spontan beim Menschen auftritt. Viel Verwirrung auf dem Gebiet der Hypertonie würde vermieden, wenn wir definieren würden, was wir unter essentieller Hypertonie verstehen, anstatt diese Bezeichnung als ein Synonym für „Blutdrucksteigerung unklarer Ursache“ zu benutzen. Neuere Untersuchungen rechtfertigen fraglos eine exaktere Definition. Wir sollten nicht alle Erhöhungen einer so labilen hämodynamischen Funktion, wie der Blutdruck sie darstellt, als „Hypertonie“ bezeichnen, denn viele von diesen Blutdrucksteigerungen sind offensichtlich verschiedenen und zum Teil bekannten Ursprungs. Hypertonie kann nach ihrem bekannten klinischen Verlauf, nach definierten hämodynamischen Merkmalen (erhöhter diastolischer Blutdruck, vermehrter peripherer Widerstand und normales Herzzeitvolumen) und nachweisbaren pathologischen Veränderungen (Arteriolosklerose, Herzhypertrophie usw.) definiert werden. Wir würden durch diese Definition Begriffe wie „systolische Hypertonie“ sekundär bei Arteriosklerose, Hyperthyreose, arteriovenöser Fistel ausschließen und ebenso die bei Aortenisthmusstenose, Phaeochromocytom, Nebennierenrindentumoren, Poliomyelitis usw. beobachteten Blutdruckerhöhungen.

Es gibt hinreichende Gründe, um anzunehmen, daß die essentielle Hypertonie in der oben erwähnten Definition renalen Ursprungs und Folge einer Funktionsstörung der Niere ist, welche mit unseren heute zur Verfügung stehenden Untersuchungsmethoden morphologisch nicht faßbar ist. Wenn die sogenannte essentielle Hypertonie eine kongenitale Störung renalen Ursprungs darstellt, dann würde man erwarten, daß eine ähnliche Erkrankung auch erworben werden kann, und zwar auf Grund der verschiedensten Störungen, welche die für die Aufrechterhaltung des normalen Blutdruckes verantwortliche Funktion der Niere beeinflussen. Von diesen Hochdruckformen, welche sekundär nach Nephritis, Gefäßläsionen der Niere usw. auftreten, wird allgemein angenommen, daß sie renalen Ursprungs sind.

Das heute vorhandene Beweismaterial deutet darauf hin, daß sowohl die essentielle Hypertonie als auch die sogenannte „renoprive“ Hypertonie renalen Ursprungs sind und daß alle dieselbe Pathogenese haben. Das würde nicht die Existenz von Blutdruckerhöhungen infolge anderer Mechanismen ausschließen, wie z. B. der sogenannten „unilateralen“ Hypertonie sekundär nach Niereninfarkt, Ureterligatur oder Verlegung der Nierenarterie, bei denen vermutlich eine zirkulierende Pressorsubstanz den Blutdruckanstieg verursacht. Jedoch trifft man diese Fälle selten, und vom praktischen klinischen Standpunkt aus wäre es nicht richtig, wenn wir uns vorwiegend mit diesen Fällen beschäftigen würden, statt mit der großen Gruppe von Patienten, welche an essentieller Hypertonie und ihren Folgen leiden.

PEART: Ich glaube, daß ich mit Herrn GROLLMAN nicht übereinstimme, denn wenn wir seinem Vorschlag folgten, würden wir in großer Verwirrung enden, aus folgendem Grund: Ich wüßte gern, mittels welcher Kriterien Sie den Hochdruck erkennen außer durch die Höhe des Blutdruckes. Man weiß zwar, daß der Blutdruck unter dem Einfluß verschiedener Faktoren variiert, doch wenn man von der Hypertonie als einer spezifischen Erkrankung spricht, bedeutet das mehr. Sie definieren sie durch das Wort, und von hier aus gehen Sie weiter. Eine große Verwirrung folgt, wie mir scheint, bezüglich der Folgen der Blutdruckerhöhung. Man spricht vage von der Atherosklerose als einer wohldefinierten Krankheit; ich würde mich wundern, wenn es eine ist. Gewiß muß man auf jeden Fall zwischen hohem Blutdruck und seinen Wirkungen unterscheiden. Wir sprechen über eine Erkrankung, die fast nur per exclusionem definiert ist. Sie ist essentiell oder idiopathisch, und letzten Endes können wir sie, soweit mir bekannt, gegenwärtig nicht anders als durch die Blutdruckmessung definieren. Vermengt man bei einer Krankheit Ursache und Folgen, wobei die Ursache noch völlig unbekannt ist, so wird weitere Verwirrung gestiftet. Ich möchte vorschlagen, daß wir uns auf die Meinungsverschiedenheiten über die aktuellen Meßergebnisse und die Bedeutung der Blutdruckhöhe beschränken und die Frage nicht durch eine Diskussion über die durch sie hervorgerufenen Wirkungen verwirren.

REUBI: Glauben Sie nicht, daß die Arteriosklerose eine direkte Folge des erhöhten Blutdrucks ist?

PEART: Nein, und ich glaube nicht, daß irgend jemand es weiß. Wenn wir diese Konzeption einführen, wohin führt sie uns? Ich meine, daß wir zuerst Beweise über die Folgen oder Nicht-Folgen haben sollten. Ich finde, daß wir jetzt bei der Diskussion über die beiden Vorträge von heute morgen eine Konzeption anstelle einer Krankheit setzen, was meiner Meinung nach zum augenblicklichen Zeitpunkt nicht standhalten wird.

GROLLMAN: Ich möchte einen Einwand gegen Herrn PEARTS Ansicht machen, daß wir die Hochdruckkrankheit lediglich durch den Blutdruckwert definieren können. Der Blutdruckwert gibt einen praktischen und leicht feststellbaren Hinweis auf das Vorliegen der Krankheit, aber er stellt nur eine Manifestation der Erkrankung dar, er kann irreführen und quantitativ unrichtig sein. Man kann z. B. mit Sicherheit nach einer Untersuchung des Herzens und der Gefäße bei der Autopsie sagen, daß ein Patient an einer Hypertonie litt, ohne daß jemals in seinem Leben der Blutdruck gemessen wurde. Andererseits können viele Bedingungen — emotionaler Stress, erhöhter Stoffwechsel usw. — Blutdruckerhöhungen verursachen; diese als „Hypertonie“ zu bezeichnen, verwirrt nur. Die Hypertonie als Krankheit ist eine Systemerkrankung, welche sich ebenso in funktionellen wie chemischen und anderen Veränderungen in vielen Geweben und Organen zeigt. Die

Blutdruckerhöhung ist nur eine hämodynamische Manifestation der Krankheit und kann sogar fehlen, beispielsweise bei einem Patienten, der einen Herzinfarkt oder eine Apoplexie erlitten hat. Sicher würde Herr PEART nicht bestreiten, daß solche Patienten an einer Hypertonie leiden, trotz ihres normalen oder sogar erniedrigten Blutdruckwertes zur Zeit der Untersuchung. Die gleichen Überlegungen führen zu der Erkenntnis, daß die Hochdruckerkrankung in ihren Anfangsstadien nur eine unbedeutende oder fehlende Blutdruckerhöhung haben kann, genauso wie ein Diabetes mellitus bei einem Patienten schon vor der Entwicklung einer ausgeprägten Hyperglykämie bestehen kann.

REUBI: (zu PICKERING) Sind Sie nicht einverstanden?

PICKERING: O nein, ich bin überhaupt nicht einverstanden.

REUBI: Können Sie uns kurz sagen, warum?

PICKERING: Ja, ich glaube, wenn wir über essentielle Hypertonie sprechen oder wenn wir die essentielle Hypertonie definieren, dann sollten wir den Hochdruck und seine Folgen und nicht irgend etwas anderes meinen. Ist ein großer linker Ventrikel eine Folge des Hochdrucks oder die Folge von irgend etwas anderem?

REUBI: Ich denke, die meisten von uns glauben, daß die Hypertonie wirklich eine Krankheit ist.

TAQUINI: Ich nicht.

REUBI: Ich weiß. Aber es ist eine sehr schwierige Sache, diese Krankheit zu definieren, da wir ihre Ursachen nicht kennen und es keine allgemeine Übereinstimmung über die Normgrenzen des Blutdrucks gibt. Darum verstehe ich, warum Herr GROLLMAN sagt, daß wir nicht nur den Blutdruck berücksichtigen können, und warum er es für wichtig hält, andere Manifestationen dessen, was wir Hochdruckerkrankung nennen, zu beachten, z. B. die Arteriosklerose. Wir wissen, daß sich bei den meisten Patienten mit einem ständig erhöhten Blutdruck Gefäßschädigungen finden, während bei Normalpersonen, die nur vorübergehende Blutdruckerhöhungen haben, keine Läsionen vorhanden sind. Andererseits kann es auch vorkommen, wie Herr GROLLMAN erwähnte, daß bei der essentiellen Hypertonie mit Gefäßläsionen der Blutdruck vorübergehend absinkt. Ich bin nicht sicher, ob wir überhaupt verschiedener Meinung sind. Vielleicht ist es nur eine Frage der Terminologie.

WILSON: Ich glaube, daß wir uns sicher zu sehr auf die Blutdruckwerte konzentrieren und nicht auf die Krankheit als Ganzes, die einen bestimmten Verlauf zeigt. Andererseits ist es unrichtig, die essentielle Hypertonie nur deshalb nicht als eine Krankheitseinheit zu akzeptieren, weil ihre einzige Manifestation lediglich eine Blutdruckerhöhung sein kann. Schließlich zögern wir nicht, einen Diabetes mellitus nur auf Grund einer diabetischen Blutzuckerkurve zu diagnostizieren. Diese ist nur eine Funktionsstörung, genau wie die Hypertonie eine Funktionsstörung ist. Wir haben die Beziehung der Symptomatologie zur Entwicklung des hohen Blutdruckes nicht genügend berücksichtigt. Ich glaube, daß ein Patient mit dieser Krankheit über eindeutige Symptome klagen kann, die nicht in Beziehung zur Blutdruckhöhe stehen und die da sind, bevor irgendein Hinweis auf arterielle Läsionen besteht. Diese sind die Folge einer konstanten diastolischen Hypertonie, und ich glaube, daß wir sie bei der Betrachtung der Pathogenese der Erkrankung außer acht lassen können. Vielleicht beachten wir nicht genügend, daß es in verschiedenen Stadien der Erkrankung verschiedene Arten von Störungen geben kann, nicht nur in den peripheren Blutgefäßen, sondern im Herzen selbst und in der Niere. Trotzdem meine ich, daß im Stadium der ausgeprägten Hypertonie, sei sie essentiell oder durch sonstige Ursachen bedingt, das Erscheinungsbild so konstant ist, daß es eine zugrunde liegende definierbare Funktionsstörung geben muß. Es ist wahrscheinlich eine komplexe Störung, die qualitativ von den Mechanismen in den frühen Stadien der Erkrankung verschieden sein kann. Wir müssen daher nach der Ursache der Störung des Gefäßtonus suchen. Ich glaube, daß ein Großteil der Verwirrung aus der Schwierigkeit entsteht, primäre und sekundäre Faktoren zu trennen, besonders da, wo es um die Störungen des Wasser- und Elektrolythaushaltes geht.

GOVAERTS: Offensichtlich hat der Ausdruck „essentielle Hypertonie" vorwiegend klinische Bedeutung, und er besagt, daß die Pathogenese des Syndroms unbekannt ist. Daher muß man per exclusionem vorgehen und kann eine solche Diagnose nur stellen, nachdem man die klar definierten Varianten der Hypertonie in Erwägung gezogen hat. Bislang kennen wir in der experimentellen Medizin die Pathogenese von wenigstens 5 Varianten:

1. Nebennierenhochdruck
2. Hochdruck aus zentralnervöser Ursache (einschließlich Zisternen-Verschluß)
3. Störungen der Carotissinusregulation
4. Renopriver Hochdruck
5. Renaler Hochdruck

Hinsichtlich der letzten Variante möchte ich Ihre Aufmerksamkeit auf einen Punkt richten, dessen Verständnis für mich immer ziemlich schwierig geblieben ist: Warum verhindert das Vorhandensein einer oft sogar funktionsunfähigen Niere die Entwicklung einer Überempfindlichkeit gegenüber Renin, die beim bilateral nephrektomierten Hund auftritt? Das Ausmaß der Urämie ist beim renopriven Tier und beim Hund mit nur einer Niere mit abgeklemmter Arterie und ohne exkretorische Funktion gleich. Trotzdem zeigt der renoprive Hund eine erhebliche Steigerung der Empfindlichkeit gegenüber Renin, während der andere eine normale Reaktion aufweist[1]. Ich glaube, daß es sich lohnen würde, noch einmal den Mechanismus der veränderten Empfindlichkeit gegenüber Renin zu studieren, und daß eine solche Untersuchung uns helfen könnte, die Pathogenese von einigen Varianten der Hypertonie zu verstehen.

REUBI: Ich glaube, daß sowohl Herr PICKERING als auch Herr PLATT darin übereinstimmen, daß einige Typen der Hypertonie, die man sekundär nennen kann, aus bekannten Ursachen auftreten, und daß wir in anderen Fällen, die man primär nennt, die Ursache nicht kennen. Ich schlage vor, daß wir diese Diskussion auf die primäre Hypertonie beschränken.

SARRE: Im Hinblick auf die Erblichkeit der Hypertonie möchte ich kurz über meine eigenen Untersuchungen bei 400 Hypertonikern berichten. Die mittlere Höhe des Blutdruckes in diesen Fällen war signifikant verschieden, je nachdem ob die Anamnese keine hereditäre Belastung (Gruppe 1) ergab, oder ob ein Elternteil (2), beide Elternteile (3) oder beide Eltern und Geschwister (4) einen Hochdruck hatten. In Gruppe 1 betrug der mittlere arterielle Blutdruck 193/122 mm Hg, in Gruppe 2 204/130 mm Hg und in Gruppe 3 210/135 mm Hg. Darüber hinaus hing die Schwere des Verlaufs

---

[1] GOVAERTS, P., A. VERNIORY u. J. LEBRUN: Bull. Acad. Roy. Med. Belg. **15**, 375 (1950).

und die Sterblichkeit ebenfalls vom Ausmaß der erblichen Belastung ab (s. Abb.). Die Überlebenskurven dieser 4 Gruppen vom 1.—7. Jahr unterscheiden sich beträchtlich. Es ist denkbar, daß, wie Herr PICKERING ausführte, der Patient nicht die Krankheit ,,Hypertonie" als solche erbt, sondern die Tendenz zu hohem Blutdruck, die um so ausgeprägter sein muß, je stärker die hereditären Faktoren sind, und die dementsprechend auch die Schwere des klinischen Verlaufs und die Sterblichkeit beeinflußt. Auf jeden Fall ist hier offensichtlich, daß die hereditäre Belastung ein gradueller und kein alternativer Faktor ist, was für die Konzeption von PICKERING sprechen könnte.

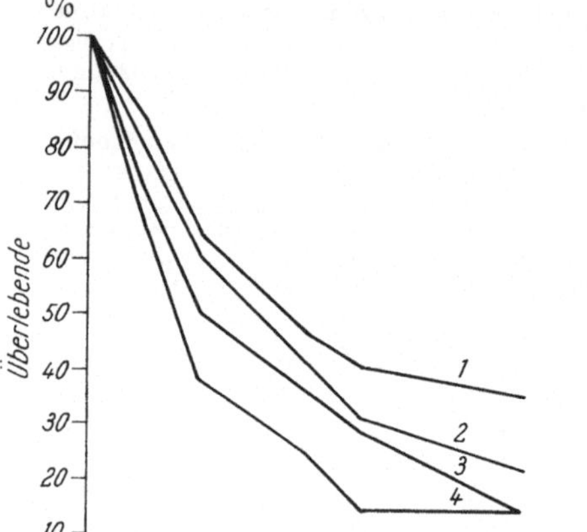

Prozentsatz der Überlebenden nach 1—7 Jahren bei 400 Hypertonikern entsprechend ihrer hereditären Belastung
Gruppe 1: keine hereditäre Belastung
Gruppe 2: ein Elternteil
Gruppe 3: beide Elternteile
Gruppe 4: Eltern und Geschwister an Hochdruck erkrankt (SARRE 1959)

PLATT: Ich möchte noch ein Wort zu Herrn SCHROEDER sagen. Zwar stimme ich mit ihm überein, daß der diastolische Druck ein wesentlich besserer Index ist, jedoch ist es viel schwerer, ihn exakt zu messen, und sein Meßbereich ist klein. Aus diesen Gründen bietet der systolische Druck gewisse Vorteile. Und zur Diskussion zwischen Herrn GROLLMAN und Herrn PEART: Ich glaube natürlich, daß es eine Gruppe mit essentieller Hypertonie gibt, welche wir definieren wollen, aber wir sind zu einer Definition noch nicht in der Lage. Wir sind in einer ähnlichen Situation, als wenn wir eine Methode der Messung des pulmonalen Blutdrucks vor einer Methode zur Diagnose der Mitralstenose gehabt hätten. Wir würden uns fragen, was diese verschiedenen Grade pulmonaler Hypertension bedeuten, und ob es eine definierbare Gruppe darunter gibt, welche eine bestimmte Abweichung vom Durchschnitt darstellt. Und wenn dies der Fall wäre, würde uns eine mathematische Bearbeitung nicht viel helfen, die die einzelnen Gruppen vollständig verbirgt. Herr PICKERING hat uns bemerkenswerte Kurven gezeigt, wie der Blutdruck bei einigen Menschen hier beginnt und abrupt ansteigt oder dort beginnt und stationär bleibt, daß er sogar ansteigen und wieder absinken kann. Und doch zeigte er uns heute morgen die Regressionskurve des Blutdrucks mit dem Alter, die entweder eine gerade Linie oder eine absolut glatte Kurve darstellt. Das besagt also gar nichts. Eine solche mathematische Bearbeitung ist der Frage, welche wir zu beantworten versuchen, nicht angemessen. Und ich glaube nicht, daß die interessante Galtonsche Verteilungskurve über die Körpergröße uns sehr viel hilft. Wir alle wissen, oder vermuten jedenfalls, daß die Körpergröße eine multifaktorielle Vererbung besitzt, welche durch einen einzelnen Faktor gestört werden kann, z. B. durch die Rachitis, die zur Zeit GALTONS häufig war. Für mich ist es interessanter zu sagen: Dies sind besondere

Kurven, warum stimmen sie nicht mit einer normalen Verteilung überein? Anstatt sie so zu behandeln, daß sie ihre interessanten Eigenheiten verlieren.

BROD: Darf ich ein Diapositiv zeigen? Es betrifft die Frage, ob die essentielle Hypertonie eine quantitative oder eine qualitative Abweichung darstellt. Wir haben hämodynamische Untersuchungen bei der essentiellen Hypertonie durchgeführt, welche nicht nur das Herzzeitvolumen und die Berechnung des peripheren Gefäßwiderstandes, sondern gleichzeitig bei den gleichen Patienten die lokalen Widerstände der Nieren, des Splanchnikusgebietes, der Haut und der Muskulatur umfassen. Wenn die essentielle Hypertonie lediglich eine quantitative Abweichung in einer bestimmten Richtung wäre, dann würden wir erwarten, daß alle diese örtlichen Widerstände ansteigen. Dies ist jedoch nicht der Fall. Während der Widerstand in den Nieren, im Splanchnikusgebiet und in der Haut im Vergleich zu Normalpersonen erhöht ist, nimmt der Gefäßwiderstand in der Muskulatur ab. Zum Vergleich sind die hämodynamischen Veränderungen bei normotensiven Personen in der zweiten Reihe zusammengefaßt; die punktierte Linie zeigt wieder das Ruheniveau. Es ist offensichtlich, daß das hämodynamische Bild der sogenannten essentiellen Hypertonie der Hämodynamik bei einer emotionalen Reaktion und bei einer schweren körperlichen Arbeit sehr ähnlich ist. Das paßt mehr zu der Auffassung, daß die essentielle Hypertonie eine qualitative Abweichung darstellt und nicht nur die quantitative Zunahme aller peripheren Widerstände. Wenn ich noch einen zweiten Punkt anschneiden darf: Wiederholt wurde hier festgestellt, daß die essentielle Hypertonie nicht nur eine Abweichung des Blutdrucks darstelle, sondern eine Erkrankung. Ich glaube, Herr WILSON hat es sehr schön ausgedrückt. Doch was ist wirklich die Symptomatologie dieser Erkrankung? Es ist schade, daß Prof. MYASNIKOW nicht hier ist, denn er wäre wahrscheinlich in der Lage gewesen, etwas von den Untersuchungen verschiedener Institute in der Sowjetunion über die Veränderungen der bedingten Reflexe bei Patienten mit essentieller Hypertonie zu berichten: Es war leichter, einen bedingten Reflex hervorzurufen, während die Hemmung oder Auslöschung des Reflexes schwieriger war. Sie fanden auch Veränderungen in der Funktion verschiedener Sinnesorgane. Ich selbst habe auf diesem Gebiet keine persönliche Erfahrung, doch ist bekannt, daß die meisten Patienten in den Anfangsstadien der essentiellen Hypertonie eine Fülle von subjektiven Symptomen haben. Die einzige Schwierigkeit ist, daß auch viele Normotoniker an Schlaflosigkeit, Reizbarkeit, Konzentrationsunfähigkeit usw. leiden. Wir kennen die Bedeutung dieser Symptome nicht genau, da hierüber nur sehr wenige Untersuchungen durchgeführt wurden. Ich glaube, daß hier eine Lücke in unserem Wissen ist, welche wir ausfüllen müssen.

TAQUINI: Hinsichtlich des peripheren Widerstandes muß bei der essentiellen Hypertonie eine Unterscheidung zwischen funktioneller Vasoconstriction und sekundärer organischer Veränderung der Gefäße gemacht werden. Das unregelmäßige Auftreten dieser sekundären Veränderungen kann Unterschiede in der Durchblutung und im Widerstand in verschiedenen Regionen und besonders in den Nieren in verschiedenen Entwicklungsstadien der Erkrankung hervorrufen, die unabhängig von der die essentielle Hypertension charakterisierenden allgemeinen Vasoconstriction sind.

PICKERING: Zu dieser außerordentlich schwierigen Frage möchte ich einige Bemerkungen machen. Ich glaube, daß eine Schwierigkeit in den Begriffen liegt, welche wir verwenden. Herr SCHROEDER machte Sie auf den Unterschied zwischen normal und durchschnittlich aufmerksam. Er sagte, daß die meisten von uns eine Arteriosklerose haben, dies entspräche dem

Durchschnitt, aber ist es normal? Ich möchte diese Argumentation noch etwas weiterführen und sagen, daß wir alle sterben, dies entspricht dem Durchschnitt, aber ist es normal? Darf ich jetzt das Problem der Krankheit von der Bedeutung des Begriffes aus betrachten? Wir benutzen den Begriff der Erkrankung, um Menschen zu beschreiben, welche, soweit wir wissen, eine kürzere Lebenserwartung als der Durchschnitt haben, oder die aus dem einen oder anderen Grund arbeitsunfähig sind. Im allgemeinen sagt man von Menschen in diesem Zustand, daß sie krank seien. Wir klassifizieren Krankheiten und wir lernen, sie zu klassifizieren. Ich erinnere mich, daß ich als Student mein Lehrbuch der Medizin durchsah und eine Liste der Krankheiten aufstellte, um zu sehen, von welchen wir die Ursachen kannten und von welchen nicht. Wir haben uns daran gewöhnt zu denken, daß alle diese Krankheiten ebenso verschieden sind wie eine Butterblume von einem Gänseblümchen, und manchmal frage ich mich, ob sie dies wirklich sind. Und ich glaube, daß es richtig ist, was Herr Page heute morgen sagte: Die ersten Krankheiten, über die wir etwas wußten, waren die Infektionskrankheiten, und ich finde, daß die Diskussionsredner heute nachmittag das Bedürfnis haben, die essentielle Hypertension zu einem derart definierten Begriff wie eine Infektionskrankheit, z. B. den Typhus, zu machen. Ich bin nicht davon überzeugt, daß die Symptomatologie für die essentielle Hypertension charakteristisch ist. Ich habe auf diesem Gebiet über 30 Jahre gearbeitet. Und ich habe mich immer sehr für die Pathogenese der Symptome interessiert, und das einzige für die essentielle Hypertension charakteristische Symptom, welches ich kenne, ist der intensive Kopfschmerz morgens beim Aufwachen, und sogar den gibt es auch beim Hirntumor. Daher glaube ich, daß wir der Gefahr unterliegen, etwas zu konstruieren, das viel besser definiert zu sein scheint als es ist. Jetzt zu Herrn Brods Frage des Muskelwiderstandes als Beweis für eine qualitative Abweichung: Gut, es mag stimmen, aber ich würde gern etwas mehr darüber wissen, warum es so ist. Aus diesem Grunde ist mir die von Herrn Peart in Prag vorgetragene Definition genauso lieb, wonach eine Hypertension dann anzunehmen ist, wenn als Reaktion auf eine Angiotensininfusion eine Zunahme der Natrium- und Wasserausscheidung auftritt. — Ich glaube, daß wir eine gute Diskussion hatten, und ich möchte Ihnen danken.

Der mögliche Einfluß der Salzzufuhr auf die Entwicklung der essentiellen Hypertonie[1]

Von

L. K. Dahl

Einführung

Obwohl die Gewohnheit, den Speisen Salz zuzusetzen, alt ist, scheint jedoch wenig Zweifel daran zu bestehen, daß bis in relativ moderne Zeiten sein verbreiteter Gebrauch als Gewürz ungewöhnlich war. Jetzt ist diese Gewohnheit ubiquitär, und zumindest in den Vereinigten Staaten setzt man häufig Salz in jedem Stadium vor, während oder nach der Aufbereitung der Nahrungsmittel und vor, während oder nach dem Kochen den Speisen zu. Manchmal wird das Salzen bei beiden Prozeduren vorgenommen!

Die Einschätzung des Salzes als wertvollen Besitz (*1*) bei den Alten mag zu der heutigen Meinung, daß die Zugabe von Salz zu den Speisen notwendig oder gar nützlich ist, beigetragen haben (*2*). Jedoch wurden im 20. Jahrhundert Befunde erhoben, die auf eine mögliche Beziehung zwischen Salzaufnahme und Hypertension beim Menschen hinweisen (*3*). Wir wollen hier einen Überblick über alles Beweismaterial geben, das wir seit 1954 gesammelt haben (*1*, *4—14*). Die Originaldaten und der Vergleich mit den Erfahrungen anderer Untersucher auf diesem Gebiet müssen in den Originalarbeiten nachgelesen werden. Diese Untersuchungen liegen in der gleichen Linie wie die modernen Bestrebungen gegen heimtückische letale Wirkstoffe, z. B. Zerfallsprodukte, carcinogene oder atherogene Faktoren.

Kochsalzbedarf, Kochsalzzufuhr und Kochsalzappetit

Mit diesen Problemen haben wir uns an anderer Stelle ausführlich beschäftigt (*9—14*).

Bedarf. Zweifellos benötigt der Mensch etwas Kochsalz, und Schätzungen des normalen täglichen Bedarfs für Erwachsene gehen bis zu 15 g. Zum größten Teil kam man zu solchen Schätzungen

[1] Diese Arbeit wurde durch die United States Atomic Energy Commission unterstützt.

durch eine oberflächliche Beweisführung, bei der über eine bestimmte Periode die ausgeschiedene Salzmenge als notwendige Menge zur Aufrechterhaltung des metabolischen Gleichgewichtes angesehen wurde. Im Gegensatz zu dieser Ansicht gibt es zahlreiche sorgfältige Stoffwechseluntersuchungen, die eindeutig zeigen, daß bei Personen mit normaler Nierenfunktion eine ausgeglichene Kochsalzbilanz leicht durch tägliche Gaben von weniger als 1 g aufrechterhalten werden kann. Unsere eigene Arbeitsgruppe untersuchte viele Menschen, die für 3—12 Monate auf 100—375 mg Salz eingestellt waren (*15—18*). Wir berichteten von 3 Personen, deren Salzzufuhr erwiesenermaßen kontinuierlich auf 250—375 mg Natriumchlorid über eine Zeitspanne von 2—5 Jahren reduziert war (*13*). Kürzlich kontrollierten wir mehrere Monate lang ein 17jähriges Mädchen, bei dem unter täglichen Kochsalzgaben von nur 10—12 mg das Kochsalzgleichgewicht leicht aufrechterhalten werden konnte. Wir wollen damit nicht behaupten, daß eine so niedrige Zufuhr notwendig oder ratsam ist, aber wir möchten andeuten, daß unter gewöhnlichen Umständen die Adaptationsmechanismen des Organismus für die Kochsalzkonservierung so ausgezeichnet wirksam sind, daß eine Zufuhr von nur 1 oder 2 g am Tag für den Stoffwechselbedarf einschließlich der Wachstumsperiode mehr als ausreichend ist (*1*).

Zufuhr. Es gibt — es *gab*, ist heute vielleicht richtiger — viele Menschen, die während unzähliger Generationen ihren Speisen kein Salz zusetzten und das aßen, was in der Natur vorkam. Darunter fallen die Eskimos, einige nordwestamerikanische Indianer und die Massai in Afrika. Nahrungsmittelanalysen oder maximale Schätzungen auf Grund des ziemlich konstanten Kochsalzgehaltes der natürlich vorkommenden Nahrung weisen auf maximale tägliche Zufuhrmengen von höchstens 5 g, bei einigen 1 g oder weniger hin (*1*). Berechnungen auf der Basis des analysierten Natriumgehaltes bekannter Nährstoffe ergaben, daß dabei die Kochsalzzufuhr ohne Salzzusatz zu den Speisen 4 g oder 5 g kaum überschreiten kann, abgesehen von Gebieten, in denen das Trinkwasser einen hohen Salzgehalt hat.

Im Gegensatz zu Schätzungen gibt es heute sowohl in den westlichen als auch in den übrigen Ländern bemerkenswert wenig exakte Bestimmungen des tatsächlichen Salzverbrauchs. Die Messung der Ausscheidung im 24 Std.-Urin ist ein verläßlicher Index für die *minimale* Salzzufuhr. Abgesehen von Zuständen, bei denen signifikante Verluste durch den Schweiß vorkommen, ist diese Methode bei Normalpersonen sogar ein genauer Index für die gesamte Kochsalzaufnahme (*1*). Wegen der ubiquitären Salzquellen der modernen Ernährung sind die Fehler bei dieser Technik meiner Meinung nach geringer als bei irgendeiner anderen Methode. Zwei Einwände existieren gegen dieses Verfahren zur Bestimmung des Salzverbrauches: 1. Verluste durch die Haut und unvermeidbare Verluste durch mangelnde Mitarbeit können bei manchen Menschen zur Unterschätzung des Kochsalzverbrauches führen; 2. kann der Kochsalzverbrauch von Tag zu Tag so großen Schwankungen unterworfen sein, daß eine einmalige oder auch mehrmalige, aufeinanderfolgende Sammelperioden des 24 Std.-Urines schwer eine genaue Aussage über die mittlere Kochsalzzufuhr bei einem Menschen geben können. Diese Einwände sind stichhaltig, wenn der *maximale* Verbrauch bestimmt werden soll, sie treffen weniger für die Untersuchung des *minimalen* Verbrauches zu.

Ähnliche Probleme existieren bei der Schätzung des exakten Konsums von gewöhnlichen Genußmitteln durch Einzelpersonen wie Fett, Zigaretten oder Alkohol. Exzesse sind dabei wohl bekannt, sei es, daß sie durch die Einzelperson oder durch den Staat zugegeben werden. Ich nehme an, daß dies auch für Salz gilt. Einmalige 24 Std.-Urinsammelperioden mögen ungenau sein, aber nach meiner beträchtlichen Erfahrung in den letzten 10 Jahren mit 5 verschiedenen Völkern in 5 verschiedenen Teilen der Welt ergab sich, daß diese Methode ein ausgezeichneter Indicator für den mittleren Kochsalzverbrauch einer Gruppe oder eines Einzelwesens ist. Die Genauigkeit dieser Methode wurde mehrfach geprüft: Am Salzverkauf durch Staat und Gemeinden in Japan, wo ein Salzmonopol herrscht; an Bestimmungen des Salzgehaltes der aufgenommenen Nahrung innerhalb 24—48 Std. in Japan, den Vereinigten Staaten und bei den Eingeborenen der Marshall-Inseln im Pazifischen Ozean, und schließlich am bekannten Salzgehalt der natürlichen Nahrungsmittel, die von den Eskimos in Alaska konsumiert werden.

Mittels solcher Methoden fanden meine Mitarbeiter und ich, daß die Eskimos im Mittel weniger als 4 g, die Marshall-Insulaner rund 7 g, weiße männliche Amerikaner etwa 10 g, südjapanische Farmer und Arbeiter rund 14 g Kochsalz täglich verbrauchen. Mein japanischer Freund und Mitarbeiter Dr. Pukuda von der Chiba Universität fand einen durchschnittlichen Kochsalzverbrauch von 26,3 g bei nordjapanischen Farmern. Untersuchungen bei Eskimos, Marshallesen und Amerikanern (einschließlich der Neger in den Südstaaten) sind noch im Gange und werden periodisch mitgeteilt.

Diese Gruppen-Durchschnittswerte zeigen, daß die Kochsalzaufnahme bei den verschiedenen Völkern in weiten Grenzen schwanken kann und auch tatsächlich schwankt. Diese Zahlen wären jedoch irreführend, wenn man sie so interpretieren wollte, daß alle Individuen dieser Gemeinschaften die gleiche Salzmenge verbrauchen; denn wir haben eine große Streubreite der individuellen Salzkonsumtion beobachtet, wenn Salz leicht verfügbar ist. Genauso wie die Angaben über den mittleren Alkoholverbrauch weder den Abstinenzler noch den chronischen Alkoholiker erfassen, so sprechen die Mittelwerte des Salzverbrauches nicht dagegen, daß einige Personen in den untersuchten Gemeinschaften gewöhnlich sehr wenig Salz, andere es im Übermaß zu sich nehmen.

Tabelle 1. *Durchschnittliche tägliche Kochsalzzufuhr (bestimmt aus der Salzausscheidung im 24 Std.-Urin) bei mehreren Bevölkerungsgruppen*

Gruppe	Jahr	Geschlecht	Kochsalzzufuhr	
			Durchschnitt (g/Tag)	Streubreite (g/Tag)
Eskimos in Alaska	1958, 1960	Beiderlei	4	1—10
Marshall-Insulaner (Pazifischer Ozean)	1958	Beiderlei	7	1,5—13
Vereinigte Staaten (Brookhaven)	1954—1956	Männlich	10	4—24
Japan				
Hiroshima (Südjapan)	1958	Männlich	14	4—29
Akita (Nordjapan)	1954	Beiderlei	26	5—55

Tab. 1 gibt einen Überblick über die zur Zeit vorliegenden Ergebnisse: Die verschiedene *Streubreite* der Werte in den einzelnen Gemeinschaften kann genauso aufschlußreich wie die Unterschiede der *Mittelwerte* sein. Der Vergleich dieser Daten über die Kochsalzaufnahme mit früheren Bestimmungen des metabolischen Bedarfes läßt bei manchen Bevölkerungsgruppen einen ganz beträchtlichen Überschuß des Verbrauches über den Bedarf erkennen. Die Bedeutung dieser Diskrepanz stellt die Grundlage für das Thema meines Vortrages dar.

Ich wurde oft gefragt, ob eine durchschnittliche Differenz von so wenig Gramm Kochsalz täglich so wichtig sein könnte. Dabei ist zu berücksichtigen, daß die Angabe „Gramm pro Tag" eine *Rate* und keine *Quantität* darstellt. Relativ geringe Unterschiede in der Rate können über längere Zeit zu einer überzeugenden Diskrepanz im Endresultat führen, wie die Fabel von der Schildkröte und dem Hasen es treffend illustriert. Bei Versuchen, die jetzt zur Publikation vorbereitet werden, fand unsere Arbeitsgruppe mit Hilfe der Untersuchung des Na^{22}-Umsatzes, daß die biologische Halbwertzeit für Natrium beim Menschen eine genau umrissene Funktion der Kochsalzzufuhr ist. Zwischen einer Natriumzufuhr von 2 g und 5 g, oder von 5 g und 10 g ist der Umfang des Natriumumsatzes mehr als verdoppelt, zwischen 2 g und 10 g verfünffacht und zwischen 2 g und 30 g verzehnfacht. Die Annahme, daß so beträchtliche Unterschiede ohne physiologische Folgen sein sollen, erscheint unhaltbar.

Appetit. Eine ins einzelne gehende Betrachtung über die Rolle des Salz*appetites*, soweit er Beziehungen zur Salz*aufnahme* aufweist, überschreitet den Bereich dieser Arbeit. Zweifellos existiert ein Verlangen nach Kochsalz, wie jeder persönlich bestätigen kann. Es steht offen, ob der Salzappetit angeboren oder erworben ist. Von Tieren sind lange Trecks zu Salzlachen bekannt; weniger bekannt ist die Tatsache, daß Herbivoren dies häufiger als Carnivoren tun. Ob die hohe Kalium:Natrium-Relation von 20:1 im Futter der Herbivoren im Gegensatz zu einer 5:1-Relation in der Nahrung der Carnivoren dabei eine Rolle spielt, ist unbekannt.

Wir haben bei unseren Versuchspersonen, deren Salzzufuhr über Monate oder Jahre drastisch reduziert war, niemals Anzeichen eines Verlangens nach Kochsalz gesehen. STEFANSSON (*19*) und HOLMBERG (*20*) teilen aus eigenen Erfahrungen mit, daß die primitiven Eskimos und die bolivianischen Indianer, mit denen sie direkten Umgang hatten, ursprünglich kein Salz mochten, sich aber schnell an den Genuß gewöhnen konnten. In meiner eigenen Familie, in der die Kinder ohne Salzzugaben aufgezogen wurden, ergab sich ebenfalls kein Anhalt für einen besonderen Salzappetit, bis dieser schließlich durch wohlmeinende Freunde induziert wurde. Darüber hinaus scheint es klar, daß ein angeborenes Verlangen nach Kochsalz, wenn es tatsächlich existiert, im Gegensatz zu einigen anderen, stärker ausgebildeten Nahrungstrieben, überraschend leicht zu beeinflussen ist. Unsere Patienten, deren Diät nur 100—250 mg Natriumchlorid täglich enthielt, kommentieren eine so geringe Zulage wie 0,5—1,0 g zu ihrer gesamten täglichen Salzgabe anfänglich mit „zu salzig", während später eine Anpassung eintrat. In deutlichem Gegensatz dazu blieben Zulagen von 5 g oder 10 g bei Personen mit täglicher Zufuhr von 10—20 g unbemerkt. Der Salzappetit scheint demnach offensichtlich eher anerzogen als angeboren zu sein. Dies ist eine fundamentale Erkenntnis; denn nachdem gezeigt wurde, daß die Kochsalz*zufuhr* keine unbedingte Beziehung zum Salzbedarf aufweist, ist es jetzt sehr wahrscheinlich, daß der Kochsalz*appetit* ebenfalls nicht mit dem Bedarf zusammenhängt.

Die Befunde, aus denen sich Beziehungen zwischen Salzaufnahme und Hypertension ableiten lassen

A. Experimentelle Hypertension

Für mehrere Formen der experimentellen Hypertension scheint die gleichzeitige Zufuhr von Kochsalz im Überschuß notwendig zu sein. GROLLMAN et al. konnten als erste demonstrieren, daß verschiedene Sterole nur dann eine Hypertension auslösen, wenn zusätzlich Salz verabreicht wird. Es ist bekannt, daß Desoxycorticosteronacetat in Kombination mit Salz eine Hypertension auslöst (*22*, *23*). Salzfütterung und Flüssigkeitseinschränkung in Form hypertonischer Salzlösung als einzige Art der Flüssigkeitszufuhr wurde zur Erzeugung einer Hypertension bei Küken (*24*), Ratten (*25*) und Kaninchen (*26*) verwendet. Schließlich haben MENEELY et al. gezeigt, daß die *alleinige* chronische Verabreichung von Natriumchlorid im Überschuß bei Ratten eine Hypertension hervorruft, die morphologisch der Hypertension beim Menschen gleicht (*27*—*30*). Wir haben in unserem Laboratorium jahrelang die gleiche Technik angewandt und konnten bestätigen, daß chronische Salzfütterung eine Hypertension erzeugen kann. Ich nehme an, daß es vielfach nicht möglich war, die Meneelyschen Arbeiten zu bestätigen, weil man nicht in der Lage war, langfristige Experimente durchzuführen. Denjenigen Untersuchern, deren frühere Erfahrungen sich auf die verschiedensten Formen einer rasch auftretenden experimentellen Hypertension erstrecken, kann eine durch chronische Salzfütterung induzierte Hypertension wegen ihres langsamen Beginnes zu minimal oder nicht existent erscheinen. Trotzdem möchte ich aus meiner persönlichen ausgedehnten Erfahrung heraus uneingeschränkt behaupten, daß sich letzten Endes bei den meisten Ratten, denen chronisch Salz zusätzlich gefüttert wird, eine Hypertension entwickelt. Sie kann in verschiedenen Intervallen nach Beginn der Salzfütterung eintreten, ihr Charakter kann zwischen milder und schwerer Form variieren; wenn sie jedoch einmal entstanden ist, geht sie selten, wenn überhaupt, wieder zurück, wenn die Salzfütterung fortgesetzt wird. Sie ist gewöhnlich langsam progredient, kann aber auch einen nur mäßigen Grad erreichen und auf dieser Höhe während des restlichen Lebens des Tieres bleiben. Umgekehrt sehen wir bei Tieren, deren Hypertonie durch einen frühen Beginn charakterisiert ist, eine schnelle und erhebliche Erhöhung des Blutdruckes und den Eintritt des Todes in wenigen Monaten. Man muß zugeben, daß alle Eigenschaften dieser Hypertension dem klinischen Bild der Erkrankung beim Menschen ähnlicher sind als die üblichen Formen der experimentellen Hypertension.

Chronische Salzfütterung kann demnach bei Ratten ein der menschlichen Hypertension ähnliches Bild erzeugen. Außerdem liegen eindeutige Beweise vor, daß mit steigender *Menge* der Salzaufnahme *Häufigkeit des Auftretens* und *Schweregrad* der Hypertension zunehmen.

B. Hypertension des Menschen

Beim Menschen wurde die Salzrestriktion schon lange als therapeutische Maßnahme gegen die Hypertension verwendet. Viele frühere Arbeiten unterschieden nicht zwischen Natrium und Chlorid oder schrieben die Ergebnisse einfach dem Chlorid zu. 1945 zeigten GROLLMAN et al. eindeutig, daß der Natriumeinschränkung die alleinige Bedeutung zukommt (*31*). Dieser Sachverhalt ist heute so allgemein anerkannt, daß er keiner weiteren Diskussion bedarf.

Obwohl bereits eine Reihe sorgfältiger Stoffwechseluntersuchungen vorlag, die den Nutzen der Natriumeinschränkung beim Hochdruck bewiesen hatten, so wurde doch diese Tatsache erst nach der kürzlichen Einführung von wirkungsvollen, relativ nichttoxischen natriuretischen Substanzen wie Chlorothiazid in weitestem Ausmaß anerkannt. Die Salzzufuhr scheint dabei ebenfalls den Effekt zu modifizieren, da eine kochsalzreiche Diät die hypotensive Wirkung von Chlorothiazid einzuschränken oder aufzuheben vermag (*32*).

Nach unserer Erfahrung, die jetzt noch ausgedehnter ist als zur Zeit einer früheren Mitteilung (*15*), kommt es nach Kochsalzzulage zur Diät von Menschen, die auf Kochsalzeinschränkung reagiert hätten, im allgemeinen wieder zu einem Anstieg des Blutdruckes. Wir fanden außerdem einige Hinweise dafür, daß die Salzzulage zur Diät bei *normotensiven* Versuchspersonen für kurze Zeit zu einem signifikanten Anstieg des Blutdruckes führt. McQUARRIE (*33, 34*) berichtete, daß mehrere diabetische Kinder schnell einen Hochdruck bekamen, wenn Salz verabreicht wurde, und McDONOUGH u. WILHELMY (*35*) machten ähnliche Beobachtungen bei einem gesunden jungen Mann.

Daß ein Blutdruckanstieg während kurzdauernder Salzfütterung häufig nicht beobachtet wird, erscheint uns aus zwei Gründen nicht überraschend: 1. Wenn es richtig ist, daß die übermäßige Salzzufuhr für die Ätiologie der Hypertension beim Menschen eine primäre Rolle spielt, dann spräche das seltene Auftreten einer essentiellen Hypertension vor der 4. Dekade dafür, daß der Salzeffekt über eine beträchtliche Zeitspanne wirksam sein muß und möglicherweise schon beginnen muß, bevor die Reife erreicht ist.

Sowohl unsere Erfahrungen als auch die der Meneelyschen Arbeitsgruppe (*27—30*) sprechen dafür, daß jüngere Tiere anfälliger sind und daß die Entwicklung der manifesten Erkrankung gewöhnlich $^1/_3$ oder mehr der zu erwartenden Lebenszeit des Tieres erfordert. 2. Selbst wenn die Salzfütterung während des ganzen Lebens einer Tierkolonie fortgesetzt wird, bleiben 20% der Tiere frei von Hochdruck. Dieser Unterschied in der Ansprechbarkeit auf die Salzfütterung, nachweisbar an einer relativen Inzucht-Species, wie sie die Sprague-Dawley-Ratte darstellt, muß noch in viel größerem Grad bei einem Lebewesen mit differierenden Erbverhältnissen, wie sie beim Menschen vorliegen, vorhanden sein. Es ist verlockend, die Möglichkeit zu diskutieren, daß die Empfindlichkeit für Salz in isolierten Populationen je nach der ursprünglichen Beschaffenheit ihrer Mitglieder „gezüchtet" oder ins Gegenteil verwandelt werden könnte.

Es soll an unsere vorangegangene Feststellung erinnert werden, daß es unwahrscheinlich ist, daß Menschen mehr als 4—5 g Kochsalz täglich aufnehmen, wenn sie sich durch nicht zusätzlich gesalzene Lebensmittel ernähren, es sei denn, daß das Trinkwasser einen hohen Salzgehalt hat; gewöhnlich ist diese Menge noch geringer, besonders bei Leuten, die weitgehend vegetarisch leben. Da eine Hypertension bei solchen Gruppen, die ihrer Nahrung kein Salz zusetzen, *ungewöhnlich* ist, nehmen wir an, daß sie bei solchen Gruppen, die Salz zusetzen, *häufiger* sein könnte, und zwar um so mehr, je höher der Salzverbrauch ist. Dies würde mit unseren tierexperimentellen Ergebnissen und auch mit den Daten von Meneely et al. (*27—30*) gut übereinstimmen. Der folgende Teil meines Vortrages soll deshalb der Besprechung der Untersuchungen gewidmet sein, die zur Prüfung dieser Hypothese unternommen wurden.

Bevor wir epidemiologische Untersuchungen begannen, prüften wir eine orientierende Methode zur Schätzung der durchschnittlichen Salzaufnahme, mit dem Ziel zu beurteilen, ob diese die Zeit und den Aufwand einer ausgedehnten Untersuchung rechtfertigen würde. In unserem Milieu gibt es überall Salzstreuer. Aus dem individuellen Salzverbrauch bei Tisch lassen sich daher einige Schlußfolgerungen ziehen, auf Grund deren wir drei Klassifikationen vornahmen: 1. Niedrige Zufuhr, wenn überhaupt kein Salz zugesetzt wurde. 2. Mittlere Zufuhr, wenn Salz verwendet wurde, nachdem eine Kostprobe ergeben hatte, daß die Speise ungenügend gesalzen war. 3. Hohe Salzzufuhr — routinemäßiger Salzzusatz ohne vorheriges Abschmecken des Salzgehaltes.

Dabei fielen die Mängel einer solchen Klassifikation auf: 1. sie ist qualitativ und nicht quantitativ; 2. sie erlaubt keine

Aussage über einen eventuellen Zusatz von Salz, bevor die Speise auf den Tisch kommt; 3. sie erfaßt nicht die Unterschiede in der Empfindlichkeit für den Salzgehalt bei den einzelnen Personen oder sogar beim gleichen Individuum zu verschiedenen Zeiten. Trotz dieser Einschränkungen erschien uns jedoch diese orientierende Technik nützlich. Dennoch ist damit nicht gesagt, daß sie allgemein verwendbar ist; denn sie ist deutlich abhängig von den Salzaufnahmegewohnheiten in einer Gemeinschaft. Wir haben Beweise dafür, daß die Gewohnheit, zusätzlich zu salzen, in den nördlichen Gebieten der Vereinigten Staaten, wo die Untersuchungen ursprünglich durchgeführt wurden, sich von denen im tiefen Süden der USA sehr stark unterscheiden. Eine kleine Landgemeinde wird zur Zeit dort untersucht. In Japan, wo der Salzverbrauch hoch ist, würde diese Methode falsche Ergebnisse bringen; ich fand nämlich dort, daß das Salz gewöhnlich den Speisen und Soßen bereits zugesetzt war, bevor sie auf den Tisch kamen.

Es wäre falsch, diese orientierende Studie so zu deuten, daß wir am Gebrauch der Salzstreuer interessiert seien. Ich möchte vielmehr ausdrücklich feststellen, daß das Schwergewicht unseres Interesses auf dem *tatsächlichen Salzkonsum* liegt, ohne Rücksicht auf seine Quelle und auf den Modus, wie das Salz in den Verdauungstrakt gelangt.

Mit dieser orientierenden Methode erhielten wir Informationen, die Beziehungen zwischen Salzkonsum und Hypertension nahelegten. Es ergab sich, daß Aufwand und Mühe zur Weiterforschung dieses Gebietes lohnend sein würden. Von 1953 bis 1956 befragte Dr. ROBERT A. LOVE vom Brookhaven Laboratorium gemäß den oben beschriebenen Richtlinien in dankenswerter Weise für mich alle Angestellten, die sich ärztlich untersuchen ließen, über ihre Gewohnheiten, Salz zu verwenden. In den drei Gruppen unterschied sich das Vorkommen von Hypertension signifikant von einer Zufallsverteilung ($p < 0{,}001$). Personen, bei denen die Kriterien einer niedrigen Salzzufuhr zutrafen, hatten in signifikant geringerem ($p < 0{,}01$), und solche, die in die Kategorie der hohen Salzzufuhr eingeordnet wurden, in signifikant höherem Ausmaß ($p < 0{,}02$) eine Hypertension, als es durch Zufall allein hätte vorausgesagt werden können (*8*). Wir haben den Wert dieser Methode zur Schätzung der Salzzufuhr an einer Serie von 28 Männern, die bereit waren, über 6—38 Tage ihren 24 Std.-Urin zu sammeln, bestimmt und gefunden, daß die Mittelwerte bei den Personen, die immer „niedrig“ eingestuft wurden, signifikant geringer ($p < 0{,}01$) als bei der Kategorie „hoch“ lagen (*7*). Noch wichtiger ist, daß die Normotoniker offensichtlich signifikant weniger

($p < 0{,}01$) Salz zu sich genommen hatten als die Hypertoniker. Wir betonten (*36*), daß bei dieser Gruppe relativ junger Männer ($40{,}3 \pm 10{,}6$ Jahre) selbst die Personen mit normalem Blutdruck der Kategorie „niedrig" einen mittleren Salzverbrauch von 9,5 g täglich hatten. Auf Grund dieser hohen Salzzufuhr nehme ich an, daß sich bei einigen dieser Männer im späteren Leben eine Hypertension entwickeln wird.

Diese Zahlen geben die Wahrscheinlichkeit der Entwicklung einer Hypertension für eine *Gruppe* an. Es wäre falsch zu unterstellen, daß für eine einzelne *Person*, die eine bestimmte Salzmenge zu sich nimmt, die gleiche Wahrscheinlichkeit bestehen muß wie für die gesamte *Gruppe*. In der Regel hat das Individuum je nach dem Verteilungstyp, der seine spezielle Gruppe charakterisiert, entweder eine größere oder eine geringere „Chance" als die Gruppe.

Durch diese Ergebnisse wurden wir ermutigt, den tatsächlichen Salzverbrauch bei Bevölkerungsgruppen mit unterschiedlichem Vorkommen von Hypertension zu untersuchen. Die Resultate sind in Abb. 1 und Tab. 2 kurz zusammengefaßt, die eine Erweiterung

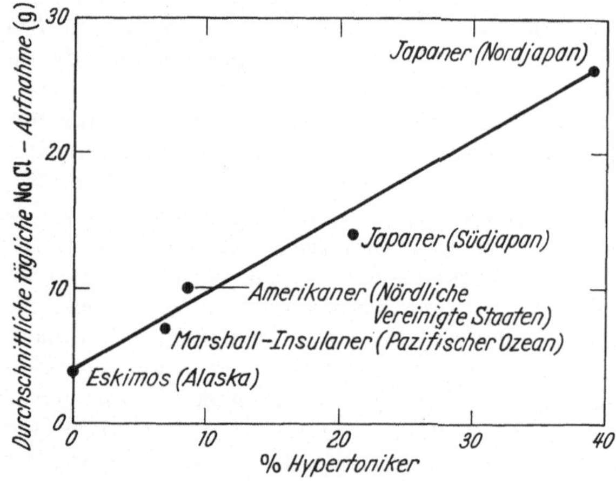

Abb. 1. Beziehungen zwischen durchschnittlicher täglicher Salz-(NaCl-)-Aufnahme und Häufigkeit des Hochdrucks in verschiedenen geographischen Bezirken und bei verschiedenen Rassen

der Tab. 1 ist. In Übereinstimmung mit den Ergebnissen aus dem Tierexperiment machen es diese Daten wahrscheinlich, daß die Häufigkeit des Hochdrucks um so größer ist, je höher der Kochsalzkonsum ist. Es wäre aufschlußreich, sie mit Zahlen aus anderen Gebieten zu vergleichen, wenn solche verfügbar werden. Die geringe Zahl der untersuchten Eskimos muß unbedingt erweitert werden.

Tabelle 2. *Kochsalzzufuhr (gemessen an der Salzausscheidung im Urin) im Vergleich zum Vorkommen der Hypertonie in fünf geographischen Gebieten*

Gruppe	Jahr	Geschlecht	Zahl der Untersuchungen	Alter (im Durchschnitt)	Kochsalzzufuhr Durchschnitt (g/Tag)	Streubreite (g/Tag)	% Hypertension (140/90 und mehr)
Eskimos in Alaska	1958, 1960	Beiderlei	20	38	4	1—10	0
Marshall-Insulaner (Pazifischer Ozean)	1958	Beiderlei	231	41	7	1,5—13	6,9
Vereinigte Staaten (Brookhaven) . .	1954—1956	Männlich	1124	36	10	4—24	8,6
Japan							
Hiroshima (Südjap.)	1958	Männlich	456	43	14	4—29	21
Akita (Nordjap.)	1954	Beiderlei	5301	45	26	5—55	39[1]

Damit sind wir jetzt beschäftigt. Die meisten Erfahrungen bei den Eskimos zeigen jedoch, daß eine Hypertension bei Eingeborenen mit wirklich natürlicher Ernährung, d. h. ohne zusätzliche Salzzufuhr, überhaupt nicht oder nur selten auftritt (*37—40*). Die kürzliche Mitteilung von Scott et al. (*41*) steht insofern im Gegensatz zu den früheren Berichten über die Eskimos, als eine Hypertension bei ihnen mit gleicher Häufigkeit zu finden ist wie bei den Bewohnern der Vereinigten Staaten. Dieser Bericht kann für unsere gegenwärtige Arbeit sehr sachdienlich sein: Denn diese Eskimos waren nicht mehr „Primitive", da sie alle so weit zivilisiert worden waren, um in die National Guard von Alaska einzutreten. Allerdings liegen keine Einzelheiten über ihren Salzverbrauch vor.

In Japan ist die Hypertension eine häufige Erkrankung. Die Mittelwerte der Salzaufnahme sind hoch und nehmen interessanterweise von Norden nach Süden ab. In Verbindung damit wird auch das Auftreten von Hypertension sowie cerebro-vasculärer Komplikationen von Norden nach Süden geringer. In Abb. 2 haben wir die bekannten Daten über die mittlere Kochsalzeinnahme und die Mortalitätsrate infolge cerebraler Blutung in Japan dargestellt. Seit 1951 sind die cerebro-vasculären Komplikationen der Hypertension die Haupttodesursache in Japan, wie sie auch in unserem Land im 20. Jahrhundert eine der wichtigsten Todesursachen darstellen.

[1] Systolischer und diastolischer Blutdruck sind getrennt angegeben. Dieser Wert (39%) basiert auf diastolischen Druckhöhen von 90 mm Hg oder mehr.

Welche Faktoren kommen außer Salz noch in Frage? Die sehr kritischen Mitglieder dieses Symposions werden bemerkt haben, daß alle anderen möglichen Faktoren bei der Diskussion weggelassen wurden. Unter anderen einer, der uns sehr interessant

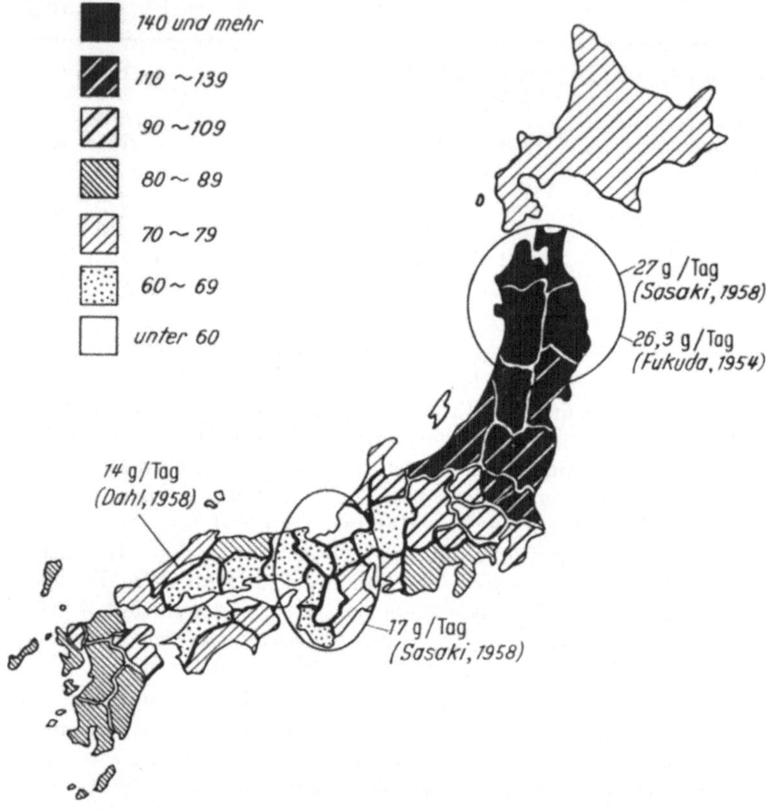

Abb. 2. Die Verteilung der Sterblichkeitsrate (pro 100000 Männer zwischen 30 und 59 Jahren) an cerebraler Blutung in verschiedenen Gegenden Japans. In die Originalabbildung ist die durchschnittliche tägliche Salzaufnahme von Bauern aus 4 verschiedenen Regionen eingetragen. (Entnommen mit Ergänzungen,, aus Takahashi et al., Human Biol. (U.S.A.) **29**, 139, 1957)

erscheint, nämlich die Möglichkeit einer Wechselwirkung zwischen Umwelteinflüssen und Anlagen; in diesem Fall wird der Umweltfaktor durch den Salzgehalt der Nahrung repräsentiert.

Es existieren viele Beweise dafür, daß Anlagefaktoren bei der Hypertension eine Rolle spielen. Neben anderen modernen

Autoren haben BECHGAARD (*42*), PLATT (*43*), SOBYE (*44*), SCHROEDER (*45*) und PICKERING (*46*) dieses Thema zusammenfassend dargestellt. Wir selbst diskutierten in einer früheren Veröffentlichung diese Möglichkeit und zitierten das rheumatische Fieber als eine Erkrankung, bei der die ererbte Disposition eine Rolle spielt, bei der aber eine gleichzeitige Streptokokkeninfektion (*8*) zur Entstehung erforderlich ist. Es gibt noch viele ähnliche Beispiele, von denen nur einige genannt seien. Die Tatsache, wie leicht sich in gewissen Familien nach Exposition auf bestimmte Grasarten ein Heufieber entwickelt, läßt an eine angeborene Empfindlichkeit gegen dieses Allergen denken. Wenn keine Pollen vorhanden sind, entwickelt sich auch kein Heufieber. Parkinson-ähnliche Syndrome wurden bei Bergarbeitern nach Inhalation von Mangandämpfen beobachtet; trotz der Spezifität des chemischen Wirkstoffes tritt jedoch eine Erkrankung in diesem Zusammenhang nach RODIER (*47*) in bestimmten Familien leichter auf als in der allgemeinen Population, auch wenn diese in gleichem Ausmaß exponiert ist. Darüber hinaus wird die Anfälligkeit für Parkinsonismus, der sich in 7—10% bei einer chronischen Chlorpromazinbehandlung als toxische Komplikation entwickelt (*48*), neuerdings mit dem Vorkommen eines „spontanen“ Parkinsonismus in der Familie der Betreffenden in Verbindung gebracht (*49*).

Diese Überlegungen brachten uns dazu, den Begriff der *Letaldosis* für die Relation zwischen Salzeinnahme und Entwicklung einer Hypertension einzuführen. Die LD_{50} eines toxischen oder infektiösen Stoffes basiert auf der gesicherten Tatsache, daß die biologische Reaktionsfähigkeit der Organismen — selbst bei hochgradiger Inzucht — inkonstant ist. Man kann hier die variable Reaktion von Gliedern des gleichen Bakterienstammes gegen Antibiotika oder die der Moskitos gegen DDT anführen. Eine offensichtlich viel größere Variabilität in der Reaktion muß beim einzelnen Menschen unter den üblichen Bedingungen einer ausdrücklichen Inzuchtvermeidung vorliegen. Manche Menschen überleben selbst die virulentesten Epidemien unbehelligt. Viele rauchen zwei oder mehr Packungen Zigaretten täglich und werden sehr alt, ohne je ein Bronchialcarcinom zu bekommen. Wir wagen zu behaupten, daß das gleiche auch für die chronisch überschüssige Salzaufnahme zutrifft. Daß einige oder sogar die meisten Menschen nach übermäßigem dauerndem Salzgenuß keine Hypertension bekommen, läßt sich nach meiner Meinung mit der Tatsache vergleichen, daß die meisten Individuen trotz chronischer Exposition gegenüber den auslösenden Faktoren auch nicht sonstige übliche

Krankheiten entwickeln. Das bedeutet aber nicht, daß Kochsalz nicht beteiligt ist, sondern lediglich, daß Kochsalz *nicht allein* beteiligt ist.

Zusammenfassung

Wir möchten das, was wir früher (2) gesagt haben, noch einmal wiederholen: In Populationen und Gruppen, die wenig Salz verbrauchen (etwa 5 g oder weniger Natriumchlorid pro Person und Tag), ist die essentielle Hypertension ungewöhnlich. In Populationen und Gruppen mit hohem Salzkonsum (über 10—15 g pro Person und Tag) ist die essentielle Hypertension häufig. Die individuelle Empfindlichkeit bestimmt, welche Menschen von der Krankheit befallen werden.

Literatur

1. Dahl, L. K.: N. England J. Med. **258**, 1152 and 1205, 1958.
2. Kaunitz, H.: Nature (G. B.) **178**, 1141, 1956.
3. Meneely, G. R.: Amer. J. Med. **16**, 1, 1954.
4. Dahl, L. K., and R. A. Love: Fed. Proc. (U.S.A.) **13**, 426, 1954.
5. Dahl, L. K., and R. A. Love: A.M.A. Arch. Int. Med. **94**, 525, 1954.
6. Dahl, L. K., and R. A. Love: Fed. Proc. (U.S.A.) **15**, 513, 1956.
7. Dahl, L. K.: Proc. Soc. Exper. Biol. Med. (U.S.A.) **94**, 23, 1957.
8. Dahl, L. K., and R. A. Love: J. Amer. Med. Ass. **164**, 397, 1957.
9. Dahl, L. K., L. Silver, and R. W. Christie: N. England J. Med. **258**, 1186, 1958.
10. Dahl, L. K.: Amer. J. Clin. Nutr. **6**, 1, 1958.
11. Dahl, L. K.: Nature (G. B.) **181**, 989, 1958.
12. Dahl, L. K.: Sodium as an Etiologic Factor in Hypertension. In Hypertension. The First Hahnemann Symposium on Hypertensive Disease. Ed.: John H. Moyer. Philadelphia 1959, p. 262.
13. Dahl, L. K., L. Silver, R. W. Christie, and J. Genest: Nature (G. B.) **185**, 110, 1960.
14. Dahl, L. K.: Nutr. Rev. **18**, 97, 1960.
15. Dole, V. P., L. K. Dahl, G. C. Cotzias, H. A. Eder, and M. E. Krebs: J. Clin. Invest. (U.S.A.) **29**, 1189, 1950.
16. Dole, V. P., L. K. Dahl, G. C. Cotzias, D. D. Dziewiatkowski, and C. Harris: J. Clin. Invest. (U.S.A.) **30**, 584, 1951.
17. Dahl, L. K., B. G. Stall, and G. C. Cotzias: J. Clin. Invest. (U.S.A.) **33**, 1397, 1954.
18. Dahl, L. K., B. G. Stall, and G. C. Cotzias: J. Clin. Invest. (U.S.A.) **34**, 462, 1955.
19. Stefansson, V. (ed.): Not by Bread Alone. New York, 1946, p. 50.
20. Holmberg, A. R.: Nomads of the Zong Bow: The Siriono of Eastern Bolivia. (Smithsonian Institute of Social Anthropology, Publication No. 10.) Washington, D. C., 1950, p. 35.
21. Grollman, A., T. R. Harrison, and J. R. Williams Jr.: J. Pharmacol. Exper. Therap. (U.S.A.) **69**, 149, 1940.
22. Selye, H., C. E. Hall, and E. M. Rowley: Canad. Med. Ass. J. **49**, 8, 1943.
23. Knowlton, A. I., E. N. Loeb, H. C. Stoerk, and B. C. Seegal: J. Exper. Med. (U.S.A.) **85**, 187, 1947.
24. Lenel, R., L. N. Katz, and S. Rodbard: Amer. J. Physiol. **152**, 557, 1948.
25. Sapirstein, L. A., W. L. Brandt, and D. R. Drury: Proc. Soc. Exper. Biol. Med. (U.S.A.) **73**, 82, 1950.

26. Fukuda, T.: Union méd. Canada **80**, 1278, 1951.
27. Meneely, G. R., R. G. Tucker, W. J. Darby, and S. H. Auerbach: J. Exper. Med. (U.S.A.) **98**, 71, 1953.
28. Meneely, G. R., et al.: Amer. J. Med. **16**, 599, 1954.
29. Ball, C. O. T., and G. R. Meneely: J. Amer. Dict. Ass. **33**, 366, 1957.
30. Tucker, R. G., et al.: J. Geront. (U.S.A.) **12**, 182, 1957.
31. Grollman, A., T. R. Harrison, J. Baxter, J. Crampton, and F. Reichsman: J. Amer. Med. Ass. **19**, 533, 1945.
32. Moser, M.: The Effect of a High Salt Intake on the Treatment of Hypertension. In Hypertension. The First Hahnemann Symposium on Hypertensive Disease. Ed.: J. H. Moyer. Philadelphia, 1959, p. 512.
33. McQuarrie, I.: Proc. Staff Meet. Mayo Clin. (U.S.A.) **10**, 239, 1935.
34. McQuarrie, I., N. H. Thompson, and J. A. Anderson: J. Nutr. (U.S.A.) **11**, 77, 1936.
35. McDonough, J., and C. M. Wilhelmy: Amer. J. Digest. Dis. **21**, 180, 1954.
36. Dahl, L. K.: J. Amer. Diet. Ass. **34**, 585, 1958.
37. Thomas, W. A.: J. Amer. Med. Ass. **88**, 1559, 1927.
38. Hoygaard, A.: Studies on the Nutrition and Physio-pathology of Eskimos. Undertaken at Angmagssalik East Greenland, 1936—1937. Oslo: I Kommisjon Hos Jacob Dybwad 1941, p. 176.
39. Ehrstrom, R.: Acta med. Scand. **140**, 239, 1951.
40. Rodahl, K.: Observations on Blood Pressure in Eskimos. Norsk Polarinstitutet, Skrifter No. 102, 1954, pp. 53—65.
41. Scott, E. M., I. V. Griffith, D. D. Hoskins, and R. D. Whaley: Lancet (G. B.) 1958/**II**, 667.
42. Bechgaard, P.: Arterial Hypertension. A Follow-up Study of one Thousand Hypertonics. Copenhagen: NYT Nordisk Forlag, Arnold Busck 1946, pp. 102—105.
43. Platt, R.: Quart. J. Med. (U.S.A.) **16**, 111, 1947.
44. Sobye, P.: Heredity in Essential Hypertension and Nephrosclerosis. A Genetic-Clinical Study of 200 Propositi Suffering from Nephrosclerosis. Copenhagen: NYT Nordisk Forlag, Arnold Busck 1948, p. 225.
45. Schroeder, H. A.: Hypertensive diseases, causes and control. Philadelphia, 1953, p. 39.
46. Pickering, G. W.: High blood pressure. New York, 1955, pp. 184—203.
47. Rodier, J.: Brit. J. Industr. Med. **12**, 21, 1955.
48. Current concepts in therapy. II. Phenothiazine, 2. N. England J. Med. **260**, 231, 1959.
49. Myrianthopoulos, N. C.: Symposium on Current Status of Parkinson's Disease. Parkinsons Disease Foundation (Ed.), New York. Im Druck.

Renale Hämodynamik, Wasser- und Elektrolytausscheidung bei essentieller Hypertonie

Von

P. Cottier

Die Tatsache, daß Patienten mit essentieller Hypertension nach Kochsalzbelastung oder unter Wasser- oder Mannitol-Diurese eine veränderte renale Ausscheidungsreaktion aufweisen, ist seit der ursprünglichen von Farnsworth u. Barker (*15*, *16*) 1943 publizierten Arbeit von mehreren Autoren bestätigt (*1*, *2*, *4*, *6*, *7*, *8*, *11*, *16*, *17*, *18*) worden. Hochdruckpatienten eliminieren einen größeren Anteil der bei Belastung zugeführten Menge von Salz und Wasser als Personen mit normalem Blutdruck. Diese Abweichung der Nierenfunktion scheint durch eine verminderte tubuläre Rückresorption oder gesteigerte tubuläre Rejektion ("tubular rejection") von Natrium, Chlor und Wasser bedingt zu sein. Es besteht noch keine Einigkeit darüber, ob diese Art des Ausscheidungsmusters für die essentielle Hypertension spezifisch sei. Von größter Wichtigkeit ist auch die Frage, ob die gesteigerte Natriurese bei Hochdruckpatienten eine Störung des Wasser- und Mineralstoffwechsels darstellt, die für die Pathogenese der Hypertension von Bedeutung sein könnte, oder ob die vermehrte Natriumausscheidung lediglich eine Folge der Erhöhung des arteriellen Blutdruckes ist. Es ist meine Absicht, mit Ihnen die Ergebnisse, die wir in den letzten Jahren gewonnen haben, zu besprechen und die Argumente zu diskutieren, die unsere Ansicht stützen, daß die Hypernatriurese eine unspezifische Begleiterscheinung der arteriellen Hypertonie ist und von der Auswirkung einer Blutdruckerhöhung irgendeiner Genese auf die Nierenfunktion abhängt.

Im Hinblick auf dieses Hauptproblem strebten wir die Lösung folgender Fragen an:

1. Ist das abnorme Ausscheidungsmuster für Wasser und Elektrolyte bereits während der basalen Ausscheidung zu erkennen und welche Korrelation weist die basale Exkretion mit der Ausscheidung nach einer intravenösen Kochsalzbelastung auf?

2. Wie ist bei Patienten mit verschiedenen Graden von arterieller Hypertonie die Plasmakonzentration von Natrium, Chlor

und Kalium, und welche Beziehungen bestehen zur renalen Ausscheidung dieser Elektrolyte?

3. Wie läßt sich die Ausscheidung von Urin, Natrium und Kalium nach einer mehr physiologischen oralen Verabreichung von Salz und Wasser mit derjenigen nach intravenöser Belastung vergleichen?

4. Bestehen Beziehungen zwischen der renalen Hämodynamik und der Natriumausscheidung?

5. Beim Studium der Faktoren, die möglicherweise für die vermehrte Natriumausscheidung bei Hypertonie verantwortlich sind, müssen wir extrarenale und renale berücksichtigen:

Extrarenale Faktoren:
a) Extracelluläres Flüssigkeitsvolumen
b) Austauschbares Natrium
c) Aldosteron
d) Extrarenale hämodynamische Faktoren
e) Volum-Receptoren

Renale Faktoren:
f) Glomeruläre Filtration
g) Renaler Plasmastrom
h) Filtrationsfraktion (filtrierter Plasmaanteil)
i) Renaler Gefäßwiderstand
k) Renaler arterieller Blutdruck

6. Ist eine gesteigerte Natriumausscheidung spezifisch für die essentielle Hypertonie? Wir versuchten, das Problem durch den Vergleich der Natriurese bei Patienten mit essentieller und solchen mit arteriosklerotischer oder renaler Hypertension anzugehen.

7. Zudem interessierte es uns zu erfahren, in welchem Ausmaß eine Hochdrucktherapie (medikamentös, Sympathektomie und Nephrektomie) die Natriumausscheidung senken kann.

Die Patienten wurden gewöhnlich 3 Wochen lang vor der Clearance-Untersuchung auf eine natriumarme Kost mit einer täglichen Zulage von 2,0 g Natriumchlorid eingestellt. Je nach Blutdruckhöhe und Organveränderungen (Augenhintergrund, Herz- und Nierenfunktion, Status der cerebralen Funktion) wurden sie in leichte, mittelschwere und schwere Hypertoniker eingeteilt.

1. Die basale Ausscheidung von Urin, Natrium und Kalium und ihre Beziehung zur Ausscheidung während intravenöser Salzbelastung

Diurese und Elektrolytclearance wurden während einer nächtlichen 12 Std-Periode untersucht. Bei mehreren Fällen dauerte die Untersuchungsperiode 24 Std. An 30 normotensiven und 87 hypertensiven Patienten wurden insgesamt 176 Analysen durchgeführt. Die entsprechende Blutdruckkontrolle wurde nach 5 Minuten

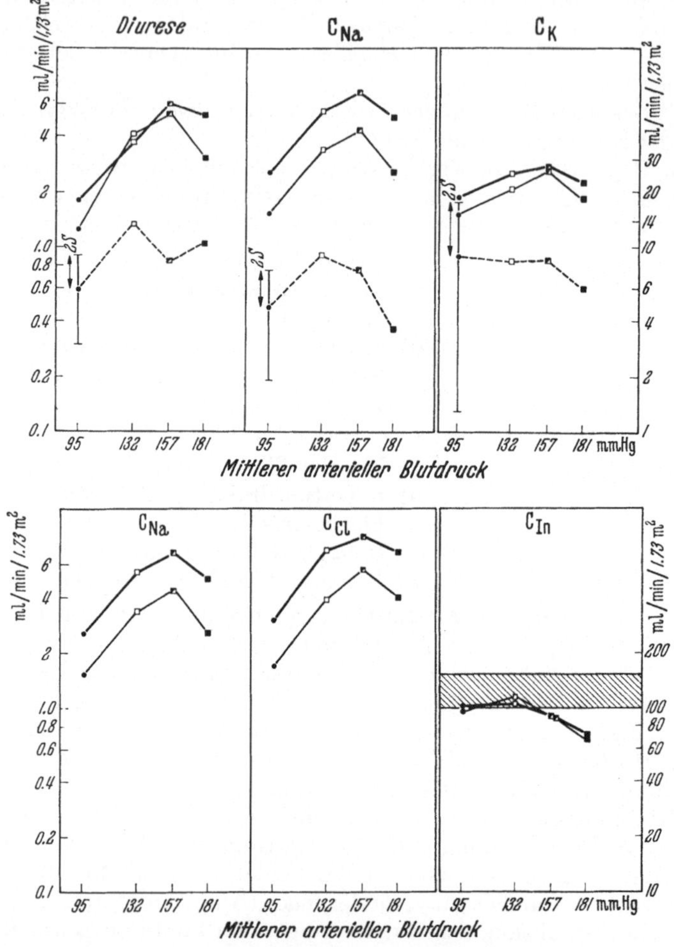

Abb. 1. Urinminutenvolumen und Clearances von Natrium, Chlor, Kalium und Inulin während der Vorperiode und während isotonischer und hypertonischer (2,5%) Kochsalzinfusion bei Normotonikern (●) sowie leichter (□), mittelschwerer (◩) und schwerer (■) Hypertonie (je 10 Personen in jeder Gruppe) - - - Vorperiode (12—24 Std); ——— Infusion von 0,9% NaCl (3 Perioden zu je 15 min); ━━━ Infusion von 2,5% NaCl (4 Perioden zu je 15 min).
2 s: Doppelte Standardabweichung //////: Normbereich für C_{In}

Ruhe am Morgen nach der Urinsammelperiode vorgenommen. Dabei zeigte sich kein Unterschied in der Diurese zwischen Normotonen und den hypertensiven Gruppen. Die durchschnittliche Natriumclearance war bei Hochdruckpatienten mit einem mittleren arteriellen Blutdruck $\left(\frac{\text{systolischer + diastolischer Druck}}{2}\right)$ von 120–140 mm Hg geringfügig höher (0,86 ml/min/1,73 m² Körperoberfläche) als bei Personen mit normalem Blutdruck (0,45 ml/min) und Patienten mit schwerer Hypertonie (0,49 ml pro min). Obwohl dies wegen der beträchtlichen individuellen Streuung keine statistisch signifikante Differenz ergibt, scheint ein blutdruckabhängiges Ausscheidungsmuster für Natrium unter basalen Bedingungen zu existieren, während die Kaliumausscheidung in allen Gruppen gleich ist. Unter diesen Umständen zeigen Patienten mit leichter oder mittelschwerer Hypertonie größere Natriumausscheidungsraten als solche mit schwerer Hypertonie. Weitere Untersuchungen sind erforderlich, um endgültige Schlußfolgerungen zu erlauben.

Wir verglichen Diurese sowie die Natrium- und Kalium-Clearances unter basalen Bedingungen und während isotonischer und hypertonischer (2,5%) Kochsalzinfusion bei 30 Patienten, die in die Gruppen eines leichten (10 Patienten mit mittlerem Blutdruck von 132 mm Hg), eines mittelschweren (10 Patienten mit mittlerem Blutdruck von 157 mm Hg) und eines schweren Hochdruckes (10 Patienten mit mittlerem Blutdruck von 181 mm Hg) eingeteilt waren, und 9 Personen mit normalem Blutdruck (mittlerer Blutdruck von 95 mm Hg). Während der Basalperiode war das Urinvolumen bei der Gruppe der normotensiven Versuchspersonen am niedrigsten (0,59/ml/min/1,73 m²) und bei den 3 Hochdruckgruppen höher. Der Höchstwert wurde bei der Gruppe mit leichter Hypertension gefunden (1,30 ml/min). Die mittlere Diuresereaktion während isotonischer und hypertonischer Salzinfusion war in allen Gruppen gleich, mit Ausnahme derjenigen mit schwerer Hypertonie, deren Diurese unter der hypertonischen Salzinfusion von 3,0 auf 5,0 ml pro min zunahm (Abb. 1).

Es ist bemerkenswert, daß der prozentuale Unterschied des mittleren Urinvolumens bei der Gruppe der Normotensiven und der mit leichter Hypertonie zwischen Vorperiode und den Belastungsperioden ähnlich ist. Nach Belastung erreichte die Gruppe mit mittelschwerer Hypertonie das höchste Urinvolumen (5,9 ml/min).

Ein ähnliches Verhalten ist bei der Natrium-Clearance zu beobachten. Die basale Natrium-Clearance ist bei der Gruppe mit leichter Hypertonie am höchsten. Unter Belastung mit isotonischer und hypertonischer Salzlösung erreichte die Gruppe mit mittelschwerer Hypertonie maximale Werte der Natrium-Clearance. Die

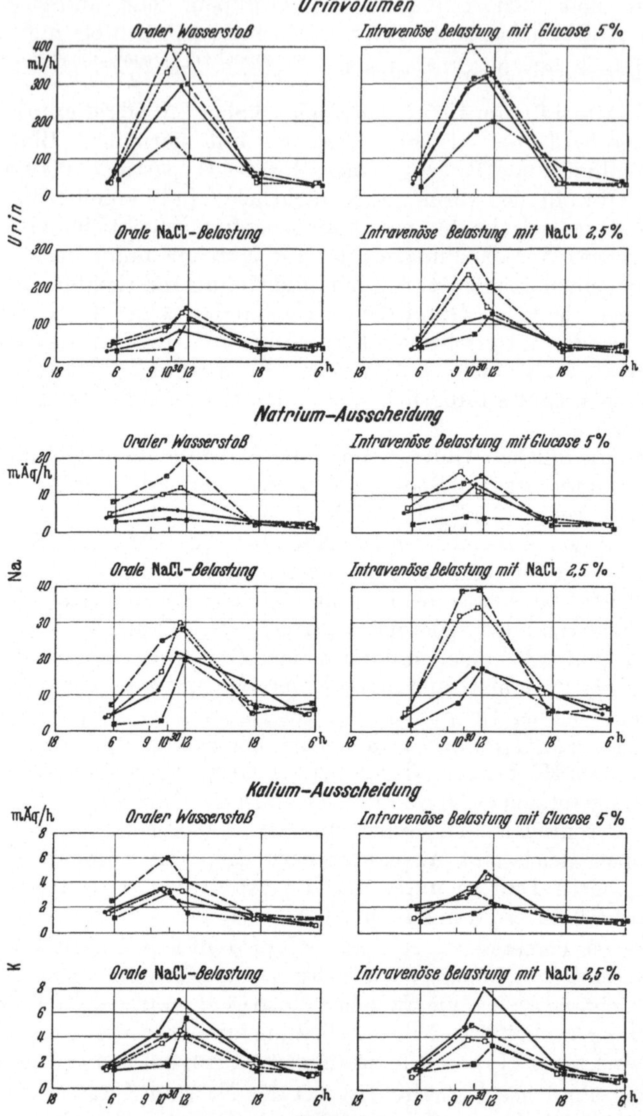

Abb. 2. Urinminutenvolumen, Natrium- und Kaliumausscheidung vor und nach verschiedenen Belastungen (1000 ml/1,73 m² Tee oder 1000 ml/1,73 m² gesalzene Fleischbrühe mit 12,5 g NaCl per os; 500 ml/1,73 m² 5%ige Glucose- oder 2,5% NaCl-Lösung intravenös nach oraler Belastung mit 500 ml/1,73 m² Tee) bei Normotonikern (●) sowie bei Patienten mit leichter (□), mittelschwerer (◩) und schwerer (■) Hypertonie

normotensive Gruppe zeigt im Hinblick auf die Natrium-Clearance bei Belastung signifikant geringere Werte. Bei Patienten mit schwerer Hypertonie wurden unter Belastung Werte für die Natrium-Clearance gefunden, die geringfügig unter denen der Patienten mit leichter Hypertonie lagen.

Die Kalium-Clearance ist während der basalen Ausscheidung bei den normalen Kontrollen, bei leichten und mittelschweren Hypertonikern gleich (8,1—9,0 ml/min). Die niedrigste basale Kaliumausscheidung wurde in den Fällen mit schwerer Hypertonie beobachtet ($C_K = 6{,}0$ ml/min). Belastung mit isotonischer und hypertonischer Kochsalzlösung steigerte die Kaliumausscheidung in allen 4 Gruppen, jedoch konnte zwischen den einzelnen Gruppen keine statistisch signifikante Differenz festgestellt werden, wenn auch das qualitative Ausscheidungsmuster dem für Wasser, Natrium und Chlorid vergleichbar ist. Die glomeruläre Filtration (C_{In}) war bei den Gruppen mit normalem Blutdruck und mit leichter Hypertonie innerhalb der Norm (99 ml/min, bzw. 111 ml/min) und bei der mittelschweren Hypertonie leicht reduziert (90 ml/min) (Abb. 1). Die Gruppe mit schwerer Hypertonie wies eine Filtrationsgröße von 66 ml/min auf, die einer Reduktion von 50% entspricht. Bei Belastung mit hypertonischer Salzlösung (2,5%iges Natriumchlorid mit einer Infusionsgeschwindigkeit von 8 ml/min/1,73 m^2) stieg die glomeruläre Filtration in keiner Gruppe meßbar an. Es scheint, daß der Anstieg der Wasser-, Natrium- und Chloridausscheidung während der Belastung eher durch eine verminderte tubuläre Rückresorption als durch eine vermehrte Filtration bedingt ist.

2. Plasma-Elektrolyte bei essentieller Hypertension

Da TAQUINI et al. (*25*) eine Erhöhung der Plasma-Natrium-Konzentration bei Hochdruckpatienten beschrieben haben, bestimmten wir bei Patienten mit verschiedenen Hypertoniegraden die Konzentrationen von Natrium, Chlor und Kalium, denn zweifellos muß man die Möglichkeit in Betracht ziehen, daß die vermehrte Natriumausscheidung bei Hypertonie durch einen Anstieg der Natriumfiltration als Folge einer erhöhten Plasmakonzentration bedingt sein könnte.

Die Werte waren jedoch bei unseren Hochdruckgruppen innerhalb der normalen Schwankungsbreite. Die mittlere Natrium- bzw. Chlor-Konzentration verhielt sich angedeutet gegensinnig zur Kaliumkonzentration. Patienten mit leichter Hypertonie hatten eine etwas höhere Natriumkonzentration als die normalen und die Patienten mit mittelschwerer und schwerer Hypertonie (*11*, *12*).

3. Diurese, Natrium- und Kaliumausscheidung sowie spezifisches Gewicht des Urins nach oraler und intravenöser Belastung mit Wasser und Salz

Diese Untersuchungen wurden mit Unterstützung von M. Peyer (*19*) durchgeführt. 16 Patienten mit Hochdruck (eingeteilt

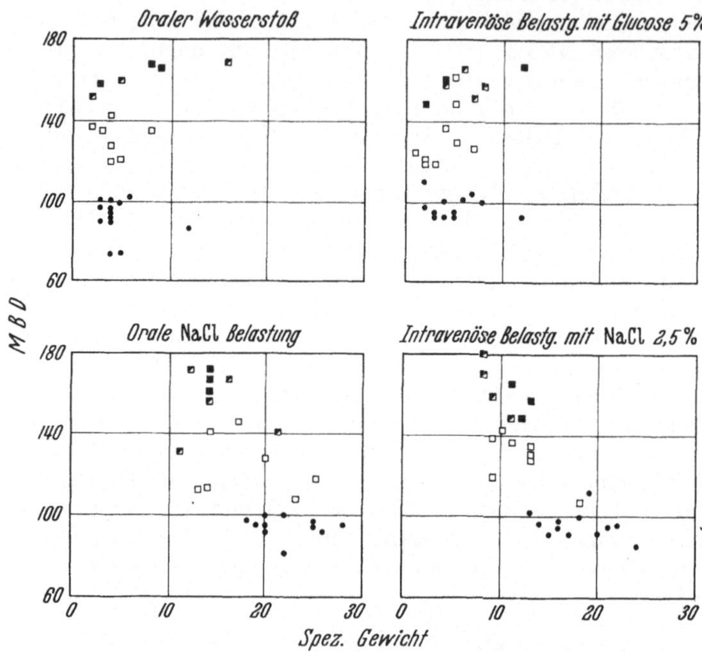

Abb. 3. Spezifisches Gewicht des Urins und mittlerer arterieller Blutdruck bei Normotonikern und Patienten mit leichter (□), mittelschwerer (◩) und schwerer (■) Hypertonie

als leichter, mittelschwerer und schwerer Hochdruck) wurden mit 13 Versuchspersonen mit normalem Blutdruck hinsichtlich der Diurese, der Natrium- und Kaliumausscheidung und des spezifischen Gewichtes des Urines vor und nach oraler und intravenöser Verabreichung von Wasser und Salz verglichen. Das Ausscheidungsmuster wurde über 24 Std. beobachtet, die Sammelperioden betrugen $1^1/_2$—6 Std. Patienten mit leichter und mittelschwerer Hypertonie wiesen die höchsten Urinvolumina während der ersten 3 Std. nach den verschiedenen Belastungen auf; die Unterschiede waren am größten nach intravenöser Infusion einer hypertonischen (2,5%) Salzlösung. Um 18 Uhr (9 Std. nach Beginn der Belastung) wiesen die verschiedenen Gruppen gleiche Urinvolumina auf (Abb. 2). Die Natriumausscheidung als Reaktion auf die 4 Belastungstypen war bei leichter oder mittelschwerer Hypertonie am höchsten, die Differenzen wiederum nach hypertonischer Salzinfusion am größten. Während der ersten 21 Std. nach Belastung zeigten die Kontrollen und die Patienten mit schwerer Hypertension keine Verzögerung der Natriumausscheidung.

Die Kaliumexkretion verhielt sich nahezu reziprok zur Natriumelimination. Während der Kochsalzbelastung ließ sich eine lineare, aber umgekehrte Korrelation zwischen dem mittleren arteriellen Blutdruck und dem spezifischen Gewicht des Urins nachweisen, während bei Verdünnung (Wasserbelastung) in allen 4 Gruppen eine gleichartige Reduktion des spezifischen Uringewichtes auftrat (Abb. 3). Dies läßt die Annahme zu, daß unter Natriumchloridbelastung und bei erhöhtem arteriellem Blutdruck ein Urin mit geringerem spezifischem Gewicht, d. h. von geringerer Konzentration, gebildet wird.

4. Beziehungen zwischen renaler Hämodynamik und Natriumausscheidung

In unseren Untersuchungen mit Weller u. Hoobler (*6*, *7*) hoben wir die Korrelation zwischen Natrium-Clearance und renalem Gefäßwiderstand hervor. Da die renale Extraktion von Na-PAH

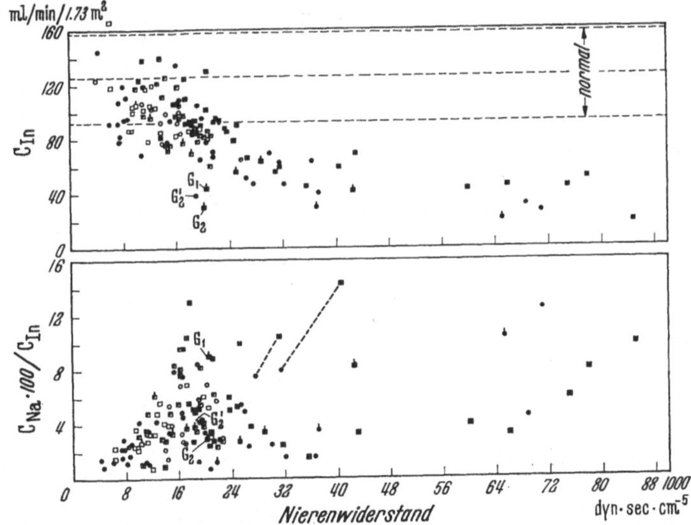

Abb. 4. Verhältnis zwischen Inulin-Clearance und tubulärer Natrium-Rejektion zum gesamten renalen Gefäß-Widerstand bei Normotonikern (●) und Patienten mit verschiedenen Hochdruckgraden □ leichte, ◩ mittelschwere, ■ schwere, ⊡ labile Hypertonie. ◘ Bestimmung von E_{PAH}; ○ Hypertoniker unter hypotensiver Behandlung; G_1. G_2: Patienten mit Glomerulo nephritis

bei der Hochdruckniere lange erhalten bleibt, ist es möglich, auch ohne die Nierenvene zu katheterisieren den renalen Widerstand in solchen Fällen zu berechnen. Wenn man die Natriumclearance pro Glomerulumfiltrat von 100 ml/min $\left(\frac{C_{Na} \cdot 100}{C_{In}}\right)$ gegen den renalen Gefäßwiderstand aufträgt, so findet man eine lineare Korrelation zwischen diesen Parametern bis zu einem Widerstand von 18000 dyn·sec·cm^{-5} (Abb. 4), oder bei einem Glomerulumfiltrat über 70 ml/min. Es ist nicht möglich, aus diesen Befunden einen Schluß auf die Pathogenese zu ziehen. Im Hinblick auf den Arteriolenspasmus oder die Arteriosklerose, welche die grundlegenden funktionellen und morphologischen Vorgänge in der Hochdruckniere darstellen, möchte man spekulativ vermuten, daß der Nierenwiderstand oder eine Verteilungsänderung des intrarenalen Gefäßwiderstandes von großer Bedeutung für die Natriurese bei der Hypertonie sein könnte. Zumindest können wir annehmen, daß die Hypernatriurese bei Hochdruck um so stärker ist, je höher der arterielle Blutdruck und je besser die Nierendurchblutung sind.

5. Faktoren, die möglicherweise für die Pathogenese der Hypernatriurese bei Hypertonie verantwortlich sind

Extrarenale Faktoren

a) *Extracelluläres Flüssigkeitsvolumen.* Wir waren nicht in der Lage, eine Korrelation zwischen dem Inulin-Verteilungsraum als Maß des extracellulären Flüssigkeitsvolumens (*11*, *12*) und der Natriurese bei Hochdruckpatienten zu demonstrieren.

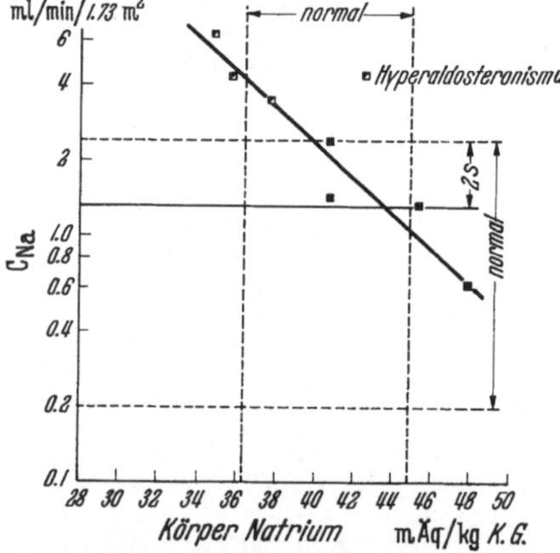

Abb. 5. Austauschbares Natrium (Na^{22}) pro kg Körpergewicht und Natrium-Clearance bei 7 Patienten mit essentieller Hypertonie verschiedener Grade (◩ mittelschwer, ■ schwer).

b) *Austauschbares Natrium.* Beim Auftragen der Natriumclearance in semilogarithmischen Maßstab gegen das Körper-Natrium (austauschbares Natrium) fanden wir eine umgekehrte Korrelation. Patienten mit großer Salzausscheidung hatten einen subnormalen und solche mit niedriger Salzausscheidung einen über die Norm gesteigerten Natrium-Verteilungsraum (Abb. 5). Dies spricht zugunsten der von uns geäußerten Ansicht, daß die Hypernatriurese primär ist und nicht die sekundäre Folge eines erhöhten Körpernatriums darstellt (*11*).

c) *Aldosteron.* Zusammen mit A. F. Müller (*9, 10*) untersuchten wir die Ausscheidung von Aldosteron bei Hochdruckpatienten in der Hoffnung, eine Beziehung zwischen Natriurese und Aldosteronausscheidung zu finden. Hierbei ließ sich jedoch überhaupt keine Korrelation erkennen. Die Darstellung eines bislang nur postulierten natriuretischen Hormones ist bis heute noch nicht gelungen.

d) *Extrarenale hämodynamische Faktoren.* Mit Unterstützung von A. Schmid (*10, 12*) versuchten wir die hämodynamischen Änderungen (Herzminutenvolumen und enddiastolischen Druck im rechten Ventrikel, Druck in V. cava und V. renalis) mit dem Ausscheidungsmuster der Elektrolyte bei Hochdruckpatienten in Beziehung zu setzen. Es wurde daran gedacht, daß die Patienten mit geringer Salzausscheidung aus der Gruppe der schweren Hypertonie an latenter cardialer Insuffizienz leiden und deshalb Salz retinieren könnten. Die analysierten hämodynamischen Parameter wiesen jedoch keine Korrelation zur Natriurese auf.

e) *Volum-Receptoren und „natriuretisches Zentrum“.* Man könnte vermuten, daß eine abnorme Reaktion der sog. Volum-Receptoren oder natriuretischen Zentren für die überschüssige Diurese und Natriurese bei Hochdruckpatienten verantwortlich ist. Wenn normale Versuchspersonen und Hochdruckpatienten mit gleichen Mengen (500 ml/1,73 m² Körperoberfläche) eines gelatineartigen Plasma-Expanders (Physiogel[1]) belastet wurden, dann zeigten Hypertoniker eine prozentual geringere Zunahme der Natriumclearance und der tubulären Natrium-Rejektion als die Normotonen (*13*) (Tab. 1). Die mittlere Veränderung des Plasma-Volumens

Tabelle 1. *Mittlere Änderungen (in %) renaler Funktionen nach intravenöser Infusion von 500 ml/1.73 m² Physiogel (Plasmaexpander)* Infusionsgeschwindigkeit: 8 ml/min/1,73 m²

	Hypertoniker (5 Patienten)	Normotoniker (5 Patienten)
Mittlerer arterieller Blutdruck	+ 5,8	+ 2,9
C_{In}	+ 4,9	+ 3,9
C_{PAH}	+ 9,0	+ 10,1
Urinvolumen	+50,6	+175,3
C_{Na}	+55,4	+ 75,2
$\frac{C_{Na}\,100}{C_{In}}$	+47,4	+ 68,3
C_{Cl}	+50,8	+ 98
$\frac{C_{Cl}\,100}{C_{In}}$	+43,2	+ 85,1
C_K	+ 8,2	— 6,2
$\frac{C_K\,100}{C_{In}}$	+ 2,0	— 5,1

[1] Physiogel wurde vom Zentrallaboratorium der Blutbank des Schweizerischen Roten Kreuzes hergestellt und zur Verfügung gestellt.

(Evans Blue) betrug + 16,8 %. Auf Grund dieser vorläufigen Ergebnisse besteht keine Veranlassung zu der Annahme, daß bei Hypertonikern eine vermehrte Empfindlichkeit der erwähnten Zentren, die auf intravasculäre Volumenschwankungen ansprechen, vorliegt.

Renale Faktoren

f) *Glomeruläre Filtrationsrate.* Wir sind nicht in der Lage, eine Korrelation zwischen der absoluten Filtrationsrate und der Natriurese nachzuweisen. Allerdings stellt die glomeruläre Filtrationsrate in gewissem Sinn einen permissiven Faktor dar. Eine Hypernatriurese kann nur eintreten, wenn die Filtrationsgröße über 50—70 ml/min liegt. Die Tatsache, daß Patienten mit reduzierter Filtrationsfraktion infolge chronischer Glomerulonephritis eine ähnliche tubuläre Natrium-Rejektion aufweisen wie Patienten mit essentieller Hypertonie und annähernd gleichen Blutdruckwerten, bestätigt die geäußerte Ansicht, daß die glomeruläre Filtrationsgröße kein determinierender Faktor für die Hypernatriurese bei Hypertonie ist (*6*, *8*, *10*, *11*) (Abb. 4).

g) *Renaler Plasmastrom.* Eine Beziehung zwischen renalem Plasmastrom (C_{PAH}) und Natriurese bei Hypertension ließ sich nicht nachweisen (*12*).

h) *Filtrationsfraktion.* Solange der renale Widerstand 18000 dyn·sec·cm^{-5} nicht überschreitet, geht die Filtrationsfraktion (Glomerulumfiltrat/renaler Plasmastrom) der Natriurese parallel. Da Patienten mit Herzinsuffizienz, die eine besonders starke Salz- und Wasserretention aufweisen, ebenfalls eine gesteigerte Filtrationsfraktion haben, ist es nicht recht einzusehen, daß dieser Faktor in der Regulation der Natriurese eine Rolle spielen soll.

i) *Renaler Gefäßwiderstand.* Die fragliche Beteiligung des renalen Widerstandes an der Pathogenese der Hypernatriurese bei essentieller Hypertonie wurde bereits oben erwähnt.

k) *Renaler arterieller Druck.* Experimentelle (*23*, *24*) und klinische Studien (*21*) ergaben, daß der intrarenale Druck vom intraarteriellen Blutdruck abhängig ist.

Die Tatsache, daß die Natriumclearance bei einem renalen Gefäßwiderstand größer als 18000 dyn·sec·cm^{-5} eine sinkende Tendenz aufweist, läßt sich leicht verstehen. Wir müssen annehmen, daß mit der Abnahme des renalen Blutstromes infolge der fortschreitenden Arteriolosklerose die Zahl der funktionierenden Nephrone verringert wird. Andererseits ist es bei weitem noch nicht klar, warum die tubuläre Natrium-Rejektion bei weiterer Zunahme des renalen Gefäßwiderstandes (18000 dyn·sec·cm^{-5}) oder Abnahme des Glomerulumfiltrates unter 70—50 ml/min zurückgeht.

Zunächst könnte man (wie zur Erklärung der Antinatriurese bei Herzinsuffizienz) das Argument der "glomerular-tubular imbalance" anführen. Es ließ sich feststellen, daß sowohl bei Herzinsuffizienz als auch bei der Nierenerkrankung durch Hochdruck die tubulären Funktionen später befallen werden als bei anderen Nephropathien (Pyelonephritis). Eine beträchtliche Reduktion der glomerulären Filtration würde die Geschwindigkeit des Urinflusses in jedem Nephron verringern, so daß die noch nahezu normal funktionierenden Tubuli (Transportmechanismen) mehr Natrium, Chlorid und Wasser resorbieren würden. Wenn wir aber annehmen, daß mit dem Fortschreiten der Arteriolosklerose jedem einzelnen restierenden Nephron zunehmend mehr Ultrafiltrat angeboten wird, dann müssen wir diese Hypothese verlassen.

Ohne etwas über die Natur der Antinatriurese bei Herzinsuffizienz aussagen zu wollen, könnte man behaupten, daß die Hypertoniker mit geringer Salzausscheidung diejenigen sind, bei denen eine latente oder manifeste Herzinsuffizienz besteht. Unsere negativen Ergebnisse bezüglich Rechtsinsuffizienz schließen eine latente Insuffizienz des linken Herzens nicht aus.

Eine Neuverteilung des intrarenalen Blutstromes, d. h. eine Änderung des Blutstromes im Nierenmark infolge von Arteriolenspasmen oder Arteriolosklerose, könnte einen bedeutsamen Faktor für die Antinatriurese darstellen.

Ein Anstieg der Aldosteronsekretion, entweder als Folge von Herzinsuffizienz oder als kompensatorische Reaktion auf die hypernatriuretische Phase, muß diskutiert werden. Unsere Ergebnisse hinsichtlich Aldosteronurie und Natriurese sind wohl nicht entscheidend, da Ausscheidung und Sekretion dieses Hormons einander nicht zu entsprechen brauchen. Für die Annahme, daß ein natriuretisches Hormon, das während der natriuretischen Phase der Hypertension im Überschuß sezerniert wurde, im Verlauf der antinatriuretischen Phase in geringerem Grad ausgeschüttet würde, sind keine Hinweise vorhanden.

Wir können annehmen, daß entweder der renale arterielle Blutdruck oder die durch ihn bedingte Erhöhung des intrarenalen Druckes den entscheidenden Faktor für die Entstehung der Hypernatriurese darstellt. Dies würde aber nur unter besonderen Umständen (orale oder parenterale Belastungen mit Wasser oder Salz, oder osmotische Diurese) offensichtlich werden. Wir glauben jedoch, daß dieses abnorme Verhalten der Tubuli gegenüber der Natriumchlorid- und Wasserresorption bereits unter basalen Bedingungen vorliegt, aber erst bei Maßnahmen, die zur Diurese führen, manifest wird. Wir werden später noch das Beweismaterial anführen, das für diese Ansicht spricht, daß nämlich der arterielle Blutdruck in der Niere für die Regulation der Ausscheidung von Natriumchlorid und Wasser von großer Bedeutung ist.

6. Spezifität der Hypernatriurese

Wie bereits erwähnt, ist es wichtig zu wissen, in welchem Ausmaß die Hypernatriurese ein spezifisches Merkmal der essentiellen Hypertonie darstellt. Wenn sie spezifisch ist, stellt sie die einzige klinisch faßbare Störung des Salz- und Wasserstoffwechsels bei der menschlichen Hypertonie dar und ist deshalb von pathogenetischem Interesse. Um diesem Problem näherzukommen, verglichen wir zuerst die Natriumausscheidung bei 4 Patienten mit essentieller und 2 Patienten mit arteriosklerotischer Hypertonie. Wir setzen voraus, daß diese beiden Hypertonieformen nosologisch nicht identisch sind, obwohl beträchtliche Überschneidungen der beiden Hypertoniezustände eine Differenzierung manchmal recht schwierig oder unmöglich machen. Die Differenzierung in arteriosklerotische und essentielle Hypertonie wurde aus klinischen Gründen und nach dem Test von Conway (*5*), durchgeführt von Dr. A. Schmid, vorgenommen. Aus Tab. 2 ist zu ersehen, daß die tubuläre Natrium-Rejektion bei essentieller und arteriosklerotischer Hypertension gleich groß ist (3,2—6% anstatt 1,7 ± 0,4% bei Normalen).

Dasselbe gilt für die renale Hypertonie. Wir hatten Gelegenheit, 2 Patienten mit vergleichbaren Werten des Blutdruckes und der glomerulären Filtration zu beobachten; der eine, K. W., litt an chronischer Glomerulonephritis (Diagnose konnte durch Autopsie bestätigt werden), bei dem anderen bestand eine Nephrosklerose. Beide Patienten hatten unter isotonischer und hypertonischer Kochsalzinfusion eine nahezu gleich große tubuläre Natrium-Rejektion (*11*, *12*).

7. Auswirkungen einer hypotensiven Therapie auf die Natriurese

Wenn man annimmt, daß der arterielle Blutdruck eine wichtige Rolle bei den renalen Transferprozessen von Natrium, Chlor und Wasser spielt, muß man einen Abfall der Diurese und der Natriumclearance oder der tubulären Natrium-Rejektion unter dem Einfluß einer wirksamen blutdrucksenkenden Behandlung erwarten. Diese Antinatriurese müßte ohne Rücksicht auf die Art der Behandlung eintreten. Tatsächlich fanden wir einen mittleren Abfall der Natriumclearance und der Diurese parallel zu der hypotensiven

Tabelle 2. *Arterieller Blutdruck, renale Hämodynamik, Diurese und Natrium-Clearance während isotonischer NaCl-Infusion bei Normotensiven und Patienten mit arteriosklerotischem oder essentiellem Hochdruck*

Gruppe	Anzahl	Initialen, Alter	Arterieller Blutdruck mm Hg systol./diastol.	Arterieller Blutdruck mm Hg mittel	C_{In} ml/min/1,73	C_{PAH} ml/min/1,73	FF	Renaler Gesamtwiderstand dynes/sec/cm^{-5}	V/min ml/min/1,73	C_{Na} ml/min/1,73	$\frac{C_{Na}\,100}{C_{In}}$ %
Normotensive . . .	1—5	Mittel	115/65	90	94	577	0,166	6490	1,39	1,6	1,7
		Stand. Abw.		±5,1	±18,5	±62	±0,040	±2906	±0,74	±0,2	±0,4
Arteriosklerotische Hypertension	6	S. L.* 43	170/113	142	104	520	0,200	12200	4,44	3,3	3,2
	7	B. B.* 72	220/75	148	117	518	0,226	11450	6,25	3,7	3,2
Essentielle Hypertension	8	H. E.* 49	161/93	127	84	385	0,212	13650	5,92	3,3	3,9
	9	W. L. 26	160/120	140	138	575	0,240	11000	3,78	5,0	3,5
	10	J. M. 31	177/122	146	97	507	0,192	11180	6,17	4,6	4,7
	11	F. A.* 63	196/115	156	95	448	0,212	12300	7,09	5,7	6,0

Anmerkung: Hinsichtlich Diurese, Na-Clearance oder tubulärer Natrium-Rejektion ist keine Unterscheidung in essentielle und arteriosklerotische Hypertonie möglich.

Bei Patienten mit * wurde ein von CONWAY (*5*) beschriebener Test zur Messung der Gefäßreaktivität durch Dr. A. SCHMID durchgeführt.

Tabelle 3. *Durchschnittliche Änderungen (in %) des mittleren arteriellen Blutdruckes, der glomerulären Filtration* (C_{In}), *des renalen Plasmastromes* (C_{PAH}), *des Urinminutenvolumens, der Clearances von Natrium, Chlor und Kalium und der tubulären Natrium-Rejektion nach einer 4wöchigen Behandlung mit Chlorothiazid, Mecamylamin, Hydralazin und Reserpin*

Medikament	Mittlerer arterieller Blutdruck %	C_{In} %	C_{PAH} %	Urin-minutenvolumen %	C_{Na} %	C_{Cl} %	C_K %	$\frac{C_{Na}\,100}{C_{In}}$ %
1. *Chlorothiazid* (10 Fälle)	—10,0	— 4,9	0	—23,8	—23,8	—16,3	+26,8	—19,7
2. *Mecamylamin* (10 Fälle)	—6,3 liegend	—13,6	—9,7	—23,1	—34,2	—24,0	—6,1	— 1,9
3. *Hydralazin* (10 Fälle) .	— 5,1	+ 2,1	—2,1	+20,3	+25,0	+19,1	— 2,2	+20,7
4. *Reserpin* (10 Fälle) . .	— 2,9	— 3,7	—6,5	—17,3	—10,8	—11,3	+17,9	— 4,5

Wirkung bei Patienten, die 4 Wochen lang nur mit Serpasil, Mevasin oder Chlorothiazid behandelt wurden. Die Antinatriurese, die bei lang dauernder Chlorothiazid-Therapie eintritt, kann sehr gut ein Kompensationsphänomen auf die durch den initialen natriuretischen Effekt des Medikamentes ausgelöste verstärkte Natriumausscheidung sein. Andererseits schien Apresolin nach dieser Zeitspanne die Diurese und Natriurese anzuregen. Von den untersuchten blutdrucksenkenden Stoffen (Serpasil, Apresolin, Mecamylamin und Chlorothiazid) führte allein Apresolin zu einem Anstieg der durchschnittlichen glomerulären Filtrationsrate (+ 3,6%), während der renale Plasmastrom nach einer 4wöchigen Behandlungsperiode unverändert blieb (Tab. 3).

Bei einem 17jährigen Mädchen mit einseitiger Nierenerkrankung (atrophische pyelonephritische Cirrhose) und extremer arterieller Hypertonie fanden wir einen sofortigen Abfall der tubulären Natrium-Rejektion nach der Nephrektomie und dem dadurch bedingten signifikanten Abfall des arteriellen Blutdruckes (Tab. 4).

Bei einem 56jährigen Patienten gingen Diurese, Natriumclearance und tubuläre Natrium-Rejektion dem Abfall des mittleren arteriellen Blutdruckes nach einer Peetschen Sympathektomie parallel.

Daraus folgt also, daß blutdrucksenkende Maßnahmen beliebiger Art (medikamentöser

Tabelle 4. *Arterieller Blutdruck, glomeruläre Filtration (C_{In}), renaler Plasmastrom (C_{PAH}), Filtrationsfraktion (FF) und tubuläre Natrium-Rejektion* $\left(\frac{C_{Na} \cdot 100}{C_{In}}\right)$ *vor und nach Nephrektomie bei Pat. Z. M. (16 Jahre alt)*

Datum	Arterieller Blutdruck mm Hg	C_{In} ml/min	C_{PAH} ml/min	FF	$\frac{C_{Na}. 100}{C_{In}}$ %
8. 5. 1959 Vor Nephrektomie . .	205/135	100	350	0,286	5,30
3. 7. 1959 6 Wochen nach Nephrektomie . . .	140/100	93	406	0,228	2,14
Normal					1,70 ± 0,40

Therapie, Nephrektomie und Sympathektomie) eine Herabsetzung der Diurese und Natriurese herbeiführen. Bis jetzt stellt Apresolin die einzige Ausnahme dieser Regel dar.

Was sind nun zusammengefaßt die Argumente für unsere Annahme, daß die Hypernatriurese, die bei den Hochdruckpatienten zu beobachten ist, lediglich die Folge eines erhöhten arteriellen Blutdruckes in den Nieren und nicht Ausdruck einer primären Störung im Salz- und Wasserhaushalt ist?

Eine Reihe experimenteller Untersuchungen zeigte, daß Diurese und Natriurese in enger Beziehung zu dem Perfusionsdruck in der Niere stehen (*22*, *23*, *24*).

Verschiedene experimentelle Hochdruckformen (endokrin, durch Salzzufuhr, renal) gehen mit einem Anstieg der Diurese und der Natriurese einher, sobald die Tiere mit Salz oder Flüssigkeit belastet werden.

Bei Patienten mit Hypertonie beliebiger Genese liegt offensichtlich eine signifikante Korrelation zwischen Natriurese und der Höhe des arteriellen Blutdruckes vor, solange der renale Plasmastrom und die glomeruläre Filtrationsrate nicht wesentlich reduziert sind (Filtrat unter 70 ml/min). Dies erklärt die beobachtete Korrelation zwischen Natriurese und renalem Widerstand bis zu einem Wert von 18000 dyn·sec·cm^{-5}.

Patienten mit Hypertonie verschiedenen Ursprunges (essentiell, renal, endokrin) weisen eine gleiche Natriurese auf.

Patienten mit labiler Hypertension zeigen in der normotonen Phase das gleiche Verhalten wie Patienten mit normalem Blutdruck (*8*).

Bei Hochdruckpatienten mit einseitiger Obstruktion der Nierenarterie ist die Natriurese auf der befallenen Seite vermindert (*3, 14*).

Faktoren, wie Anstieg des extracellulären Flüssigkeitsvolumens oder des austauschbaren Natriums, Aldosteron und hämodynamische Einflüsse, die evtl. für das beschriebene Phänomen verantwortlich sein könnten, ließen sich ausschließen.

Mit Ausnahme von Apresolin führten alle therapeutischen Maßnahmen zur Blutdrucksenkung einen Rückgang der Natriumclearance herbei.

Obwohl unsere Untersuchungen die Annahme stützen, daß die Hypernatriurese, die bei Hochdruckpatienten unter bestimmten Bedingungen zu beobachten ist, ein blutdruckabhängiges, primär renales Phänomen darstellt, haben wir die Möglichkeit nicht außer acht zu lassen, daß eine primäre, noch nicht erkennbare Störung der Salz- und Wasserverteilung in den Geweben (Gefäßwänden) die Ursache für die abnorme Vasoreaktion auf verschiedene Pressor-Reize sein könnte.

Zusammenfassung

Trotz der feststehenden Daten über die gesteigerte Natriurese bei essentieller Hypertension wissen wir immer noch nicht, was letzten Endes die Natur dieser Störung ist. Der arterielle Blutdruck scheint eine direkte Wirkung auf die Tubulusfunktion auszuüben. Die Tatsache, daß die gesteigerte Natriurese auch bei arteriosklerotischem Hochdruck und bei Patienten mit renaler und endokriner Hypertonie den Blutdruckwerten parallel geht, und daß die Hypernatriurese während erfolgreicher Hochdruckbehandlung jeglicher Art — mit Ausnahme von Hydralazin — zurückgeht, läßt erkennen, daß der Anstieg der Natriumausscheidung bei Hypertonie ein passives, blutdruckabhängiges Phänomen darstellt. Wir haben keine Ursache anzunehmen, daß sie eine Manifestation einer primären Störung des Salz- und Wasserstoffwechsels ist, die mit der Genese der Hypertonie in Zusammenhang stehen könnte. Andere Faktoren, die möglicherweise für die veränderte renale Ausscheidung von Natriumchlorid und Wasser verantwortlich wären, wie extracelluläres Flüssigkeitsvolumen, Aldosteron und extrarenale hämodynamische Veränderungen, standen in keiner Beziehung zur Natriurese.

Literatur

1. BALDWIN, D. S., A. W. BIGGS, W. GOLDRING, W. H. HULET, and H. CHASIS: Amer. J. Med. **24**, 893 (1958).
2. BIRCHALL, R., S. W. TUTHILL, W. S. JACOBS, W. J. TRAUTMAN, and T. FINDLEY: Circulation (U.S.A.) **7**, 258 (1953).
3. BIRCHALL, R., H. M. BATSON, and C. B. MOORE: Amer. Heart J. **56**, 616 (1958).
4. BRODSKY, W. A., and H. N. GRAUBARTH: J. Laborat. Clin. Med. (U.S.A.) **41**, 43 (1953).
5. CONWAY, J.: Circulation (U.S.A.) **17**, 807 (1958).

6. Cottier, P.T., J.M. Weller, und S.W. Hoobler: Cardiologia (Schweiz) **31**, 278 (1957).
7. Cottier, P. T., J. M. Weller, and S. W. Hoobler: Circulation (U.S.A.) **17**, 750 (1958).
8. Cottier, P. T., J. M. Weller, and S. W. Hoobler: Circulation (U.S.A.) **18**, 196 (1958).
9. Cottier, P. T., A. F. Muller, und A. Schmid: Schweiz. med. Wschr. **89**, 376 (1959).
10. Cottier, P. T., A. Schmid, and A. F. Muller: 3rd World Congress of Cardiology, Brussels. Commun. 598, 1958. Abstract.
11. Cottier, P.: Cardiologia (Schweiz) **35**, 410 (1959).
12. Cottier, P.: Helv. med. Acta, Suppl. 39 (1960).
13. Cottier, P., H. J. Schafroth, und A. Basevi: Unveröffentlicht.
14. Dustan, H. P.: Persönl. Mitteilung.
15. Farnsworth, E. B., and M. H. Barker: Proc. Soc. Exper. Biol. (U.S.A.) **52**, 74 (1943).
16. Farnsworth, E. B.: J. Clin. Invest. (U.S.A.) **25**, 897 (1946).
17. Green, D. M., H. G. Wedell, M. H. Wald, and B. Learned: Circulation (U.S.A.) **6**, 919 (1952).
18. Green, D. M., and E. J. Ellis: Circulation (U.S.A.) **10**, 536 (1954).
19. Peyer, M.: Diss. Bern 1958.
20. Reubi, F.: 3rd Internat. Congress Clin. Biol.: Presses Acad. Europ. Brussels 376 (1958).
21. Reubi, F.: Schweiz. med. Wschr. **15**, 385 (1956).
22. Selkurt, E. E., P. W. Hall, and M. P. Spencer: Amer. J. Physiol. **159**, 369 (1949).
23. Selkurt, E. E.: Circulation (U.S.A.) **4**, 541 (1951).
24. Shipley, R. E., and R. S. Study: Amer. J. Physiol. **167**, 676 (1951).
25. Taquini, A. C., S. A. Plesch, T. A. Capris, and B. N. Badano: Acta cardiol. (Belg.) **11**, 109 (1956).

Diskussion

Reubi: Zu Beginn dieser Sitzung möchte ich einige Zeilen aus dem 1954 veröffentlichten CIBA Foundation Symposium „Hypertension" vorlesen. In seinen abschließenden Bemerkungen traf Herr Pickering die folgende Feststellung: „Dann gibt es die Corticosteroide, und hier ist die Diskussion so aktuell, daß ich noch keine Zeit fand, sehr viel darüber nachzudenken. Aber es ist erkennbar, daß sich ständig die Nachweismethoden dieser Substanzen verbessern, und daß eine Substanz nach der anderen identifiziert wird. In den nächsten Jahren werden wir eine klarere Konzeption darüber gewinnen, in welchem Maße, wenn überhaupt, welches Corticosteroid, wenn überhaupt eines, eine Rolle bei der Entwicklung der Hypertonie spielt. Auch die Frage der Veränderungen der Elektrolyte und des extracellulären Flüssigkeitsvolumens wird diskutiert. Vielleicht haben wir bei einem späteren Treffen klarere Antworten auf diese Probleme."

Ich hoffe, daß wir heute in der Lage sein werden, neue Antworten zu geben.

Wir hörten gestern zwei sehr interessante Referate und ich fände es sehr gut, wenn wir weiter über die Korrelationen zwischen Zufuhr und Ausscheidung von Salz diskutieren könnten. Allerdings weiß ich nicht, zu welchem Schluß wir kommen werden. Wir wollen zuerst den Vortrag von Herrn Dahl diskutieren. Ich bin von seinen Ergebnissen sehr beeindruckt. Ich muß jedoch sagen, daß diese Ergebnisse noch eindrucksvoller sein könnten, wenn sie an verschiedenen Patientengruppen innerhalb einer gleichen Bevölkerung erhoben worden wären. Wenn man Eskimos, Japaner und Amerikaner zu vergleichen hat, ist es verständlich, daß rassisch und geographisch bedingte Faktoren eine größere Rolle spielen können als die Salzzufuhr selbst. Eine gewisse Überraschung brachte mir Herrn Dahls letztes Diapositiv mit der Karte von Japan. Ich glaube, die gleiche Karte wurde in Prag von Herrn Schroeder gezeigt, der eine enge Beziehung zwischen der Zusammensetzung des Trinkwassers und dem Vorkommen cardiovasculärer Erkrankungen gefunden hatte. Herr Dahl fand aber in Japan eine ähnlich enge Beziehung zwischen Salzzufuhr und Hypertension, und ich glaube, dies ist ein Punkt, der besprochen werden sollte. Ich glaube, daß Herrn Dahls Ansichten von Bedeutung sind. Wir wissen alle, daß zum Beispiel bei chronischer Pyelonephritis eine geringe Salzmenge den Blutdruck steigern kann. Wenn ein Patient 2—3 g Salz täglich zu sich nimmt, kann er einen normalen Blutdruck haben, wenn der gleiche Patient aber 6 oder 10 g Natriumchlorid ißt, kann der Blutdruck beachtlich ansteigen. Es kann sehr gut möglich sein, daß die Salzaufnahme für die Entstehung einer Hypertension mindestens als zusätzlicher oder Umwelt-Faktor eine Bedeutung hat. Es besteht noch ein weiterer Punkt, der noch geklärt werden müßte: Ist der Salzappetit angeboren oder nicht? Mir ist nicht bekannt, ob dieses Problem untersucht worden ist. Es ist gut vorstellbar, daß manche Leute mehr Salz essen, nur weil sie es gerne mögen, und deshalb eher als andere eine Hypertension entwickeln. Ein letzter Punkt sollte vielleicht auch diskutiert werden: Ist die vermehrte Salzzufuhr eine Folge der gesteigerten Salzausscheidung, wie sie von Herrn Cottier gezeigt wurde?

Schroeder: Darf ich zwei Diapositive zeigen?

Ich möchte auf Herrn DAHLs Ausführungen über die geographischen Schwankungen der Mortalitätsraten infolge von Gefäßläsionen des Zentralnervensystems in Japan hinweisen. Dieses Diapositiv stammt von ISSHIKI und die Ergebnisse basieren auf Befunden bei 350000 Anwärtern für eine Lebensversicherung, die nach den Präfekturen, in denen sie wohnen, eingeteilt sind. Die obere Kurve zeigt den mittleren systolischen Blutdruck von Personen im Alter zwischen 50 und 65 Jahren, die mittlere Kurve die Häufigkeit der Hypertension und die untere Kurve die Mortalitätsquote infolge cerebraler Gefäßerkrankungen, hauptsächlich cerebraler Blutungen. Die einzelnen Präfekturen sind geographisch von Nordosten nach Westen angeordnet. Die Kurven sind identisch und zeigen große Häufigkeiten im Nordosten von Japan. Die Zahlen wurden analysiert und die Differenzen erwiesen sich als statistisch signifikant. Die Mortalitätsrate ist in den Gebieten mit dem höchsten Vorkommen von Hypertonie doppelt so hoch wie in den Gebieten mit dem niedrigsten Vorkommen.

In Herrn DAHLs ausgezeichneten Beobachtungen kann ich keinen Fehler entdecken, jedoch glaube ich, daß man daraus nur mit Vorsicht Schlüsse ziehen darf. KOBAYASHI fand eine Korrelation der Mortalitätsrate infolge apoplektischer Insulte in den einzelnen Präfekturen mit dem Sulfat/Bicarbonat-Quotienten im Flußwasser. Die nächste Abbildung zeigt die Verteilung von Cadmium in den Eingeweiden eines viel gegessenen Fisches der japanischen Flüsse, und wiederum findet sich eine auffällige Anhäufung von hohen Werten in den nordöstlichen Präfekturen und niedrige Werte im Westen. Cadmium reichert sich mit dem Alter in der menschlichen Niere an. Daher ist es möglich, daß andere Faktoren, die wohl mit Salz zusammen vorkommen, aber nicht vom Salz abhängig sind, die Mortalitätsrate beeinflussen.

Ein dritter Punkt. Könnte Herr COTTIER uns vielleicht seine Zahlen über den Anstieg der Natriumausscheidung bei Hypertonikern zeigen, so daß wir sie mit Herrn DAHLs Angaben vergleichen können? Wenn Hochdruckpatienten mehr Salz ausscheiden als Personen mit normalem Blutdruck, müssen sie offensichtlich mehr Salz essen, um ihre Salzbilanz aufrechtzuerhalten. Wenn diese Zunahme sehr groß ist und an die von Herrn DAHL gezeigten Zahlen für Amerikaner herankommt, dann könnte uns Herr DAHL die Folge der Hypertonie und nicht deren Ursache gezeigt haben. Wenn die Zunahme nur gering ist, dann könnte an Herrn DAHLs Hypothese etwas daran sein.

HOOBLER: Herrn DAHLs Theorie einer chronischen Salzüberfütterung ist sehr ansprechend, aber ich meine, man sollte sich durch eine attraktive Theorie allein nicht zu falschen Schlüssen verleiten lassen. Betrachten wir noch einmal Herrn DAHLs Beweisführung. Erstens: Die Tatsache der Entwicklung einer experimentellen Hypertension durch Salzüberfütterung. Dieser Hochdrucktyp ist schwer zu erzeugen, wie aus der beachtlichen Anzahl von Tieren, die nach seinen eigenen Angaben nicht reagieren, hervorgeht. Ich glaube, die Versagerquote lag bei 20—30%. Dr. WELLER von der University of Michigan gelang es nicht, bei Ratten selbst nach mehrjähriger Salzfütterung eine Hypertension zu erzeugen. Ich stelle nicht in Abrede, daß es möglich ist, eine solche Hypertension hervorzurufen, aber ich möchte betonen, daß es schwierig ist und daß diese Schwierigkeiten die Theorie nicht sehr attraktiv erscheinen lassen. Außerdem wurde oft mitgeteilt, daß Salzfütterung bei experimenteller Hypertension anderer Genese den Zustand nicht verschlimmert.

Was den vermehrten Salzappetit von Hochdruckpatienten betrifft, von dem Herr DAHL sprach, so haben Sie bereits gehört, daß MIALL und OLDHAM das Gegenteil fanden. Allerdings war in ihrem Material das Vorkommen einer echten Hypertension nur gering. Eine sehr sorgfältige Untersuchung wurde in Michigan unter der Leitung von Dr. WELLER durchgeführt: Hypertensive und normotone Personen wurden über ihre „Salzgewohnheiten" befragt; zwischen beiden Gruppen ergab sich kein Unterschied. Ich glaube, eine Untersuchung von Dr. RODBARD in Buffalo war ebenfalls ergebnislos. Wenn man Salzzufuhr und Hypertension korrelieren will, sollte man die Salzausscheidung im Urin messen. Soviel ich weiß, ergab in dieser Hinsicht bisher keine Untersuchung eine signifikante Differenz zwischen Hypertonikern und Normotonikern.

Herr DAHL hat betont, daß eine hohe Salzzufuhr nur bei einem genetisch prädisponierten Individuum zur Hypertension führt. Dies könnte die Beobachtungen erklären, die MOSER und ich auf den Bahamas bei einer Gruppe von Familien mit partieller Inzucht machten: Alle wiesen eine hohe Salzzufuhr und Salzausscheidung auf, das Vorkommen von Hypertension war jedoch verschieden. Ich möchte annehmen, daß bei jeder der von Herrn DAHL untersuchten Gruppen in Japan oder anderen Ländern die Salzaufnahme großen Schwankungen unterworfen ist und daß somit die Mittelwerte kaum verwertet werden können; nach seinen Kriterien bestand bei allen Gruppen ein excessiv hoher Salzverbrauch. Daher kann die offensichtliche Häufigkeit der Hypertension auch durch rassebedingte und andere Faktoren bedingt sein, die die Voraussetzungen für die Wirkung einer hohen Salzzufuhr schaffen. Was wir benötigen, sind Zahlen für ein Gebiet mit hoher genetisch und rassisch bedingter Prädisposition und niedriger (vielleicht weniger als 5 g täglich?) Salzausscheidung. Ich denke dabei an Untersuchungen auf verschiedenen karibischen Inseln (möglicherweise können Dr. CORCORANs Ergebnisse auf St. Kitt weiterführen), aber ich möchte vor Gebieten mit primitiven Einwohnern warnen, die einen hohen Befall an Infektionskrankheiten aufweisen, da solche Begleiterkrankungen die Verbreitung der Hypertonie reduzieren können.

Abschließend meine ich, daß die interessante Hypothese von Herrn DAHL zwar bestechend einfach erscheint, aber noch vollständig unbewiesen ist.

DAHL: Herr HOOBLER schnitt viele wichtige Fragen an. Ich hoffe, es war mir möglich, sie so schnell zu notieren, wie er sie vorbrachte.

Er stellte zur Diskussion, ob die Unterschiede in der Häufigkeit der Hypertonie in den verschiedenen von uns untersuchten Bevölkerungsgruppen nicht mehr durch rassenabhängige Faktoren als durch die Verschiedenartigkeit der Salzaufnahme bedingt sein könnten. Ich gebe zu, daß die relative Bedeutung dieser beiden Variablen klarer herauskäme, wenn Untersuchungen an einer genetisch homogenen Population vorgenommen werden könnten, von der ein bestimmter Anteil einen hohen, ein anderer einen niedrigen Salzverbrauch hat. Ich habe aber nirgends eine solche ideale Situation gefunden. Ich hoffte, daß ich in Japan eine isolierte Gruppe mit niedrigem Salzkonsum finden würde, aber die Nachfragen bei vielen japanischen Freunden ergaben, daß eine solche Population nicht existiert. Deshalb haben wir als Ersatz für diese ideale Situation Gruppen untersucht, bei denen die durchschnittliche Salzaufnahme beträchtlich variiert. Es wurden Gemeinden mit niedrigem Salzverbrauch gesucht, bei denen eine Hypertension häufig vorkommt, und umgekehrt. Allerdings ließen sich solche bis jetzt noch nicht finden.

Ich kann leider nicht viel zu Herrn SCHROEDERs These über die Beziehungen zwischen Cadmiumaufnahme und Hochdruckhäufigkeit bei den Japanern sagen. Ich möchte nur anführen — und das kann durchaus ein

Vorurteil sein —, daß vieles dafür spricht, daß Natrium eine weit größere Rolle als Cadmium spielt; aber ich lasse mich gern vom Gegenteil überzeugen.

Ob Hochdruckpatienten ein stärkerer Salzappetit angeboren ist oder nicht, kann ich nicht sagen. Wir untersuchten die Empfindlichkeit gegenüber Salz-Geschmack bei Hypertonikern und bei Personen mit normalem Blutdruck vor und nach Salzentzug, konnten aber keine Differenzen finden. Es ist trotzdem möglich, daß bei bestimmten Menschen feinere Unterschiede bestehen, die zu einem stärkeren Salzappetit als bei anderen führen. Obwohl wir mit der langfristigen und strengen diätetischen Salzeinschränkung sehr große Erfahrungen haben, fanden wir keinen Hinweis, daß es für Hypertoniker beschwerlicher ist, Salz als Gewürz zu entbehren, als für Normotoniker. Ob die hohe Salzzufuhr Ursache oder Folge der Erkrankung ist, ist eine Frage, die schon vielfach und mit Recht gestellt wurde; aber es gibt darauf keine eindeutige Antwort. Wenn sie die Folge wäre, hätte man bei Hypertonikern mehr subjektives Unbehagen bei einer Salzeinschränkung zu erwarten als bei Normotonikern. Dies ist nicht der Fall. Hochdruckpatienten scheiden, wenn die Salzzufuhr in der Diät eingeschränkt ist, im Urin keine größeren Salzmengen aus, so daß bei ihnen auch nicht die Notwendigkeit einer vermehrten Zufuhr besteht. Schließlich zeigt die Tatsache, daß eine Hypertension experimentell durch reichliche Salzfütterung erzeugt werden kann, daß zumindest beim Tier das Salz die Ursache und nicht die Folge der Erkrankung ist.

Daß man bei Ratten durch Salzfütterung eine experimentelle Hypertension erzeugen kann, ist eine feststehende Tatsache. Ich habe diese Methode in der einen oder anderen Form seit 1951 angewandt und verfüge zur Zeit über 5 oder 6 Stämme von Ratten mit Hypertension infolge Salzfütterung. Wenn jemand — zumindest bei dieser Tierart — nicht in der Lage ist, eine Hypertension zu erzeugen, dann bedeutet dies für mich, daß er nicht lange genug oder nur ungenügend Salz verabreicht hat.

Taquini: Darf ich etwas fragen? Entwickelten diese Ratten Veränderungen an den Nierengefäßen?

Dahl: Nein.

Hoobler: Ist die Häufigkeit der Hypertension bei den salzgefütterten Ratten 100%?

Dahl: Nein. Ich sagte 80%. Ich halte es übrigens vom theoretischen Standpunkt aus für wichtig, daß nicht alle Ratten nach überschüssiger Salzfütterung eine Hypertension entwickeln. Die gesamte Konzeption der LD_{50} beruht auf dem Unterschied in der Reaktion der einzelnen Organismen auf den gleichen Reiz. Ich kenne nicht ein krankheitserregendes Agens, das regelmäßig die Krankheit entstehen läßt, selbst bei genetisch homogenen Populationen nicht.

Herr Hoobler erwähnte, daß die durchschnittliche Salzzufuhr, die ich in meinen Kurven und Tabellen zeigte, kein echter Indikator für die übliche Salzzufuhr sei, da arithmetische Mittelwerte von sehr hohen oder niedrigen Einzelwerten beeinflußt werden können. In diesem Fall glaube ich das nicht. Bei unseren Untersuchungen in Brookhaven waren Mittelwerte und Medianwerte fast identisch. Bei den rund 300 Personen, die Fukuda in Nordjapan untersuchte, nahm keiner weniger als 5 g und nur 10 weniger als 10 g Salz zu sich. Tatsächlich verbrauchten etwa 250 dieser 300 Erwachsenen mehr als 20 g täglich. Dies ist nach meiner Erfahrung eine sehr hohe Salzaufnahme. Von den wenigen von uns untersuchten Eskimos aß nur eine Person — nämlich eine Frau im ersten Drittel der Schwangerschaft — 10 g Salz am Tag. 16 der restlichen 20 Eskimos nahmen 1—5 g Salz täglich zu sich. Bei den

Marshall-Insulanern lag der Medianwert nur geringfügig niedriger als der Durchschnittswert von 7 g täglich, obwohl die Befunde dort jetzt in zunehmendem Maße durch die „C“-Rationen, denen 2% NaCl zugesetzt ist, beeinflußt werden. Unsere Ergebnisse sprechen dafür, daß der übliche Salzverbrauch der nordjapanischen Bauern viel größer ist als der der Eskimos in Alaska, und daß sich beide signifikant von dem üblichen Konsum der männlichen Angestellten in Brookhaven unterscheiden.

Nun zu dem Problem, daß die toxische Grenze bei 5 g täglich liegt. Ich glaube, Sie beziehen sich auf eine unserer Arbeiten, die vor wenigen Jahren in „Nature“ erschien, nicht wahr? In dieser Publikation sagte ich voraus, daß in Gegenden mit einem Natriumverbrauch von mehr als 5 g täglich die Hypertension häufig sein und in Gebieten, wo man weniger als 2 g täglich zu sich nimmt, die Hypertonie selten vorkommen müßte. Ausgedrückt als Natriumchlorid entsprechen diesen 5 g Natrium etwa 12,5 g Kochsalz und 2 g Natrium etwa 5 g Kochsalz. Ich sehe nicht gern, daß mein Name mit einer fixierten Zahl wie 5 g — gleichgültig wovon — in Beziehung gebracht wird, wobei 4,9 g eine „gute“ Zahl und 5,1 g eine „schlechte“ Zahl darstellen soll. Wenn es eine Toxizitätsgrenze gibt — und ich sehe nun einmal Salz als eines der chronischen Gifte an —, glaube ich, daß dieser Grenzwert sowohl durch genetische als auch durch Umwelt-Faktoren modifiziert werden kann — zum Beispiel durch die Kaliumzufuhr.

Der Einwand, daß wir bisher die Wechselwirkung zwischen genetisch bedingter Empfindlichkeit und Salz nicht berücksichtigt hätten, ist nicht richtig. In unserer ersten Publikation über dieses Thema aus dem Jahre 1954 machten wir darauf aufmerksam, daß die Empfindlichkeit der Gewebe gegenüber der Wirkung des Salzes angeboren sein könnte. Ich habe dies ausführlich in meinem Vortrag auf diesem Symposion dargelegt, weil offenbar manche Leute unser Interesse an der eventuellen Wechselwirkung zwischen der genetisch bedingten Empfindlichkeit und dem Salz nicht erkennen wollen.

Mach: Herr Dahl, wie denken Sie über die Relation von Natrium zu Kalium? Wir haben zum Beispiel in der Kempner-Diät neben einem niedrigen Proteinanteil einen niedrigen Natrium- und einen hohen Kaliumgehalt. Ich glaube, daß das Verhältnis von Natrium zu Kalium ebenfalls sehr wichtig ist.

Dahl: Zur Frage der eventuellen Bedeutung der Kalium/Natrium-Relation in der Diät: Ich glaube, es gibt Hinweise, daß sie von Bedeutung ist. Natriumarme Diäten sind meist reich an Kalium. Vor einigen Jahren gaben wir etwa einem halben Dutzend Patienten bei natriumarmer Kost zusätzlich Kalium, um zu sehen, ob man damit eine weitere Blutdrucksenkung erzielen kann. Dies war nicht der Fall. Ich war aber nicht überzeugt, daß Kalium keine Rolle spielen soll. Wie viele von Ihnen wissen, konnten Meneely und seine Arbeitsgruppe bei Ratten die toxischen Wirkungen von Salzgaben durch Verfütterung von Kaliumchlorid überzeugend abschwächen. Im Verlauf des letzten Jahres haben wir Patienten mit einer Zähleinrichtung zur Messung der Aktivität im ganzen Körper untersucht. Wir benutzten dabei Na^{22}, das wegen der Halbwertszeit von 2,6 Jahren eine sehr lange Beobachtungsperiode ermöglicht. Wir fanden, daß die biologische Halbwertszeit für Natrium durch Gaben verschiedener Kaliumsalze erheblich gesenkt werden kann.

Hood: Wenn man bei einer Hypertension den Patienten intensiv mit Flüssigkeit belastet, kann man nicht nur, wie dies in vielen Fällen nachgewiesen ist, eine von der Diurese abhängige Natriurese erzeugen, sondern auch gleichzeitig einen Anstieg der Ausscheidung von Chlorid, Ammoniak, Phosphat, Bicarbonat und der Gesamtosmolarität, während die Kaliumausscheidung im ganzen unbeeinflußt bleibt. Eine akute Blutdrucksenkung bewirkt einen parallelen Abfall der Ausscheidung der gleichen Ionen, während Kalium wieder völlig oder relativ unverändert bleibt. Diese Befunde wurden in etwa 25 Fällen erhoben. Was den Mechanismus betrifft, so haben wir die Beobachtung gemacht, daß in den Fällen, bei denen die intensive orale Hydratation Unbehagen und Erbrechen sowie einen geringen, aber vermutlich signifikanten Abfall der Filtrationsrate bewirkte, die Ausscheidung der Ionen selbst dann zurückging, wenn das Urinvolumen etwas zunahm.

Wir denken natürlich zur Erklärung an mechanische Faktoren und hauptsächlich an die erheblich gesteigerte glomeruläre Aktivität beim Hypertoniker. Wie von HOMER SMITH 1943 gezeigt wurde, scheidet die Hochdruckniere bei niedrigeren Plasmakonzentrationen als die normale Niere Glucose aus.

REUBI: Ich bin nicht sicher, ob Herrn HOODs Bemerkung auf die Befunde von Herrn COTTIER zutrifft. Wenn man einen Ganglienblocker gibt, senkt man die glomeruläre Filtration abrupt — nicht nur den Blutdruck. Der zweite Punkt ist, daß ich nicht verstehe, wie Sie die Hypernatriurese bei Hochdruckpatienten mit dem Grad der glomerulär-tubulären Streuung in Zusammenhang bringen wollen. Die Existenz zweier verschiedener Nephron-Populationen für die Glucose-Resorption wurde bei vielen renalen Erkrankungen ohne Hypertension nachgewiesen.

HOOD: Nach erheblicher Flüssigkeitsbelastung beobachteten wir einen gleichzeitigen und parallelen Anstieg der Ionen-Ausscheidung, während das Glomerulus-Filtrat unverändert oder erhöht war. In der vorhin gezeigten Abbildung, die die Wirkung eines Ganglienblockers darstellte, wies ich besonders auf den rechten Teil hin, in welchem die Inulin- und PAH-Clearances nach einem anfänglichen Abfall wieder auf Werte angestiegen waren, die leicht über den Ausgangswerten lagen. Die Ausscheidung aller Ionen, mit Ausnahme des Kaliums und bis zu einem gewissen Grade auch des Phosphates, war immer noch deutlich und parallel verringert.

FREIS: Es ist interessant, daß eine Hypernatriurese bei Hochdruckpatienten nicht nur nach Natriumbelastung zustande kommt, sondern auch nach Infusion von Mannitol oder 5%iger Glucoselösung nach oraler Verabreichung von Wasser oder Bier beobachtet werden kann. BALDWIN hat ferner gezeigt, daß eine normotensive Versuchsperson ebenfalls mit Natriurese reagiert, wenn die Infusion hypertonischer Kochsalzlösung über mehrere Stunden fortgesetzt wird. Es wurde bei Normalpersonen ebenfalls nachgewiesen, daß eine massive orale Wasserbelastung eine Verzögerung der Natriumausscheidung bewirkt und daß eine Vorbehandlung mit Cortison auch bei normalem Blutdruck die Natriumausscheidung verstärkt. Diese Beobachtungen führen zu der Annahme, daß man bei Normotonikern eine größere Auffüllung des Plasma- und/oder des gesamten extracellulären Raums benötigt, um eine Natriurese zu erzielen. Aus den Untersuchungen von Herrn COTTIER und auch von anderen geht eindeutig hervor, daß das extracelluläre Flüssigkeitsvolumen bei unkomplizierter Hypertension normal ist. BALDWIN schließlich hat gezeigt, daß die vermehrte Natriumausscheidung nach Salzbelastung bei Hypertonikern durch Vorbehandlung mit natriumarmer Diät, die das Plasmavolumen reduziert, aufgehoben werden kann.

Diese verschiedenen Beobachtungen ergeben, daß das Phänomen der gesteigerten Natriumausscheidung bei Hochdruckpatienten in irgendeiner Weise mit einer Störung des Verhältnisses von Blutvolumen zu Gefäßkapazität zusammenhängt. Da bei der Hypertonie das Blutvolumen normal ist, setzt diese Hypothese voraus, daß die Gefäßkapazität beim Hochdruck relativ verringert ist. Ich weiß wohl, daß dies reine Spekulation ist, und ich möchte damit nicht behaupten, daß die vermehrte Natriurese Folge einer Stimulation der für die Aldosteron-Sekretion verantwortlichen „Volum-Rezeptoren" ist, zumal wir wissen, daß die Natriumkonservierung durch die Niere fast schlagartig nach einer Reduktion des Blutvolumens oder des Blutdruckes einsetzt. Der Befund, daß blutdrucksenkende Stoffe die Hypernatriurese bei Hochdruckpatienten aufheben, spricht nicht gegen das Konzept einer Störung der Gefäßkapazität, da einige dieser Wirkstoffe, insbesondere die Ganglienblocker, die periphere Gefäßkapazität vermehren können.

Taquini: Vor einigen Jahren unternahmen wir ähnliche Untersuchungen wie Herr Cottier und kamen hinsichtlich der Ausscheidung von Wasser und Elektrolyten bei Hochdruckpatienten zu den gleichen Schlußfolgerungen. Im letzten Jahr interessierten wir uns für den Einfluß der Hämodynamik auf die Ausscheidungsfunktion der Niere in verschiedenen Körperlagen. Wir untersuchten bei einer Gruppe von Hochdruckpatienten Herzminutenvolumen, renalen Blutstrom, glomeruläre Filtrationsrate und die Ausscheidung von Wasser und Elektrolyten nach 2 Std. im Liegen und nach 30 min in semi-vertikaler Position. In Übereinstimmung mit früheren Ergebnissen lag die Nierendurchblutung in den schweren Fällen unterhalb der Norm. Unabhängig von Änderungen des Herzminutenvolumens führte der Wechsel der Körperlage in die semi-vertikale Position in der Mehrzahl der Fälle zu einem weiteren Abfall und außerdem zu einem Rückgang der Natriumausscheidung. Da bei einigen Patienten gleichzeitig eine Verminderung der glomerulären Filtration eintrat, könnte der Abfall der Natriumausscheidung Folge eines verminderten Filtrats sein. Immerhin fiel nach dem Aufrichten die Filtrationsrate oft nicht ab, oder wenn sie abfiel, ging sie später auf die oder sogar über die Ausgangswerte zurück. Man kann daraus schließen, daß die Verminderung der Natriumausscheidung Folge einer verstärkten tubulären Resorption ist.

Wie Herr Cottier versuchten auch wir, den Rückgang der Natriumausscheidung mit dem renalen Gefäßwiderstand in Beziehung zu bringen. Wir konnten aber weder für die Initialwerte noch für die Werte der anschließenden Phase eine Korrelation zwischen den beiden Größen feststellen.

Der Abfall der Natriumausscheidung, der mit einer Verminderung des renalen Blutstromes einhergeht, während die Filtration erniedrigt ist oder überhaupt nicht verändert, wurde mit einem „skimming" des Plasmas infolge des Anstiegs der Filtrationsfraktion erklärt. Ein solcher Mechanismus scheint aber bei Hochdruckpatienten während des Lagewechsels nicht abzulaufen, da sich keine Beziehung zwischen der Filtrationsfraktion und dem Abfall der Natriumausscheidung aufstellen läßt.

Hoobler: Bevor der Eindruck entsteht, daß die von Herrn Cottier beschriebene vermehrte Ausscheidung von Salz mit den Volumenreceptoren oder einem hypothetischen endokrinen Faktor in Zusammenhang steht, möchte ich daran erinnern, daß der Perfusionsdruck in der Niere der wichtigste Faktor ist, der die renale Ausscheidung von Natrium und Wasser direkt beeinflußt und der deshalb beim Vergleich zwischen hypertonen und normalen Versuchspersonen eliminiert werden sollte. Der Howard-Test zeigt, daß der lokale Perfusionsdruck die Wasser- und Natriumausscheidung in der Niere mit vermindertem Perfusionsdruck determiniert. Bei Herrn COTTIERs Untersuchungen änderten schon geringe Schwankungen im Blutdruck, die kaum ausreichend sein dürften, sich auf das Körperwasser auszuwirken, die Natrium- und Wasserausscheidung. Obwohl es also zutrifft, daß die Volumen-Receptoren und endokrine Einflüsse sich ebenfalls auf die renalen Natrium-Transportmechanismen auswirken können, muß eine direkte Wirkung des Perfusionsdruckes auf die Nierenfunktion immer in Betracht gezogen werden.

Zu Herrn COTTIERs Annahme einer geringfügig gesteigerten Serum-Natrium-Konzentration nach Infusionen bei Patienten mit leichter Erhöhung des Blutdruckes muß ich sagen, daß weitere Untersuchungen, die Dr. WELLER in Michigan unter strengster Kontrolle der Methodik durchführte, keinen Beweis dafür lieferten, daß bei Hochdruckpatienten die Serum-Natrium-Konzentration erhöht ist. Ich möchte dies ausdrücklich hier feststellen, da weniger genaue Untersuchungen, die beim Symposion in Michigan mitgeteilt und in der Zeitschrift "Circulation" publiziert wurden, eine Differenz der Serum-Natriumkonzentration bei Hochdruckpatienten und Personen mit normalen Blutdruckwerten annehmen ließen.

PLATT: Es mag von Interesse sein, an die Experimente von VERNEY und WINTON zu erinnern, die um 1929 am Herz-Lungen-Nieren-Präparat zeigen konnten, daß die Salzausscheidung mit Änderungen im Perfusionsdruck variiert.

BROD: Herrn COTTIERs Angaben waren für mich von großem Interesse. Sie scheinen zu bestätigen, daß die Störungen im Salzstoffwechsel eine sekundäre Folge der Hypertension sind und nicht primär mit der Pathogenese der Erkrankung in Beziehung stehen. Wenn man versucht, dieses Phänomen zu deuten, so scheint der Patient mit Hypertonie auf eine Ausdehnung des extracellulären Flüssigkeitsvolumens schneller als eine normale Versuchsperson zu reagieren. In diesem Zusammenhang möchte ich Herrn COTTIER fragen, wie er den Unterschied zwischen seinem Befund eines normal großen extracellulären Flüssigkeitsvolumens und den Ergebnissen von COVIAN und BRAUN-MENÉNDEZ und JAROSOVÁ und Mitarbeitern erklärt, die bei dieser Erkrankung einen Anstieg des extracellulären Volumens gefunden hatten. Eine zweite Möglichkeit ergibt die Analyse unserer hämodynamischen Untersuchungen, die gestern erwähnt wurden, nämlich daß eine Blutverschiebung in die zentralen Gefäßgebiete stattfindet, wo die hypothetischen Volumen-Receptoren vermutet werden.

HILDEN: Die Ursache, warum bei Hochdruckpatienten mit eingeschränkter Nierenfunktion die Hypernatriurese weniger ausgesprochen ist, ist nicht klar. Ich meine jedoch, daß diese Patienten mit Normotonikern verglichen werden müssen, deren Nierenfunktion ähnlich stark eingeschränkt ist.

Die gesteigerte Natriumausscheidung der Hypertoniker nach Natriumbelastung ist nach meiner Auffassung sehr schwer zu erklären. Allerdings ist selbst die normale Reaktion auf eine Natriumbelastung keineswegs geklärt. Ich glaube, wir müssen unbedingt diese normale Reaktion besser verstehen, bevor wir zu erklären versuchen, was beim Hochdruck geschieht. Es könnte sein, daß wir es bei Hochdruckpatienten mit einer Änderung des Verhältnisses der Natriumresorption im proximalen und distalen Tubulus zu tun haben. In dieser Hinsicht wäre es aufschlußreich zu erfahren, wie Patienten mit primärem Hyperaldosteronismus auf eine Natriumbelastung reagieren.

SCHROEDER: Ich möchte Herrn COTTIER bitten, uns in absoluten Zahlen anzugeben, wieviel mehr Natrium von Patienten mit mittelschwerer Hypertension im Vergleich zu den normalen Kontrollen ausgeschieden wird, damit wir sie mit den Zahlen von Herrn DAHL vergleichen können. Es ist nämlich sehr wichtig zu entscheiden, ob Hochdruckpatienten deshalb mehr Salz essen als Menschen mit normalem Blutdruck, weil sie auf dem Weg über die Niere Salz verlieren, oder ob sie schon vor der Hypertension mehr Salz aßen, wie Herr DAHL meinte, und diese Gewohnheit dann beibehalten. Herr COTTIER, haben Sie dafür eine Erklärung? Wenn die Zunahme des Natriumchlorid-Gehaltes im Urin groß genug ist, um an die Zahlen von Herrn DAHL heranzukommen, könnten wir vielleicht eher eine Einigung darüber erzielen, ob der Salzverlust oder die Salzausscheidung die Ursache oder die Folge der Hypertension sind. Natürlich ist ein dauernder Salzverlust mit der Erhaltung der Gesundheit nicht zu vereinbaren, es sei denn, daß Konservierungsmechanismen wirksam werden, oder daß mehr Salz gegessen wird.

COTTIER: Wenn es Ihnen recht ist, beginne ich mit der Antwort auf die Frage von Herrn SCHROEDER: Wir haben in Dr. HOOBLERs Laboratorium in Ann Arbor (USA) und in Bern (Schweiz) die Ruhe-Natriumausscheidung bei Personen mit normalem Blutdruck und bei Hochdruckpatienten untersucht. Dabei ergaben sich folgende Unterschiede zwischen den Normalpersonen und der Gruppe mit mittelschwerer Hypertension („Salzausscheider"):

	Ann Arbor (USA)	*Bern (Schweiz)*
Normotoniker	6,2 mÄq/Std. (10 Pers.)	4,8 mÄq/Std. (10 Pers.)
Pat. mit mittelschwerer Hypertension	7,9 mÄq/Std. (14 Pers.)	7,8 mÄq/Std. (13 Pers.)
Differenz:	1,7 mÄq/Std.	3,0 mÄq/Std.

Wenn man diese Unterschiede auf 24 Std. berechnet — was allerdings nicht zulässig ist, da nur eine nächtliche 12-Std.-Urin-Portion gesammelt wurde — würde dies bedeuten, daß die Hochdruckpatienten in Ann Arbor 938 mg und die in Bern 1656 mg Natrium mehr als Normalpersonen ausgeschieden haben. Wegen der geringen Zahl der untersuchten Patienten können wir nichts über die statistische Signifikanz dieser Befunde aussagen. Es scheint aber, daß schon unter Ruhebedingungen bei Patienten mit mittelschwerer Hypertension eine stärkere Natriumausscheidung als bei Normotonikern vorliegt. Wenn man keine Unterscheidung der verschiedenen Hypertoniegrade vornehmen würde, ließen sich solche Differenzen der basalen Natriumausscheidung nicht auffinden. Vergleichende Untersuchungen bei einer gemischten Gruppe von Patienten mit Hypertension verschiedener Grade sind deshalb nicht das geeignete Vorgehen.

Es war für mich interessant zu hören, daß Herr HOOD auch eine vermehrte Ausscheidung von Bicarbonat und Ammoniak bei Hochdruckpatienten unter Diuresebedingungen festgestellt hat. Ich gebe zu, daß man versucht ist, eine höhere Geschwindigkeit des Urinflusses in den Tubuli teilweise für diese Ausscheidungsverhältnisse anzunehmen. Ob eine nicht meßbare Zunahme der Filtration, die die Natriurese beträchtlich steigern kann, solange der tubuläre Transport unverändert bleibt, dafür verantwortlich ist oder ob tatsächlich eine Steigerung der tubulären Rejektion vorliegt, ist sehr schwer zu entscheiden, da wir keine genauere Meßmethode für die glomeruläre Filtration als die Inulin-Clearance zur Verfügung haben.

Herr FREIS, ich weiß, daß es BALDWIN et al. [Am. J. Med. **24**, 893 (1958)] gelang, bei Normotonikern durch Verlängerung der Flüssigkeitsbelastung eine Hypernatriurese zu erzielen. Zweifellos kann man die Natriumausscheidung durch Ausdehnung des extracellulären Flüssigkeitsvolumens steigern. Es ist jedoch aufschlußreich, daß Hochdruckpatienten in gleichem Hydrationszustand mehr Natrium ausscheiden als Personen mit normalem Blutdruck. Die Ergebnisse von BALDWIN berechtigen nicht zu der Annahme, daß das extracelluläre Flüssigkeitsvolumen oder seine Änderungen der adäquate Stimulus für die Hypernatriurese bei Hochdruckpatienten sind. Wir konnten weder bei Hypertonie noch bei normalem Blutdruck eine Korrelation zwischen dem Inulin-Verteilungsraum und der Natriumausscheidung feststellen. Es müßte deshalb angenommen werden, daß die Volumen-Receptoren bei Hochdruck empfindlicher reagieren als bei normalem Blutdruck. Wir konnten in vorläufigen Versuchen nicht zeigen, daß diese Möglichkeit tatsächlich von Bedeutung ist.

Es besteht kein Zweifel, daß verschiedene Maßnahmen, wie die Verabreichung von Nebennierenrinden-Steroiden oder diätetische Faktoren, die Ausscheidung von Natrium beeinflussen können. Die Tatsache aber, daß sie die Natriumausscheidung ändern, berechtigt uns nicht zu der Annahme, daß sie für die Pathogenese der Hypernatriurese beim Hochdruck von primärer Bedeutung sind. Sie können ebenso gut nur konditionierende Faktoren darstellen.

Herr FREIS erwähnte die Abnahme der Gefäßkapazität als eine Störung, die möglicherweise für die Hypernatriurese verantwortlich sein könnte. Ich finde diesen Gedanken ebenfalls verlockend. Man könnte sich vorstellen, daß bei der Hypertonie insofern eine Umstellung der Hämodynamik eintritt, als das arterielle Volumen im Vergleich zur reduzierten arteriellen Gefäßkapazität ausgesprochen vermehrt ist. Bei Herzinsuffizienz, die zur Antinatriurese führt, ist dagegen das venöse System überfüllt und im arteriellen liegt eine relative Hypovolämie vor. Bei Berücksichtigung dieser Hypothese sollte man logischerweise in den Nieren nach den postulierten Volumen-Receptoren oder Baro-Receptoren suchen, die die Natriumausscheidung je nach der hämodynamischen Situation regulieren würden. Sonst wäre es nämlich schwer zu verstehen, warum die durchströmte isolierte und denervierte Niere so prompt mit einer Hypernatriurese reagiert, sobald der Perfusionsdruck zunimmt.

Herr HILDEN wollte wissen, wie die normale Versuchsperson im Überschuß zugeführtes Natrium ausscheidet. Bei unseren Patientengruppen mit normalem und erhöhtem Blutdruck konnten wir weder einen Unterschied im Anstieg der Plasma-Natriumkonzentration feststellen, noch im Ganzen eine meßbare Zunahme der glomerulären Filtration nachweisen, wenn wir von der Infusion mit isotonischer Salzlösung auf hypertonische (2,5%ige) übergingen. Daraus folgt, daß bei den verschiedenen Gruppen die Zunahme des tubulären Angebotes nicht meßbar differiert und doch die Natrium-Clearance bei mittelschwerer Hypertension erheblicher ansteigt. Wenn die tubuläre Natriumrejektion $\left(\frac{C_{Na} \cdot 100}{C_{In}}\right)$ Werte von 15% erreicht (normal 1—2%), dann ist es sicher naheliegend, daß eine Verminderung der tubulären Resorption zumindest unter den Bedingungen einer Natriumbelastung für die Hypernatriurese verantwortlich ist.

Herr HILDEN, es muß wohl eine bestimmte Zeit verstreichen, bis die Blutdruckerhöhung zu einer Hypernatriurese führt. Im Verlauf unserer Clearance-Untersuchung an Normotonikern, die nach Emotion einen leichten, aber deutlichen Anstieg des arteriellen Blutdruckes zeigten, fanden wir die Natriurese in normaler Größenordnung.

Patienten mit Connschem Syndrom zeigen ebenfalls eine hypernatriuretische Reaktion, wenn sie mit Natriumchlorid oder Mannitol belastet werden, wie DUSTAN, CORCORAN und PAGE [J. clin. Invest. **35**, 1357 (1956)] nachweisen konnten. Man kann sich fragen, ob die hypertoniebedingte Natriurese und Diurese einer der Faktoren sei, die bei primärem Aldosteronismus, der mit arterieller Hypertension einhergeht, die Ödembildung verhindern.

Nebennierenrindenfunktion und renale Pressor-Mechanismen bei experimenteller Hypertension

Von

F. Gross

Zahlreiche Befunde weisen darauf hin, daß die Nebennierenrinde bei verschiedenen Formen der experimentellen und der klinischen Hypertension eine maßgebende Rolle spielt, obwohl die vorliegenden Beobachtungen einander in verschiedener Hinsicht widersprechen. Wir wissen jedoch bisher nicht, in welcher Weise die Rindenhormone an der Pathogenese des chronischen Hochdruckes beteiligt sind. Die Gründe dafür liegen in der Hauptsache im Fehlen geeigneter Methoden für die Beurteilung der Funktion der Nebennierenrinde sowie in den meist nur kurzen Beobachtungsperioden, während denen die Ausscheidung von Rindenhormonen und deren Abbauprodukten im Harn bestimmt wird. Hinzu kommt, daß die Tätigkeit der Nebennierenrinde schon unter physiologischen Bedingungen so große Schwankungen aufweist, daß es schwer ist, eine Grenze zwischen normaler und pathologischer Funktion festzulegen. Ein weiterer Grund für das Scheitern der meisten Versuche, aus Tierexperimenten Rückschlüsse auf die Zusammenhänge zwischen Nebennierenrindenfunktion und Hochdruck zu ziehen, mag darin liegen, daß die Ratte als das am meisten verwendete Versuchstier sehr leicht auf zahlreiche Noxen und unter sehr verschiedenartigen Bedingungen mit einer chronischen Blutdrucksteigerung reagiert. Dies geht nicht nur aus der Tatsache hervor, daß sich bei der Ratte ein Hochdruck auch in Abwesenheit der Nebennieren entwickeln kann, sondern auch daraus, daß im Gegensatz zu anderen Tierarten die Überdosierung mit Rindenhormon zu chronischer Hypertension führt. Wir müssen daher sehr zurückhaltend sein, aus den Ergebnissen von Rattenexperimenten verallgemeinernde Schlußfolgerungen zu ziehen und können nicht ohne weiteres annehmen, daß Mechanismen oder Veränderungen, die sich an der Ratte nachweisen lassen, eine gleiche Bedeutung bei der menschlichen Erkrankung besitzen, sondern daß sie dabei möglicherweise keine Rolle spielen. In Anbetracht der Tatsache, daß die meisten unserer Untersuchungen, über die ich im folgenden berichten werde, an Ratten vorgenommen wurden, muß ich mich hüten, nicht in diesen Fehler zu verfallen.

Nachdem wir kürzlich in einer anderen Arbeit die Rolle der Nebennierenrinde bei der experimentellen Hypertension ausführlich dargestellt haben (*15*), kann ich mich im folgenden auf zwei Hauptgebiete beschränken:

I. Die Bedeutung der Corticoide für die kochsalzabhängigen Formen des experimentellen Hochdrucks, und

II. die Änderungen des Gehaltes von Renin und von anderen in der Niere vorhandenen Fermenten bei salzabhängigen Hochdruckformen sowie deren Beziehungen zur Funktion der Nebennierenrinde.

I. Nebennierenrindenhormone bei den salzabhängigen Formen der Hypertension

Bei der Ratte ruft Überdosierung von Cortexon und Kochsalz eine chronische Blutdruckerhöhung hervor, besonders wenn die Tiere einseitig nephrektomiert sind (*44*). Aldosteron in hohen Dosen kann ebenfalls einen Hochdruck auslösen, muß aber in relativ größeren Mengen gegeben werden, um einen vergleichbaren Blutdruckanstieg zu erzielen und führt auch dann nicht zu ähnlich schweren Nierenschädigungen, wie sie unter der Einwirkung einer Überdosierung von Cortexon auftreten (*27*). Kanadische Untersucher haben berichtet, daß schon sehr niedrige Dosen von Aldosteron eine hypertensive Wirkung besitzen (*16*, *32*), jedoch konnten diese Befunde von anderer Seite nicht bestätigt werden (*13*, *14*, *15*). Sowohl Cortexon als auch Aldosteron führen nur dann zum Hochdruck, wenn gleichzeitig große Mengen von Kochsalz gegeben werden (*18*). Unter der Einwirkung von Cortexon trinkt eine Ratte von 150—200 g Körpergewicht täglich ungefähr 100 ml einer 1%igen Kochsalzlösung, entsprechend 0,4 g Natrium pro Tier oder 2—2,5 g Natrium pro kg Körpergewicht. Der durch Cortexon ausgelöste Kochsalzhochdruck ist weitgehend spezifisch für die Ratte, da weder das Kaninchen noch die Katze oder der Hund auf dieses Rindenhormon mit chronischer Blutdrucksteigerung reagieren. Lediglich der Mensch weist in dieser Hinsicht eine Ähnlichkeit mit der Ratte auf, da hohe Dosen von Cortexon bei ihm ebenfalls einen Hochdruck hervorrufen, vorausgesetzt, daß nicht gleichzeitig die Salzzufuhr eingeschränkt ist. Wie hoch die Dosen von Aldosteron sein müssen, um eine vergleichbare Blutdrucksteigerung beim Menschen zu erzielen, ist bisher noch nicht anzugeben, jedoch ist auf Grund von Beobachtungen bei Patienten mit primärem Hyperaldosteronismus zu vermuten, daß hohe

Dosen von Aldosteron eine chronische Blutdrucksteigerung auslösen können.

Eine andere salzabhängige Form der Hypertension, die bisher nur bei der Ratte zu erzeugen war, ist der Nebennieren-Regenerationshochdruck, bei dem gleichzeitig mit der Gabe von 1%iger Kochsalzlösung als Trinkflüssigkeit die unilaterale Nephrektomie eine Voraussetzung für die Manifestierung ist (*47*, *48*). Am Hund gelang es nicht, durch ähnliche Maßnahmen einen vergleichbaren Blutdruckanstieg zu erzielen (*17*).

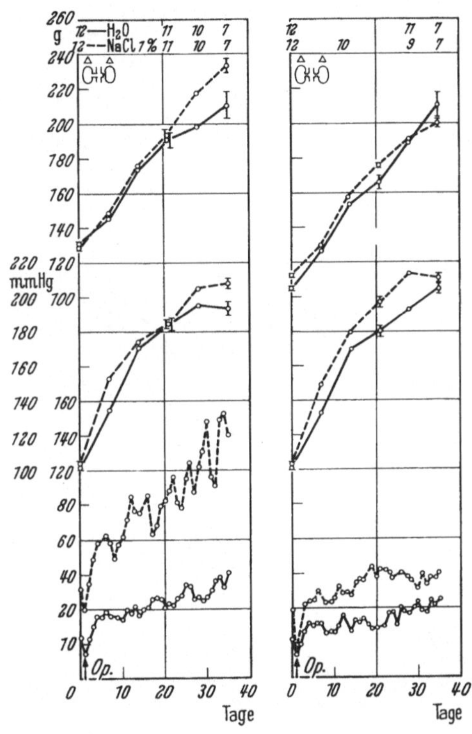

Abb. 1. Gewichtszunahme, Verhalten des Blutdrucks und Flüssigkeitsaufnahme nach einseitiger (linkes Bild) und doppelseitiger Klammerung der Nierenarterien. Ausgezogene Linien: Gruppen mit Wasser als Trinkflüssigkeit. Gestrichelte Linien: Gruppen mit 1%iger Kochsalzlösung als Trinkflüssigkeit. Von oben nach unten: Körpergewicht in g, Blutdruck in mm Hg, Flüssigkeitsaufnahme in g

Im Gegensatz dazu hängt die *renal bedingte Hypertension* der Ratte nicht von übermäßiger Kochsalz- bzw. Natriumaufnahme ab, und es ist für die Entwicklung dieser Form des Hochdruckes von sekundärer Bedeutung, ob die Tiere Wasser oder 1%ige-Kochsalzlösung als Trinkflüssigkeit erhalten (Abb. 1). Einseitige oder doppelseitige Drosselung der Nierenarterien und gleichzeitige Überdosierung mit Cortexon können zwar zu einem schnelleren Anstieg des Blutdruckes führen, gelegentlich auch zu etwas höheren Werten als alleinige Klammerung, jedoch kann die Kombination der beiden hochdruckauslösenden Mechanismen auch in niedrigeren Blutdruckwerten resultieren. Trotz geringerer Kochsalzaufnahme bei doppelseitiger Klammerung der Nierenarterien kann der Blutdruck dabei höhere Werte erreichen als bei Tieren, bei denen durch

Zugabe von Cortexon gleichzeitig die Salzaufnahme gesteigert ist. Bei Drosselung der Nierenarterien und gleichzeitiger Überdosierung von Cortexon nehmen die Tiere weniger Kochsalz auf als wenn lediglich Cortexon in Form von Tabletten implantiert wird (Abb. 2). Andererseits verhindert Verarmung an Natrium einen Druckanstieg, obwohl gleichzeitig die Zona glomerulosa der Nebennierenrinde hypertrophiert (*8*), so daß, wie aus anderen Untersuchungen hervorgeht, eine Steigerung der Aldosteronsekretion anzunehmen ist. Aus unseren Versuchen über den Einfluß hoher Dosen von Kochsalz auf die Entwicklung des renalen Hochdruckes der Ratte können wir schließen, daß unilaterale oder doppelseitige Klammerung der Nierenarterien den stärkeren pathogenen Reiz für die Entwicklung einer Hypertension darstellen, der, wenn überhaupt, durch gleichzeitige Überdosierung von Salz nur geringfügig verstärkt werden kann.

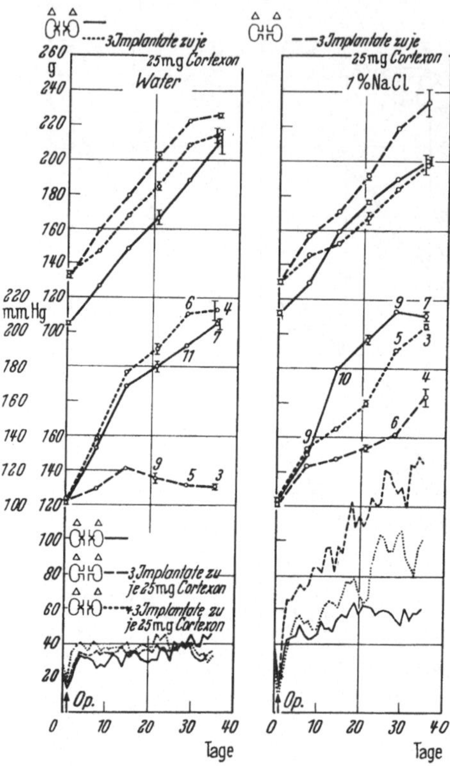

Abb. 2. Körpergewicht, Blutdruck und Flüssigkeitsaufnahme nach: a) beidseitiger Klammerung der Nierenarterien (ausgezogene Linien), b) Implantation von 3 Tabletten zu je 25 mg Cortexon-Acetat (gestrichelte Linien) und c) kombinierte Behandlung (punktierte Linien). Linke Seite: Wasser als Trinkflüssigkeit, rechte Seite: 1%ige Kochsalzlösung als Trinkflüssigkeit. Von oben nach unten: Körpergewicht in g, Blutdruck in mm Hg, Flüssigkeitsaufnahme in g. Die Zahlen an den Blutdruckkurven zeigen die Anzahl der Tiere an. Abnahme der Zahlen ist durch die Untersuchung der Nieren auf Renin-Gehalt während verschiedener Stadien des Experiments bedingt

II. Einfluß der Nebennierenfunktion auf den experimentellen Hochdruck

Während bei der Ratte Überdosierung mit Cortexon oder Aldosteron und Kochsalz zu Hypertension führt, unabhängig davon, ob die Nebennieren vorhanden sind oder nicht, ist für die *renale* Hypertension eine endogene Sekretion von Rindenhormonen von entscheidender

Bedeutung. Bei adrenalektomierten Ratten kann allerdings die einseitige oder doppelseitige Klammerung der Nierenarterien auch zu chronischem Blutdruckanstieg führen, vorausgesetzt daß genügend Cortexon oder Aldosteron gegeben wird, um eine schwere Rindeninsuffizienz zu verhindern. Wird Wasser als Trinkflüssigkeit gegeben, so liegt bei einseitiger Klammerung der Nierenarterie die Schwellendosis von Cortexonacetat für einen gut kompensierten Zustand bei 0,1 mg täglich. Wenn dagegen d,l-Aldosteron entweder in der relativ hohen Dosis von 0,1 mg täglich oder auch nur in einer Dosis von 0,02 mg gegeben wird, überleben die Tiere zwar, jedoch bleibt der Blutdruck nicht auf gleich hohen Werten wie vor der Adrenalektomie, sondern fällt mehr oder weniger langsam auf normale Werte ab (Abb. 3). Beim adrenalektomierten und gleichzeitig unilateral nephrektomierten Tier, das Wasser zu trinken erhält und bei dem die Arterie der verbliebenen Niere gedrosselt ist genügen 0,1 mg Cortexon täglich, um eine gleich starke Hypertension wie bei Ratten mit intakten Nebennieren hervorzurufen (*36*). Wird dagegen 1%ige Kochsalzlösung anstelle von Wasser zusammen mit einer täglichen Dosis von nur 0,025 mg Cortexonacetat gegeben, also einer Dosis, die an sich nicht genügt, um das adrenalektomierte Tier, das Wasser trinkt, in kompensiertem Zustand zu erhalten, so erreicht der Blutdruck zwar nicht gleich hohe Werte, wie bei täglicher Injektion von 0,1 mg Cortexon, jedoch entwickelt sich auch hier ein Blutdruckanstieg (*36*). Wenn andererseits nur eine 0,33%ige Kochsalzlösung gegeben wird, so reicht die Dosis von 0,025 mg Cortexonacetat nicht aus für die Lebenserhaltung, aber die überlebenden 50% der Tiere weisen eine geringgradige Hypertension auf. Es ist sogar möglich, bei der nebennierenlosen Ratte eine leichte Form der renalen Hyper-

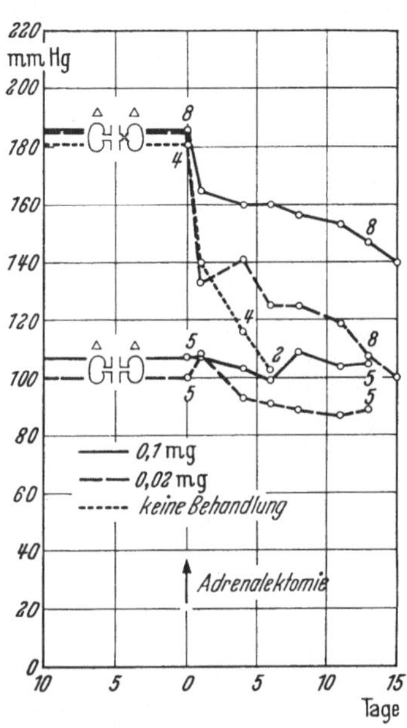

Abb. 3. Hypertonie, hervorgerufen durch einseitige Klammerung der Nierenarterie. Nach Entwicklung der Hypertonie wurden die Tiere adrenalektomiert und erhielten anschließend tägliche Injektionen von d,l-Aldosteron (0,1 mg und 0,02 mg). Aldosteron kann auch in hohen Dosen den Blutdruckabfall nicht verhindern

tension hervorzurufen, wenn lediglich eine 1 %ige Kochsalzlösung als Substitution für die fehlenden Nebennierenhormone gegeben wird (*11*, *12*). Außerdem kann ein bereits entwickelter Hochdruck nach Adrenalektomie durch 1 %ige Kochsalzlösung aufrechterhalten werden, obwohl die Entfernung der Nebennieren einen Rückgang der Salzaufnahme zur Folge hat (Abb. 4). Aus diesen Befunden ist zu schließen, daß sich zumindest bei der

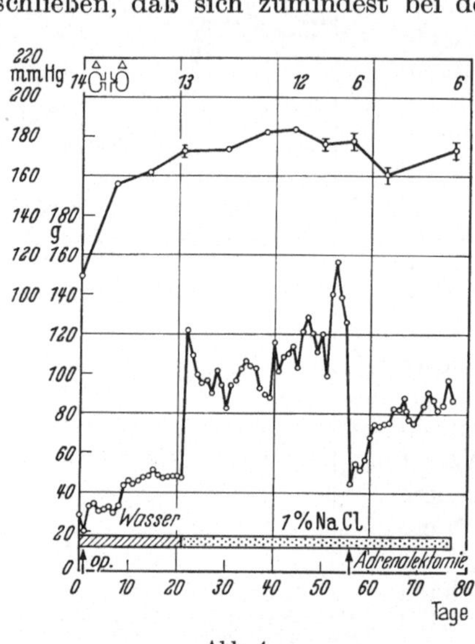

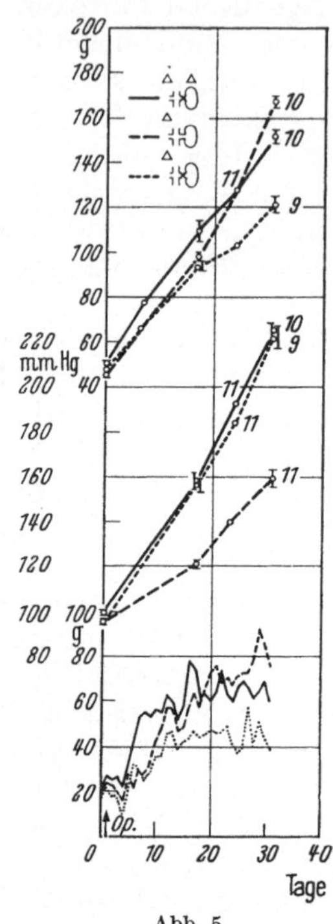

Abb. 4

Abb. 5

Abb. 4. Hypertonie, hervorgerufen durch einseitige Klammerung der Nierenarterie. Während der ersten 3 Wochen wurde Wasser, anschließend 1 %ige Kochsalzlösung als Trinkflüssigkeit gegeben. Nach 56 Tagen wurden die Tiere adrenalektomiert und erhielten anschließend keine Substitutionsbehandlung. Obere Kurve: Blutdruck in mm Hg, untere Kurve: Flüssigkeitsaufnahme in g. Abnahme der Zahl der Tiere (Zahlen am oberen Rand) ist durch die Untersuchung des Renin-Gehaltes der Nieren bedingt

Abb. 5. Vergleich und Kombination von renaler Hypertonie und Hochdruck infolge von Nebennieren-Regeneration bei der Ratte. Ausgezogene Linien: Klammerung der Nierenarterie und kontralaterale Nephrektomie; gestrichelte Linien: Regeneration nach Enucleation der Nebenniere; punktierte Linien: Kombination von Klammerung und Nebennieren-Regeneration. Alle Tiere erhielten 1 %ige Kochsalzlösung als Trinkflüssigkeit. Von oben nach unten: Körpergewicht in g, Blutdruck in mm Hg, Flüssigkeitsaufnahme in g

Ratte auch nach Adrenalektomie ein renaler Hochdruck entwickeln kann oder bestehen bleibt, sei es durch alleinige Gabe von Kochsalz, sei es durch Substitution mit einem salzretinierenden Corticoid. Die dabei notwendigen Hormonmengen sind im Hinblick auf die von der Rattennebenniere sezernierten Aldosteronmengen (*45*, *46*) nicht besonders hoch und liegen weit unterhalb der Dosen, die bei exogener Zufuhr von Cortexon oder Aldosteron erforderlich sind, um einen Hochdruck hervorzurufen. Andererseits genügt bei Tieren mit intakter Nebennierenfunktion, bei denen eine oder beide Nierenarterien gedrosselt sind, die endogene Produktion von Rindenhormonen, um einen gleich hohen Blutdruckanstieg zu erzielen wie bei exogener Überdosierung von Cortexon oder Aldosteron, ohne daß gleichzeitig übermäßig Salz zugeführt werden muß, das eine Voraussetzung für den durch Mineralocorticoide ausgelösten Hochdruck ist.

Die Aufrechterhaltung oder die Entwicklung eines renalen Hochdruckes beim adrenalektomierten Tier, das entweder mit kleinen Corticoiddosen oder lediglich mit Kochsalz behandelt wird, kann mit den Verhältnissen beim Nebennieren-Regenerationshochdruck verglichen werden, bei welchem die erhöhte Aufnahme von Kochsalz gleichzeitig mit einer verminderten Sekretion von Rindenhormonen (*2*, *48*) und zusätzlicher einseitiger Nephrektomie die Voraussetzung für die Entwicklung eines Hochdruckes ist. Bei der renalen Hypertension der Ratte kann der Nebennierenfaktor sogar vollständig fehlen, jedoch ist dabei die Nierenfunktion tiefgreifender gestört als bei der Nebennierenregeneration. Die vermehrte Aufnahme von Salz infolge der Adrenalektomie dürfte für den Blutdruckanstieg verantwortlich sein.

Werden die beiden Hypertensionsformen in der Weise kombiniert, daß beim einseitig nephrektomierten Tier mit regenerierendem Nebennierenrest eine Klammer an die Arterie der zurückgebliebenen Niere angelegt wird, so ist der daraus resultierende Hochdruck nicht schwerer als bei Tieren mit einfacher renaler Hypertension (Abb. 5).

Die Tatsache, daß sich ein renaler Hochdruck bei der Ratte auch bei Fehlen der Nebennieren entwickeln kann, bedeutet nicht, daß die Rindenhormone bei anderen Tierarten, bei denen ein Ersatz der lebenswichtigen Rindenfunktion durch alleinige Gabe von Salz nicht gelingt, ohne Bedeutung für die Pathogenese der Hypertension sind. Es kann daraus lediglich der Schluß gezogen werden, daß die natriumretinierenden Rindenhormone die Hochdruckentstehung begünstigen, und daß sich diese Hormone bei der Ratte durch Zufuhr genügender Mengen von Salz ersetzen lassen.

III. Renaler Pressor-Mechanismus

Nach der heutigen Auffassung ist der renale Pressor-Mechanismus gleichbedeutend mit dem Renin-Angiotensin-System, von dem allerdings chemisch nur das Reaktionsprodukt Angiotensin definiert ist, während weder das Enzym noch das Substrat bisher isoliert oder in reiner Form dargestellt wurden. Unsere Kenntnisse über das oder die in der Niere vorhandenen blutdrucksteigernden Prinzipien sind somit beschränkt, und das Verständnis und die Interpretation neuer Befunde sind sowohl durch die ungenügende chemische Charakterisierung dieser Substanzen behindert als auch durch das Fehlen geeigneter Methoden für deren biologische Auswertung. Einleitend zu den im folgenden diskutierten Änderungen des Reningehaltes der Niere ist darauf hinzuweisen, daß Angaben über die in einer Drüse vorhandene Menge ihres Sekretionsproduktes keine direkten Schlußfolgerungen auf dessen Bildung und Abgabe erlauben und auch nichts über seinen Stoffwechsel aussagen. Es ist daher große Zurückhaltung bei der Deutung der bei diesen Untersuchungen gewonnenen Resultate angezeigt.

1. Reningehalt der Nieren

a) *Bei Überdosierung mit salzretinierenden Corticoiden.* Untersuchungen über die Änderungen, welchen die Konzentration von pressorischen Substanzen in den Nieren unter verschiedenen Versuchsbedingungen unterliegt, haben vor allem die Tatsache zu berücksichtigen, daß der heute als Renin definierte Stoff ein Bestandteil der intakten Niere ist. Vieles spricht dafür, daß diese Substanz „in Zellen, die in oder sehr nahe dem Glomerulus gelegen sind", entsteht (*3, 4, 39*), und daß die Granula, die sich mit Hilfe einer speziellen Färbetechnik in den juxtaglomerulären Zellen des Vas afferens nachweisen lassen, eng mit dem morphologischen Substrat von Renin verbunden sind (*6, 7, 40, 41, 42, 54*). In früheren Untersuchungen konnten wir zeigen, daß die Menge von Renin, die aus der Niere extrahierbar ist, in umgekehrtem Verhältnis zur Salzaufnahme oder genauer zur Natriumaufnahme steht (*25, 28*). Unter der Überdosierung von Cortexon verschwindet das Renin innerhalb von 2–3 Wochen aus den Nieren, aber nur, wenn entweder eine 1%ige Kochsalzlösung als Trinkflüssigkeit gegeben oder genügend Salz in der Nahrung zugeführt wird. Erhalten die Tiere dagegen eine natriumarme Diät und Wasser als Trinkflüssigkeit, so beeinflußt Cortexon die Reninkonzentration nicht. Die Abnahme des Reningehaltes ist ein reversibler Vorgang, und nach Absetzen von Cortexon und gleichzeitigem Ersatz der Kochsalzlösung durch Wasser nimmt die Konzentration von Renin wieder zu (*28*). Überdosierung von Aldosteron führt zum gleichen Ergebnis wie Cortexon, und auch durch Gabe großer Kochsalzmengen gelingt es, ohne gleichzeitige Hormonzufuhr eine Abnahme von Renin in den Nieren hervorzurufen, obwohl dafür eine längere Behandlungsdauer erforderlich ist, als bei gleichzeitiger Gabe eines salzretinierenden Corticoids (*28*). Das Verschwinden von Renin aus der Niere geht mit einer gesteigerten Empfindlichkeit des Tieres gegenüber injiziertem Renin oder Nierenextrakten einher, die der gesteigerten Reaktion gegenüber Renin nach doppelseitiger Nephrektomie vergleichbar ist (*22*).

Überdosierung mit Cortisol oder verwandten Corticoiden, die bei der Ratte ebenfalls zu Hypertonie führt, beeinflußt den Reningehalt in der Niere nicht, unabhängig davon, ob die Tiere Wasser oder Kochsalzlösung zum Trinken erhalten.

b) *Bei Nebenniereninsuffizienz.* Nach Adrenalektomie steigt die Reninkonzentration in der Niere an (*26*), und gleichzeitig ist eine Verminderung der Empfindlichkeit gegenüber injiziertem Renin zu beobachten. Es ist anzunehmen, daß diese Zunahme des Reningehaltes eine Folge des Kochsalzverlustes nach Adrenalektomie darstellt. Werden dagegen beim adrenalektomierten Tier zusätzlich noch die Nieren entfernt, so ist auch bei diesem die Reaktion auf injiziertes Renin verstärkt und verlängert, und zwar in ähnlicher Weise wie beim nephrektomierten Tier mit normaler Nebennierenfunktion (*26*).

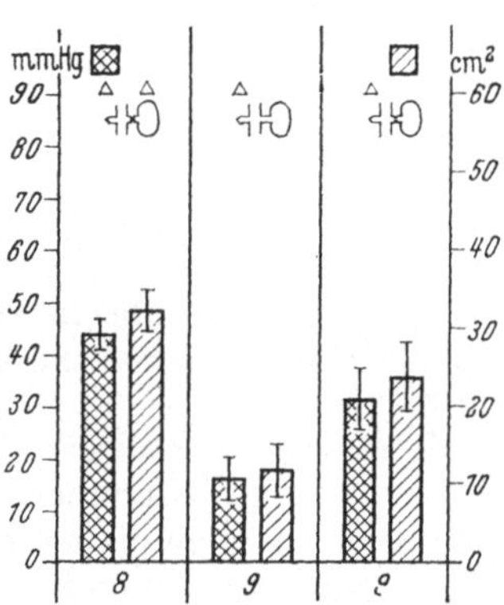

Abb. 6. Vergleich des Renin-Gehaltes der Nieren nach Klammerung einer Nierenarterie und kontralateraler Nephrektomie (links), Nebennieren-Regeneration (Mitte), Kombination von Klammerung und Nebennieren-Regeneration (rechts). Linke Ordinate: maximale Druckreaktion der nephrektomierten Testtiere, rechte Ordinate: Fläche unter der Druckkurve der nephrektomierten Testtiere in cm² während 30′. (Gleiche Tiere wie in Abb. 5)

c) *Hochdruck bei Nebennierenregeneration.* Bei der Hypertension infolge Nebennierenregeneration nimmt Renin in der Niere in ähnlicher Weise ab wie beim Cortexonhochdruck (Abb. 6). Dabei sezerniert die regenerierende Nebenniere keineswegs vermehrt Aldosteron oder Corticosteron, sondern es kommt sogar nach der subtotalen Adrenalektomie während 1—2 Wochen zu einer vorübergehenden Nebenniereninsuffizienz (*17*, *34*, *35*). Da weder die einseitige Nephrektomie, auch bei gleichzeitiger Gabe einer 1%igen Kochsalzlösung, noch diese Maßnahmen in Kombination mit Adrenalektomie einen Hochdruck oder eine Abnahme von Renin in den Nieren hervorrufen, so muß entweder die vorbergehende relative Nebenniereninsuffizienz (*34*) oder der Vorgang der Regeneration als solcher für die Hochdruckentstehung verantwortlich sein. Man könnte vermuten, daß während der Periode der partiellen Rindeninsuffizienz die Tiere vermehrt Salz aufnehmen und gleichzeitig eine erhöhte Empfindlichkeit gegenüber Kochsalz besitzen, und zwar sowohl als Folge der ungenügenden Sekretion von Corticosteron als auch auf Grund der einseitigen Nierenentfernung. Die daraus resultierende relative Überdosierung von Kochsalz ist dann eine Voraussetzung für die Entwicklung eines chronisch erhöhten Blutdruckes. Im Hinblick auf die Verminderung des Reningehaltes in der Niere und in Anbetracht der Tatsache, daß Kochsalzzufuhr und einseitige Nephrektomie für die Manifestierung eines chronisch erhöhten Blutdruckes erforderlich sind, gehört die Hypertension bei Nebennierenregeneration in die gleiche Gruppe des experimentellen Hochdruckes wie die durch Überdosierung von Cortexon oder Aldosteron hervorgerufene Form, obwohl die dabei im Organismus erreichten Konzentrationen von natriumretinierenden Corticoiden wesentlich höhere Werte aufweisen.

d) *Renaler Hochdruck.* Bei Ratten, bei denen entweder als Folge einseitiger Klammerung einer Nierenarterie oder Einkapselung einer Niere ein experimentell-renaler Hochdruck vorliegt, ist der Gehalt von Renin in der geklammerten Niere normal oder erhöht, während er in der kontralateralen Niere vermindert oder auf nicht meßbare Werte gesunken ist (*19*). Diese ungleiche Reninverteilung findet sich unabhängig davon, ob die Tiere Wasser oder 1%ige Kochsalzlösung zum Trinken erhalten (Abb. 7). Die ungeklammerte Niere verhält sich somit in bezug auf ihren Gehalt an Renin wie die Nieren bei den salzabhängigen Formen des Hochdruckes. Es ist daher nicht überraschend, daß nach Entfernung der Renin enthaltenden geklammerten Niere die Empfindlichkeit gegenüber injiziertem Renin in gleicher Weise erhöht ist wie bei Ratten mit Hochdruck infolge einer Überdosierung von Cortexon und Kochsalz (*21*). Bei gleichzeitiger Anwesenheit der geklammerten und der ungeklammerten Niere ist die Reaktion gegenüber injiziertem Renin wegen des Gehaltes der geklammerten Niere an endogenem Renin nicht verstärkt.

Bei Verminderung des Blutzuflusses zu beiden Nieren oder bei Klammerung der zurückbleibenden Niere nach einseitiger Nephrektomie kann der Reningehalt abnehmen, wenn die Tiere 1%ige Kochsalzlösung zum Trinken erhalten. Das einseitig nephrektomierte Tier, das Wasser trinkt, weist keinen Unterschied in der Reninkonzentration im Vergleich zu Tieren auf, bei denen beide Nierenarterien geklammert sind. Da es bei Klammerung beider

Nierenarterien unmöglich ist, den Blutzufluß zu beiden Nieren in völlig gleichem Ausmaß herabzusetzen, ergeben sich geringe

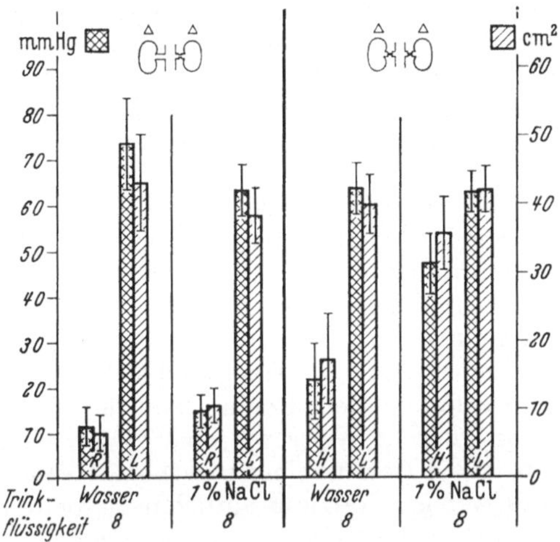

Abb. 7. Die pressorische Aktivität von Nieren nach einseitiger (linke Seite der Abbildung) oder beidseitiger Klammerung der Nierenarterie mit Wasser oder 1%iger Kochsalzlösung als Trinkflüssigkeit. Linke Säulen und Ordinate: maximale Druck-Reaktion. Rechte Säulen und Ordinate: Fläche unter der Druckkurve der nephrektomierten Testtiere während der ersten 30'. R.: rechte Niere; L.: linke Niere; H: schwerere Niere; L: leichtere Niere. (Gleiche Tiere wie in Abb. 1)

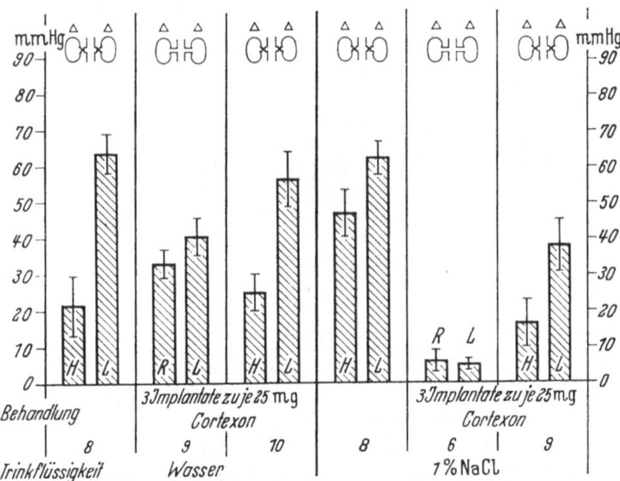

Abb. 8. Gehalt der rechten (R) und linken (L) Niere sowie der leichteren (L) und der schwereren (H) Niere an pressorischem Material bei Ratten, bei denen entweder die Nierenarterien geklammert sind oder die mit Cortexon oder beiden Maßnahmen behandelt sind. Linke Seite: Wasser als Trinkflüssigkeit, rechte Seite: 1%ige Kochsalzlösung als Trinkflüssigkeit. Ordinate: maximale Druck-Reaktion der Testtiere auf den Nierenextrakt. (Gleiche Tiere wie in Abb. 2)

Differenzen in der Durchblutung und im Gewicht der beiden Nieren. Dabei ist der Reningehalt der schwereren Niere in jedem Fall deutlicher vermindert als derjenige der leichteren, so daß eine geringgradigere Verminderung der Durchblutung die Abnahme von Renin begünstigt (Abb. 8). Dieser Befund läßt sich mit den Verhältnissen bei einseitiger Arteriendrosselung vergleichen, bei der der Unterschied in der Durchblutung beider Nieren maximal ist.

2. Die Bedeutung von Natrium

Um festzustellen, ob Natrium oder Chlor das verantwortliche Ion für das Verschwinden von Renin aus der Niere ist, führten wir Versuche mit verschiedenen anderen Salzen, wie Natriumbicarbonat und Ammoniumchlorid, durch, die zusammen mit hohen Dosen von Cortexon gegeben wurden. Dabei fand sich, daß eine 1,4%ige Natriumbicarbonatlösung den Reningehalt der Niere innerhalb von 3 Wochen in gleicher Weise wie eine 1%ige Kochsalzlösung herabsetzt, obwohl die Tiere weniger Bicarbonatlösung trinken und damit nicht nur weniger Natrium aufnehmen, sondern auch eine

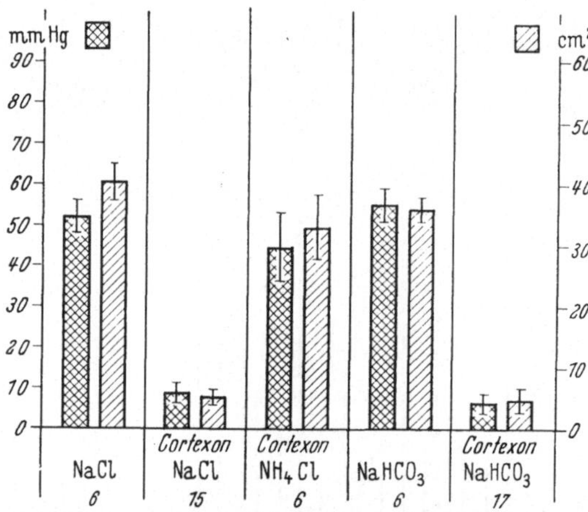

Abb. 9. Pressorische Wirkung von Nierenextrakten nach verschiedenen Behandlungsformen. Cortexon in Kombination mit NaCl oder $NaHCO_3$ führt zu einer Reduktion von Renin in den Nieren. Die Zahlen am unteren Rand geben die Anzahl der getesteten Tiere an

weniger schwere Hypertension aufweisen als mit Kochsalz behandelte Tiere (Abb. 9). Ammoniumchlorid beeinflußt weder den Reningehalt in den Nieren noch den Blutdruck. Aus diesen Ergebnissen ist zu schließen, daß erhöhte Zufuhr von Natrium und eine daraus resultierende Retention dieses Ions die Abnahme von Renin in der Niere begünstigen.

3. Beziehungen zwischen Reningehalt und Höhe des Blutdruckes

Die Verminderung des Reningehaltes in der Niere kann zwar, muß aber nicht unbedingt parallel mit der Entwicklung eines Hochdrucks gehen. Überdosierung mit Cortexon und Kochsalz führte bei allen von uns untersuchten Tierarten — Maus, Ratte, Kaninchen, Katze, Hund — zu einem Verschwinden von Renin aus den Nieren, unabhängig davon, ob gleichzeitig ein Hochdruck auftrat. Ratte und Kaninchen reagieren in gleicher Weise auf hohe Aldosterondosen (*23*, *27*). Bei Ratten mit einseitig geklammerten Nierenarterien beobachteten wir auch dann eine Verminderung des Reningehaltes in der ungeklammerten Niere, wenn kein Hochdruck vorlag. Ist dagegen die Nierenarterie zu stark gedrosselt, so daß es zu Atrophie oder sogar Nekrose der Niere kommt, so nimmt die Reninkonzentration auf der ungeklammerten Seite nicht ab. Diese fehlende Korrelation zwischen der Konzentration von Renin in den Nieren und der Höhe des Blutdruckes spricht gegen die Annahme (*52*, *55*), daß die ungleiche Verteilung von Renin, welche sich nach einseitiger Drosselung der Nierenarterie entwickelt, mit dem verschiedenen arteriellen Druck in beiden Nieren in Zusammenhang steht. Es ist auch unwahrscheinlich, daß Änderungen im systemischen Blutdruck direkt für Änderungen des Reningehaltes verantwortlich sind. Andererseits deutet die nur geringgradige Abnahme des Reningehaltes in den Nieren von Ratten, bei denen eine Nierenarterie gedrosselt und gleichzeitig Cortexon und Kochsalz gegeben wurde, darauf hin, daß der intrarenale Blutdruck nicht ohne Einfluß auf die Reninkonzentration ist.

IV. Beeinflussung anderer Enzyme in der Niere

Das Verschwinden von Renin aus der Niere ist nicht die einzige Änderung im enzymatischen Verhalten, die während oder als Folge einer Natriumretention zu beobachten ist. Zusammen mit Hess (*29*) fanden wir, daß die Aktivität der Glucose-6-phosphat-dehydrogenase in den Zellen der Macula densa bei Tieren mit Cortexon-Hochdruck erheblich vermindert ist, während sie im Zustand der Nebenniereninsuffizienz eine Steigerung aufweist. Außerdem konnten Hess und Pearse (*30*) zeigen, daß bei renalem Hochdruck infolge einseitiger Drosselung der Nierenarterie die Aktivität der Glucose-6-phosphat-dehydrogenase in der geklammerten Niere normal oder leicht erhöht ist, während sie in der kontralateralen Niere fast vollständig verschwindet. Dieses in der Macula densa nachgewiesene Enzym zeigt somit gleiche Schwankungen wie Renin. Eine Verminderung der Phosphatase-Konzentration in der ungeklammerten Niere wurde von PASQUALINO und BOURNE (*37*) beobachtet.

Vor kurzem konnten wir weiterhin nachweisen, daß die Aktivität der Glucose-6-phosphat-dehydrogenase in anderen Organen in ähnlicher Weise schwankt wie in der Niere. Unter Cortexon-Überdosierung und bei renalem Hochdruck ist das Ferment in den Epithelzellen der Speicheldrüsengänge ebenso vermindert wie in den Zellen der Macula densa (Abb. 10), und außerdem sind die kleinen

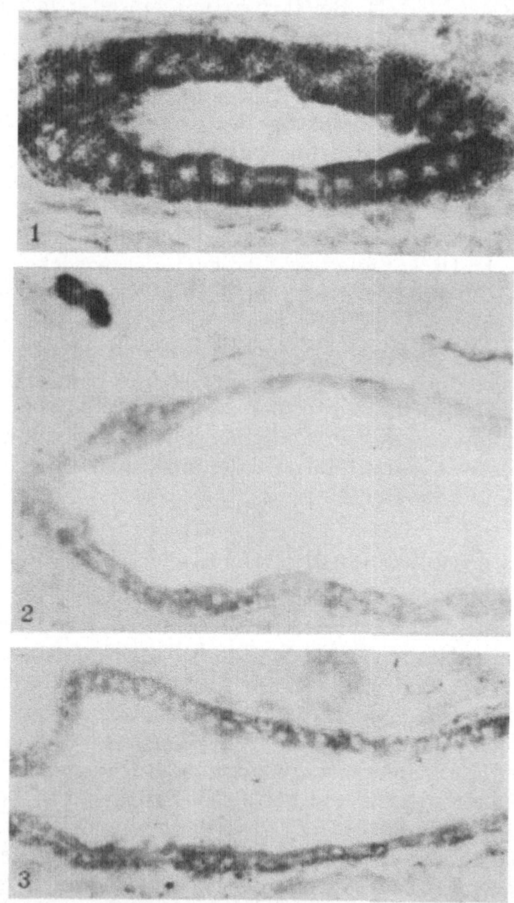

Abb. 10. Aktivität der Glucose-6-phosphat-dehydrogenase in den Epithelzellen eines Ausführungsganges der Gland. submaxillaris der intakten Ratte (1, oben). Die Aktivität ist nach Cortexon-Überdosierung (2, Mitte) und bei renaler Hypertension (3, unten) vermindert. Gleichzeitig tritt eine Abflachung des Epithels und eine Erweiterung des Lumens auf

und mittleren Ausfuhrgänge der Glandula submaxillaris ähnlich dilatiert und zeigen eine Abflachung des Epithels wie die distalen Nierentubuli bei Ratten mit Cortexon-Hochdruck (*20*).

Nach Adrenalektomie ist die Aktivität der Glucose-6-phosphatdehydrogenase in den Zellen der Speicheldrüsengänge zwar hoch, aber nicht eindeutig gegenüber der Norm verstärkt wie in den Zellen der Macula densa (*29*). Obwohl die Zusammenhänge zwischen dem Gehalt von Renin und den Änderungen dieses für die Oxydation von Hexose-monophosphat maßgebenden Fermentes nicht klar sind, ist es naheliegend, sie miteinander in Verbindung zu setzen.

V. Beziehungen zwischen Niere und Nebennierenrinde

Deane und Masson (*5*) konnten zeigen, daß die Injektion von Renin bei der Ratte zu morphologischen Veränderungen in der Zona glomerulosa der Nebennierenrinde führt, die für eine gesteigerte Aktivität sprechen. Neuerdings ließ sich nachweisen, daß bei der Ratte zwei Tage nach Drosselung einer Nierenarterie die Breite der Zona glomerulosa zunimmt (*37*). Es liegt daher die Vermutung nahe, daß Renin die Zona glomerulosa entweder direkt oder indirekt zur Produktion von Aldosteron anregt, welches dann seinerseits eine vermehrte tubuläre Rückresorption von Natrium hervorruft. Als eine Folge der sich daraus ergebenden Natrium-Retention nimmt normalerweise die Aldosteron-Sekretion ab, während umgekehrt bei einer Natrium-Verarmung die Sekretion des Hormons ansteigt. Beim adrenalektomierten Tier, das Natrium verliert, findet sich Renin im Überschuß in der Niere, aber es fehlt das Erfolgsorgan Nebennierenrinde, das durch Steigerung der Produktion von Aldosteron in der Lage wäre, die Natrium-Bilanz wieder auszugleichen (Abb. 11).

Drosselung einer Nierenarterie regt die Produktion von Renin in dieser Niere an, das seinerseits die Zona glomerulosa der Nebennierenrinde zu vermehrter Aldosteron-Sekretion stimuliert. Lediglich die kontralaterale, nicht geklammerte Niere ist jedoch in der Lage, darauf in zweckentsprechender Weise mit einer Verminderung der Renin-Sekretion zu reagieren, während die gedrosselte Niere weiterhin Renin in unveränderter Weise abgibt und dadurch die Zona glomerulosa ständig zur Produktion und Sekretion von Aldosteron anregt, so daß eine Anpassung an die gegebenen Bedingungen verhindert wird. Die an der Nierenarterie liegende Klammer ist somit verantwortlich für die Auslösung eines Circulus vitiosus, der, wenn er über eine längere Zeitspanne aufrechterhalten wird, schließlich zu manifesten pathologischen Veränderungen führt, die sich in erster Linie in einem chronisch erhöhten Blutdruck äußern. Die Annahme einer derartig-gestörten physiologischen Regulation macht es nicht erforderlich, als Ursache der Hypertension eine Aldosteron-Sekretion zu vermuten, die außerhalb des „normalen“ Bereiches liegt, sondern es genügt, daß die Nebennierenrinde die Fähigkeit verloren hat, sich den jeweils vorliegenden Bedingungen in optimaler Weise anzupassen.

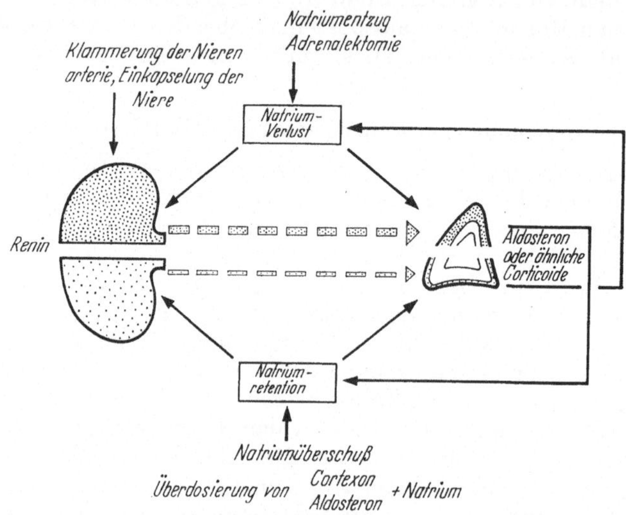

Abb. 11. Hypothetische Beziehungen zwischen der sekretorischen Aktivität der Niere und der Nebenniere bei der Regulation des Natriumstoffwechsels. Die Stärke der Schattierung der Niere (linke Seite) und der Nebennierenrinde (rechte Seite) zeigt den Gehalt an Renin bzw. Aldosteron an. Die Stärke der Pfeile von der Niere zur Nebenniere entspricht der relativen Intensität der stimulierenden Wirkung des Renins auf die Rinde. Die Sekretion von Aldosteron aus der stark stimulierten Rinde führt zur Natriumretention, während die reduzierte Sekretion einen Natriumverlust bewirkt. Der Effekt der Natriumretention, nämlich die Verringerung der Renin-Sekretion, ist in der geklammerten Niere blockiert

Diese Arbeitshypothese weist noch verschiedene Lücken auf. In Ergänzung zu den mitgeteilten Befunden lassen sich einige weitere Beobachtungen anführen, die für einen derartigen Mechanismus sprechen, jedoch stehen ihnen andere gegenüber, die nicht damit in Einklang zu bringen sind.

a) *Akute Änderungen der Reninkonzentration.* Um festzustellen, ob der Reningehalt der Niere akut auf Änderungen der Salzaufnahme anspricht, führten wir kurzfristige Versuche durch. Wird eine 0,9 %ige Kochsalzlösung mit einer Geschwindigkeit von 4 ml pro Stunde in eine Schwanzvene der Ratte während 6—16 Std.

infundiert, so nimmt der Reningehalt der Niere um etwa 30% ab, während eine in gleicher Weise gegebene Infusion von isotonischer Sucroselösung ohne Wirkung auf die Reninkonzentration ist (Abb. 12). Daraus geht hervor, daß die Zufuhr von Salz eine Möglichkeit darstellt, den Reningehalt der Niere herabzusetzen. Es war jedoch nicht möglich, auch bei Steigerung der Salzkonzentration auf 2% eine stärkere Abnahme der Reninkonzentration zu erzielen (*1*). Obwohl unsere Nachweismethode für Renin nur eine semiquantitative Auswertung erlaubt, können wir aus den Beobachtungen den Schluß ziehen, daß unter geeigneten experimentellen Bedingungen eine prompte Reduktion des Reningehaltes und wahrscheinlich auch der damit einhergehenden Sekretion dieses Fermentes zu erzielen ist. Dieses Verhalten würde mit einer regulatorischen Funktion von Renin übereinstimmen, die nicht direkt den Blutdruck betrifft. Ein endgültiger Beweis dieser Auffassung scheitert vorläufig daran, daß keine Methoden verfügbar sind, die eine fortlaufende Verfolgung der Sekretion von Renin erlauben.

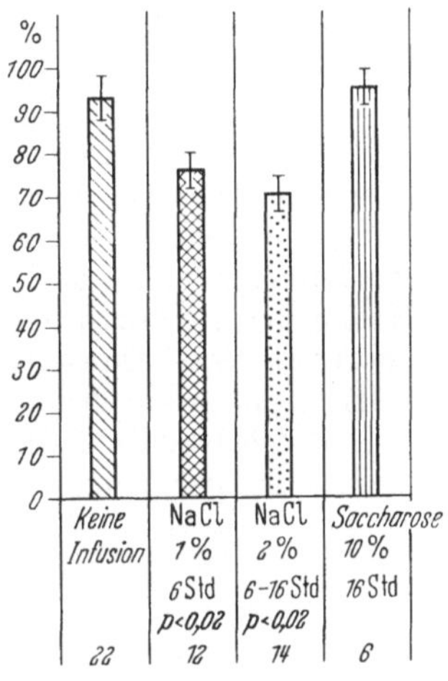

Abb. 12. Einfluß von Kochsalz- und Sucrose-Infusionen auf den Renin-Gehalt der Nieren bei nicht-anästhesierten Ratten. Ordinate: pressorische Aktivität, die aus Rattenplasma durch Nierenextrakte freigesetzt wird, ausgedrückt in % der Standarddosis von synthetischem Angiotensin (0,08 γ). Die Zahlen am unteren Rand geben die Anzahl der untersuchten Tiere an

Werden bei Ratten mit renaler Hypertension infolge einseitiger Drosselung der Nierenarterie die Nebennieren entfernt, so fällt der Blutdruck innerhalb von 3—6 Tagen zur Norm ab, und gleichzeitig entwickeln sich die Symptome einer schweren Nebenniereninsuffizienz (*43*). Zu diesem Zeitpunkt ist der Unterschied im Reningehalt der gedrosselten und der nicht gedrosselten Niere nicht mehr so deutlich wie vor der Adrenalektomie. Wird die Entwicklung einer Nebenniereninsuffizienz durch Gabe kleiner Dosen von Aldosteron verhindert, so fällt der Blutdruck langsamer ab, und die Differenz im Reningehalt zwischen gedrosselter und nicht gedrosselter Niere wird ebenfalls geringer, und zwar im wesentlichen als Folge einer Zunahme des Reningehaltes in der nicht gedrosselten Niere (*43*, *22*).

b) *Natrium-Retention bei experimentellem Hochdruck.* Verschiedene Untersucher haben gezeigt, daß bei Cortexon- und Aldosteron-

Hochdruck die Natrium-Konzentration vor allem im Skeletmuskel zunimmt, aber auch in der Aortenwand, in der gleichzeitig auch die Kalium-Konzentration ansteigt (*24*, *33*, *50*, *53*). Beim renalen Hochdruck werden ähnliche, aber nicht so ausgeprägte Elektrolytveränderungen in der Aorta gefunden (*49*). Nimmt man an, daß die Natrium-Retention einen gemeinsamen pathogenetischen Faktor für die besprochenen Formen der experimentellen Hypertension darstellt, so erhebt sich die Frage, wie die verhältnismäßig geringe Natrium-Aufnahme von Tieren mit renaler Hypertension mit den großen Mengen beim Cortexon-Kochsalz-Hochdruck in Einklang zu bringen sind. Bei beiden Hochdruckformen weichen die Werte für die Natrium-Konzentration in verschiedenen Geweben nicht wesentlich voneinander ab (*49*, *50*). Andererseits ist keine eindeutige endogene Mehrproduktion von Aldosteron oder anderen Rindenhormonen notwendig, um bei der Ratte einen renalen Hochdruck hervorzurufen. Im Gegenteil, sogar eine verminderte Sekretion von Aldosteron, wie sie bei Nebennierenregeneration auftritt, kann zu chronischer Erhöhung des Blutdruckes führen, ebenso wie Kochsalz allein, das in Abwesenheit der Nebennierenrinde eine genügende Noxe für die Hochdruckentstehung darstellen kann (*11*, *12*). Dieses komplizierte Bild spiegelt die Tatsache wider, daß bei der Ratte, die die Fähigkeit hat, Salz in großen Mengen aufzunehmen und auszuscheiden, in bezug auf die Blutdruckregulation Besonderheiten vorliegen, die sich bei anderen Tierarten nicht in dieser Form finden.

c) *Befunde, die gegen einen Einfluß von Renin auf die Nebenniere sprechen.* Ein wichtiger Befund, der nicht mit der Auffassung über die pathogene Bedeutung eines hypothetischen Renin-Aldosteron-Systems in Einklang steht, ist der prompte Abfall des Blutdruckes auf normale Werte nach Entfernung der gedrosselten Niere (*9*). Wenn Renin, welches von dieser Niere sezerniert wird, seinen Einfluß auf dem Wege über eine Anregung der Aldosteron-Sekretion ausüben würde, so dürfte der Blutdruckabfall nach Entfernung der Niere nicht rascher erfolgen als nach Herausnahme der Nebennieren. Die prompte Drucksenkung als Folge einer Wegnahme der geklammerten Nieren spricht dagegen dafür, daß ein durch diese Niere produzierter Stoff an der Pathogenese dieses Stadiums der Hypertension beteiligt ist (*10*).

Die Tatsache, daß sich ein Hochdruck auch in Abwesenheit der Nieren entwickeln kann, muß nicht bedeuten, daß die Niere bei der Pathogenese der Hypertension keine primäre Rolle spielt, sondern zeigt lediglich an, daß der Organismus auf verschiedene Noxen ähnlich reagieren kann.

Die Wirkungslosigkeit der Saluretica vom Typus des Chlorothiazid auf die experimentell-renale Hypertension ist ein weiteres wichtiges Argument gegen die primäre Bedeutung der Natrium-Retention für die Pathogenese dieser Form des Hochdrucks. Während Hydrochlorothiazid oder ähnliche Diuretica nicht nur die Entwicklung eines Cortexon-Salz-Hochdruckes verzögern, sondern auch einen bereits ausgebildeten Hochdruck zu senken vermögen, bleibt die renale Hypertension völlig unbeeinflußt. Obwohl anzunehmen ist, daß Hydrochlorothiazid die Retention von Natrium verhindert, tritt weder eine Verzögerung des Blutdruckanstieges noch eine Verminderung des erhöhten Blutdruckes auf. Dies gilt für die Ratte. Ähnliche Untersuchungen an anderen Tierarten, bei denen sich ein renaler Hochdruck hervorrufen läßt, sind uns bisher nicht bekannt geworden.

VI. Physiologische Bedeutung von Renin

Wenn wir versuchen, die verschiedenen heute vorliegenden Befunde mit unserer Arbeitshypothese in Einklang zu bringen, so werden die Widersprüche und Lücken unserer Kenntnisse deutlich, vor allem im Hinblick auf die Zusammenhänge zwischen den zahlreichen Einzelbeobachtungen. Die mögliche Rolle von Renin in der Pathogenese der Hypertension wurde bisher hauptsächlich im Hinblick auf die direkten blutdrucksteigernden Effekte untersucht, die entweder Renin selbst oder Angiotensin besitzen. Obwohl seit den Untersuchungen von PICKERING u. Mitarb. (*31*) bekannt ist, daß Renin die Nierenfunktion beeinflussen kann, blieben diese Beobachtungen meist unberücksichtigt zugunsten der direkten Wirkung von Renin auf den Blutdruck. Für die direkte Beteiligung von Renin an der Aufrechterhaltung eines Hochdruckes war jedoch bisher ebenso wenig ein Beweis zu erbringen wie für eine kontinuierliche Überproduktion dieses Stoffes bei der experimentell renalen oder der menschlichen Hypertension (*38*). Diese und andere Unstimmigkeiten haben zu zunehmenden Zweifeln über die Bedeutung, die dem Renin in der Pathogenese der Hypertension zukommt, geführt.

Die parallel gerichteten Änderungen der Glucose-6-phosphatdehydrogenase-Aktivität in den Zellen der Macula densa und den Epithelien der Speicheldrüsengänge sowie die ähnlichen morphologischen Veränderungen, die in diesen beiden Gangsystemen bei verschiedenen Formen der experimentellen Hypertension auftreten, zeigen, daß zwei verschiedene Organe, die am Transport bzw. der Sekretion von Natrium-Ionen beteiligt sind, in gleicher Weise auf Bedingungen reagieren, die den Natrium-Stoffwechsel entscheidend beeinflussen. Vergleicht man das Verschwinden von Renin und von Glucose-6-phosphat-dehydrogenase in der nicht geklammerten Niere mit der gleichen Reaktion, die nach Überdosierung eines salzretinierenden Hormons auftritt, und nimmt man an, daß die nicht geklammerte Niere in normaler und zweckentsprechender Weise einen störenden Vorgang beantwortet, der durch die an der anderen Niere angelegte Klammer hervorgerufen und aufrechterhalten wird, so kann man jetzt hinzufügen, daß auch andere am Natrium-Umsatz beteiligte Organe mit Veränderungen reagieren, die möglicherweise Ausdruck kompensatorischer Bemühungen sind, im Bestreben, einer Situation zu begegnen, die schließlich zu irreversiblen pathologischen Veränderungen führt.

Diese Auffassung, die Renin in Beziehung zum Natrium-Stoffwechsel setzt, macht es erforderlich, seine Stellung in der Pathogenese der Hypertension einer Revision zu unterziehen, und es ist wahrscheinlich, daß für verschiedene seit langem bekannte Beobachtungen eine neue Interpretation im Lichte der neuen Befunde erforderlich wird.

Schlußfolgerungen

Bei der Ratte kann ein experimentell renaler Hochdruck auch in Abwesenheit der Nebennieren ausgelöst und aufrechterhalten werden, wenn eine der folgenden Behandlungsmethoden angewendet wird:

a) Gabe von Erhaltungsdosen von Cortexon oder Aldosteron zusammen mit Wasser als Trinkflüssigkeit,

b) unterschwellige Erhaltungsdosen von Cortexon zusammen mit 1%iger Kochsalzlösung oder

c) 1%ige Kochsalzlösung allein.

Klammerung einer oder beider Nierenarterien und gleichzeitige Gabe von 1%iger Kochsalzlösung oder Cortexon steigert den Grad der Hypertension nicht wesentlich. Das gleiche gilt für den Hochdruck nach Nebennierenregeneration.

Überdosierung von Cortexon oder Aldosteron und Kochsalz führt zum Verschwinden von Renin aus den Nieren und zu einer Verminderung der Glucose-6-phosphat-dehydrogenase-Aktivität in der Macula densa. Die gleiche Reaktion findet sich nach einseitiger Klammerung einer Nierenarterie in der kontralateralen Niere. Die Glucose-6-phosphat-dehydrogenase-Aktivität in den Epithelzellen der Speicheldrüsengänge verhält sich gleich wie in den Zellen der Macula densa. Das Ferment wird in beiden Organen durch Änderungen des Natrium-Umsatzes in ähnlicher Weise beeinflußt.

Der Reningehalt der Nieren wird durch Änderungen der Natrium-Aufnahme in gleicher Weise verändert wie die Sekretion von Aldosteron. Es besteht eine umgekehrte Beziehung zwischen der Reninkonzentration in der Niere und dem Natrium-Gehalt des Organismus.

Es wird angenommen, daß Renin nicht wegen seiner direkten blutdrucksteigernden Wirkung im akuten Versuch, sondern auf Grund seiner Beteiligung an der Regulation des Natrium-Umsatzes eine Rolle bei der Pathogenese der experimentellen Hypertension spielt.

Herrn R. Doebelin danke ich für seine technische Hilfe bei den Tierversuchen.

Literatur

1. BERSET, J.: Diss. Bern, 1960.
2. BROGI, M. P., and C. PELLEGRINO: J. Physiol. (G. B.) **146,** 165 (1959).
3. COOK, W. F., and G. W. PICKERING: J. Physiol. (G. B.) **143,** 78 (1958).
4. COOK, W., D. B. GORDON, and W. S. PEART: J. Physiol. (G. B.) **135,** 46 P, 1957.
5. DEANE, H. W., and G. M. C. MASSON: J. Clin. Endocr. (U.S.A.) **11,** 193 (1951).
6. DUNIHUE, F. W.: Amer. J. Path. (U.S.A.) **23,** 906 (1947).
7. DUNIHUE, F. W.: Anat. Rec. (U.S.A.) **103,** 442 (1949).
8. EISENSTEIN, A. B.: Proc. Soc. Exper. Biol. Med. (U.S.A.) **101,** 850 (1959).
9. FLOYER, M. A.: Clin. Sc. (G. B.) **10,** 405 (1951).
10. FLOYER, M. A.: Clin. Sc. (G. B.) **14,** 163 (1955).
11. FREGLY, M. J.: Amer. J. Physiol. **191,** 542 (1957).
12. FREGLY, M. J.: Endocrinology (U.S.A.) **66,** 240 (1960).
13. FREGLY, M. J., and V. M. AREAN: Acta physiol. pharmacol. Neerl. 8, 162 (1959).
14. GAUNT, R., G. J. ULSAMER, and J. J. CHART: Arch. internat. pharmacodyn. thérap. (Belg.) **110,** 114 (1957).
15. GAUNT, R., F. GROSS, A. A. RENZI, and J. J. CHART: The adrenal cortex in hypertension (with particular reference to adrenal regeneration hypertension). Hypertension. Philadelphia 1959, p. 219.
16. GORNALL, A. G., H. M. GRUNDY, and C. J. KOLADICH: Canad. J. Biochem. Physiol. **38,** 43 (1960).
17. GROLLMAN, A.: The pathogenesis of „adrenal regeneration" hypertension. Endocrinology (U.S.A.) **63,** 460 (1958).
18. GROSS, F.: Naunyn-Schmiedebergs Arch. exper. Path. (D.) **232,** 161 (1957).
19. GROSS, F.: Klin. Wschr. (D.) **36,** 693 (1958).
20. GROSS, F., and R. HESS: Histochemical changes in the kidneys and in the salivary glands of rats with experimental hypertension. (Im Druck).
21. GROSS, F. und P. LICHTLEN: Naunyn-Schmiedebergs Arch. exper. Path. (D.) **233,** 323 (1958).
22. GROSS, F. and P. LICHTLEN: Proc. Soc. Exper. Biol. Med. (U.S.A.) **98,** 341 (1958).
23. GROSS, F. und H. SCHMIDT: Naunyn-Schmiedebergs Arch. exper. Path. (D.) **232,** 408 (1958).
24. GROSS, F. und H. SCHMIDT: Naunyn-Schmiedebergs Arch. exper. Path. (D.) **233,** 311 (1958).
25. GROSS, F. und F. SULSER: Naunyn-Schmiedebergs Arch. exper. Path. (D.) **229,** 374 (1956).
26. GROSS, F., und F. SULSER: Naunyn-Schmiedebergs Arch. exper. Path. (D.) **230,** 274 (1957).
27. GROSS, F., P. LOUSTALOT, and R. MEIER: Acta endocr. (Dän.) **26,** 417 (1957).
28. GROSS, F., P. LOUSTALOT und F. SULSER: Naunyn-Schmiedebergs Arch. exper. Path. (D.) **229,** 381 (1956).
29. HESS, R., and F. GROSS: Amer. J. Physiol. **197,** 869 (1959).
30. HESS, R., and A. G. E. PEARSE: Brit. J. Exper. Path. **40,** 243 (1959).
31. HUGHES-JONES, N. C., G. W. PICKERING, P. H. SANDERSON, H. SCARBOROUGH, and J. VANDENBROUCKE: J. Physiol. (G. B.) **109,** 288 (1949).

32. Kumar, D., A. E. D. Hall, R. Nakashima, and A. G. Gornall: Canad. J. Biochem. Physiol. **35**, 113 (1957).
33. Laramore, D. C., and A. Grollman: Amer. J. Physiol. **161**, 278 (1950).
34. Masson, G. M. C., and A. C. Corcoran: Arch. internat. pharmacodyn. thérap. (Belg.) **114**, 322 (1958).
35. Masson, G. M. C., S. B. Koritz, and F. G. Peron: Endocrinology (U.S.A.) **62**, 229 (1958).
36. Meier, R. und F. Gross: Im Druck.
37. Pasqualino, A., and G. H. Bourne: Nature (G. B.) **182**, 1426 (1958).
38. Peart, W. S.: Brit. Med. J. **1959/II**, 1353.
39. Peart, W. S., D. B. Gordon, W. F. Cook, and G. W. Pickering: Circulation (U.S.A.) **14**, 981 (1956).
40. Pitcock, J. A., and P. M. Hartroft: Amer. J. Path. **34**, 863 (1958).
41. Pitcock, J. A., and P. M. Hartroft: Fed. Proc. (U.S.A.) **18**, 500 (1959).
42. Pitcock, J. A., P. M. Hartroft, and L. N. Newmark: Proc. Soc. Exper. Biol. Med. (U.S.A.) **100**, 868 (1959).
43. Rondell, P.: Persönliche Mitteilung.
44. Selye, H., C. E. Hall, and E. M. Rowley: Canad. Med. Ass. J. **49**, 88 (1943).
45. Singer, B.: J. Endocr. (G. B.) **19**, 310 (1959).
46. Singer, B., and M. P. Stack-Dunne: J. Endocr. (G. B.) **12**, 130 (1955).
47. Skelton, F. R.: Proc. Soc. Exper. Biol. Med. (U.S.A.) **90**, 342 (1955).
48. Skelton, F. R.: Physiol. Rev. (U.S.A.) **39**, 162 (1959).
49. Tobian, L.: Circulation Res. (U.S.A.) **4**, 671 (1956).
50. Tobian, L.: J. Clin. Invest. (U.S.A.) **35**, 740 (1956).
51. Tobian, L.: J. Laborat. Clin. Med. (U.S.A.) **54**, 951 (1959).
52. Tobian, L.: Ann. Int. Med. (U.S.A.) **52**, 395 (1960).
53. Tobian, L., and P. D. Redleaf: Amer. J. Physiol. **189**, 451 (1957).
54. Tobian, L., J. Janacek, and A. Tomboulian: Proc. Soc. Exper. Biol. Med. (U.S.A.) **100**, 94 (1959).
55. Tobian, L., A. Tomboulian, and J. Janacek: J. Clin. Invest. (U.S.A.) **38**, 605 (1959).

Mögliche Beziehungen zwischen Salzstoffwechsel und dem Angiotensin-System

Von

W. S. Peart

Die Mechanismen, mit deren Hilfe die Niere unter physiologischen und pathologischen Bedingungen die Ausscheidung von Wasser und Elektrolyten sehr schnell ändern kann, lassen sich nur unvollständig begreifen. Im Zusammenhang mit der Hypertension ist die gesteigerte Wasser- und Natrium-Elimination, die besonders nach entsprechender Belastung auftritt (Farnsworth u. Barker, 1943, Brodsky u. Graubarth, 1953, Cottier, Weller u. Hoobler, 1958, Sapirstein, 1958) und die vermutlich durch Emotion ausgelöste osmotische Diurese (Miles u. de Wardener, 1953), von Interesse. Wir befinden uns noch immer in der deskriptiven Phase bei diesen Phänomenen. Die Wirkungen von Vasopressin und der Steroide sind vielleicht noch am verständlichsten. Sie erklären aber nicht die bekannten Abweichungen von der Norm, die die Nierenfunktion bei der Hypertension aufweist.

Noch immer sind die Beziehungen von Renin und Angiotensin zur Hypertension unklar. Die Beobachtungen, die ich jetzt vortragen möchte, könnten jedoch sowohl das Verhalten der Niere bei Hypertension als auch die Bedeutung des Angiotensins in einem neuen Licht erscheinen lassen. Das wäre eine Befriedigung für mich; denn es scheint das Schicksal sehr vieler körpereigener Substanzen zu sein, von denen festgestellt wurde, daß sie einen ausgeprägten Effekt auf die glatte Muskulatur haben, fortan mit einer unentdeckten Funktion dahinzuschlummern. Man denkt dabei sofort an Histamin und 5-HT. Angiotensin hat einen ähnlich tiefgreifenden Effekt auf die glatte Muskulatur. Die Wirkungen des in den Blutstrom injizierten Enzyms Renin werden fast vollständig von dessen Produkt Angiotensin hervorgerufen. Die Verwendung reinen Angiotensins beseitigt die Zweifel, die früher wegen möglicher Verunreinigungen an den Wirkungen von Renin-Präparationen bestanden hatten. In den Versuchen, die jetzt beschrieben werden sollen, wurde das synthetische Valin$_5$-Okta-Peptid (CIBA) verwendet (Asparagin-Arginin-Valin-Tyrosin-Valin-Histidin-Prolin-Phenylalanin).

Unsere ersten Beobachtungen (Pickering, Sanderson u. Peart) an normalen Versuchspersonen zeigten, daß in Dosen bis zu 5 μg/min eine Antidiurese hervorgerufen wird (Peart, 1959). Die gleichen Beobachtungen machte Bock u. Mitarb. (Bock et al., 1958, Bock u. Krecke, 1958). Abb. 1 illustriert diese Wirkung, die, wie man sieht, mit einer gleichzeitigen Reduktion der Elektrolytausscheidung einhergeht. Sie kommt auch bei niedrigem Urinfluß zustande. Der Effekt ist konstant und wird, wie Abb. 2 zeigt, von einem deutlichen Abfall der Inulin- und PAH-Clearance begleitet. Dieser ist vermutlich die Folge einer sehr starken Vasokonstriktion der Nieren-Arteriolen. Der Effekt ist viel ausgeprägter als bei anderen bekannten Vasoconstrictoren; Noradrenalin zum Beispiel hat in gleich stark pressorisch wirkender Dosis eine ziemlich variable, jedenfalls keine sehr große Wirkung auf die Inulin-Clearance, wenn auch einen gewissen Effekt auf die PAH-Clearance (Barnett et al., 1950). Da der Effekt durch sehr kleine Dosen hervorgerufen wird, die den Blutdruck nicht steigern, läßt sich vermuten, daß er durch eine stärkere Vasoconstriction in der Niere als in anderen Strömungsgebieten verursacht wird. Auf diese Weise können Antidiurese und Abfall der Elektrolytausscheidung erklärt werden. Diese und die folgenden Ergebnisse wurden von Dr. J. J. Brown in meiner Abteilung erarbeitet. Ob bei der Freisetzung von Angiotensin, allgemein oder lokal in der Niere, eine physiologische Reaktion der Niere erwartet werden kann, ist nicht klar. Man könnte sich aber vorstellen, daß Vasopressin nicht das einzige antidiuretische Hormon ist. Die akute Glomerulonephritis, bei der Glomerulusfiltrat und Tubulusfunktion erheblich eingeschränkt sind, ist vom pathologischen Gesichtspunkt aus das nächst-

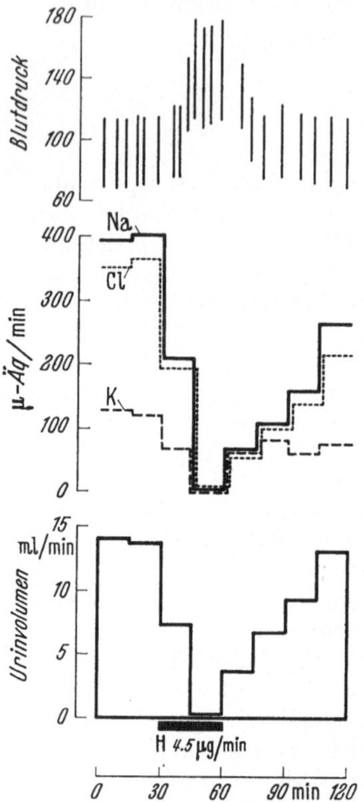

Abb. 1. Wirkung einer Angiotensin-Infusion (H. 4,5 μg/min) auf Urinvolumen und die Elektrolyt-Ausscheidung bei einer normalen Versuchsperson

liegendste Analogon zu dieser Situation. Zusätzlich zur anatomischen Schädigung ist es möglich, daß eine lokale Freisetzung von Renin und damit auch von Angiotensin in der Niere eine Rolle spielen könnte, ebenso wie gezeigt wurde, daß Bradykinin in den Speicheldrüsen durch Abgabe des entsprechenden Enzyms in die

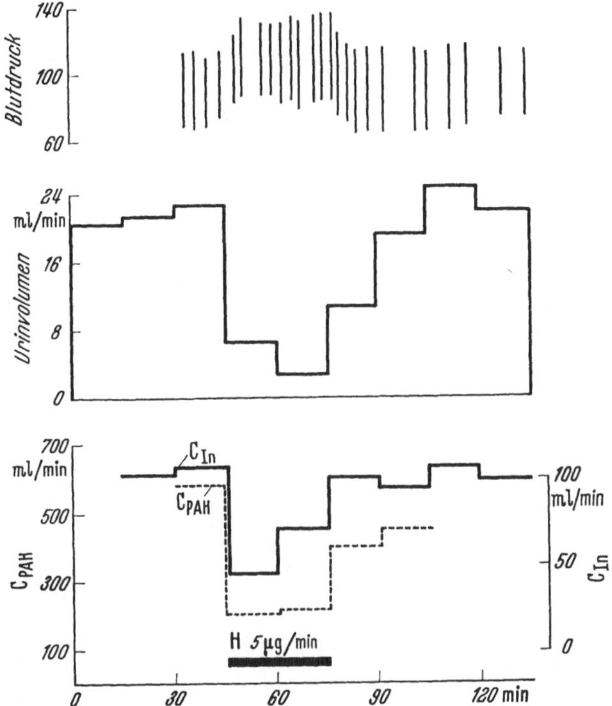

Abb. 2. Reduktion der Inulin-Clearance (C_{In}) und PAH-Clearance (C_{PAH}) unter den Versuchsbedingungen der Abb. 1

extracelluläre Flüssigkeit (Hilton u. Lewis, 1957) eine Vasodilatation erzeugt. Da wir wissen, daß Renin sehr nahe am Glomerulus gebildet wird, ist diese Möglichkeit ernsthaft in Betracht zu ziehen.

Ich hatte angenommen, daß die Untersuchung der Wirkung von Angiotensin auf die Niere bei Hochdruckpatienten klare Auskunft über das Vorhandensein dieser Substanz im Kreislauf geben könnte; Angiotensin erzeugt ja normalerweise eine Antidiurese. Bei Hochdruckpatienten trat jedoch überraschenderweise die entgegengesetzte Wirkung, nämlich im allgemeinen eine Diurese, ein. Abb. 3 zeigt, daß es sich dabei um eine osmotische Diurese handelt, und von den Ionen sind hauptsächlich Natrium und Chlorid betroffen. Dies eröffnet einen neuen Aspekt über die Hochdruckniere. Tab. 1 zeigt die Hochdruckformen der untersuchten Patienten.

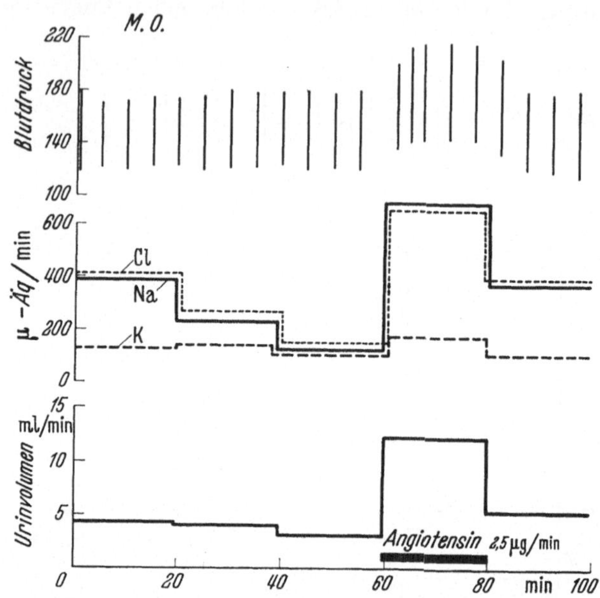

Abb. 3. Wirkung einer Angiotensin-Infusion (2,5 μg/min) auf Urinvolumen und die Elektrolytausscheidung bei einem Patienten mit schwerer renaler Hypertension. Beides steigt im Gegensatz zur Reaktion von normalen Versuchspersonen an

Tabelle 1. *Hochdruckformen der Patienten, die Angiotensin-Infusionen erhielten*

	Zahl der Patienten	Blutdruck
Stenose der Nierenarterie	7	160/110— 250/150
Essentielle Hypertension	6	160/100— 240/150
Doppelseitige Pyelonephritis	3	190/120— 240/140
Einseitige tuberk. Pyelonephritis	1	190/120
Einseitige Pyelonephritis	1	220/120
Aortenisthmusstenose	1	200/110
Cushing-Syndrom	1	190/120
	20	

Man sieht, daß keine Beziehungen zur Art der Hypertension bestehen. Nur 2 dieser Patienten zeigten keine Diurese; einer hatte eine Aortenisthmusstenose, der andere eine essentielle Hypertension. Die diuretische Reaktion ist sowohl bei hohem als auch bei niedrigem Urinfluß sowie bei den verschiedensten Blutdruckhöhen vorhanden. Die meisten untersuchten Patienten hatten jedoch sehr hohe Blutdruckwerte. Die detaillierte Untersuchung der Nierenfunktion ergibt wechselnde Resultate. Aus Tab. 2, die einige typische Ergebnisse enthält, ist zu sehen, daß es sowohl zu einem leichten

Tabelle 2. *Die Wirkung von Angiotensin-Infusionen auf die Nierenfunktion bei Patienten mit hohem Blutdruck*

Name	Blutdruck	% Änderung				
		Urinvolumen ml/min	$U_{Na}V$	$U_K V$	C_{In}	C_{PAH}
E. B.	200/110	+150	+150	+100	+22	+ 3
F. C.	180/120	+ 38	+ 53	— 20	+17	—10
P. F.	226/120	+ 31	+100	— 26	+ 6	—18
A. T.	210/124	+ 21	+ 52	+ 7	—13	—30

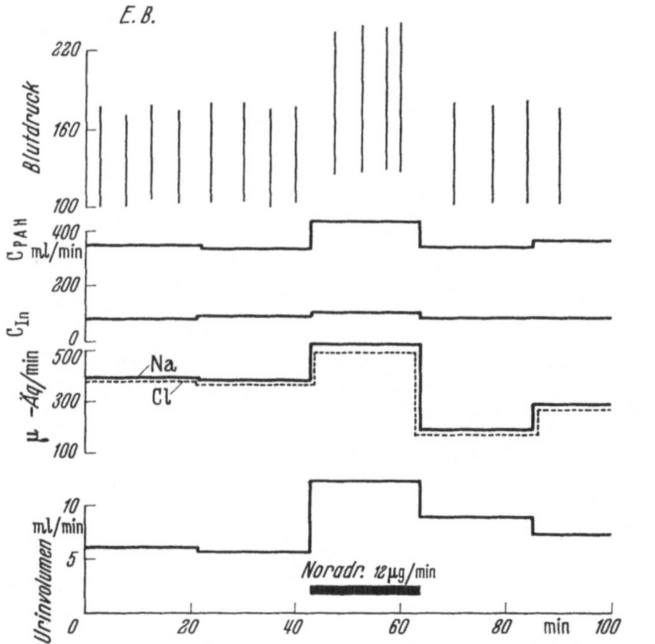

Abb. 4. Wirkung einer Noradrenalin-Infusion bei einem Patienten mit hohem Blutdruck

Abfall als auch zu leichtem Anstieg der Inulin-Clearance kommen kann. Die PAH-Clearance geht jedoch fast immer zurück, wenn auch das Ausmaß der Senkung häufig nicht sehr groß ist. Nur bei einem Patienten sahen wir einen hohen Anstieg der Inulin-Clearance. Wir können deshalb annehmen, daß die Diurese nicht durch eine starke Zunahme des Filtrates zustande kommt.

Daraufhin untersuchten wir die Ursache dieser bemerkenswerten Abweichungen in der Reaktion auf Angiotensin. Der Unterschied in der Blutdruckhöhe könnte dabei eine große Rolle spielen.

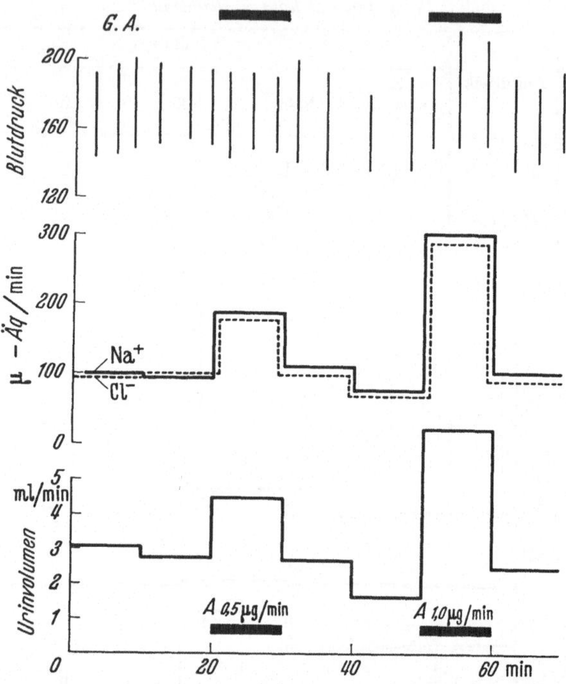

Abb. 5. Wirkung einer niedrig dosierten Angiotensin-Infusion auf die Nierenfunktion eines Patienten mit Hochdruck. Die erste Dosis reicht nicht aus, um den Blutdruck zu steigern

Beim Hund ließ sich zeigen, daß Schwankungen des Druckes in der A. renalis die Ausscheidung von Natrium und Wasser beeinflussen, indem nämlich Druckanstieg zur Zunahme der Elimination von Wasser und Natrium führt und umgekehrt (White, 1950). Wir haben gesehen, daß Noradrenalin durch Steigerung des Blutdruckes ähnliche, aber schwächere Effekte wie Angiotensin entfaltet. Dies illustriert Abb. 4. Ich nehme jedoch an, daß der lokale Effekt auf die Niere dominiert, und Abb. 5 zeigt die Wirkung einer kleinen Angiotensin-Infusion bei einem Patienten mit essentieller Hypertension. Trotz fehlender Blutdrucksteigerung kommt es zur osmotischen Diurese. Weitere Argumente dagegen, daß Blutdruckänderungen den Hauptfaktor darstellen, ergeben sich aus den Untersuchungen der Wirkungen einer Blutdrucksenkung. Durch Ganglienblocker wurde der Blutdruck bei einigen dieser Patienten akut gesenkt. Da die Veränderungen der Diurese reversibel sind, läßt sich zeigen, daß sie von irgendeinem Effekt des erhöhten

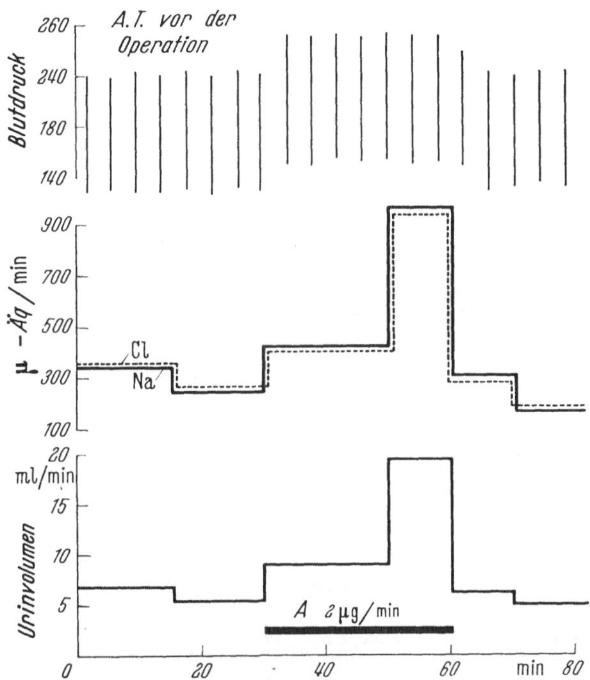

Abb. 6. Übliche diuretische Reaktion auf Angiotensin bei einem Patienten mit Hypertension infolge Nierenarterienstenose

Drucks auf die Niere abhängig sind. Abb. 6 zeigt eine typische Diurese-Reaktion bei einem Patienten mit Hypertension infolge Stenose der A. renalis. Einige Monate nach der Operation, nachdem der Blutdruck zur Norm gesenkt war, wurde die Untersuchung wiederholt. Abb. 7 zeigt, daß der Patient jetzt mit einer normalen Antidiurese reagierte. Diesen Effekt konnten wir bei 3 Patienten mit Nierenarterienstenose und 1 Patienten mit Nephrektomie wegen Tuberkulose demonstrieren. Der Wechsel in der Reaktion dieser Patienten ist jedoch nicht auf operierte Fälle beschränkt; er läßt sich auch bei einem Patienten, der erfolgreich mit Ganglienblockern behandelt wurde, zeigen: Zu Beginn reagierte er auf Angiotensin mit einer Diurese, die sich jedoch im Verlauf von Monaten allmählich änderte, bis eine Antidiurese eintrat.

Daß die Niere nach Senkung des Blutdruckes auf eine Wasser- und Salzbelastung wieder normal reagiert, wurde von THOMPSON et al. (1954) und HOLLANDER, CHOBANIAN u. BURROWS (1956/1957)

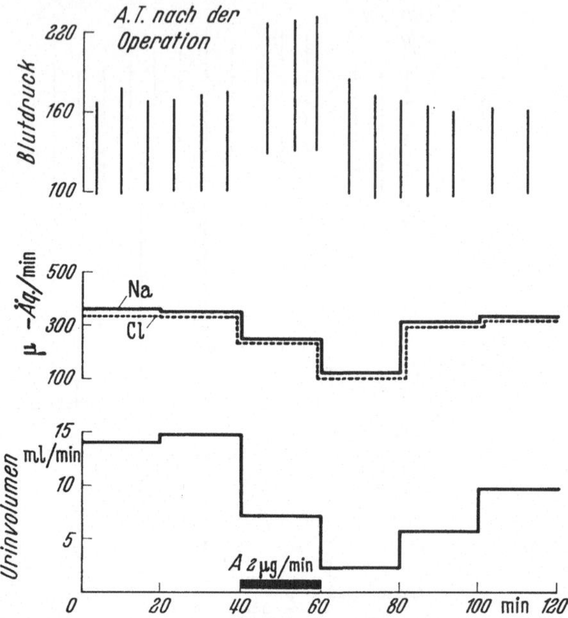

Abb. 7. 5 Monate nach Blutdrucksenkung zur Norm durch Beseitigung der Obstruktion der Nierenarterie. Wiederauftreten der normalen Antidiurese auf Angiotensin bei dem Patienten der Abb. 6

gezeigt. Die hier mitgeteilten Veränderungen in der Reaktion auf einen Vasoconstrictor scheinen allerdings einzigartig zu sein, und man muß nach einer möglichen Erklärung lokaler oder allgemeiner Art suchen, die sich in die pathophysiologische Situation einordnet. Mit Ausnahme der von DE WARDENER beschriebenen osmotischen Diurese gibt es nichts Ähnliches, und man muß sich fragen, welche Bedingungen im Nierenkreislauf solche Abweichungen in der Reaktion auf Angiotensin zustande bringen. Da die Wirkung auf die Inulin-Clearance nur geringfügig ist, ist anzunehmen, daß die Substanz auf die afferenten und efferenten Arteriolen gleichsinnig wirkt. Wenn dieser Effekt erheblich wäre, müßte man einen gleichartigen Abfall der PAH-Clearance wie beim Normalen erwarten.

Das entspricht aber nicht unseren Resultaten. Es scheint deshalb fast, als ob die Nieren-Arteriolen beim Hypertoniker resistenter gegen Angiotensin als beim Normotoniker sind. Da der Angiotensin-Effekt beim Hypertoniker auch ohne Veränderung des Blutdruckes erzielt wird, muß man Angiotensin als eine mögliche lokalwirkende Substanz mit Hormoncharakter ansehen, die Änderungen der Elektrolyt- und Wasserausscheidung durch direkten Einfluß auf den Tubulus bewirken kann, obwohl damit zur Zeit noch nicht die Reaktion der Niere auf Wasser- und Salzbelastung beim Hypertoniker erklärt werden kann. Deshalb sollten wir vielleicht bei der Betrachtung der Wirkungen von Renin und Angiotensin mehr Nachdruck auf die direkten renalen Effekte und weniger auf die pressorische Wirkung legen. Mit Sicherheit hat Renin, und damit auch Angiotensin, wenn sie in den Kreislauf gelangen, bei normalen Personen und Hypertonikern ausgeprägte Wirkungen auf die Wasser- und Elektrolytausscheidung. Die Möglichkeit einer Änderung der Gefäßreaktion in der Niere gegenüber Angiotensin beeindruckt mich dabei am meisten. Sie könnte bedeuten, daß eine für den Hypertoniker spezifische Veränderung in der Gefäßwand vorliegt, und daß wir im Hinblick auf diese abweichende Reaktion die Nierendurchblutung besonders sorgfältig untersuchen müssen.

Zusammenfassung

Bei gesunden Menschen und bei Hypertonikern wurde die Wirkung von synthetischem Val_5-Angiotensin auf die Wasser- und Salzausscheidung untersucht. Bei gesunden Versuchspersonen wurde regelmäßig eine Abnahme der Wasser- und Elektrolytausscheidung festgestellt. Bei Patienten mit schwerer Hypertonie wurde überraschenderweise die gegenteilige Beobachtung gemacht: In den meisten Fällen trat eine Wasser- und Elektrolytdiurese ein. Es konnte gezeigt werden, daß diese Wirkung wahrscheinlich direkt auf den erhöhten Blutdruck zurückzuführen ist, da bei Patienten, deren Blutdruck durch operative Korrektur der Nierenarterie oder durch Medikamente normalisiert worden war, ein langsames Wiederauftreten der antidiuretischen Reaktion beobachtet wurde. Die möglichen Folgerungen aus diesen Beobachtungen werden diskutiert.

Literatur

Barnett, A. J., R. B. Blacket, A. E. Depoorter, P. H. Sanderson, and G. M. Wilson: Clin. Sc. **9**, 151 (1951).

Bock, K. D., H. Dengler, H. J. Krecke, und G. Reichel: Klin. Wschr. (D.) **1958/II**, 808.

Bock, K. D., und H. I. Krecke: Klin. Wschr. (D.) **1958/II**, 69.

Brodsky, W. A., and H. N. Graubarth: J. Laborat. Clin. Med. (U.S.A.) **41**, 43 (1953).

Cottier, P. T., J. M. Weller, and S. W. Hoobler: Circulation (U.S.A.) **17**, 750 (1958).

FARNSWORTH, E. B., and M. H. BARKER: Proc. Soc. Exper. Biol. Med. (U.S.A.) **52**, 74 (1943).

HILTON, S. M., and G. P. LEWIS: Brit. Med. Bull. **13**, 189 (1957).

HOLLANDER, W., A. V. CHOBANIAN, and B. A. BURROWS: Proc. N. England Cardiovas. Soc. **15**, 19 (1956/57).

MILES, B. E., and H. E. DE WARDENER: Lancet (G. B.) **1953/II**, 539.

PEART, W. S.: Brit. Med. J. **1959/II**, 1353 and 1421.

SAPIRSTEIN, L. A.: In Hypertension, Vol. 6, p. 28 (1958). Proceedings of the Council for High Blood Pressure Research. A. Heart Ass. November 1957.

THOMPSON, J. E., T. F. SILVA, D. KINSEY, and R. H. SMITHWICK: Circulation (U.S.A.) **10**, 912 (1954).

WHITE, H. L.: Renal function: Transactions of the Second Conference. Ed.: STANLEY E. BRADLEY, p. 127 New York: Josiah Macy Jr. Foundation 1950.

Diskussion

WILSON: Ich möchte vor allem Herrn GROSS für seinen Beitrag danken, der mir außerordentlich wichtig erscheint. Ich fand es etwas schwierig, den einzelnen Schritten seiner Beweisführung über den Circulus vitiosus zu folgen, aber ich hätte vor allem gern gewußt, wie seine Hypothese mit drei wohlbekannten experimentellen Befunden in Übereinstimmung zu bringen ist. Erstens, wenn man einer Ratte eine Niere entfernt und die Arterie der anderen, verbleibenden Niere drosselt, entsteht eine Hypertension. Nach 8 Monaten chronischer Hypertension bewirkt die Entfernung der Klammer von der Nierenarterie einen prompten Blutdruckabfall, der bei einigen Tieren in weniger als 12 Std. einsetzt. Vielleicht kann uns Herr GROSS sagen, wie dies auf der Basis seiner Hypothese zu erklären ist. Das ist mein erstes Problem. Zweitens, wenn in dem letztgenannten Experiment nun diese Niere entfernt wird, beobachtet man die allmähliche Entwicklung einer renopriven Hypertension innerhalb von 3—4 Tagen. Wenn man dagegen statt die Klammer zu entfernen, die geklammerte Niere herausnimmt, tritt kein prompter Blutdruckabfall mit anschließendem verzögertem Anstieg ein; statt dessen besteht die Hypertension weiter. Dies schien mir von jeher einer der wichtigsten Befunde bei der renalen Hypertension zu sein. Da dieser Abfall und der anschließende Anstieg auftreten müßten, wenn wir es mit einem ausschließlich renalen Faktor bei der renalen Hypertension zu tun hätten, muß der gleiche extrarenale Faktor, welcher Art er auch sei, sowohl bei der renalen als auch bei der renopriven Hypertension vorhanden sein. Das ist das zweite, worum ich Herrn GROSS um Aufklärung auf Grund seiner Hypothese bitte. Die dritte experimentelle Beobachtung ist die Entwicklung einer renalen Hypertension bei einem Tier, dessen Niere nicht nach außen sezerniert. Wenn eine Niere entfernt ist, bleibt die Hypertension nach uretero-cavaler Anastomose wegen der Klammerung der anderen Nierenarterie bestehen, aber wenn man die Klammer abnimmt, geht der Blutdruck zur Norm zurück. Ich möchte Herrn GROSS bitten, dieses auf Grund seiner Renin-Aldosteron-Hypothese zu erklären — wenn er dazu in der Lage ist. Sicherlich wird Herr GROLLMAN noch vieles dazu zu sagen haben; denn es waren vor allem seine Arbeiten, durch die Dr. FLOYER in unserem Laboratorium zu den Versuchen über die Relation von renaler zu renopriver Hypertension angeregt wurde.

GROSS: Ich kann nicht alle Ihre Fragen beantworten, aber ich will versuchen, Ihnen einige zusätzliche Erklärungen zu geben. In meinem Vortrag habe ich den Teil meines Manuskriptes ausgelassen, der den Titel trägt „Befunde, die gegen einen Einfluß von Renin auf die Nebenniere sprechen". Darin berichte ich über Befunde, die nicht mit der pathogenen Rolle, die ein hypothetisches Renin-Aldosteron-System spielt, übereinstimmen. Eines dieser Argumente ist der prompte Abfall des erhöhten Blutdruckes zur Norm, wenn man die geklammerte Niere entfernt, wie Herr WILSON und seine Mitarbeiter, besonders FLOYER, vor Jahren nachgewiesen haben. Wenn man annimmt, daß die Nebennierenrinde oder Aldosteron für die Aufrechterhaltung der Blutdrucksteigerung bei renaler Hypertension verantwortlich sind, können wir die Diskrepanz, daß der Blutdruck einerseits nach Entfernung der geklammerten Niere in 8—12 Std. zur Norm zurückgeht, andererseits aber viel langsamer abfällt, wenn man die Nebennieren entfernt, nicht erklären. Auf die Adrenalektomie folgt der Blutdruckabfall erst nach 3—4—5 Tagen, im Gegensatz zur schnellen Normalisierung nach Herausnahme der gedrosselten Niere. Es spricht vieles dafür, daß bei der Pathogenese der experimentellen renalen Hypertension eine in der Niere produzierte Substanz, die bisher hier noch nicht in Betracht gezogen wurde, eine Rolle spielt. Dies ist eines der Probleme, die weiterer Untersuchungen bedürfen.

Zur renopriven Hypertension: Meiner Meinung nach bedeutet die Möglichkeit, daß sich eine Hypertension auch in Abwesenheit der Nieren entwickeln kann, nicht, daß dieses Organ keine pathogene Bedeutung bei anderen Hochdruckformen besitzt, sondern besagt lediglich, daß die Reaktion des Organismus auf verschiedene Noxen gleich sein kann. Ich weiß nicht, ob Herr GROLLMAN mir darin zustimmt, aber die renoprive Hypertension erschien mir immer als etwas anderes als die übrigen Formen der experimentellen Hypertension. Daß eine Hypertension auch ohne Nebennieren entstehen kann, ist ebenfalls kein Beweis gegen die pathogene Rolle dieser Drüsen, die für die Entwicklung spezieller Hypertensionsformen verantwortlich sind.

Ich habe auch noch eine Frage: Ihrem zweiten Diapositiv, Herr WILSON, entnahm ich, daß Sie Ihre Tiere durch Peritoneal-Dialyse am Leben erhielten. Ich möchte Sie und auch Herrn GROLLMAN fragen, ob dabei nicht eine gewisse Natriumretention auftritt. Haben Sie bei diesen Tieren neben der Bestimmung der Plasmaelektrolyte auch Gewebsanalysen vorgenommen?

WILSON: Hängt Ihre Hypothese nicht von der Fähigkeit der Niere ab, das Natrium im Körper durch Änderungen der Ausscheidung zu variieren? Bei der Ratte mit uretero-cavaler Anastomose gibt es keine Möglichkeit zur Ausscheidung nach außen. Wenn Änderungen des Natrium- oder Wasserbestandes im Organismus für das Auftreten oder das Verschwinden einer Hypertension bei dieser Versuchsanordnung verantwortlich sind, muß eine gewisse Neuverteilung im Körper eintreten, unabhängig von der Ausscheidung nach außen.

GROSS: Ja. Ich muß hier noch hinzufügen, daß Aldosteron ein Hormon ist, das nicht nur die Nierenfunktion beeinflußt, sondern auch extrarenale Effekte besitzt.

GROLLMAN: Die Störungen des Elektrolyt- und Wasserstoffwechsels beim Hochdruck haben die Aufmerksamkeit auf die Nebennierenrinde als ein eventuell beteiligtes oder auch ein primär verantwortliches Organ für solche Störungen gelenkt. Allerdings waren die Versuche, der Nebennierenrinde eine ätiologische Bedeutung für die essentielle Hypertension zuzuschreiben, nicht von Erfolg gekrönt. Hunde, deren Elektrolytbilanz durch peritoneale Spülung aufrechterhalten wird, entwickeln nach beidseitiger Adrenalektomie und Nephrektomie ohne Verabreichung von Nebennierenrinden-Hormonen eine Hypertension, ebenso adrenalektomierte Ratten, die 2%ige Kochsalzlösung trinken, wie Herr GROSS gezeigt hat. Die Hypertension bei Nebennieren-Regeneration läßt sich ebenfalls nicht mit der Produktion abnormer oder im Überschuß gebildeter Hormone durch das regenerierende Gewebe erklären. Man muß daraus schließen, daß die Nebenniere nur eine permissive Rolle in der Pathogenese der Hypertension spielt und daß sie für die Elektrolytstörungen bei dieser Erkrankung nicht primär verantwortlich ist. Jedoch ist es möglich, daß sie die Blutdruckhöhe

1. durch ihre Wirkung auf den Elektrolyt-Wasser-Haushalt;

2. durch direkte Wirkung auf die Nierengefäße; und wie von Herrn GROSS nachgewiesen

3. durch ihre Wirkungen auf das Angiotensin-System

beeinflußt.

Zu Herrn WILSONs Bemerkung möchte ich sagen, daß die Blutdrucksteigerung nach Entfernung von Nierengewebe nicht unbedingt durch extrarenale Faktoren hervorgerufen sein muß. Man bezweifelt ja auch nicht daß der Diabetes mellitus nach Pankreatektomie „pankreatogen" ist. Man kann lediglich schließen, daß die Blutdruckerhöhung nicht Folge der Freisetzung eines Pressor-Faktors durch die Niere ist.

PEART: Ich möchte auf Herrn GROLLMANs These zurückkommen. Die Vorstellung, daß eine Stenose der Nierenarterienäste, die sehr kleine Gebiete der Niere versorgen, für den Blutdruckanstieg verantwortlich sein soll, erscheint mir sehr schwierig. Sie können natürlich so argumentieren, daß Sie sagen, daß in diesem Teil der Niere etwas nicht stimmt, und daß dadurch der Stoffwechsel der anderen $^7/_8$ oder $^3/_4$ der Nierensubstanz beeinflußt wird. Für mich ist unter den experimentellen Bedingungen die Nierenarterienklemme beim Menschen und bei der Ratte, und hauptsächlich die Stenosierung der Nierenarterienäste, der am schwierigsten zu erklärende Faktor. Ich neige deshalb auf jeden Fall zu der viel einfacheren Annahme, daß in der Niere tatsächlich eine Substanz gebildet wird, die eine Hypertension erzeugt. Dies erscheint mir einleuchtender als die Annahme einer anderen Substanz, die ebenfalls dort entsteht und die den Stoffwechsel des gesamten Nierengewebes so beeinflussen soll, daß eine Hypertension resultiert.

GROLLMAN: Ich will nicht bestreiten, daß man es unter bestimmten Bedingungen, z. B. bei den sogenannten „einseitigen Nierenerkrankungen" oder ihren experimentellen Analogen, mit einer Hypertension zu tun hat, die die Folge eines in der Niere gebildeten Pressor-Stoffes ist. Wir sollten aber nicht darauf bestehen, jede Hypertension und insbesondere die häufigste Form, nämlich die „essentielle" Hypertension, mit dieser besonderen Form der Blutdrucksteigerung gleichzusetzen.

PEART: Ich sprach nicht von essentieller Hypertension, es war lediglich weil Sie die Niere erwähnten.

WILSON: Aber geben uns nicht die Arbeiten von Herrn GROSS einen möglichen Schlüssel zu dem bisher noch ungelösten Problem, wie eine abnorme Niere die andere, noch normale beeinflussen kann, so daß sie den normalen Blutdruck nicht mehr aufrechterhalten kann? Ich denke, diese Hypothese paßt auch zu unserer Ansicht, daß bei der renalen Hypertension in späteren Stadien sowohl extrarenale als auch renale Faktoren eine Rolle spielen.

PICKERING: Ich möchte gern ein paar Worte über eine alte Beobachtung sagen, die wir vor 20 Jahren gemacht haben und die nach meiner Ansicht sehr dafür spricht, daß Renin — und vermutlich auch Hypertensin (Angiotensin) — als ein lokales Hormon in der Niere wirken kann. Diese Beobachtung machten wir am Kaninchen. Wenn man diesem Tier Renin intravenös verabreicht, steigt der Blutdruck an und erreicht in etwa 2 min seinen Gipfel. Etwa 30 min später ist alles vorüber. Während der ersten 15 min geht der Urinfluß zurück, gleichzeitig fallen Inulin- und Diodrast-Clearance ab, die Filtrationsfraktion steigt geringfügig an. Ich glaube, man kann dies als einen vasculären Effekt auf die Niere deuten. Dieser Phase folgt jedoch eine Phase mit einer sehr intensiven Diurese. Die Diurese steigt zu viel höheren Werten an, als man durch Wasserbelastung des Tieres erreichen kann, und dieser Urin ist sehr merkwürdig, da sein Natrium- und Chloridgehalt nur wenig höher liegt als der des Plasmas, zumindest besteht eine solche Tendenz. Wenn also der Urin zunächst nur wenig Salz enthält, steigt der Salzgehalt an. Wenn man den Tieren hypertonische Kochsalzlösung gibt, so daß der Urin einen sehr hohen Salzgehalt hat, fällt der Gehalt des Urins an Natrium und Chlorid während der Diurese auf Werte ab, die denen entsprechen, die WALKER u. Mitarb. im Urin des proximalen Tubulus der Ratte gefunden haben. In dieser Phase ändert sich zwar der Natrium- und Chloridgehalt, wie ich erwähnte, jedoch wird die Ausscheidung von Kalium und die der anderen Anionen kaum betroffen. Es handelt sich also nicht um eine osmotische Diurese. Außerdem sind jetzt Inulin- und Diodrast-Clearance wieder mehr oder weniger auf die Normwerte zurückgekehrt. Da wir wissen wollten, ob dies dadurch bedingt war, daß andere Nephren von Blut durchströmt wurden, injizierten wir auf dem Höhepunkt der Diurese Berliner Blau in die Aorta, klemmten dann die Niere ab, nahmen sie heraus und machten Gefrierschnitte. Dabei ergab sich kein Hinweis auf eine veränderte Blutverteilung. Deshalb denke ich, daß eine Wirkung auf den Tubulus die einzig mögliche Erklärung ist. Ich glaube, daß dieser Vorgang an den distalen Tubuli ablaufen muß, da eine große Ähnlichkeit zwischen dem Urin zum Zeitpunkt der maximalen Diurese und der Zusammensetzung der Flüssigkeit im proximalen Tubulus besteht. Diese Beobachtungen beziehen sich bis jetzt nur auf das Kaninchen, und ich kenne nichts Ähnliches beim Menschen. Auf jeden Fall aber lassen die Befunde beim Kaninchen an eine lokale Hormonwirkung denken.

BROD: Ich möchte über den zweiten Vortrag diskutieren. Ich war besonders beeindruckt von Ihrem Vergleich der osmotischen Wirkung vom Angiotensin auf die Niere von Hypertonikern mit dem Effekt, den DE WARDENER und MILES bei einigen Versuchspersonen nach Emotion beobachteten. Ich habe mich immer nach der Ursache für diese osmotische Diurese gefragt. Während Emotionen kann es entweder zu einer Vasoconstriction in den Nieren mit Rückgang der Ausscheidung von Urin und Natrium oder zu einer gesteigerten ADH-Abgabe kommen, die ebenfalls mit einer Abnahme des Urinflusses einhergeht. Die osmotische Diurese, die besonders bei Hochdruckpatienten während einer Emotion eintritt, ist offensichtlich durch einen Mechanismus bedingt, der diesen beiden physiologischen Effekten entgegenwirkt. Wir haben die Auswirkungen akuter emotionaler Stress-Situationen auf die Hämodynamik sehr intensiv untersucht und konnten keinen qualitativen Unterschied zwischen Normotonikern und Hochdruckpatienten feststellen. Allerdings bestanden quantitative Differenzen: Bei Hypertonikern stieg der Blutdruck während des akuten emotionalen Stress auf einen höheren Wert. Wenn dies mit Ihrer osmotischen Diurese in Beziehung stände, dann könnte ein Anstieg der Nierendurchblutung infolge eines höheren Durchströmungsdruckes vorliegen. Dies ist aber nicht der Fall. Diese Patienten haben eine erhebliche renale Vasoconstriction, so daß die Durchblutung der Nieren geringer wird. Neben der Wirkung auf den Blutdruck besteht eine stärkere Blutverschiebung aus den Eingeweiden (wo ein höheres Ausmaß von Vasoconstriction vorliegt) zu zentralen Gefäßbezirken, weil diese Personen keine entsprechende Vasodilatation in der Muskulatur aufweisen. Ich möchte wissen, ob Ihr Effekt sich nicht durch Änderungen in zentralen Gefäßgebieten erklären läßt, wo man die Volumen-Receptoren vermutet. Ich möchte Sie ferner fragen, in welchen Stadien der essentiellen Hypertension sich Ihre Patienten befanden. Wir haben nach „Cold-Pressor"-Reizen im Frühstadium der Hypertonie eine stärkere renale Vasoconstriction gesehen als bei Normalen. Ein paradoxer Anstieg der Nierendurchblutung trat nur bei Patienten in späten

Stadien der Hypertonie bei gleichzeitiger Nephrosklerose ein. Dies ist meines Erachtens das gleiche, was nach Herrn HOOD auch nach Kohlendioxyd auftritt. Ich möchte hier, wie schon mehrfach in Prag, nochmals betonen, daß man wirklich versuchen sollte, die verschiedenen Stadien der Hypertonie, mit der wir experimentieren, besser zu definieren. Wir sollten nicht alle Patienten mit essentieller Hypertension in einen Topf werfen. Und nun mein letzter Punkt: Sie haben erwähnt, daß Renin einen direkten lokalen Effekt auf die Niere haben könnte. Mich hat schon immer die Frage beschäftigt, warum man nach Klammerung der Nierenarterie in dieser Niere, die ja dann mehr Renin produziert, keine größeren hämodynamischen Veränderungen bekommt, und warum diese Niere nicht ischaemisch wird. Ich glaube, es ist nachgewiesen worden, daß die Niere mit einer geklammerten Arterie nicht unbedingt weniger Blut erhält. Es besteht im Gegenteil eine Vasodilatation. Ich dachte immer, dies sei dadurch bedingt, daß die Reaktion von Renin mit α_2-Globulin etwas Zeit benötigt, und daß die Dauer des Blutstromes durch die Niere vielleicht zu kurz ist, so daß Angiotensin irgendwo im postrenalen Anteil des Gefäßbettes entsteht und die renale Hämodynamik nicht beeinflussen kann, bevor es in den allgemeinen Kreislauf kommt.

COTTIER: Der Vortrag von Herrn PEART hat mich sehr beeindruckt. Dr. KIPFER, früherer Mitarbeiter von Herrn REUBI, hat gleiche Untersuchungen vor 2 Jahren begonnen und er fand ebenfalls eine Hypernatriurese nach Angiotensin-Infusionen bei leichten Hypertonieformen. Die Ergebnisse sind nicht publiziert worden. — Haben Sie auch Patienten mit labiler Hypertension während einer normotensiven Phase untersucht? — Eine andere Frage, die ich noch stellen möchte, ist die, ob Sie Untersuchungen mit chronischer Angiotensin-Infusion bei Normalpersonen unternommen haben und nach welchem Zeitintervall dieses Phänomen der Hypernatriurese auftrat? — Dann beschrieben Sie einen Fall von einseitiger Nierenarterienerkrankung. Es wäre sehr interessant zu wissen, wie die Natriurese auf der Seite der befallenen Nierenarterie war. Es wäre ein sehr entscheidendes Experiment, wenn man feststellen könnte, ob auf der befallenen Seite eine geringere Natriumausscheidung bestand. Ich bin der Auffassung, daß die Idee von der Neuregulation des renalen Blutstromes sehr interessant ist; es ist anzunehmen, daß sich der Blutstrom im Nierenmark verändert. Leider ist es schwierig, ihn zu messen; denn er ist ja nur ein sehr kleiner Teil des gesamten renalen Blutstromes.

BOCK: Darf ich Herrn PEART fragen, ob er Untersuchungen an Patienten mit niedrigem Blutdruck, zum Beispiel an Patienten mit Schock, vorgenommen hat?

PEART (zu BOCK): Ich sage es am besten gleich: Die Antwort ist nein.

(zu COTTIER): Bevor ich Ihre Frage korrekt beantworten kann, müssen wir noch sehr viele Patienten mit nicht zu hohem Blutdruck untersuchen. Die meisten untersuchten Patienten hatten hohe, erheblich erhöhte Blutdruckwerte, jedoch lassen sich zwei Feststellungen treffen. Die eine ist, daß einer der Patienten mit Stenose der Nierenarterie, dessen Blutdruck nur 180/100 mm Hg betrug, eine Antidiurese aufwies. Die andere: Wir verwendeten bei diesen Patienten Ureterenkatheter. Leider ist es extrem schwierig, ein "steady state" zu erzielen, wenn Katheter in die Ureter eingelegt sind. Wir hatten Hinweise, daß Unterschiede zwischen beiden Nieren bestanden, aber ich möchte mich im Augenblick weder schriftlich noch mündlich festlegen. Das ist etwas, womit man sich noch beschäftigen muß, denn es ist die ideale Gelegenheit zur Klärung der Frage, ob die Klammer beim Menschen die Niere vor der Angiotensinwirkung schützt. Ich hoffe, wir werden hierauf eine Antwort geben können.

Reubi: Herr Gross, haben Sie vielleicht eine Antwort darauf?

Gross: Nein. Aber ich möchte noch ein Wort zu Herrn Pickering sagen: Ich finde, es ist recht wichtig, sich vor Augen zu halten, daß Renin eine verschiedenartige Wirkung auf die Wasser- und Natrium-Ausscheidung haben kann, je nach dem Ausmaß der Natrium-Belastung oder der speziellen Situation des Natrium-Stoffwechsels. Außerdem sollte man die Tatsache nicht übersehen, daß die Reaktion auf injiziertes Renin vermutlich eine ganz andere ist als die Reaktion auf Renin, das in der Niere sezerniert wird. Nach meiner Meinung haben wir in der Ratte mit einseitig geklammerter Niere ein ideales Objekt zur Untersuchung der Funktion von zwei Nieren, die sich durch ihren Renin-Gehalt unterscheiden. Wir befassen uns jetzt mit Untersuchungen zum Vergleich von Nieren, die Renin enthalten und solchen, die reninfrei sind. Um die renale Zirkulation unter gleichen Bedingungen zu halten, entfernen wir die Klammer, bevor wir die Ausscheidungsfunktion untersuchen. Obwohl wir uns erst im Anfang dieser Untersuchungen befinden, kann ich schon sagen, daß die Niere, die Renin enthält, mehr Natrium rückresorbiert als die nicht geklammerte Niere, die frei von Renin ist. Ob dies mit dem Befund der gesteigerten Ausscheidung, über den Herr Cottier berichtet hat, zu tun hat, weiß ich nicht; aber wir werden diesen Unterschied in der Funktion der Niere weiter zu verfolgen haben.

Peart: Ich sollte noch die Fragen von Herrn Brod besser beantworten. Es gibt sicher eine Reihe von Möglichkeiten, die die Ursache der beobachteten Wirkungen sein können. Wegen der Schnelligkeit des Beginnes und des Verschwindens muß man meines Erachtens zuerst an eine vasculäre Reaktion denken. Man könnte sich auch vorstellen, daß Angiotensin in irgendeiner Weise im Bereich der Tubuli mit Steroiden in Konkurrenz tritt und so die Funktion beeinflußt. Mir erscheint dies allerdings wegen der Schnelligkeit etwas unwahrscheinlich. Jedoch verstehe ich von diesen Dingen nicht viel und bin nicht sicher, ob dies möglich ist. Zu den Effekten auf die allgemeine Blutverteilung: Das kann wohl möglich sein, aber es ist eine sehr schnelle Wirkung, und ich kann mir das nicht recht vorstellen. Die Wirkung sehr kleiner Infusionen läßt mehr einen direkten Effekt auf die Niere als eine allgemeine Neuverteilung des Blutes vermuten. Noch einen weiteren Punkt zur Blutdruckhöhe: Bei einem der Patienten mit Nierenarterienstenose fiel nach Entfernung der Niere der Blutdruck innerhalb von 24 Std. zu Norm ab, während es Monate dauerte, bis die Reaktion der Niere auf Angiotensin zur antidiuretischen Phase zurückkehrte. Mit anderen Worten, es mußte eine bestimmte Zeit vergehen, bis die Niere ihre normale Reaktionsfähigkeit wiedergewann. Das ist für mich der aufregendste Aspekt bei der ganzen Angelegenheit.

Reubi: Ja, in der Tat.

Nebennierenrindenfunktion bei essentieller Hypertonie[1]

Von

J. Genest, W. Nowaczynski, E. Koiw, T. Sandor und P. Biron[2]

Einführung

In den letzten 12 Jahren haben wir uns vorwiegend mit der Untersuchung der Beziehungen zwischen den Nebennierenrindenhormonen und der arteriellen Hypertension beschäftigt. Zahlreiche klinische und experimentelle Befunde, teils indirekter, teils aber auch direkter Natur, ließen diesen Weg zur Erforschung des grundlegenden Mechanismus der arteriellen Hypertension beim Menschen berechtigt erscheinen. Darauf näher einzugehen, ist nicht unsere Aufgabe, außerdem läßt es die Zeit nicht zu.

Es ist der Zweck meiner Ausführungen,

1. die Untersuchungsergebnisse über eine große Zahl von Steroidhormonen im Urin bei Normalen und bei Patienten mit Hypertension,
2. die Wirkungen von Progesteron-Gaben auf den Blutdruck sowie auf die Natrium- und Kaliumbilanz bei Patienten mit essentieller und renaler Hypertension, und
3. die Wirkungen von Valin^5-Angiotensin II, Noradrenalin, Adrenalin und Neo-Synephrin bei Patienten mit benigner Hypertension und bei normalen freiwilligen Versuchspersonen vorzutragen.

Abschnitt I

Untersuchungen über eine große Zahl von Steroiden im Urin bei Normalpersonen und Patienten mit Hypertension

Untersuchungsgut

Ärzte, Schwestern, technische Assistenten und Medizinstudenten dienten als normale Kontrollpersonen. Sie gingen während der Untersuchungen ihrer gewohnten Tätigkeit nach. Eine Hypertension wurde als essentiell bezeichnet, wenn keine sonstige Ursache zu

---

[1] Die Arbeit wurde durch Beiträge der Ministerien für Gesundheit (Federal-Provincial Plan) Ottawa und Quebec, des Life Insurance Medical Research Fund, New York, und des National Research Council Ottawa, Canada, und der CIBA Montreal ermöglicht.

[2] National Research Council Medical Research Fellow, 1958—1961.

finden war und kein Papillenödem bestand. Eine renale Genese wurde angenommen, wenn aus der Anamnese eindeutig hervorging, daß eine Nierenerkrankung dem Auftreten der Hypertension vorausgegangen war. Das Vorliegen von Papillenödem, gewöhnlich in Kombination mit Hämaturie und/oder häufig einem diastolischen Blutdruckwert über 130 mm Hg, galt als das Hauptkriterium für die Annahme einer malignen Hypertension.

Alle Hochdruckpatienten wurden stationär beobachtet. Bei keinem bestand eine kardiale Insuffizienz oder ein Hinweis auf periphere Ödeme. Diätetische Einschränkungen wurden weder bei den Normalpersonen noch bei den Hochdruckpatienten vorgenommen, lediglich die Benutzung von Salzstreuern wurde etwa der Hälfte der Patienten mit maligner Hypertension verboten. Im übrigen erhielten sie gewöhnliche Krankenhauskost. Anzahl und Geschlecht der normalen Versuchspersonen und der Patienten in jeder Gruppe ist in Tab. 1 dargestellt. Das Durchschnittsalter der normalen Versuchspersonen war um 15—18 Jahre geringer als das der Gruppe der Hochdruckpatienten.

Tabelle 1. *Anzahl und Geschlecht der untersuchten Patienten*

	Aldosteron	Pregnantriol[1]	Pregnantriol/ Aldosteron-Quotient
Normale Versuchspersonen	23 M : 10 W : 13	10 M : 7 W : 3	10 M : 7 W : 3
Essentielle Hypertension	46 M : 21 W : 25	26 M : 8 W : 18	26 M : 8 W : 18
Renale Hypertension	15 M : 3 W : 12	8 M :1 W : 7	7 M : 1 W : 6
Maligne Hypertension	26 M : 15 W : 11	12 M : 7 W : 5	11 M : 6 W : 5

Aus jeder der 24—72 Std. Sammelurin-Proben, die bis zur Aufbereitung eingefroren waren, wurden bei jedem Patienten 8 Steroide bestimmt: Cortison, Cortisol und ihre Tetrahydro-Derivate, Aldosteron, Aetiocholanolon, Pregnantriol und das Tetrahydro-Derivat von 17-Hydroxy, 11-Desoxy-Corticosteron (Compound „S"), darüber hinaus noch Natrium und der Natrium/Kalium-Quotient.

Wegen der kürzlichen Beobachtung von PICKETT et al. (*1*), daß Pregnantriol im Urin während der Frühphase der zweiten Hälfte des Menstruationscyclus beachtlich erhöht ist, haben wir alle Pregnantriol-Bestimmungen, die bei den weiblichen Normalpersonen in der zweiten Cyclushälfte vorgenommen waren, eliminiert.

[1] Methode nach EBERLEIN-BONGIOVANNI.

Wir haben jedoch alle Ergebnisse von hypertensiven weiblichen Patienten verwertet, gleichgültig zu welchem Zeitpunkt des Cyclus die Urinsammlungen vorgenommen wurden. Dies unterstreicht die Signifikanz der Unterschiede zwischen den Ergebnissen bei den Hochdruck Gruppen und bei den normalen Gruppen.

Material und Methodik

Die Methoden für Hydrolyse, Extraktion, Reinigung und Bestimmung der genannten Steroide und auch die technischen Einzelheiten sind bereits in mehreren Publikationen aus unserem Laboratorium beschrieben (*2*, *3*, *4*, *5*, *6*, *7*, *8*). Sie basieren generell auf der Isolierung der verschiedenen Steroide in einem hohen Reinheitsgrad. Die Identifizierung der einzelnen Steroide gründet sich auf ihre chromatographische Wanderung in 2 oder 3 Papiersystemen, verglichen mit der Wanderung von Standard-Bezugs-Substanzen, auf die Absorption im ultravioletten Licht, die Reaktion mit Tetrazolium-Blau (*2*) und Isonicotinsäure-Hydrazid (*9*), auf die Absorptionsspektren in konzentrierter Schwefelsäure (*10*, *11*, *12*) und in 100%iger Phosphorsäure (*13*, *14*) sowie die m-Dinitrobenzen-Reaktion (*15*).

Im Verlauf dieser Untersuchungen stellte sich heraus, daß die für die Pregnantriol-Bestimmung benutzte Methode von BONGIOVANNI und EBERLEIN (*16*) in den meisten Fällen wegen der Anwesenheit von mindestens einer oder zwei interferierender Substanzen [Δ^5-Pregnen-3 β, 17 α, 20 α-triol und eine Substanz, die wir bereits als "Compound III" (*17*) beschrieben haben] in der aus der Aluminiumoxyd-Säule eluierten Pregnantriol-Fraktion ungenaue Ergebnisse lieferte. Wir nahmen deshalb einige Modifikationen vor und konnten Pregnantriol in sehr reiner Form und frei von diesen beiden interferierenden Substanzen isolieren (*5*).

Ergebnisse

I. Aldosteron. In diesen Ergebnissen sind alle normalen Kontrollpersonen und die Hochdruckpatienten, bei denen im Urin mittels unserer physiko-chemischen Methode (*4*) Aldosteron bestimmt wurde, enthalten. Diese große Untersuchungsreihe, die an anderer Stelle publiziert wird (*8*) und die 200 Einzelbestimmungen bei 110 Personen und Patienten zur Grundlage hat, zeigt einen 2—3fachen Anstieg der mittleren Ausscheidung von Aldosteron bei den Patienten mit essentieller, renaler und maligner Hypertension im Vergleich zu Gesunden, die unter den gleichen Bedingungen untersucht wurden (Tab. 2). Die Unterschiede der

Mittelwerte zwischen den Patientengruppen mit arterieller Hypertension und den Normalpersonen sind mit „P“-Werten unter 0,001 für die Gruppen mit essentieller und maligner Hypertension und 0,005 für die Gruppe mit renaler Hypertension statistisch signifikant.

Tabelle 2. *Aldosteronausscheidung im Urin (Mikrogramm/Tag)*

	normale Versuchspersonen	Patienten mit Hypertension		
		essentiell	renal	maligne
Anzahl der Bestimmungen	57	83	22	38
Anzahl der Patienten . .	23	46	15	26
Mittlere Ausscheidung und mittlerer Fehler	4,31±0,37	10,56±0,98	8,53±1,77	12,38±1,73
„t“-Wert . . .		5,1	3,35	5,45
„p“		<0,001	<0,005	<0,001

Bei 46 Patienten mit essentieller Hypertension wurden 83 Aldosteron-Bestimmungen durchgeführt. Bei 36 Bestimmungen — oder 43% — lagen die Werte über der Normgrenze unserer Methode (2—10 μg/Tag).

Diese Ergebnisse beruhen auf Einzelbestimmungen bei Hochdruckpatienten. Zwischen den Einzelwerten bei Normalen und Hochdruckpatienten kommen deutliche Überschneidungen vor. Zur genaueren Analyse der täglichen Ausscheidung von Aldosteron wurden bei mehreren Normalpersonen und Patienten mit essentieller oder renaler Hypertension weitere Untersuchungen während 5—10 aufeinanderfolgenden Tagen vorgenommen. Wie Abb. 1 zeigt, bleibt bei den Normalen die tägliche Aldosteronausscheidung im Urin völlig innerhalb der Normgrenzen, selbst dann, wenn die Untersuchten ihrer gewohnten täglichen Arbeit nachgehen. Andererseits weisen alle Hochdruckpatienten mit Ausnahme eines einzigen, der symptomfrei war und sich in der Frühphase der Erkrankung befand, eine beträchtliche Schwankung der täglichen Aldosteronausscheidung zwischen normalen und exzessiv hohen Werten auf, obwohl die Untersuchungen unter stationären Bedingungen vorgenommen wurden. Eine ähnliche Fluktuation fand sich auch bei einem Patienten mit Aortenisthmusstenose. Dies bestätigt unsere früheren Befunde (*6*). Die gelegentlichen hohen Werte lassen sich nicht durch kardiale Stauungsinsuffizienz oder Ödem erklären. Soweit wir feststellen konnten, lagen auch keine Stress-Situationen oder Angstzustände vor, außerdem bestand keine Natriumeinschränkung oder übermäßige Kaliumaufnahme, die diese exzessiven

Schwankungen, die übrigens bei Patienten in der Frühphase der Hypertension besonders betont zu sein schienen, erklären könnten.

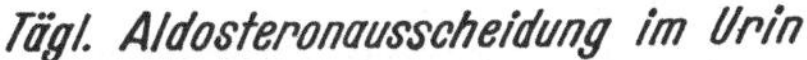

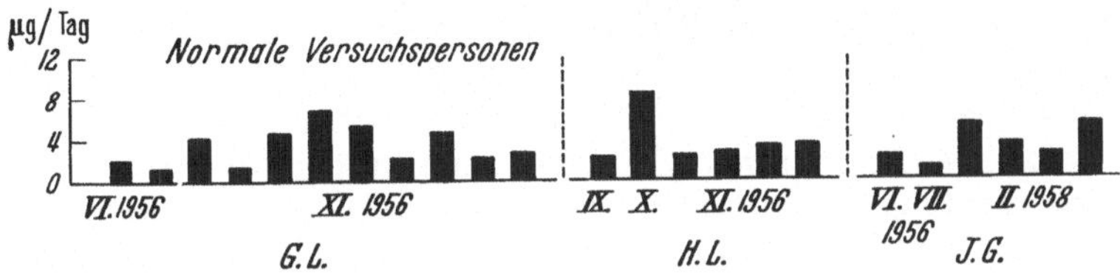

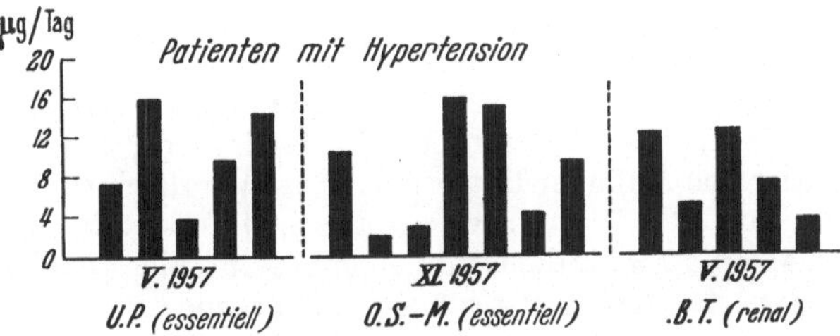

Abb. 1. Bei den normalen Versuchspersonen und bei 2 Patienten mit Hypertension (B. T. und O.-S. M.) war die Natriumzufuhr nicht eingeschränkt. Patient U. P. erhielt eine Diät von 150 mÄq Natrium pro Tag

II. Pregnan-3α, 17α, 20α-triol. In Tab. 3 sind die Ergebnisse, die mit den Methoden von BONGIOVANNI und EBERLEIN sowie von NOWACZYNSKI, KOIW und GENEST (*5*) gewonnen wurden, aufgeführt.

Tabelle 3. *Pregnantriolausscheidung im Urin*

	normale Versuchs-personen	Patienten mit Hypertension		
		essentiell	renal	maligne
I. Methode nach BONGIOVANNI-EBERLEIN				
Anzahl der Bestimmungen	11	33	9	15
Anzahl der Patienten . .	10	26	8	12
Mittlere Ausscheidung u. mittlerer Fehler . . .	2105±271	991±119	698±150	770±159
„t"-Wert		4,14	4,06	4,3
„p"		<0,001	<0,001	<0,001
II. Methode nach NOWACZYNSKI, KOIW und GENEST				
Anzahl der Bestimmungen	15	26	6	13
Anzahl der Patienten . .	10	21	5	10
Mittlere Ausscheidung	1053	367	162	327
„t"-Wert		4,93	4,0	4,16
„p"		<0,001	<0,001	<0,001

Mit beiden Methoden sind die Befunde ähnlich, wenn auch die Streuung der Einzelwerte bei der Methode von NOWACZYNSKI et al. nicht so breit ist wie mit der Methode von BONGIOVANNI und EBERLEIN. Bei Patienten mit renaler, essentieller und maligner Hypertension ist die mittlere Pregnantriol-Ausscheidung gegenüber der bei Normalpersonen signifikant erniedrigt. Die Differenzen der Mittelwerte sind mit P < 0,001 hochsignifikant.

III. Der Pregnantriol/Aldosteron-Quotient im Urin. Da sich die Ausscheidung dieser beiden Substanzen bei Hochdruckpatienten entgegengesetzt verhält, könnte ihr Quotient einen empfindlichen Index für eine Hochdruckerkrankung darstellen. Die Ergebnisse, die mit der Aldosteronausscheidung einerseits und der Pregnantriolausscheidung andererseits nach der Methode von BONGIOVANNI und EBERLEIN gewonnen wurden, sind in Abb. 2 dargestellt. Es wird deutlich, daß die Differenzen im mittleren Quotienten der Gruppen mit essentieller, renaler und maligner Hypertension im Vergleich zu den Normalpersonen mit „*P*"-Werten weit unter 0,001 und mit „*t*"-Werten von 6,8, 4,9 und 7,3 für die Gruppen mit essentieller, renaler bzw. maligner Hypertension statistisch signifikant sind.

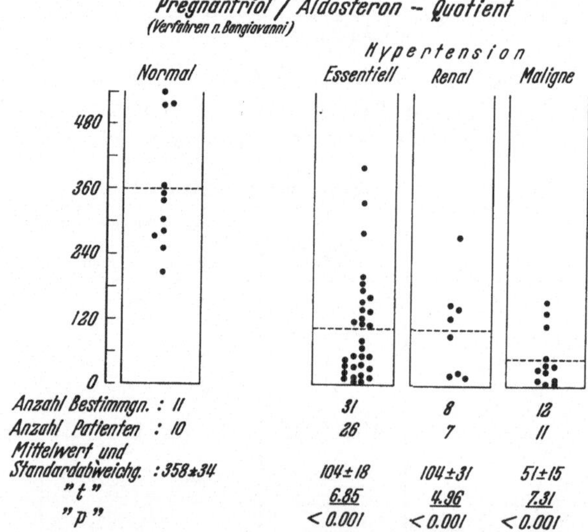

Abb. 2. Dieser Quotient ist für die Erkennung einer Hochdruckerkrankung von großer Bedeutung, vorausgesetzt, daß keine endokrine Störung vorliegt. Aldosteron und Pregnantriol wurden in der gleichen Urinprobe bestimmt

Dieser Quotient liegt bei Hochdruckpatienten in 92% aller untersuchten Fälle unter der unteren Normgrenze. Dies läßt uns annehmen, daß ein niedriger Quotient zwischen Pregnantriol und Aldosteron im Urin auf das Vorliegen einer Hochdruckerkrankung verdächtig ist (s. Fallbeschreibung), soweit keine anderweitigen klinischen Störungen im Endokrinium vorliegen.

IV. Andere Corticosteroide. Bei der mittleren Ausscheidung von Cortison, Cortisol und deren Tetrahydro-Derivaten, von Aetiocholanolon und dem Tetrahydro-Derivat von 17-Hydroxy, 11-Desoxycorticosteron lassen sich keine wesentlichen Unterschiede zwischen den Gruppen mit essentieller, renaler und maligner Hypertension und den Normalpersonen feststellen (Tab. 4).

Tabelle 4. *Mittelwerte und Streubreite der Ausscheidung* (μg/Tag)

	Normale Versuchspersonen	Patienten mit Hypertension		
		essentiell	renal	maligne
Cortison	63 (10—114)	69 (11—218)	91 (16—155)	49 (11—147)
Tetrahydro-Cortison	568 (85—1986)	542 (119—1401)	345 (185—700)	559 (59—1330)
Hydrocortison	107 (34—262)	131 (21—300)	160 (97—218)	86 (23—238)
Tetrahydro-Hydrocortison	915 (284—2150)	1088 (461—1975)	751 (90—1920)	533 (166—1069)
Ä + THÄ + + F + THF	1664 (577—2836)	1820 (794—2791)	1347 (509—2577)	1250 (266—2126)

Diskussion

Diese Befunde sprechen ohne jeden Zweifel dafür, daß bei Patienten mit arterieller Hypertension verschiedenen Ursprungs eine Störung der Aldosteronsekretion vorliegt, wenn sie auch keine Aussage darüber erlauben, ob diese Störung einen entscheidenden ätiologischen Faktor bei dieser Erkrankung darstellt.

Es mag von Interesse sein, hier einen sehr aufschlußreichen Fall im einzelnen zu beschreiben, den wir in Abb. 3 dargestellt haben. Die Aldosteronausscheidung einer 23jährigen Frau, die als normale Kontrollperson diente und auf Grund einer einzigen Blutdruckmessung als normoton angesehen wurde, war im Januar 1959 exzessiv hoch, die des Pregnantriol und somit auch der Pregnantriol/Aldosteron-Quotient stark unterhalb der unteren Normgrenze. Als diese Ergebnisse im März 1959 bekannt wurden, wurde der Blutdruck 2 Wochen lang zweimal täglich gemessen. Dabei ergaben sich bei mehreren Gelegenheiten systolische Werte von 140 und 142 sowie diastolische Werte von 90 und 92 mm Hg. Eine Reihe von täglichen Aldosteronbestimmungen im Urin zeigte beträchtliche

Fluktuationen zwischen normalen und abnorm hohen Werten, wie sie bei einer asymptomatischen Hypertension im Frühstadium zu beobachten sind. Der Pregnantriol/Aldosteron-Quotient lag weit unter der Norm. Zu dieser Zeit ergab die Aufnahme der Familienanamnese, daß ein Bruder und eine Schwester an Hypertension

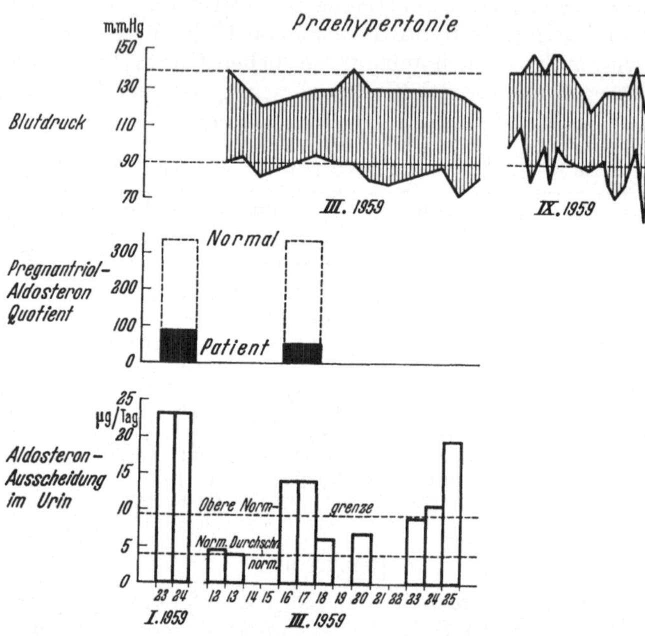

Abb. 3. Diese Versuchsperson in der frühen oder „hyperreaktiven" Phase der Hypertension zeigt die gleichen exzessiven Schwankungen der Aldosteronausscheidung im Urin wie andere Hochdruckpatienten

leiden. Im September 1959 wurde der Blutdruck wiederum eine Woche lang zweimal täglich gemessen. Dabei ließen sich gelegentlich Werte um 140/110 und 150/100 mm Hg feststellen. Es ist sicherlich interessant, daß ohne unsere vorherige Kenntnis bei dieser als normotensiv angesehenen jungen Frau auf Grund der Ausscheidungswerte für Aldosteron und Pregnantriol Blutdruckschwankungen bis zu hypertonen Werten und eine Hypertension in der Familie aufgedeckt wurden. Wahrscheinlich wird bei dieser Frau eine Hypertension entstehen.

Unsere Befunde, über die wir 1956 erstmals berichteten (*18*), daß die mittlere Aldosteronausscheidung bei Patienten mit essentieller, renaler und maligner Hypertension signifikant über die

Norm gesteigert ist, und daß im noch asymptomatischen Frühstadium einer Hypertension exzessive Schwankungen der Aldosteronausscheidung auftreten (*6*), wurden kürzlich von TRONCHETTI et al. (*19*), ROMANELLI (*20*) und VENNING (*21*) und deren Arbeitsgruppen bestätigt. LARAGH et al. (*22*) fanden einen signifikanten Anstieg der Aldosteronsekretion bei Patienten mit renaler und maligner Hypertension, aber nicht bei solchen mit essentieller Hypertension. Da aber Patienten im Frühstadium einer benignen essentiellen Hypertension in der Ausscheidung von Aldosteron Fluktuationen aufweisen, erscheint es angebracht, bei den gleichen Patienten die Aldosteronsekretionsrate wiederholt zu untersuchen.

DELORME und GENEST (*23*) haben kürzlich alle bis Juni 1958 in der Literatur bekannten Fälle von primärem Aldosteronismus zusammengestellt und hervorgehoben, daß bei dieser Erkrankung die arterielle Hypertension ein wesentlicher und konstanter Befund ist. Die Verabreichung von Aldosteron führte bei Ratten [KUMAR et al. (*24*); GORNALL et al. (*25*) und GROSS et al. (*26*, *27*)] sowie beim Menschen [AUGUST et al. (*28*)] zu signifikanten Blutdruckerhöhungen.

Unsere Beobachtungen lassen sich mit den Befunden einiger anderer Untersucher in Übereinstimmung bringen: 1. FRIEDMAN zeigte, daß ein Blutdruckanstieg nach Verabreichung verschiedener Pressorsubstanzen bei nephrektomierten Ratten und Hunden immer mit einem gleichzeitigen Natriumeinstrom in den intracellulären Raum einhergeht (*29*, *30*, *31*). 2. TOBIAN fand einen Anstieg der Natriumkonzentration in Arterien und Muskulatur von Hochdruckpatienten und von Tieren mit experimenteller Hypertension verschiedener Genese (*32*, *40*, *41*). 3. DEANE und MASSON (*33*) wiesen eine beträchtliche Vergrößerung der Zona glomerulosa der Nebennierenrinde bei Ratten nach Renin-Gabe nach. Diese Befunde wurden kürzlich auch von HARTROFT et al. bestätigt (*34*). Die Bedeutung der Änderungen der Ausscheidung von Aldosteron und Pregnantriol erhellt die Tatsache, daß der Quotient der beiden Substanzen bei 92% aller Hochdruckpatienten unterhalb der unteren Normgrenze liegt (*35*). Die Beziehungen zwischen Aldosteron und dem renalen Pressor-Mechanismus werden im dritten Abschnitt diskutiert werden.

Abschnitt II

Die Wirkung von Progesteron bei Patienten mit arterieller Hypertension

Ausgehend von den obengenannten Befunden und den Beobachtungen von LANDAU und LUGIBIHL (*36*), die gezeigt haben, daß

Progesteron den natriumretinierenden Effekt von Aldosteron beim Menschen aufhebt, untersuchte Armstrong (*37*) die Wirkungen dieses Steroides bei Ratten und Hunden mit experimenteller renaler Hypertonie sowie bei einigen Patienten mit essentieller Hypertension. Der dabei beobachtete Blutdruckabfall, der in allen Fällen auftrat, war deutlich.

Wir unternahmen eine ähnliche Untersuchungsserie bei 7 Patienten, 5 Frauen und 2 Männern, und konnten die Beobachtungen von Armstrong bestätigen. 6 dieser Patienten boten das Bild einer essentiellen Hypertension, und einer hatte einen renalen Hochdruck. Alle wurden stationär, 5 von ihnen unter Stoffwechselbedingungen mit einer definierten Natrium- und Kaliumzufuhr, vor, während und nach der Progesteron-Verabreichung beobachtet, bei den beiden anderen wurden nur die Wirkungen von Progesteron auf den Blutdruck untersucht. Progesteron wurde 2 mal täglich alle 12 Std. durch tiefe intramuskuläre Injektion verabreicht. Die täglichen Angaben über den Blutdruck sind Mittelwerte von 14 Untersuchungen in Intervallen von je einer Stunde zwischen 8 und 22 Uhr im Stehen und im Liegen. Die Zahlen der Tab. 5 sind die Mittelwerte der täglichen Blutdruckmessungen im Verlauf der gesamten Kontrollperiode und während der Progesteron-Verabreichung in verschiedener Dosis.

Tabelle 5

Patienten		Kontrollperiode (8—15 Tage) Blutdruck		Progesteron 50-200mg intramuskulär/Tag (10—16 Tage) Blutdruck	
		im Liegen	im Stehen	im Liegen	im Stehen
F. D.	Ess. Hypert.	193/110		160/95	134/87
C. L.	Ess. Hypert.	182/115	162/110	168/96	145/88
A. L.	Ess. Hypert.	174/112	163/106	157/93	141/93
G. G.	Ess. Hypert.	158/103	137/103	145/99	124/95
P. B.	Ess. Hypert. 1.	188/111	175/115	152/88	137/82
P. B.	Ess. Hypert. 2.	196/129	192/127	144/85	137/84
J. Y.	Ess. Hypert.	205/106	205/107	187/99	187/99
A. P.	Renale Hypert.	213/115	196/107	197/104	167/96

Tab. 5 gibt einen zusammenfassenden Überblick über die Ergebnisse bei diesen 7 Patienten. Ein Patient, P. B., hatte während zwei Perioden Progesteron erhalten. Man sieht, daß der Blutdruck bei allen 7 Patienten deutlich absinkt und im Stehen sogar immer die Normgrenze erreicht.

In Abb. 4 ist die Wirkung von Progesteron auf den Blutdruck bei einem Patienten mit essentieller Hypertension dargestellt. Dieser Patient erhielt zwei Progesteronserien, eine von 7 Tagen mit je 200 mg/Tag und eine weitere von 4 Tagen mit je 100 mg/Tag. Zwischen diesen beiden Perioden wurden Injektionen isotonischer Kochsalzlösung als Placebo-Therapie verabreicht. Das

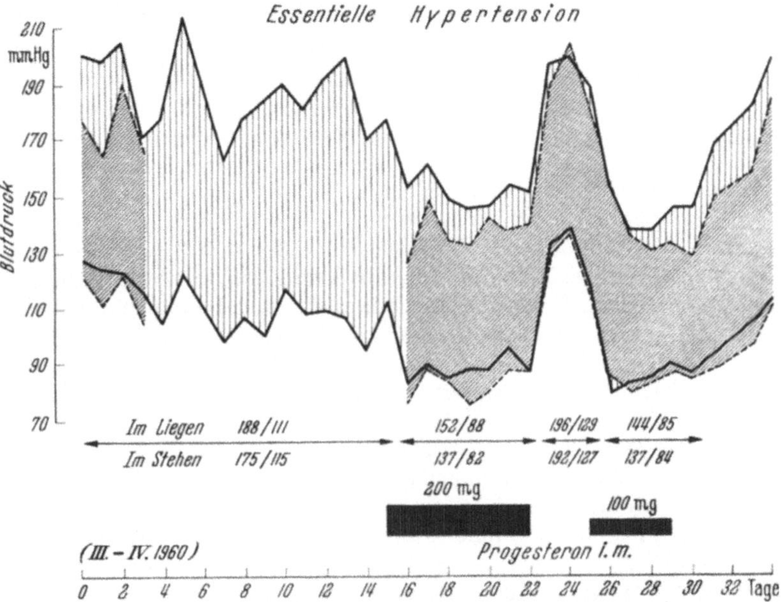

Abb. 4. Die blutdrucksenkende Wirkung von Progesteron ist bei dieser Patientin in einer Dosierung von 100 mg und 200 mg überzeugend. Bei dieser 45jährigen Patientin, P. B., deren Mutter ebenfalls eine arterielle Hypertension hatte, war die Hypertension seit 19 Monaten bekannt. Die Fundi zeigten arteriosklerotische Veränderungen ohne Retinopathie, die Nierenfunktion war mit einer Harnstoff-Clearance von 70% der Norm und einer Creatinin-Clearance von 60 ml/min eingeschränkt, das intravenöse Pyelogramm war normal. Die Patientin klagte über migräneartige Anfälle, die während der Progesteron-Verabreichung verschwanden

Ergebnis der Progesteron-Behandlung ist eindeutig, nämlich eine Blutdrucksenkung zur Norm. Beim Absetzen der Progesteron-Therapie und bei Beginn der Placebo-Injektionen kommt es sofort zum Blutdruckanstieg auf hypertone Werte, während das Wiedereinsetzen der Progesteron-Behandlung den Blutdruck erneut schnell zur Norm senkt.

Derartige durch Progesteron ausgelöste Blutdrucksenkungen gehen ohne signifikante Natriumverluste einher. Die Stoffwechseluntersuchungen bei den 5 Patienten haben ergeben, daß der

Blutdruckabfall ohne negative Natriumbilanz zustande kommt. Diese Untersuchungen werden in Einzelheiten an anderer Stelle mitgeteilt (*38*).

Abschnitt III

Wirkungen von Infusionen mit Valin⁵-Angiotensin II, Noradrenalin, Adrenalin und Neo-Synephrin beim Menschen

Vor 3 Jahren untersuchte Dr. JOFFRE BROUILLET in unserem Laboratorium die Wirkung von 8stündigen intravenösen Infusionen von Noradrenalin und Adrenalin in 5%iger Glucoselösung auf die Ausscheidung von Aldosteron und 17-Hydroxycorticosteroiden [bestimmt nach PETERSONs Modifikation der SILBER-PORTER-Methode (*39*)] an 3 Normotonikern und 3 Patienten im Frühstadium einer benignen essentiellen Hypertension unter stationären Bedingungen und bei freier Kost. Am ersten Tag wurde eine Kontrollinfusion von 5%iger Glucoselösung über 8 Std., am zweiten Tag eine 8stündige Noradrenalin-Infusion in 5%iger Glucoselösung mit einer solchen Geschwindigkeit infundiert, daß ein leichter Anstieg des systolischen (12—41 mm Hg, im Mittel 25 mm Hg) und des diastolischen Druckes (7—24 mm Hg, im Mittel 15 mm Hg) sowie ein durchschnittlicher Abfall der Pulsfrequenz von 11 Schlägen (zwischen 5 und 16) pro Minute resultierte. Am dritten Tag wurde durch eine 8stündige Adrenalin-Infusion in 5%iger Glucoselösung ein durchschnittlicher Frequenzanstieg von 29 (zwischen 19 und 40) Schlägen pro Minute hervorgerufen. Der Urin wurde nur während der Infusionsdauer gesammelt, alle Ergebnisse für die Aldosteron- und 17-Hydroxycorticosteroid-Ausscheidung sind in Mikrogramm bzw. Milligramm/Tag ausgedrückt. Die Ergebnisse in Tab. 6 lassen erkennen, daß keine wesentliche Änderung der Aldosteronausscheidung eintritt. Dagegen kommt es zu einem leichten, offensichtlich nicht signifikanten Anstieg der Ausscheidung der gesamten 17-Hydroxycorticosteroide mit gleichmäßiger Verteilung zwischen freier und konjugierter Fraktion.

Im Oktober 1959 berichteten wir beim Annual Meeting der American Heart Association über vorläufige Ergebnisse, aus denen hervorging, daß die Aldosteronausscheidung während und nach intravenösen Infusionen von Valin⁵-Angiotensin II bei gesunden Versuchspersonen deutlich ansteigt [zitiert bei TOBIAN (*38*)]. Wir haben jetzt diese Untersuchungen an 7 gesunden männlichen Medizinstudenten vervollständigt und bei 4 dieser Versuchspersonen neben Aldosteron auch die tägliche Ausscheidung von Cortison, Cortisol sowie deren Tetrahydro-Derivaten und von Tetrahydro-Aldosteron bestimmt. Diese Versuchspersonen wurden auf eine definierte Zufuhr von Natrium und Kalium (102 bzw. 90 mÄq/Tag) 5—6 Tage vor und während der ganzen Versuchsperiode eingestellt. 5 Versuchspersonen erhielten Kontrollinfusionen von 5%iger Glucoselösung. Mit intravenöser Angiotensin-Infusion wurden 6 Experimente, mit Noradrenalin-Infusion und mit Neo-Synephrin-Infusion je 2 Experimente durchgeführt. Diese Pressor-Substanzen

Tabelle 6. *Wirkungen von 8stündigen Noradrenalin- und Adrenalin-Infusionen* (in 5%iger Glucose)

Patienten[1]	Alter	Diagnose	Aldosteron[2] (μg/Tag)			17-Hydroxycorticosteroide[3] (mg/Tag)		
			Kontrolle (5% ige Glucose)	Noradren.	Adren.	Kontrolle (5% ige Glucose)	Noradren.	Adren.
R. B.	25	Benigne essentielle Hypertension	9	3	3	4,3	5,5	6,6
A. C.	18	Benigne essentielle Hypertension. . . .	3	3	7			
W. C.	41	Benigne essentielle Hypertension. . . .	8	8	9	6,3	8,0	7,9
C. de B.	18	Normale Versuchsperson	7	8	11	4,2	5,6	5,2
T. P.	35	Schizophrenie .	9	12	4			
A. G.	28	Fettsucht . . .	5	5		1,6	5,5	

waren in 5%iger Glucoselösung verdünnt und wurden 7—14 Std. lang mit einer Geschwindigkeit infundiert, die eine konstante Erhöhung des diastolischen Blutdruckes von mindestens 30—40 mm Hg über die Kontrollwerte für die gesamte Dauer der Infusion bewirkte.

Die Urine wurden an jedem Tag gesammelt, an den Infusionstagen wurde die Urinmenge während der Dauer der Infusion von der übrigen Tagesmenge getrennt. Alle Experimente begannen erst nach einer mindestens 5tägigen Einstellperiode, während der unter Stoffwechselbedingungen die Natrium- und Kaliumzufuhr konstant gehalten wurde.

Die Kontroll-Infusionen mit 5%iger Glucoselösung über 8 Std. bewirkten keinen signifikanten Anstieg der Aldosteronausscheidung während oder nach der Infusion.

[1] Normalkost
[2] Methode nach Nowaczynski, Koiw und Genest.
[3] Petersons Modifikation der Methode nach Silber-Porter.

Die Wirkung der Valin^5-Angiotensin II-Infusionen auf die Aldosteronausscheidung normaler männlicher Versuchspersonen ist in Tab. 7 zusammenfassend dargestellt: 2 bis 10facher Anstieg der Aldosteronausscheidung während und sofort nach den Angiotensin-Infusionen. Dieser Anstieg kann noch 1—2 Tage nach den Infusionen anhalten.

Tabelle 7. *Wirkungen intravenöser Infusionen von Valin^5-Angiotensin II bei normalen männlichen Versuchspersonen*[1]

Patienten	Angiotensin-Dosis	Aldosteron[2] (μg/Tag)			
		Tag 1	Tag 2: Angiotensin-Infusion	Tag 2: nach der Angiotensin-Infusion	Tag 3
J. M.	2 mg/14 Std.	14	52	69	68
R. A. 1.	3,1 mg/ 7 Std.	10	14	47	
R. A. 2.	3,4 mg/13 Std.	11	105	98	28
F. M.	1,2 mg/ 8 Std.	19	32	42	23
J.-P. D.	0,9 mg/ 7 Std.	5	36	27	16
H. N.	0,9 mg/12 Std.	23	84	29	25

Die Ergebnisse der täglichen Ausscheidung von Cortisol, Cortison und ihren Tetrahydro-Derivaten zeigt Tab. 8. Bei 3 Versuchspersonen tritt ein sehr geringer, aber konstanter Anstieg der Summe dieser Steroide von 20—100% über die Kontrollwerte auf. Der leichte Anstieg rührt meist von der Zunahme der Werte der Tetrahydro-Cortison-Zone her, die auch das Tetrahydro-Aldosteron enthält. Wenn anschließend diese Substanz abgetrennt wird, erkennt man, daß sie für einen Teil der Zunahme verantwortlich ist und daß ihre Konzentration im Urin eng mit der des Aldosterons parallel geht. Nur in einem Fall stiegen die Werte der 17-Hydroxycorticosteroidausscheidung leicht über die obere Grenze der Norm an. Gemessen an der physiologischen Bedeutung ist die Größenordnung dieses Anstieges im Vergleich zum Aldosteron-Anstieg während und nach der Angiotensin-Infusion gering. Bei der Versuchsperson R. A. kam es während und sofort nach der Angiotensin-Infusion (3,4 mg/13 Std.) zu einer deutlichen Natriumretention, einem zehnfachen Anstieg der Aldosteronausscheidung und zu geringerer Zunahme von Cortisol, Cortison und Tetrahydro-Cortison (einschließlich Tetrahydro-Aldosteron). Die Summe dieser Corticosteroide stieg von 4,6 auf 9,6 mg/Tag an. Die Noradrenalin-Infusion (6,3 mg/7 Std.) rief eine sehr beträchtliche Natriurese und

[1] Natrium- und Kaliumzufuhr auf 102 bzw. 90 mÄq/Tag eingestellt.
[2] Methode nach NOWACZYNSKI, KOIW und GENEST.

Tabelle 8. *Wirkung intravenöser Infusionen von Angiotensin und Noradrenalin bei normalen männlichen Versuchspersonen*[1]

	Urinausscheidung							
	K[2]	Na[2]	Aldosteron[3]	Cortisol[3]	Cortison[3]	Tetrahydro-Cortisol[3]	Tetrahydro-Cortison[3]	Summe von „F" + „Ä" THF + THÄ (mg/Tag)
R. A. 22 Jahre								
Tag 1 — Kontrolle	84	85	11	70	133	3017	1407	4,6
Tag 2 — Angiotensin-Infusion (3,4 mg/13 Std.)	78	31	105	218	227	2382	6792	9,6
Sammelperiode nach der Infusion	46	23	98	444	133	907	2129	3,6
Tag 3 — Kontrolle	90	108	28	125	153	3744	1815	5,8
Tag 4 — Kontrolle	75	78	19	180	74	2099	803	3,2
Tag 5 — Noradrenalin-Infusion (6,3 mg/7 Std.)	60	230	41	508	511	2348	3259	6,6
Sammelperiode nach der Infusion	65	26	26	106	246	990	1445	2,8
J. M. 26 Jahre								
Tag 1 — Kontrolle	39	39	14	210	89	1229	790	2,3
Tag 2 — Angiotensin-Infusion (2 mg/13,6 Std)	81	14	52	248	97	1916	1357	3,6
Sammelperiode nach der Infusion	73	12	69	102	137	3752	2358	6,3
Tag 3 — Kontrolle	48	35	68	193	197	3989	3404	7,8
J. P. D. 21 Jahre								
Tag 1 — Kontrolle	67	58	5	107	140	1024	1768	3,0
Tag 2 — Angiotensin-Infusion (0,9 mg/7,3 Std.)	50	6	36	218	249	931	1852	3,2
Sammelperiode nach der Infusion	69	31	27	93	85	699	966	1,8
Tag 3 — Kontrolle	95	39	16	229	197	1954	1162	3,5
H. N. 23 Jahre								
Tag 1 — Kontrolle	75	53	23	85	183	2199	1806	4,3
Tag 2 — Angiotensin-Infusion (0,9 mg/12,4 Std.)	70	16	84	137	311	876	3955	5,3
Sammelperiode nach der Infusion	44	6	29	117	291	585	1211	2,2
Tag 3 — Kontrolle	74	88	25	141	239	3317	912	4,6

[1] Natrium- und Kaliumzufuhr auf 102 bzw. 90 mÄq/Tag eingestellt.
[2] mÄq/Tag.
[3] Mikrogramm/Tag.

einen signifikanten Anstieg der Ausscheidung von Aldosteron, Cortisol, Cortison und Tetrahydro-Cortison hervor. Wiederum nahm die Summe der 17-Hydroxycorticosteroide von 3,2 auf 6,6 mg/Tag zu. Diese Ergebnisse sind in Abb. 5 graphisch dargestellt.

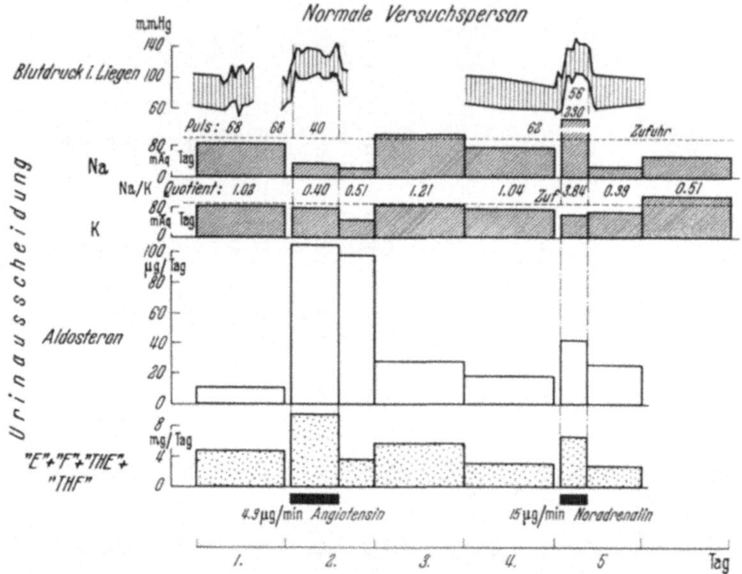

Abb. 5. Reaktionen der Natrium- und Kaliumausscheidung, des Natrium-Kalium-Quotienten, der Ausscheidung von Aldosteron und der Summe der 17-Hydroxycorticosteroide auf Infusionen von Angiotensin und Noradrenalin. Trotz gleichartigen Blutdruckanstieges wird die Aldosteronausscheidung während der Noradrenalin-Infusion nur auf das doppelte, durch die Angiotensin-Infusion dagegen auf das Zehnfache – und auch länger anhaltend – gesteigert

Ein anderes Experiment (Abb. 6) wurde bei der gleichen Versuchsperson, die eine Kontrollinfusion von 5%iger Glucose (8 Std.) und eine zweite Infusion von Angiotensin (3,1 mg/7 Std.) erhielt, durchgeführt. Während der Glucose-Infusion wurde keine Änderung der Aldosteronausscheidung beobachtet, jedoch ging die Angiotensin-Verabreichung mit einer deutlichen Natriumretention und mit einem anschließenden starken Anstieg der Aldosteronausscheidung einher.

Bei der Versuchsperson J. M. trat während und nach der Angiotensin-Infusion von 2 mg/14 Std. (Abb. 7) eine erhebliche Natriumretention und ein sehr beträchtlicher Anstieg der Aldosteronausscheidung ein, der am folgenden Tag noch anhielt. Die Summe der 17-Hydroxycorticosteroide stieg wiederum allmählich von 2,3 auf 7,8 mg/Tag an.

Eine Neo-Synephrin-Infusion von 40 mg/8 Std., deren Wirkungen in Abb. 8 dargestellt sind, bedingte einen deutlichen Abfall der Aldosteronausscheidung mit einer ausgesprochenen Natriurese. Der Patient erhielt ebenfalls eine Noradrenalin-Infusion, doch leider

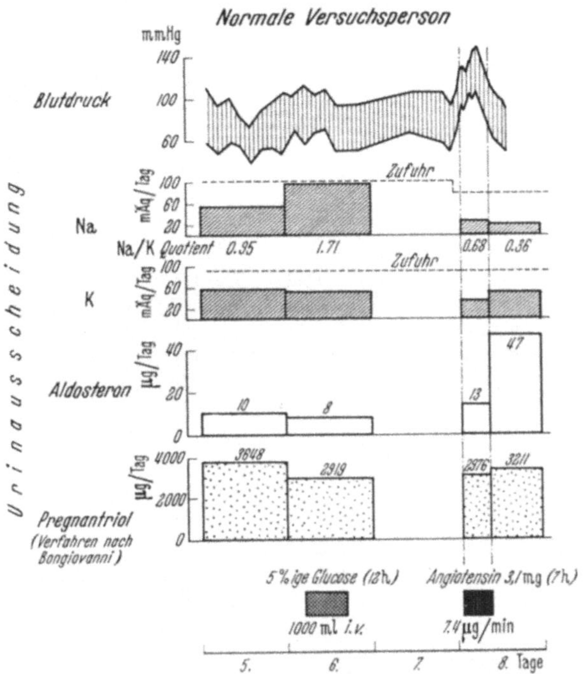

Abb. 6. Versuchsperson wie in Abb. 5. Glucose-Infusion hat keine Wirkung auf die Aldosteronausscheidung. Nach Angiotensin tritt jedoch sofort ein beträchtlicher Anstieg auf. Die Pregnantriol-Ausscheidung ändert sich nicht

kam es während der Extraktion des Urins zu einem Zwischenfall, so daß Aldosteron nicht bestimmt werden konnte.

Eine weitere Versuchsperson, ein Hyperreaktor mit gelegentlichen Blutdruckwerten über 150/90 mm Hg, erhielt eine Neo-Synephrin-Infusion von 48 mg/8 Std. Die Aldosteronausscheidung betrug vor, während und sofort nach der Infusion sowie am Tage darauf 26, 12, 17 bzw. 12 μg/Tag. Die Natriumausscheidung stieg während der Neo-Synephrin-Infusion von einem Kontrollwert von 60 auf 274 mÄq/Tag. Unter einer 5%igen Glucose-Infusion zeigte dieser Patient keine Änderung der Aldosteronausscheidung.

Diese Experimente beweisen, daß Angiotensin einen starken und ziemlich selektiven fördernden Effekt auf die Aldosteronausscheidung besitzt. Seine Wirkung auf die Ausscheidung der „Glucocorticoide" ist nur sehr gering und vermutlich nicht signifikant.

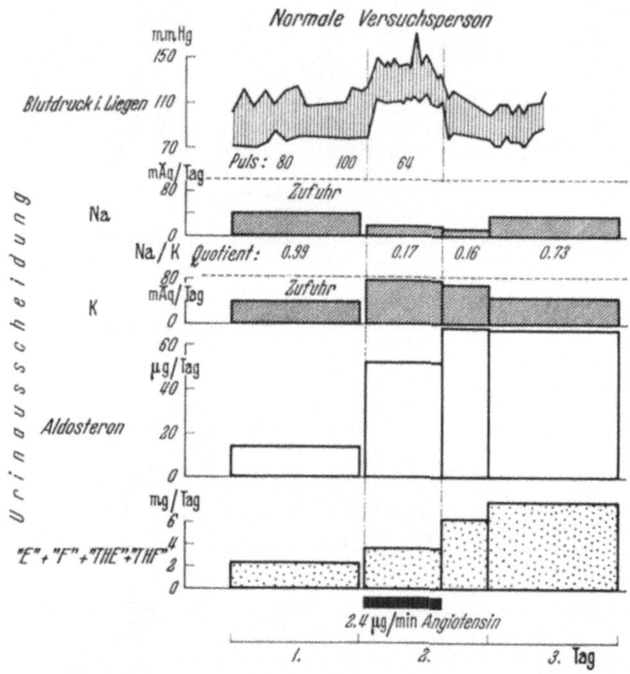

Abb. 7. Je länger die Angiotensin-Infusion ausgedehnt wird, desto deutlicher und anhaltender ist der Anstieg der Urinausscheidung von Aldosteron sowie die Natriumretention und der Abfall des Natrium/Kalium-Quotienten

Die Ergebnisse bringen den direkten Nachweis einer eindeutigen Beziehung zwischen der Zona glomerulosa der Nebennierenrinde und Angiotensin beim Menschen. Sie bestätigen somit die Versuchsergebnisse von Tobian (*40*) und von Hartroft (*34*, *43*, *44*, *45*, *46*) und stimmen mit der Konzeption von Gross (*47*) überein. Die Arbeitsgruppen von Tobian und Hartroft haben an der Ratte und am Hund eine direkte Beziehung zwischen der Breite der Zona glomerulosa der Nebennierenrinde, die Aldosteron sezerniert, und der Granulierung der renalen juxtaglomerulären Zellen, in denen Renin oder Renin-ähnliche Substanzen produziert werden, als Reaktion auf Änderungen des Blutdrucks und der Natrium- oder Kaliumzufuhr gezeigt. Die Befunde von Deane und Masson

(*33*), die kürzlich von Hartroft et al. (*34*) bestätigt wurden, ergeben ebenfalls, daß Renin-Verabreichung eine deutliche Verbreiterung der Zona glomerulosa der Nebennierenrinde bewirkt.

Die stimulierende Wirkung von Angiotensin auf die Aldosteronausscheidung scheint recht deutlich und spezifisch zu sein. Nur einmal in 7 Versuchen konnte ein gleichartiger Effekt (ein zweifacher Anstieg) während einer Noradrenalin-Infusion beobachtet werden. Er trat unter Neo-Synephrin überhaupt nicht auf. Der Anstieg der

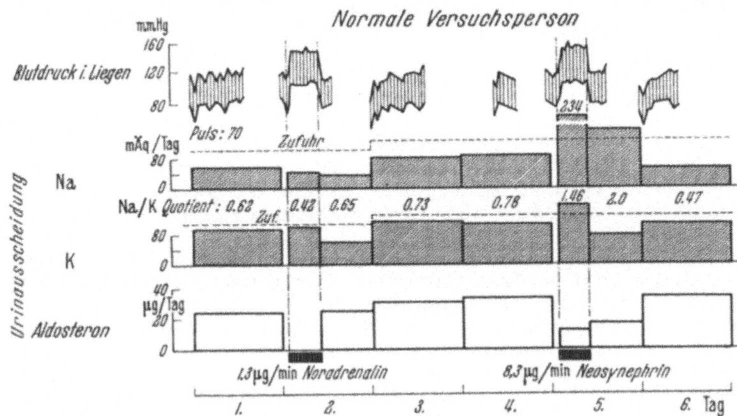

Abb. 8. Entgegengerichtete Wirkung einer Neo-Synephrin-Infusion auf die Ausscheidung von Natrium und Aldosteron im Vergleich zur Angiotensin-Infusion der vorausgegangenen Abb.

Aldosteronausscheidung ist höchstwahrscheinlich nicht die Folge der durch Angiotensin ausgelösten Blutdrucksteigerung; denn er tritt bei Neo-Synephrin und Noradrenalin (mit einer Ausnahme) nicht ein. Da verschiedene Befunde es wahrscheinlich machen, daß die Überfunktion der Zona glomerulosa der Nebennierenrinde mit einer verstärkten Granulierung der juxtaglomerulären Zellen und einem vermehrten Renin-Gehalt der Nieren einhergehen, wäre es äußerst interessant, bei Patienten mit nachgewiesenem primären Hyperaldosteronismus Angiotensin im Plasma zu bestimmen. In unserem Laboratorium befassen wir uns zur Zeit mit der gleichzeitigen Bestimmung von Angiotensin im Blut und von Aldosteron, Pregnantriol und dem Pregnantriol/Aldosteron-Quotienten im Urin.

Zusammenfassung

Diese Untersuchungen an normalen Versuchspersonen und an Patienten mit verschiedenen Formen von arterieller Hypertension zeigen:

1. eine im Durchschnitt vermehrte Aldosteronausscheidung bei Patienten mit essentieller, renaler und maligner Hypertension gegenüber normalen Versuchspersonen.

2. eine über die Norm gesteigerte Aldosteronausscheidung bei 43% der Patienten mit essentieller Hypertension,

3. exzessive Schwankungen der täglichen Aldosteronausscheidung bei Patienten mit essentieller Hypertension, besonders im Frühstadium der Erkrankung, im Vergleich zu normalen Versuchspersonen,

4. eine durchschnittliche Verminderung der Pregnantriol-Ausscheidung bei Patienten mit essentieller, renaler und maligner Hypertension gegenüber normalen Versuchspersonen,

5. einen hochsignifikanten Abfall des Pregnantriol/Aldosteron-Quotienten bei 92% aller untersuchten Hochdruckpatienten,

6. einen deutlichen hypotensiven Effekt von Progesteron bei 7 Patienten mit arterieller Hypertension, der nicht mit der Natriurese in Beziehung zu stehen scheint,

7. einen beträchtlichen und spezifischen fördernden Effekt von Valin^5-Angiotensin II auf die Aldosteronausscheidung.

Diese Untersuchungen weisen eindeutig auf Abnormalitäten in der Sekretion der Nebennierenrinde hin und liefern den direkten Beweis einer Korrelation zwischen der Aldosteron-sezernierenden Zona glomerulosa, der Natrium-Regulation und dem juxtaglomerulären Apparat der Niere, der für die Produktion von Renin oder Renin-artigen Substanzen verantwortlich ist.

Es ist mir ein Bedürfnis, mich für die wertvolle Mitarbeit der Herren Drs. GILLES PIGEON, JEAN DAVIGNON, JOFFRE BROUILLET und JACQUES TRUDEL, Medical Research Fellows of the National Research Council Ottawa, Canada, und Dr. CAMILLE DUFAULT, Research Fellow, Fräulein FERNANDE SALVAIL, RENÉE DANSEREAU, FRANÇOISE VAILLANCOURT und PIERRETTE BOURQUE, R. N., Frau ANNE BROSSARD, Fräulein HENRIETTE GILBERT und Fräulein FRANÇOISE MARTIN, Diät-Assistentinnen, Fräulein ISABELLE MORIN, ALICE LAFLAMME, PAULINE ROBINSON und LUCIENNE MONETTE, technische Assistentinnen, sowie Mr. ROLAND PAQUETTE, Chefstatistiker bei Ayerst, McKenna & Harrison, Montreal, für Hilfe und Ratschläge bei der statistischen Auswertung, zu bedanken.

Die Autoren danken ferner für die großzügige Überlassung von d,l-Aldosteron, freiem Alkohol und Acetat, und synthetischem Valin^5-Angiotensin II durch Dr. FRANZ GROSS und Dr. WALTER MURPHY, CIBA Basel und Montreal; von Pregnan-3 α, 17 α, 20 α-triol durch Dr. ALFRED BONGIOVANNI, Philadelphia, und Dr. NORMAN BRINK, MERCK & Comp., Rahway; von Progesteron durch Dr. WALTER MURPHY, CIBA Montreal und Dr. MICHAEL MIKULASCHEK, Lilly Comp., Indianapolis.

Literatur

1. PICKETT, M. T., E. C. KYRIABIDES, M. I. STERN, and L. F. SOMMERVILLE: Lancet (G. B.) **1959/II**, 829.
2. NOWACZYNSKI, W., M. GOLDNER, and J. GENEST: J. Laborat. Clin. Med. (U.S.A.) **45**, 818 (1955).
3. NOWACZYNSKI, W., and E. KOIW: J. Laborat. Clin. Med. (U.S.A.) **49**, 815 (1957).
4. NOWACZYNSKI, W., E. KOIW, and J. GENEST: Canad. J. Biochem. Physiol. **35**, 425 (1957).
5. NOWACZYNSKI, W., E. KOIW, and J. GENEST: J. Clin. Endocr. (U.S.A.) 1960 (im Druck).
6. GENEST, J., E. KOIW, W. NOWACZYNSKI, and G. LEBOEUF: Proc. Soc. Exper. Biol. Med. (U.S.A.) **97**, 676 (1958).

7. GENEST, J., W. NOWACZYNSKI, E. KOIW, and T. SANDOR: Proc. 4th Intern. Congress of Bioch. Wien, Sept. 1958. Suppl. Intern. Abstr. Biol. Sc., p. 116.
8. GENEST, J., E. KOIW, W. NOWACZYNSKI, and T. SANDOR: Acta endocr. (Dän.) 1960 (im Druck).
9. WEICHSELBAUM, T. E., and H. W. WARGRAF: J. Clin. Endocr. (U.S.A.) **17**, 959 (1957).
10. ZAFFARONI, A.: J. Amer. Chem. Soc. **72**, 3828 (1950).
11. BERNSTEIN, S., and R. H. LENHARD: J. Org. Chem. (U.S.A.) **19**, 1146 (1954).
12. BERNSTEIN, S., and R. H. LENHARD: J. Org. Chem. (U.S.A.) **19**, 1269 (1954).
13. NOWACZYNSKI, W., and P. STEYERMARK: Arch. Biochem. Physiol. (U.S.A.) **58**, 453 (1955).
14. NOWACZYNSKI, W., and P. STEYERMARK: Canad. J. Biochem. Physiol. **34**, 592 (1956).
15. WILSON, H., and R. FAIRBANKS: Arch. Biochem. Biophys. (U.S.A.) **54**, 440 (1955).
16. BONGIOVANNI, A. M., and W. R. EBERLEIN: Analyt. Chem. (U.S.A.) **30**, 388 (1958).
17. NOWACZYNSKI, W., P. STEYERMARK, E. KOIW, J. GENEST, and R. N. JONES: Canad. J. Biochem. Physiol. **34**, 1023 (1956).
18. GENEST, J., G. LEMIEUX, A. DAVIGNON, E. KOIW, W. NOWACZYNSKI, and P. STEYERMARK: Science (U.S.A.) **123**, 503 (1956).
19. TRONCHETTI, F., G. MUCIO, and R. ROMANELLI: Ann. endocr. (Fr.) **18**, 654 (1957).
20. ROMANELLI, R.: Persönl. Mitteilung, 1960.
21. VENNING, E., I. DYRENFURTH, J. B. DOSSETOR, and J. C. BECK: Zur Publikation eingereicht, 1960.
22. LARAGH, J. H., S. ULICK, W. JANUSZEWICZ, Q. B. DEMING, W. G. KELLY, and S. LIEBERMAN: Circulation (U.S.A.) **20**, 725 (1959).
23. DELORME, P., and J. GENEST: Canad. Med. As. J. **81**, 893 (1959).
24. KUMAR, D., A. E. D. HALL, R. NAKASHIMA, and A. G. GORNALL: Canad. J. Biochem. Physiol. **35**, 113 (1957).
25. GORNALL, A. G., H. M. GRUNDY, and C. J. KOLADICH: Canad. J. Biochem. Physiol. **38**, 43 (1960).
26. GROSS, F., P. LOUSTALOT und R. MEIER: Experientia (Schweiz) **11**, 67 (1955).
27. GROSS, F., P. LOUSTALOT, and R. MEIER: Acta endocr. (Dän.) **26**, 417 (1957).
28. AUGUST, J. T., D. H. NELSON, and G. W. THORN: J. Clin. Invest. (U.S.A.) **37**, 1549 (1958).
29. FRIEDMAN, S. M., M. NAKASHIMA, and C. L. FRIEDMAN: Circulation Res. (U.S.A.) **4**, 557 (1956).
30. FRIEDMAN, S. M., R. M. BUTT, and C. L. FRIEDMAN: Amer. J. Physiol. **190**, 507 (1957).
31. FRIEDMAN, S. M., C. L. FRIEDMAN, and M. NAKASHIMA: Circulation Res. (U.S.A.) **5**, 261 (1957).
32. TOBIAN, L., and A. FOX: J. Clin. Invest. (U.S.A.) **35**, 297 (1956).
33. DEANE, H. W., and G. M. C. MASSON: J. Clin. Endocr. (U.S.A.) **11**, 193 (1951).
34. HARTROFT, P. M., L. N. NEWMARK, and J. A. PITCOCK: In: Hypertension. Ed.: J. MOYER. Saunders 1959, p. 24.

35. GENEST, J., E. KOIW, W. NOWACZYNSKI, and T. SANDOR: Abstract. Proc. 32nd Session Amer. Heart Ass. Oct. 1959, Philadelphia. Ebenso in: Circulation (U.S.A.) **20**, 700 (1959).
36. LANDAU, R. L., and K. LUGIBIHL: J. Clin. Endocr. (U.S.A.) **18**, 1237 (1958).
37. ARMSTRONG, J. G.: Proc. Soc. Exper. Biol. Med. (U.S.A.) **102**, 452 (1959).
38. GENEST, J.: Zur Publikation eingereicht.
39. PETERSON, R. E., A. KARRER, and S. L. GUERRA: Analyt. Chem. (U.S.A.) **29**, 144 (1957).
40. TOBIAN, L.: Ann. Int. Med. (U.S.A.) **52**, 395 (1960).
41. TOBIAN, L., and J. BINION: Circulation (U.S.A.) **5**, 754 (1952).
42. TOBIAN, L., and J. BINION: J. Clin. Invest. (U.S.A.) **37**, 1407 (1954).
43. HARTROFT, P. M., and W. S. HARTROFT: J. Exper. Med. (U.S.A.) **97**, 415 (1953).
44. HARTROFT, P. M., and W. S. HARTROFT: J. Exper. Med. (U.S.A.) **102**, 205 (1955).
45. PITCOCK, J. A., and P. M. HARTROFT: Amer. J. Path. **34**, 863 (1958).
46. PITCOCK, J. A., P. M. HARTROFT, and L. N. NEWMARK: Proc. Soc. Exper. Biol. Med. (U.S.A.) **100**, 868 (1959).
47. GROSS, F.: Klin. Wschr. (D.) **1958/II**, 693.

Die Bedeutung der erhöhten Aldosteron-Ausscheidung beim Hypertoniker

Von

J. WARTER, J. SCHWARTZ und R. BLOCH

Im Jahre 1913 überwies VAQUEZ drei Hypertoniker an DELBERT zur Adrenalektomie, die die Patienten jedoch nicht überlebten. Hauptziel dieser Operation war damals vor allen Dingen die Entfernung des Nebennierenmarks; hatte doch VAQUEZ gerade kurz zuvor die Rolle des Adrenalins als ätiologischer Faktor sowohl für die Atheromatose als auch für den Hochdruck betont. Die Adrenalektomie gewann wieder an Boden, als in den Jahren 1925 bis 1930 die neurochirurgischen Eingriffe am Sympathicus und Splanchnicus durch die Arbeiten von RENÉ LÉRICHE aufkamen. Die Adrenalektomie wurde zu jener Zeit nur einseitig durchgeführt; ihre Wirksamkeit war zweifelhaft.

Mit der Entdeckung der Nebennierenrindenhormone änderte das Problem seinen Aspekt insofern, als nun die Katecholamine in den Hintergrund traten. Es ist leicht, mit Hilfe von Nebennierenrindenhormonen einen Hochdruck hervorzurufen. Die corticoidbedingte Hypertonie steht darüber hinaus mit Vorgängen im Zusammenhang, die auch beim renalen Hochdruck im Spiele sind. Im Jahre 1942 zeigte GOLDBLATT, daß die Nebennierenrindeninsuffizienz die Bildung von Hypertensinogen vermindert, während Desoxycorticosteron sie steigert (HELMER, 1951).

Nach 1945 gewannen chirurgische Eingriffe an den Nebennieren bei Patienten mit arteriellem Hochdruck von neuem an Interesse; auf Anregung von FONTAINE in Frankreich wird die Operation nun nicht mehr einseitig, sondern bilateral und subtotal ausgeführt. Schließlich führte das Versagen der ausgedehnten Resektionen im thorako-lumbalen Anteil des Sympathicus und des Splanchnicus zur Aera der totalen Adrenalektomie, die u. a. von BLAKEMORE in den Vereinigten Staaten eingehend ausgearbeitet wurde; trotz ihrer Schwere scheint diese Operation in manchen Fällen dauerhaftere Resultate zu ergeben als sogar weitgehende Sympathektomien.

Die Ansicht, es gäbe bei der idiopathischen Hypertonie einen Nebennierenrindenfaktor, ruhte dennoch auf einer schwachen Grundlage. Da beschrieb CONN 1955 den primären Aldosteronismus

Tabelle 1

Patient	Blutdruck	Dauer der Hypertonie	Nierenbeteiligung	Augenhintergrund	Retroperitoneale Luftfüllung	Plasmaelektrolyte g/l Na	Plasmaelektrolyte g/l K	Natriumzufuhr	Aldosteron (γ/24 Std.)
K. Roger 37 Jahre	150/100 bis 180/110	1 Jahr	nein	normal	normal	3,37	0,201	mäßig normal	30 8
B. Gilbert	140/190 bis 200/120	2 Jahre	Tuberkulose? normale Funktionen	normal			0,185	mäßig	10 und 7
K. Alice 44 Jahre	260/160 bis 300/180		+++	schwere Retinitis	0	3,15 bis 2,59	0,101 bis 0,222	mäßig	18
E. Emile 57 Jahre	240/150 bis 270/170		+++			3,15	0,156	mäßig	13
M. François	190/100 bis 200/100		nein					normal	20
H. Charles 47 Jahre	200/100 bis 240/100		+++					normal	16
M. Charles 46 Jahre	250/150 bis 310/190		Cystennieren		vergrößerte Nebennieren			normal	10
R. Joseph 43 Jahre	230/120		nein					normal	10
E. Berthe	210/130 bis 270/150		nein		normal	3,31	0,190	mäßig	16 und 6

B. Joseph 56 Jahre	185/110	6 Jahre	nein					normal	18
G. Emile 53 Jahre	240/130	6 Jahre	nein					mäßig	13
B. Pierre 36 Jahre	175/100		nein			3,20	0,144	mäßig	36, 3 und 16
B. Florence 53 Jahre	270/130		Lithiasis			3,13 bis 2,92	0,203 0,199	mäßig	22 und 4
B. Josette 22 Jahre	200/100 bis 240/160	7 Jahre	+++		normal	2,99 bis 3,24	0,222 bis 0,187	mäßig	14
D. Marlyse 16 Jahre	170/120 bis 220/160	3 Jahre	Ureter bifidus; normale Funktionen				0,203 bis 0,152	normal	1, 60 und 6
M. Emile	180/120 bis 240/120	10 Jahre	+			3,20	0,117 bis 0,184	normal	12
P. Alice 41 Jahre	220/120 bis 250/140	6 Jahre	++	Gefäß-Sklerose	normal	3,15 bis 3,36	0,119 bis 0,163	normal	40, 4 und 4
S. Roger 25 Jahre	180/120 bis 240/150	2 Jahre	+	fortgeschr. Retinitis	normal		0,129 bis 0,186	mäßig	10
Z. Hélène 47 Jahre	140/80 bis 240/110	10 Jahre	nein	Gefäß-Sklerose			0,188	mäßig	25
W. Eugène 45 Jahre	170/100 bis 280/140	1 Jahr	nein		rechte Nebenniere vergrößert	3,22	0,163 bis 0,188	mäßig	10
B. Dolorès 28 Jahre	145/90 bis 240/160	3 Jahre	+	normal	normal	3,24	0,171	mäßig	15
H. Alice	210/170	3 Jahre	nein	normal	normal	3,02 bis 2,99	0,161 bis 0,188	normal	20

mit arteriellem Hochdruck als Hauptsymptom. Die Existenz dieses Hyperaldosteronismus fand seine Bestätigung durch die Bestimmung der Aldosteronausscheidung im Harn, die durch physikalisch-chemische Laboratoriumsmethoden bald verhältnismäßig einfach wurde. Im gleichen Jahre konnte Skelton bei Ratten regelmäßig einen Dauerhochdruck durch Nephrektomie und Adrenalektomie auf der einen und subtotale Resektion der Nebenniere auf der anderen Seite hervorrufen. Die Hypertonie hängt in diesem Falle mit dem Regenerationsprozeß der enukleierten Nebenniere zusammen; diese Art des Hochdrucks eignet sich besonders zum Studium der beteiligten Nebennierenrindenfaktoren.

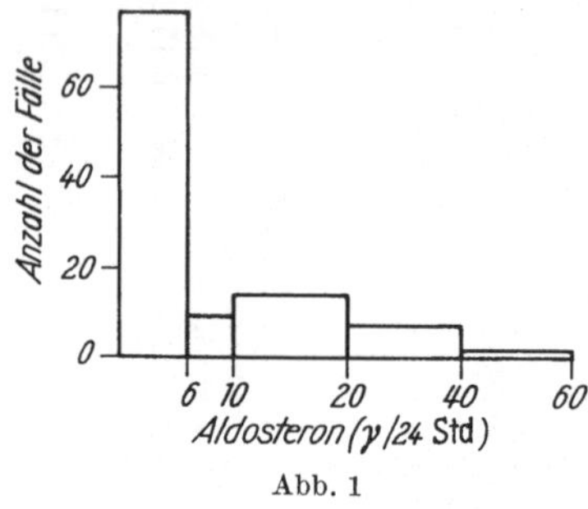

Abb. 1

Nun tritt beim essentiellen Hochdruck — und dies ist eine wichtige Tatsache — mit bemerkenswerter Häufigkeit gleichzeitig eine erhöhte Aldosteronausscheidung im Harn auf. Im Jahre 1956 hob Genest bereits die Bedeutung einer gewissen Erhöhung der Aldosteronausscheidung im Harn beim idiopathischen Hochdruck hervor. Unsere Ergebnisse bestätigen, daß bei Hypertonikern die Aldosteronausscheidung im Harn erhöht ist (Tab. 1, Abb. 1).

Mit Hilfe der Methode von Neher und Wettstein fanden wir in 30 von 103 Fällen eine erhöhte Aldosteron-Harnausscheidung, und zwar in 8 Fällen 6—10 γ in 24 Std. und in 22 Fällen 10—60 γ in 24 Std.

Indessen zeigten weder das klinische Bild (Blutdruck, Nierenuntersuchung) noch die Laboratoriumsbefunde (Blutkaliumspiegel, Blutnatriumspiegel, Katecholamine, 17-Ketosteroide usw.) Unterschiede zwischen diesen Hochdruckkranken und jenen, bei denen die Aldosteronausscheidung im Urin normal war. Bei keinem der Hypertoniker mit erhöhter Aldosteronausscheidung war die Hochdruckkrankheit mit klinischen oder biochemischen Zeichen vergesellschaftet, die für eine Überproduktion von Mineralocorticoiden sprachen; allerdings war in fünf Fällen der Kaliumwert im Blut vermindert, während die Alkalireserve normal blieb. Zwar wiesen fünf Fälle deutliche Zeichen einer Nierenschädigung auf (Albuminurie, stark erhöhte diastolische Druckwerte, Rest-N an der oberen Grenze der Norm), doch war in anderen Fällen von Hochdruck, die durch ähnliche Erscheinungen kompliziert waren, der Aldosteron-Harnspiegel normal.

Im Gegensatz zu COTTIER haben wir niemals eine verminderte Aldosteronausscheidung im Harn beobachtet; allerdings läßt die Methode von NEHER und WETTSTEIN eine solche Aussage nur bedingt zu.

In 29% unserer Fälle war demnach die Hypertonie mit einer eindeutig erhöhten Aldosteronausscheidung vergesellschaftet. Diese Erhöhung besteht jedoch nicht ständig: in den fünf Fällen, bei denen wir unter gleicher Diät (allerdings in weiten Zeitabständen) die Aldosteronausscheidung im Harn kontrollieren konnten, war die Variationsbreite beträchtlich (z. B. 16 und 6 γ oder 36 und 3 γ in 24 Std.). Wiederholte Untersuchungen würden wohl häufiger eine vermehrte Aldosteronausscheidung im Urin beim Hochdruck aufzeigen, denn diese ist in manchen Fällen zweifellos intermittierend; das gleiche gilt auch für das CONN-Syndrom.

Die erhöhte Aldosteronausscheidung wurde bei 14 von 30 Patienten gefunden, die eine mäßig salzarme Diät erhielten; sie durften ein Minimum von 80 mäq Natrium pro Tag zu sich nehmen. Bei einer solchen Zufuhr weist, wie wir feststellen konnten, ein Gesunder im Ruhezustand keine Vermehrung der Aldosteronwerte im Harn auf. In den anderen Fällen war die Ernährung normal. Die Veränderungen der Aldosteronausscheidung in Abhängigkeit von der Natriumeinschränkung würden jedoch beim Hypertoniker eine sorgfältige Untersuchung verdienen, die bisher anscheinend noch nicht durchgeführt wurde.

Die erhöhte Aldosteronausscheidung in diesen Fällen ist die Folge einer vermehrten Aldosteronsekretion. Wir verabreichten D,L-Aldosteron in hohen Dosen (einmalige intramuskuläre Injektion von 1000 γ) und kontrollierten in fünf Fällen den Abbau des Hormons beim normalen Menschen bzw. beim Hypertoniker. In den auf die Injektion folgenden 24 Std. finden sich beim Normalen 1,2 bis 2,7% des applizierten Aldosterons im Harn wieder, beim Hypertoniker weniger: in den 3 von uns untersuchten Fällen bestimmten wir Werte von 0 bzw. 0,8 bzw. 1% (Abb. 2). Unsere Ergebnisse bestätigen nicht nur, was bereits angenommen worden war, nämlich daß bei der essentiellen Hypertonie häufig eine Hypersekretion von Aldosteron vorkommt; sie legen außerdem den Schluß nahe, daß die Aldosteronausscheidung in diesen Fällen noch beträchtlicher ist, als aus dem Aldosteron-Harnspiegel hervorgeht. Diese Schlußfolgerungen entsprechen teilweise denjenigen von LARAGH. Nach diesem Autor, der die Methode der Isotopenverdünnung anwendete, weist der Patient mit benigner Hypertonie eine Aldosteronsekretion von 175—335 γ pro Tag auf (innerhalb normaler Grenzen); der Hypertoniker mit Nieren- oder Gefäßschädigungen hat hingegen eine Sekretion von 450—1690 γ täglich; in Fällen von maligner Hypertonie schwankt sie zwischen 520 und 2750 γ. Diese Ergebnisse stehen jedoch insofern im Widerspruch zu den unsrigen, als nach LARAGH der Hyperaldosteronismus für die schweren Hypertonieformen charakteristisch sein soll.

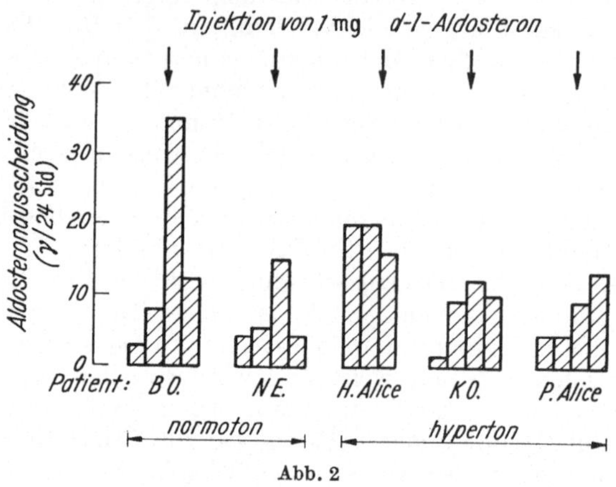

Abb. 2

Die routinemäßige Nebennierenrinden-Untersuchung (17-Ketosteroide, formaldehydogene Steroide, Dehydroisoandrosteron) zeigt hingegen niemals eine signifikante Abweichung von der Norm. Wohl sind die 17-Ketosteroid- und die Dehydroisoandrosteronwerte häufig niedriger als normal, doch ist das Verhältnis Aldosteron/Dehydroisoandrosteron nicht signifikant verändert.

Der Hyperaldosteronismus beim idiopathischen Hochdruck muß im Zusammenhang mit bestimmten pathologisch-anatomischen Veränderungen der Nebenniere gesehen werden: die Drüse weist häufig eine Hyperplasie und aus Zellen der Fasciculata bestehende subkapsuläre adenomatöse Gebilde auf. Derartige, bei älteren Menschen völlig banale Veränderungen in der Nebenniere scheinen beim jugendlichen Hypertoniker jedoch von einer gewissen Bedeutung zu sein. Es läßt sich experimentell nachweisen, daß der Hochdruck vom Goldblatt-Typ ebenso wie die Gabe von Renin die Nebennierenrinde analog verändern. DEANE und MASSON verabreichten Renin an Ratten oder erzeugten bei ihnen einen renalen Hochdruck; in beiden Fällen beobachteten sie eine dem Grade der Hypertonie proportionale Hyperplasie der Zona glomerulosa. Derartige Strukturveränderungen findet man bei diesen Tieren unabhängig von der Größe der Salzzufuhr. Dieser Punkt ist von besonderer Wichtigkeit, da wir wissen, daß beim normalen Tier nur die Salzeinschränkung eine Zunahme der Glomerulosa mit sich bringt, während die Überdosierung von Salz deren Hypoplasie hervorruft.

Wenn auch die anatomischen Veränderungen der Nebennierenrinde und der Hyperaldosteronismus miteinander parallel zu gehen scheinen, so bleibt ihre definitive Bedeutung dennoch umstritten.

I. Hypertonie mit Aldosteronismus und Conn-Syndrom

Zwar scheint sich dieser Hyperaldosteronismus mit Leichtigkeit von demjenigen beim Conn-Syndrom abgrenzen zu lassen, doch lehrt — wie Conn selbst sagt — die Erfahrung der letzten fünf Jahre, daß der primäre Hyperaldosteronismus in weniger als 30% aller Fälle das klassische Bild bietet; lediglich die Hypertonie ist konstant, doch besitzt sie nicht immer den benignen Charakter, den Conn ihr anfänglich zuerkannt hatte. In manchen gesicherten Fällen handelt es sich um eine echte maligne Hypertonie mit Papillenödem und Retinitis hypertonica; die Hypertonie des Conn-Syndroms weist nicht nur eine leichte Albuminurie auf, sondern sie kann durch schwere renale Erscheinungen kompliziert sein. Weiter wird sie in manchen Fällen durch eine charakteristische hypokaliämische Schädigung des tubulären Apparates, durch eine Nephrosklerose und noch häufiger durch Pyelonephritiden kompliziert. Allein schon die Häufigkeit dieser renalen Komplikationen legt den Schluß nahe, daß die Hypertonie beim Conn-Syndrom mit einem renalen Mechanismus in Zusammenhang stehen könnte.

Das Bild des vom primären Aldosteronismus erzeugten Hochdrucks ist daher oft wenig eindrucksvoll. Sogar die Laboratoriumsuntersuchungen lassen u. U. im Stich: der Kaliumgehalt im Blut kann wiederholt normal sein, und die Aldosteronausscheidung im Harn bewegt sich in manchen Fällen auch bei mehrfachen Untersuchungen innerhalb normaler Grenzen. Zudem sind auch die anatomischen Befunde vielgestaltig, denn in 15% der Fälle von Conn-Syndrom findet sich nicht nur ein einseitiges Nebennierenrinden-Adenom, und die Wahrscheinlichkeit, daß in dem einen oder anderen Fall die andere Seite gleichfalls adenomatös ist, ist groß; 9% der Fälle weisen nur eine leichte Vergrößerung der Nebennierenrinde durch eine gewöhnliche Hyperplasie auf. Schließlich bieten die Nebennieren in 6% einen normalen Aspekt. Selbst der chirurgische Eingriff scheint nicht immer entscheidend zu sein: bei 25% der Patienten fällt der Blutdruck nach der Operation deutlich ab, ohne daß er jedoch normale Werte erreicht. In 15% der Fälle sinkt der Blutdruck nur für einige Wochen und steigt dann von neuem progressiv bis zu den präoperativen Werten an.

Wenngleich die Unterscheidung zwischen dem primären Hyperaldosteronismus und dem Hyperaldosteronismus beim idiopathischen Hochdruck von grundlegender Bedeutung ist, so muß man doch heute zugeben, daß sich die Grenzen des Conn-Syndroms zu verwischen beginnen.

Dies beweist die folgende Beobachtung einer 44jährigen Frau, die wegen maligner Hypertonie eingeliefert worden war: Die Laboratoriumsuntersuchungen ergaben dreimal eine Hypokaliämie (2,5 mäq pro Liter). Obwohl keinerlei andere Anomalie im Serum gefunden wurde, ergab die Bestimmung des Harnaldosterons eine Ausscheidung von 18 γ in 24 Std. Bei der Autopsie der plötzlich verstorbenen Patienten zeigte sich eine bilaterale adenomatöse Nebennierenhyperplasie sowie eine partielle Stenose der rechten Arteria renalis.

Auf Grund der klinischen und der Laboratoriumsbefunde konnte in diesem Fall die Ursache der Hochdruckkrankheit nicht geklärt werden; erst mit der anatomischen Untersuchung ließ sich ihre renale Genese bestätigen. Eine Anzahl anderer Beobachtungen von primärem Hyperaldosteronismus scheint uns mit der gleichen

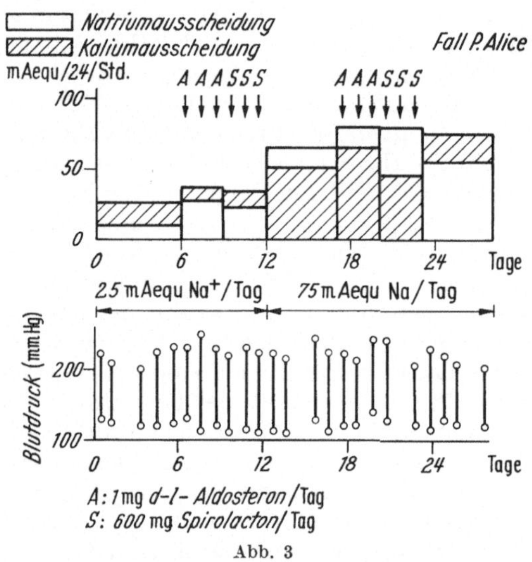

Abb. 3

Unsicherheit behaftet zu sein. Conn gibt zu, daß ein primärer Hyperaldosteronismus häufig nicht erkannt wird; es ist aber heute klar geworden, daß manche von den unter dieser Bezeichnung beschriebenen Fällen nur essentielle Hypertonien mit erhöhter Aldosteronausscheidung sind.

Die Hypertonie beim CONN-Syndrom läßt sich übrigens nicht leicht erklären. Das Aldosteron hat selbst nur eine mäßige blutdrucksteigernde Wirkung. Beim Addisonkranken normalisiert die Verabreichung hoher Aldosterondosen den Blutdruck, ohne jedoch eine Hypertonie hervorzurufen: Die Wirkung des Aldosterons ist hierbei von der des DOCA verschieden. Bei der durch einseitige Nephrektomie sensibilisierten Ratte beobachtete GROSS das Auftreten von Hypertonie erst nach täglicher subcutaner Injektion von 500 γ D,L-Aldosteron während vier Wochen. GAUNT, der die gleiche Dosis (500 γ) intakten Ratten sieben Monate lang injizierte, konnte keine Zeichen eines Hochdrucks feststellen. Beim Menschen zeigte THORN, daß eine Überdosierung von 6000 γ pro die während 22 Tagen eine Blutdruckerhöhung von lediglich 10—20 mm Hg hervorruft.

Aldosteron erzeugt beim CONN-Syndrom die Hypertonie vielleicht nur auf der Basis bereits bestehender oder als Folge der sehr langsam eintretenden Kaliumverarmung sich entwickelnder Nierenschäden. Ein anderes Problem ist die Ansprechbarkeit der Nierentubuli auf Aldosteron beim Hypertoniker; hier würde sich wohl ein spezielles Studium lohnen. Bei einem Hochdruck-Patienten führte die Applikation von 1000 γ Aldosteron an drei aufeinanderfolgenden Tagen zu keiner Veränderung des Blutdruckes oder des Elektrolythaushaltes (Abb. 3).

II. Deutung der erhöhten Aldosteronausscheidung bei der essentiellen Hypertonie

A. Die vermehrte Aldosteronausscheidung mit dem Harn ist bei der essentiellen Hypertonie weder konstant noch geht sie mit Laboratoriumsbefunden einher, wie sie für das CONN-Syndrom in seiner klassischen Form typisch sind. Zwar kann man nach GENEST in fast allen Fällen von idiopathischem Hochdruck eine relative Mehrausscheidung von Aldosteron im Harn, basierend auf der Analyse des Verhältnisses Aldosteron/Pregnantriol im Harn, finden, doch läßt dieser Befund keine eindeutigen Schlüsse zu: im Laufe jedes Mangelzustandes sinkt nämlich die Menge der 17-Ketosteroide im Harn ab, und wir sahen keine Beziehungen zwischen den Werten des Dehydroisoandrosterons und des Aldosterons im Urin.

Man könnte jedoch diesen Hyperaldosteronismus mit einer komplexeren Dysfunktion der Nebennierenrinde in Verbindung bringen. Das Aldosteron ist nicht das einzige Nebennierenrindenhormon, dem eine Mineralstoffwechsel-Wirkung zukommt. Seit den Arbeiten von PRADER befaßt man sich sogar mit einem natriuretischen Faktor; diese Untersuchungen führten zwar zu keinen definitiven

Ergebnissen, doch müssen in diesem Zusammenhang zwei Tatsachen hervorgehoben werden, die die Kompliziertheit der Probleme und die Lücken unserer Kenntnisse zeigen:

a) Die Corticosteroide, wie das Cortison und das Hydrocortison, entfalten beim adrenalektomierten Tier eine zweiphasische Wirkung auf die Natriumausscheidung: zuerst Natriumretention, sodann Natriumdiurese. Intensität und Dauer der ersten und der zweiten Phase hängen u. a. von der Dosierung ab.

b) Die kompetitiven Wirkungen der verschiedenen Steroidhormone sind noch kaum bekannt, und die antagonistischen hormonalen Wirkungen und Faktoren sind nur in groben Umrissen skizziert. Die Realität derartiger Antagonismen ist nicht einmal endgültig gesichert; so konnten wir beobachten, daß bei normalen Versuchspersonen eine intravenös injizierte Überdosis Progesteron nur einen zweifelhaften natriuretischen Effekt besitzt.

PERERA hat den Gedanken ausgesprochen, daß eine Verminderung der Glucocorticoidsekretion in der Pathogenese der essentiellen Hypertonie von Bedeutung sein könnte, doch haben die Untersuchungen des Steroidstoffwechsels keine sichere Bestätigung einer solchen Annahme ergeben. Jedoch beobachtete COOPER *in vitro* eine Verminderung der Corticoidproduktion, die mit dem Ausmaß der diastolischen Druckerhöhung parallel zu gehen scheint. Die Synthese des Hydrocortisons soll stärker beeinträchtigt sein als die der Verbindungen vom Corticosterontyp. COOPER schließt, daß sich im Verlauf der Hochdruckkrankheit eine fortschreitende Verminderung der 17-Hydroxydation einstellt.

Andererseits beobachtete STURTEVANT, daß SC-5233 das Auftreten der „adrenal regeneration hypertension“ verhindert. SC-5233 ist ein Antagonist der Mineralocorticoide, die von der in Regeneration befindlichen Nebenniere sezerniert werden; doch wäre es möglich, daß sein Effekt auf den Blutdruck davon unabhängig ist. Ein Nor-Derivat des SC-5233 entfaltet bei viel eindeutigerem Aldosteron-Antagonismus nicht die gleiche blutdrucksenkende Wirkung.

Der Hyperaldosteronismus des Hypertonikers ist vielleicht Teilerscheinung einer komplexeren Störung der Nebennierenrindenfunktion, deren Bedeutung jedoch nicht näher präzisiert werden kann.

B. Dem unregelmäßigen Vorkommen des Hyperaldosteronismus und der Nebennierenrinden-Läsionen beim Hypertoniker steht die Konstanz der Störungen im Elektrolytstoffwechsel gegenüber. Nun ist aber das Aldosteron vor allem ein auf den Mineralhaushalt wirkendes Hormon. Da es sich um einen die Natriumretention beeinflussenden Faktor handelt, hängt seine Sekretion in erster Linie von den Änderungen der Natriumzufuhr und -ausfuhr ab. Nach der derzeit gültigen Meinung beeinflußt das Natrium die Aldosteronsekretion über die Schwankungen des extracellulären Flüssigkeitsvolumens, und beim Hypertoniker sind die extracellulären Räume, das Blutvolumen sowie die Na^{24}- und K^{42}-Räume gewöhnlich normal.

Zwei Tatsachen dürften jedoch gesichert sein:

1. Die beiden Nieren besitzen beim Hypertoniker häufig eine ungleiche Funktion; BALDWIN hat vor kurzem gezeigt, daß bei 80% der Hochdruckkranken die vergleichende Untersuchung beider Nieren eine beträchtliche Differenz der vom tubulären Apparat rückresorbierten Natriumfraktion ergibt; es ist also im Verlauf der Hypertonie schon sehr frühzeitig eine renale Störung nachzuweisen.

2. Der Hochdruckkranke scheidet nach Infusion hypertonischer Lösungen, speziell von Kochsalzlösungen, mehr Natrium als der Normotoniker aus. Diese Anomalie findet man bei allen Formen von Hypertonie:

a) bei der essentiellen Hypertonie mit und ohne Zeichen von Nierenbeteiligung;

b) bei der Hypertonie des Cushing-Syndroms (bei welcher die Wasserdiurese nach Belastung mit hypertonischer NaCl-Lösung deutlich größer als die Natriumdiurese zu sein scheint);

c) bei der beim primären Hyperaldosteronismus auftretenden Hypertonie (ORTUZAR);

d) bei der nach beidseitiger Adrenalektomie persistierenden Hypertonie eines Patienten, der 25 mg Cortison per os und 5 mg DOCA in Form von Linguetten erhielt.

Die Bedeutung dieser Abweichungen erhellt daraus, daß sie beim Hypertoniker konstant vorkommen und auf eine wirksame blutdrucksenkende Therapie verschwinden. Trotz der um sie entstandenen Kontroversen scheinen sie an Störungen der Nierenhämodynamik gebunden zu sein: SELKURT konnte sie auch an der isolierten Niere beobachten, wenn er den Perfusionsdruck variierte.

Es ist naheliegend, den bei manchen Hypertonikern zu beobachtenden Hyperaldosteronismus in Verbindung mit diesen Tatsachen zu bringen; die Aufstellung eines Kausalzusammenhanges ist zwar verlockend, aber zweifellos verfrüht.

Zusammenfassung

Bei 103 Hypertonikern wurde Aldosteron im Harn bestimmt. In 30 Fällen war die Aldosteron-Ausscheidung erhöht, in 8 Fällen lag sie zwischen 6 und 10 γ/24 Std., in 22 Fällen betrug sie mehr als 10 γ/24 Std. und erreichte einmal 60 γ/24 Std. Eine vermehrte Aldosteron-Ausscheidung findet sich daher bei der Hypertonie in 29% der Fälle; sie ist jedoch für keine der verschiedenen klinischen Formen der Hypertonie spezifisch und ist auch niemals von den Symptomen eines CONNschen Syndroms begleitet. Immerhin wurde bei 5 Fällen eine isolierte Hypokaliämie festgestellt.

Durch die vermehrte Aldosteron-Ausscheidung bei Hypertonikern ergibt sich das Problem der Differential-Diagnose gegenüber dem primären Hyperaldosteronismus. Bei manchen Fällen, die als CONNsches Syndrom mitgeteilt worden sind, handelt es sich lediglich um eine arterielle Hypertonie mit Hyperaldosteronurie.

Die vermehrte Aldosteron-Ausscheidung bei der arteriellen Hypertonie scheint nicht mit einer komplexen Nebennierendysfunktion einherzugehen. Die Veränderungen der Urinausscheidung von Dehydro-iso-androsteron und den 17-Ketosteroiden finden sich bei jeder chronischen Erkrankung. Es scheint im Gegenteil, daß man diese Form des Hyperaldosteronismus auf die vermehrte Natrium-Ausscheidung, die bei allen Hypertonikern vorhanden ist, zurückführen kann.

Literatur

AUGUST, J. I., D. H. NELSON, and G. W. THORN: J. Clin. Invest. (U.S.A.) **37**, 1549 (1958).

BALDWIN, D. S., W. H. HULET, A. W. BIGGS, E. A. GOMBOS, and H. CHASIS: J. Clin. Invest. (U.S.A.) **39**, 395 (1960).

CONN, J. W.: J. Amer. Med. Ass. **172**, 1650 (1960). — COOPER, D. Y., J. C. TOUCHSTONE, and J. M. ROBERTS: J. Clin. Invest. (U.S.A.) **37**, 1524 (1958). — COTTIER, P., A. F. MÜLLER und A. SCHMID: Schweiz. med. Wschr. **89**, 376 (1959).

DEANE, G. H., and G. M. C. MASSON: J. Clin. Endocr. (U.S.A.) **11**, 143 (1951).

GABE, I., H. I. JORY, L. MULLIGAN, and J. W. WOOLEN: Amer. J. Med. **28**, 311 (1960). — GAUNT, R., G. I. ULSAMEN, and J. J. CHART: Arch. internat. pharmacodyn. thérap. (Belg.) **110**, 114 (1957). — GENEST, J., (1954). — GROSS, F., P. LOUSTALOT, and R. MEIER: Acta endocr. (Dän.) **26**, 417 (1957).

HELMER, O. M., and R. S. GRIFFITH: Fed. Proc. (U.S.A.) **10**, 196 (1951). — HOLLANDER, W., and W. E. JUDSON: J. Clin. Invest. (U.S.A.) **36**, 1460 (1957).

LARAGH, J. H., S. ULICK, W. JANUSZEWICZ, Q. B. DEMRIG, W. G. KELLY, and S. LIEBERMAN: Circulation (U.S.A.) **20**, 725 (1959). — LEWIS, H. A., and H. GOLDBLATT: Bull. N. Y. Acad. Med. **18**, 459 (1942).

ORTUZAR, R., R. CROXATTO, P. THOMSEN, and J. GONZALES: J. Laborat. Clin. Med. (U.S.A.) **54**, 712 (1959).

SELKURT, E. E.: Circulation (U.S.A.) **4**, 541 (1951). — STURTEVANT, F. M.: Endocrinology (U.S.A.) **64**, 299 (1959).

WARTER, J., J. SCHWARTZ et R. BLOCH: Presse méd. (Fr.) **68**, 5 (1960).

Diskussion

REUBI: Da ich glaube, daß die Ergebnisse von Herrn GENEST durch einige andere Autoren in Frage gestellt worden sind, möchte ich Herrn COTTIER und Herrn MULLER bitten, kurz über ihre Erfahrungen über die Aldosteronproduktion bei Hochdruckpatienten zu berichten.

MULLER: Ich möchte Herrn GENEST zu seiner Arbeit beglückwünschen. Er hat einige überzeugende Argumente für eine vermehrte Aldosteronausscheidung bei Hochdruckpatienten gegeben. Meines Erachtens ist jedoch die wichtigste Beobachtung die gesteigerte Reagibilität des Aldosterons bei Hochdruckpatienten. In orientierenden Untersuchungen konnten wir nie besonders hohe Aldosteronwerte im Urin beobachten. Wir haben kürzlich unsere Untersuchungen auf die Bestimmung der Sekretionsrate von Aldosteron nach der Methode von RALPH E. PETERSON bei vier Patienten, zwei mit essentieller und zwei mit maligner Hypertension, ausgedehnt. J. H. LARAGH et al. haben an 23 Hochdruckpatienten ähnliche Untersuchungen vorgenommen und fanden bei Patienten mit essentieller Hypertension normale Werte, während, bis auf eine Ausnahme, alle ihre Patienten mit maligner Hypertension eine gesteigerte Sekretionsrate aufwiesen. In ihrem Referat erwähnen die Autoren allerdings nicht die Höhe der Natrium- und Aldosteronausscheidung im Urin.

Tabelle

Name, Alter Diagnose	Körpergewicht kg	Aldosteronsekretion µg/24 Std.	Na-Ausscheidung mäq/ 24 Std.	Aldosteron-Ausscheidung µg/24 Std.	Na-Ausscheidung mäq/ 24 Std.	Na-Raum pro l	Na_e[1] pro kg Körpergewicht
R. V. ♂ 20 Ess. Hypert.	53	577	110	5,9	103	16	41
R. M. ♂ 56 Ess. Hypert.	86	286	142	6,0	176	18	30
I. J. ♂ 38 Mal.Hypert.	56	298	158	6,3	134	16	40
R. L. ♂ 49 Mal.Hypert.	78	263	202	12,3	234	23	41

Die Tabelle zeigt unsere Ergebnisse. Mit Ausnahme des Patienten R. V. finden wir normale Sekretionsraten, die gut mit der Natriumausscheidung im Urin am gleichen Tag übereinstimmen (dritte senkrechte Reihe). Nur beim ersten Patienten erscheint die Sekretionsrate von Aldosteron relativ hoch, wenn man eine Natriumausscheidung von 110 mäq/24 Std. berücksichtigt. Die vierte und fünfte Reihe zeigen die Ausscheidung von Aldosteron und Natrium am Tag vor der Bestimmung der Sekretionsraten. Das Verhältnis zwischen Sekretion und Ausscheidung von Aldosteron war nicht immer einheitlich.

[1] Na_e = austauschbares Natrium

Wir suchten außerdem vergeblich nach einer Korrelation zwischen Aldosteron und dem gesamten austauschbaren Natrium; die Werte lagen innerhalb der Normgrenzen[1].

Dahl: Dr. Ralph Peterson vom New York Hospital hat bei einer Reihe von Patienten Messungen der Aldosteronsekretion vorgenommen. Ich glaube, es ist von Interesse, daß seine höchsten Werte, die um 3000 γ pro Tag lagen, nicht bei primärem Aldosteronismus oder bei Fällen mit Hypertension, sondern bei Lebercirrhose und Herzinsuffizienz vorkamen.

Peart: Abgesehen von der Kenntnis der gesteigerten Sekretionsrate würde ich gern etwas über die Aldosteronkonzentration im Blut erfahren, da diese von größerer Bedeutung sein dürfte. Es stört mich immer, daß so viel Wert auf die Urinausscheidung gelegt wird anstatt auf den gesamten Umsatz. Ich weiß, daß Aldosteronbestimmungen im Blut schwierig sind. Aber schon die Niere könnte den Grad der Aldosteronausscheidung variieren und deshalb muß man hauptsächlich bei Nierenerkrankungen vorsichtig sein. Ich glaube, daß die Ausscheidung in manchen Fällen sehr unterschiedlich sein kann und halte es daher für wichtiger, daß man die Konzentrationen im Blut mißt.

Reubi: Glauben Sie auch, daß die Konzentration im Blut von größerer Bedeutung ist als die endogene Aldosteronproduktion, wie sie von Laragh und Muller gemessen wurde?

Peart: Hängt das nicht von den Gegebenheiten der besonderen Situation ab? Wir können uns darüber orientieren, indem wir Aldosteron geben und die Blut- und Urinkonzentrationen zur Wirkung in Beziehung setzen.

Reubi: Ja, das mag vielleicht sein. Wir haben natürlich zu berücksichtigen, daß 99% des im Organismus synthetisierten Aldosterons anschließend wieder abgebaut werden, so daß nur so wenig im Urin erscheint.

Muller: Ich gebe zu, es wäre sehr interessant und von großem Wert, wenn man die Aldosteronkonzentration im Blut kennen würde. Leider sind derartige Bestimmungen technisch sehr schwierig, man benötigt jedesmal mindestens 100 ml Blut. Vielleicht steht uns eines Tages ein C^{14}-markiertes Aldosteron von hoher spezifischer Aktivität zur Verfügung. Dann wäre es möglich, die Aldosteronkonzentration im Blut zu bestimmen. Bis dahin müssen wir uns auf die Ausscheidung im Urin und die Sekretion der Nebennierenrinde verlassen.

Reubi: Herr Genest, ich möchte fragen, wie Sie das ganze Problem ansehen? Herr Schwartz sagte uns, daß er den Anstieg der Produktion oder der Ausscheidung von Aldosteron bei der Hypertension als sekundäres Phänomen interpretiert. Wie ist Ihre Deutung?

Genest: Darf ich zunächst einige Erläuterungen über die Unterschiede zwischen unseren Ergebnissen, die auch von Venning, Romanelli und Schwartz bestätigt wurden, und denen von Laragh et al. geben? Unsere Untersuchungen zeigen im wesentlichen eine über die Norm gesteigerte mittlere Aldosteronausscheidung bei Patienten mit essentieller Hypertension, gleichgültig ob benigner oder maligner Art. Hauptsächlich in der Frühphase der Erkrankung lassen sich bei diesen Patienten ebenfalls ausgesprochene Schwankungen des Aldosterongehaltes im Urin nachweisen, von normalen bis zu erhöhten Werten, deren Ursache wir weder durch Veränderungen der Natrium- oder Kaliumzufuhr noch durch die Annahme von Stress- bzw. Angstzuständen erklären können. Laragh hat kürzlich mitgeteilt, daß es bei maligner und renaler Hypertension zu einem Anstieg

[1] Das gesamte austauschbare Natrium wurde von Dr. Collet bestimmt.

der Aldosteronsekretionsrate kommt, während bei 8 oder 10 Patienten mit benigner Hypertension ein solcher Anstieg nicht gefunden werden konnte. Hier liegt der Hauptunterschied zwischen LARAGHs und unseren Befunden. Zur Klärung sind wiederholte Bestimmungen der Aldosteronsekretionsrate in regelmäßigen Zeitabständen bei den gleichen Patienten während der benignen Phase der Erkrankung vorzunehmen. Ich möchte auch vorschlagen, einige der Voraussetzungen, auf denen die Methode der Bestimmung der Aldosteronsekretion basiert, neu zu überprüfen, zum Beispiel die Annahmen, daß „der Steroidbestand während der ganzen Beobachtungsperiode konstant bleibt", daß „die Rate der Steroidsynthese der Rate der Steroidtransformation entspricht", daß „die Verteilung des injizierten Steroids mit dem körpereigenen Bestand homogen ist und, verglichen mit dessen Stoffwechsel, rasch erfolgt" und schließlich, daß „die Stoffwechselrate des Steroids seiner Konzentration proportional ist" (PETERSON)[1]. Wenn man als Bestimmungsmethode für die Aldosteronsekretionsrate die Analyse des markierten Tetrahydro-Derivates des Hormons im Urin verwendet, bin ich nicht ganz sicher, ob die Berechnung dieser Sekretionsrate völlig richtig ist, wenn sie allein auf der Verdünnung des Isotops basiert und völlig unabhängig von dem Ausmaß des Abbaus von Aldosteron in sein Tetrahydroderivat erfolgt. Niemand hat bis jetzt gezeigt, daß der Stoffwechsel des Aldosterons beim gleichen Individuum in verschiedenen physiologischen Situationen und bei verschiedenen krankhaften Zuständen, z. B. bei der Hypertonie, konstant ist. Diese Probleme können erst entschieden werden, wenn größere Erfahrungen und noch mehr Ergebnisse vorliegen. Auf jeden Fall erscheint es im Hinblick auf unsere Befunde einer hochgradigen Fluktuation der Aldosteronausscheidung im Urin bei essentieller Hypertension und besonders im Frühstadium der Erkrankung sicherlich notwendig, in solchen Fällen serienmäßige Bestimmungen der Aldosteronsekretionsrate vorzunehmen.

Herr REUBI fragte, wie ich das Problem ansehe. Es ist recht interessant, daß ich, der ich ausschließlich auf dem Gebiet der Hypertension beim Menschen arbeite, ohne Absprache mit Herrn GROSS, der lediglich auf dem Gebiet der experimentellen Hypertension arbeitet, zu genau der gleichen Arbeitshypothese kam, wie sie Herr GROSS heute vormittag beschrieben hat. Wir haben gezeigt, daß beim Menschen eine hochspezifische und wichtige Beziehung zwischen dem renalen Pressor-Mechanismus und der aldosteronsezernierenden Zona glomerulosa besteht. Es ist im Hinblick auf den beträchtlichen Aldosteronanstieg ganz unwahrscheinlich, daß eine Angiotensin-Infusion nur durch Steigerung der renalen Clearance des Hormones die Aldosteronausscheidung im Urin vermehrt. Das derzeitige Hauptproblem besteht darin, festzustellen, ob der renale Pressor-Mechanismus in irgendeinem Stadium der essentiellen Hypertension beim Menschen eine Rolle spielt. Aus diesem Grund haben wir in den beiden letzten Jahren an einer Bestimmungsmethode für Angiotensin im menschlichen Blut gearbeitet. Wir können sagen, daß wir zur Zeit über eine recht spezifische und empfindliche Methode für derartige Bestimmungen verfügen, und ich nehme an, daß sie in bezug auf Brauchbarkeit auch Herrn PEARTs Kriterien entspricht.

REUBI: Herr PEART, sind Sie mit dieser Methode zufrieden?

PEART: Ich weiß nicht, was für eine Methode es ist, und kann es deshalb auch nicht sagen.

MULLER: Ich stimme mit Herrn GENEST überein, daß man bei den Untersuchungen der Aldosteronsekretion bestimmte Voraussetzungen

[1] PETERSON: Rec. Progr. Horm. Res. Editor G. PINCUS: Academic Press 1958.

machen muß. Da wir jedoch die Sekretion über eine relativ lange Zeitspanne mittels eines im Urin ausgeschiedenen Metaboliten und nicht durch die Umsatzrate der freien unveränderten Verbindung im Blut in einer relativ kurzen Zeit bestimmen, haben wir es mit Mittelwerten während 24 Std. zu tun. Bei diesen Untersuchungen ist es nicht möglich, schnelle Änderungen der Sekretion während des Tages zu erfassen. Was wir tatsächlich bestimmen, entspricht einer durchschnittlichen täglichen Produktion. Leider können diese Untersuchungen nicht von einem Tag auf den anderen wiederholt werden.

SCHWARTZ: Darf ich an Herrn GENEST zwei Fragen stellen?

1. Haben Sie die Ausscheidung von Pregnantriol bei chronischen Erkrankungen ohne Hypertension untersucht?

2. Welche Schlüsse ziehen Sie aus der Änderung des Pregnantriol/Aldosteron-Quotienten bei Hochdruckpatienten?

GENEST: Wir haben keine Serienuntersuchungen über die Ausscheidung von Pregnantriol oder den Pregnantriol/Aldosteron-Quotienten bei nichthypertensiven Personen vorgenommen. Zur Bestimmung von Pregnantriol, Ätiocholanolon und des Tetrahydro-Derivates von 17-Hydroxy-Cortexon und zur Suche nach Cortexon und 17-Hydroxy-Cortexon wurden wir durch die Befunde und die schönen Studien von BONGIOVANNI und EBERLEIN bei der hypertensiven Form der virilisierenden Nebennierenhyperplasie angeregt. Die hohe Signifikanz des Abfalls der mittleren Pregnantriolausscheidung im Urin und die noch höhere Signifikanz des reduzierten Pregnantriol/Aldosteron-Quotienten sind nicht das Ergebnis einer vorgefaßten Meinung. Wir wurden lediglich durch die Befunde von BONGIOVANNI und EBERLEIN zu diesen Untersuchungen angeregt. Die Bedeutung dieser Ergebnisse für die Pathogenese der Hypertension ist keinesfalls einfach zu interpretieren. Es ist lediglich auf die Beziehung zwischen Pregnantriol im Urin und 17-Hydroxy-Progesteron, das eine wichtige Rolle bei der Biosynthese der Corticosteroide spielt, hinzuweisen, sowie auf die Tatsache, daß Progesteron den natriumretinierenden Effekt des Aldosterons hemmt und in hoher Dosis einen deutlichen blutdrucksenkenden Effekt ausübt. Wohlgemerkt, wir wollen aus verschiedenen Gründen nicht einer Hochdruckbehandlung mit hohen Progesterondosen das Wort reden, sondern lediglich dessen physiologischen Effekt beim Hypertoniker hervorheben.

SCHWARTZ: Ich möchte zunächst eine Feststellung machen: Die hohe Progesterondosis, die man benötigt, um eine Aldosteron-antagonistische Wirkung zu erzielen, scheint einen physiologischen Antagonismus zwischen den beiden Hormonen auszuschließen. Ferner möchte ich Herrn GENEST fragen, ob er eine Beziehung zwischen der Ausscheidung von Pregnantriol und Aldosteron gefunden hat.

GENEST: Wir kennen die Größe der täglichen Progesteronsekretion nicht, aber es ist ziemlich sicher, daß Zahlen von 100 bis 200 mg relativ hoch sind und wahrscheinlich nicht der sezernierten Tagesmenge entsprechen. Wie ich bereits erwähnte, haben wir keine Serienbestimmungen von Pregnantriol im Urin und über den Pregnantriol/Aldosteron-Quotienten bei normalen Versuchspersonen oder Hochdruckpatienten vorgenommen. Derartige Untersuchungen wären bestimmt sehr aufschlußreich.

SCHROEDER: In einer wichtigen Frage sehe ich noch nicht klar: Haben Hochdruckpatienten eine gesteigerte Aktivität der Nebennierenrinde oder nicht? Herr GENEST fand sowohl im Frühstadium als auch bei schwerer Hypertonie erhöhte oder zumindest stark schwankende Aldosteronwerte im Urin. Herr SCHWARTZ sagt, daß erhöhte Werte ungewöhnlich sind.

Dr. WETTSTEIN berichtete in Prag, daß sie normal seien, obwohl sie bei vielen anderen Zuständen erhöht sein können. LARAGH und auch Herr COTTIER fanden das gleiche. Sind diese Differenzen auf die Anwendung unterschiedlicher normaler Standardwerte zurückzuführen? Ich möchte Herrn SCHWARTZ und Herrn GENEST fragen, wie hoch die oberen Grenzen der normalen Aldosteronausscheidung sind. Liegt etwa ein Unterschied in der Methodik vor, oder sind die Patienten der einzelnen Serien unterschiedlich?

REUBI: Wir wissen, daß die Normalwerte für die Ausscheidung und die Sekretion von Aldosteron von der Natriumzufuhr und der Natriumausscheidung sowie dem Natrium/Kalium-Quotienten abhängig sind. Ich möchte fragen, ob Herr GENEST und Herr SCHWARTZ LUETSCHERS Standardwerte benutzt haben?

GENEST: Unsere Normwerte für die Aldosteronausscheidung liegen zwischen 2 und 10 μg pro Tag. Ich möchte betonen, daß man nicht zu dogmatisch hinsichtlich einer strengen Relation zwischen Natrium und Aldosteron im Urin sein sollte. Bei unseren Untersuchungen fand sich keine Relation zwischen der Aldosteronmenge im Urin und der täglichen Natriumzufuhr (gemessen an der Urinausscheidung von Natrium) im Bereich zwischen 50 und 250 bis 300 mäq/Tag[1]. Auch hinsichtlich der Kaliumausscheidung, des Natrium/Kalium- oder des Kalium/Natrium-Quotienten fehlt diese Korrelation. Es ist wichtig, daß unterhalb einer Zufuhr von 50 mäq Natrium/Tag im allgemeinen ein Anstieg der Aldosteronausscheidung eintritt, aber oberhalb dieser Grenze bis zu Werten von 250 bis 300 mäq/Tag sollte man die strenge Korrelation zwischen Natrium und Aldosteron im Urin nicht überschätzen.

REUBI: Herr SCHROEDER, sind Sie zufrieden?

SCHROEDER: Nein. Wenn man eine Gruppe mit einer anderen vergleicht, sollte man identische Bedingungen und vergleichbare Versuchspersonen in beiden Gruppen haben. Sind nun Ihre und Herrn SCHWARTZ' und LARAGHS Bedingungen identisch? Wenn Ergebnisse gleichartiger Experimente derart differieren wie diese hier, muß man nach einer Erklärung suchen.

REUBI: Herr SCHWARTZ, können Sie für Ihre eigenen Experimente diesen Punkt beantworten? Wie sind Ihre normalen Werte für die Aldosteronausscheidung im Urin?

SCHWARTZ: Ich fand bei Gesunden während normaler Kost und während Ruhe niemals mehr als 6 γ pro Tag.

GROSS: Eines der bekanntesten Beispiele einer gesteigerten Aldosteronausscheidung ist die normale Schwangerschaft — und wir wissen, daß dies in vielen Fällen nicht die Folge einer gesteigerten Aldosteronproduktion, sondern eines veränderten Aldosteronstoffwechsels ist. Bei normaler Schwangerschaft lassen sich Werte bis zu 40 und 50 γ finden, aber der Blutdruck bleibt normal; bei Schwangerschaftstoxikose, wenn der Blutdruck erhöht ist, werden die gleichen Aldosteronwerte wie bei normaler Schwangerschaft gefunden. Dies demonstriert, daß Faktoren eine Rolle spielen, die wir normalerweise nicht berücksichtigen. Wenn die Ausscheidung eines Hormones bestimmt wird, bestehen ähnlich unübersichtliche Verhältnisse wie bei der Bestimmung des Hormongehaltes einer Drüse, der durch verschiedene, uns unbekannte Bedingungen beeinflußt werden kann.

Mir leuchtet es sehr ein, daß Herr GENEST eine umgekehrte Korrelation zwischen der Ausscheidung von Aldosteron und Pregnantriol gefunden hat. In

---

[1] Proc. Soc. Exper. Biol. Med. **97**, 678 (1958).

der Schwangerschaft steigen Aldosteron und Pregnantriol im Urin an, aber trotzdem ändert sich der Blutdruck nicht.

Eine andere Frage: Wenn ich nicht irre, zeigten Ihre Zahlen, daß Angiotensin nicht nur am Infusionstag, sondern auch am Tag darauf zur gesteigerten Aldosteronausscheidung führt, während die Natriumausscheidung nicht parallel geht. Sie ist am Infusionstag vermindert, aber am nächsten Tag ist Natrium schon fast wieder zu den Kontrollwerten zurückgekehrt, während die Aldosteronausscheidung noch immer hoch ist. Es ist sehr interessant, daß Sie als Folge einer ziemlich kurzdauernden Infusion von Angiotensin einen solch prolongierten Effekt erzielen konnten. Dies zeigt nur, daß etwas eingetreten sein muß, das nicht mit dem in Zusammenhang steht, was wir nach der Infusion einer so schnell und kurz wirkenden Substanz wie Angiotensin erwarten würden.

GENEST: Daß gelegentlich zwischen der Aldosteron- und Natriumausscheidung bei einigen Patienten während der Angiotensininfusion keine Korrelation zu finden ist, illustrierte das Problem, das ich vorhin angeschnitten habe: Natriumzufuhr und Aldosterongehalt des Urins weisen oft keine enge Beziehung auf, wenn die Natriumaufnahme innerhalb bestimmter Grenzen schwankt. Man muß bei einer Gruppe von Einzelpersonen mit verschieden hoher Natriumzufuhr die Grenzen dieses Bereiches (unter 50 mäq pro Tag und über 250—300 mäq/Tag) deutlich überschreiten, damit eine signifikante Korrelation zustande kommt.

MULLER: Ihre Aldosteronwerte im Urin lagen unter Angiotensin extrem hoch; es überraschte mich sehr, daß die Natriumausscheidung dabei nicht immer entsprechend gesenkt war, zumal uns bei unseren Untersuchungen eine sehr enge Korrelation zwischen Natrium im Urin und Aldosteron auffiel. Da natürlich mit steigender Natriumzufuhr die Differenzen der Aldosteronausscheidung geringer werden, ist zu folgern, daß andere Einflüsse, wie z. B. Körperlage, Anstrengungen, Emotionen usw., dann eine wichtigere Rolle spielen. Wenn man aber die Natriumzufuhr auf 30 oder gar auf 10 mäq/Tag einschränkt, tritt der Einfluß der Natriumrestriktion so hervor, daß die anderen Faktoren in den Hintergrund treten.

GENEST: Hier bestehen Unklarheiten. Wenn die Natriumaufnahme bei einem bestimmten Menschen oder Patienten von 50 auf 200 mäq/Tag gesteigert oder von 200 auf 50 mäq/Tag gesenkt wird, treten Änderungen der Aldosteronausscheidung im Urin auf, die der Natriumzufuhr entsprechen. Bei unseren Untersuchungen jedoch, die nur aus punktförmigen Aldosteronbestimmungen bei einer Serie von Einzelpersonen, die an eine verschieden große Salzaufnahme gewöhnt waren, bestehen, weisen die Aldosteronwerte im Urin keine Beziehung zur aufgenommenen Salzmenge (im Bereich von 50 bis 250—300 mäq/Tag) auf. Wir sind aber der Überzeugung, daß sich die Aldosteronausscheidung umgekehrt proportional verhalten würde, wenn beim gleichen Patienten die Salzzufuhr schrittweise geändert wird.

MULLER: Ich möchte gern wissen, ob die Differenzen in der Aldosteronausscheidung zwischen Normotonikern und Patienten mit verschiedenen Hochdruckformen, die Sie in Ihrem ersten Diapositiv gezeigt haben, mit den Natriumwerten im Urin übereinstimmen.

GENEST: Bei unseren Hochdruckpatienten mit hoher Aldosteronausscheidung besteht keine Beziehung zur Salzaufnahme (gemessen an der täglichen Natriumausscheidung). Diese Patienten waren ebenso wie die normalen Kontrollpersonen keinen diätetischen Beschränkungen unterworfen. Die obere Grenze der normalen Aldosteronausscheidung beträgt mit unserer Methode 10 μg/Tag. Unter Berücksichtigung dieser Grenzlinie zur pathologischen Ausscheidung hatten 8 von 14 unserer Hochdruckpatienten bei einer täglichen Natriumzufuhr von 50—100 mäq, 13 von 35 bei 100 bis 150 mäq und 3 von 10 bei einer Natriumzufuhr von 150—200 mäq/Tag (bestimmt durch die Ausscheidung im Urin) über die Norm gesteigerte Aldosteronwerte. Excessive Schwankungen der täglichen Aldosteronausscheidung traten unabhängig davon auf, ob der Natriumgehalt der Kost festgelegt oder dem Patienten freigestellt war.

Peart: Noch einen Punkt zu Aldosteron. Herr Cottier zeigte, daß die Natriumausscheidung bei Hypertonikern höher als normal ist. Wenn ein ursächlicher Zusammenhang bestünde, müßte man eine Korrelation zwischen der Natriumausscheidung im 24 Std.-Urin und der Aldosteronsekretion erwarten. Abgesehen davon möchte ich sagen, daß man, wie ich bereits zu zeigen versucht habe, bei der Interpretation der Natriumausscheidung während einer Angiotensin-Infusion auch an eine direkte Wirkung auf die Nierenfunktion denken muß. Ich glaube deshalb, daß man ein ziemlich kompliziertes Bild vor sich hat, das gar nicht so einfach zu deuten ist.

Zu Herrn Genest: Ich bin nicht sicher, ob man nicht doch die Angiotensinwirkung auf die Aldosteronausscheidung während der Infusion zu berücksichtigen hat. Sind Sie vollkommen sicher, daß die Niere unter dem Einfluß von Angiotensin Aldosteron nicht besser ausscheidet? Ich meine, das ist sehr wichtig, wenn man Produktionsraten mit Clearance-Raten vergleicht, und bin der Ansicht, daß diese Frage geklärt werden muß. Was ich noch wissen möchte: Haben Sie Befunde über den Einfluß einer Blutdrucksenkung allein auf die Aldosteronausscheidung? Vielleicht liegt dieses Problem auf der gleichen Linie wie die Befunde von Herrn Cottier und von Hollander et al. über die Natriumausscheidung im Urin bei Hochdruckpatienten; durch Sympathektomie oder durch Ganglienblocker lassen sich diese Wirkungen aufheben.

Genest (zu Peart): Die Antwort auf Ihre erste Frage ist, daß ich es nicht weiß. Aber es erscheint unwahrscheinlich. Das Problem Ihrer zweiten Frage muß noch untersucht werden. Sie müssen aber bedenken, daß damit ein beträchtlicher Arbeitsaufwand verbunden ist, denn wegen der erheblichen Schwankungen des Urinaldosterons müssen während der Phase der Hypertension und ebenfalls nach der Blutdrucksenkung durch chirurgische oder internistische Maßnahmen Serienbestimmungen von Aldosteron vorgenommen werden. Soviel ich weiß, ist dies noch nicht gemacht worden, zumindest nicht von unserer Arbeitsgruppe. Aber ich bin mit Ihnen der Ansicht, daß es getan werden sollte.

Gross: Wir haben heute vormittag von Herrn Peart gehört, daß eine Angiotensin-Infusion bei Patienten mit normalem Blutdruck die Natriumausscheidung vermindert und zu einem antidiuretischen Effekt führt. Dies hätte zur Folge, daß die Aldosteronsekretion zurückgeht und deshalb ist der Anstieg, den Sie fanden, schwierig zu verstehen. Wie lange haben Sie infundiert?

Genest: 7 bis 14 Std.

Gross: Diese Zeit entspricht fast der ganzen Periode einer Ihrer Aldosteronbestimmungen. Wenn eine Korrelation zwischen Natrium und dem zirkulierenden Plasmavolumen besteht, müßte die Aldosteronsekretion bei verminderter Diurese zurückgehen. Haben Sie das zirkulierende Plasmavolumen bestimmt?

Genest: Nein.

Peart: Muß man da nicht ziemlich vorsichtig sein? Die längste Infusionsdauer von Angiotensin bei Normalpersonen, über die wir bisher berichtet haben, beträgt eine Stunde; man kann nicht sagen, was während 7—14 Std. mit Urinfluß und Elektrolytausscheidung geschieht.

Dahl: Ich habe eine Frage: Wenn die exzessive Aldosteronproduktion bei der Hypertonie das Primäre ist, würde ich eine Korrelation zwischen der produzierten Menge und der Hypertension erwarten. Patienten mit primärem Aldosteronismus haben aber häufig nur eine relativ leichte Hypertension; und bei Cirrhotikern und bestimmten Herzpatienten, die außerordentlich hohe Aldosteronmengen produzieren, liegt meist kein Hochdruck vor.

Reubi: Ich wollte die gleichen Einwände machen wie Sie; denn es beeindruckte mich immer, daß Patienten, die die größten Aldosteronmengen produzieren, gewöhnlich überhaupt keinen Hochdruck haben. Das sind Patienten mit Herzinsuffizienz oder Lebercirrhose. Ich frage mich deshalb, ob Aldosteron überhaupt etwas mit dem Blutdruck zu tun hat. Auch bei Patienten mit nephrotischem Syndrom in der Ödemphase tritt nach Aldosterongaben bis zu 6 mg keine Blutdrucksteigerung ein. Andererseits besteht — wie wir heute nachmittag gehört haben — zwischen Patienten mit sog. essentieller Hypertension und Patienten mit renaler Hypertension kein Unterschied im Ausmaß der Aldosteronurie. Wenn wir nicht die essentielle Hypertension für eine Nierenerkrankung halten — was ich nicht tue —, müssen wir annehmen, daß die Steigerung der Aldosteronproduktion lediglich ein sekundäres Phänomen ist. Ich weiß nicht, wie viele unter Ihnen diese Auffassung teilen.

Wilson: Es kann sein, daß bei den Ödemzuständen der Volumen-Regulationsmechanismus nicht richtig funktioniert, während es sich bei der Hypertension um das Problem einer Neuverteilung des Blutvolumens handelt. Dann würde Aldosteron unter nicht vergleichbaren Bedingungen wirksam sein.

Reubi: Dies würde bedeuten, daß Aldosteron keine spezifische Wirkung auf den Blutdruck hat; ich denke, dem können wir zustimmen.

Wilson: Es hat vielleicht einen Effekt auf das Blutvolumen.

Reubi: Vielleicht auf das Blutvolumen, aber nicht auf den Tonus der Arteriolen.

Wilson: Wir müssen noch den Mechanismus finden, durch den die Änderung in der Verteilung der Körperflüssigkeit und/oder des Natriums den Blutdruck beeinflussen kann, sei es auf dem Weg über die Herzleistung oder durch Wirkung auf den Arterientonus.

Reubi: Ja.

Brod: Wir haben uns in unseren Laboratorien in Prag seit vielen Jahren mit den hämodynamischen Reaktionen auf verschiedene Notfallsituationen beschäftigt. In noch unveröffentlichten Untersuchungen fanden wir, daß bei Herzinsuffizienz die gleichen Änderungen der regionalen Hämodynamik wie bei schwerer Muskelarbeit, bei Emotion und auch bei essentieller Hypertension auftreten. Der Unterschied besteht natürlich darin, daß dies bei Herzinsuffizienz die Folge eines ungenügenden Herzminutenvolumens ist; selbst wenn man den gesamten peripheren Gefäßwiderstand auf sehr hohe Werte steigert, kann es deshalb nicht zur Blutdruckerhöhung kommen. Bei essentieller Hypertension liegt die gleiche Situation vor, jedoch ist die Herzleistung normal; deshalb kann der Blutdruck ansteigen. Bei diesen Zuständen nun, bei denen diese Reaktion ausgelöst wird, insbesondere bei Herzinsuffizienz, tritt ein zweiter Homoiostasemechanismus auf, der offensichtlich die Nebennierenrinde und die Aldosteronsekretion mit einbezieht. Wenn dies aber ein Teil einer Homoiostasereaktion ist, kann es gut sein, daß bei essentieller Hypertension diese zweite Reaktionsphase mobilisiert wird. Dies würde den Befund einer gesteigerten Aldosteronsekretion erklären; allerdings wären Anstieg der Aldosteronproduktion (wenn er sich bestätigen läßt) und Blutdrucksteigerung parallele Manifestationen der gleichen homoiostatischen Reaktion, ohne daß die eine unbedingt Ursache der anderen zu sein braucht.

Genest: Es wurde sehr viel über die hohe Aldosteronausscheidung bei Ödemzuständen gesagt. Aber es muß betont werden, daß etwa bei einem Drittel der Patienten mit feuchter Herzinsuffizienz und Ödem die Aldosteronausscheidung innerhalb normaler Grenzen bleibt. Meine Ansicht über die exzessiven Schwankungen der Aldosteronausscheidung bei Hochdruckpatienten ist dem Konzept von Dr. Sidney Friedman ähnlich, der gezeigt hat, daß jede Pressorsubstanz bei Injektion an nephrektomierten Ratten und Hunden gleichzeitig den Natriumtransport vom extracellulären zum intracellulären Raum steigert. Diese Korrelation läßt sich in allen Fällen sehr deutlich nachweisen. Eine exzessive Aldosteronsekretion kann zum gleichen Effekt, nämlich einer Vermehrung des Natriumtransportes in den intracellulären Raum führen, und bei empfindlichen Patienten den Tonus der Arteriolen steigern. Das klinische Syndrom, das von Conn als primärer Aldosteronismus beschrieben ist, spricht ebenfalls für dieses Konzept und zeigt, daß das Aldosteron nicht einseitig nur im Zusammenhang mit der Ödempathogenese betrachtet werden sollte. Neben dem Ödem spielen viele andere Faktoren für die Aldosteronsekretion eine Rolle, nämlich Blutvolumen, venöser Druck, Stress, Angstzustände, körperliche Belastung und Angiotensin, wie wir soeben vorgetragen haben. Der hochspezifische fördernde Effekt von Angiotensin auf die Aldosteronurie und die exzessiven Aldosteronfluktuationen bei Hochdruckpatienten passen gut zu den Experimenten und Auffassungen von Herrn Gross und Dr. Friedman. Es ist unsere Arbeitshypothese, daß entweder die intracelluläre Natriumkonzentration, der intrazelluläre Natrium/Kalium-Quotient oder das Ausmaß der Natriumverschiebung vom extracellulären zum intracellulären Raum des Muskeltonus und die Kontraktilität der Arteriolen grundlegend beeinflussen.

Reubi: Ich danke Ihnen. Herr Genest, ich habe etwas vergessen: Sie sagten in Ihrem Vortrag, Sie glauben nicht, daß die Blutdruckerhöhung die vermehrte Natriumausscheidung hinreichend erklären kann, weil Sie mit verschiedenen vasoaktiven Stoffen bei gleicher Blutdruckwirkung verschieden große Natriumausscheidungswerte erzielten. Man muß natürlich die spezifischen pharmakodynamischen Wirkungen der von Ihnen benutzten Substanzen neben deren blutdrucksteigernden Eigenschaften berücksichtigen.

Genest: Eine der wichtigsten Schlußfolgerungen aus unseren Arbeiten ist, daß Angiotensin einen ausgeprägten spezifischen Effekt auf Aldosteron besitzt, während andere Substanzen wie Noradrenalin und Neosynephrin, auch wenn sie in einer Dosierung gegeben werden, die den Blutdruck auf die gleichen Werte wie die Angiotensingaben erhöhen, nicht die gleiche Wirkung auf Aldosteron und Natrium entfalten. Neosynephrin bewirkt sogar eine deutliche Steigerung der Natriumausscheidung bei gleichzeitigem Abfall des Aldosterongehaltes im Urin. Adrenalin-Infusionen in Dosen, die die Herzfrequenz um durchschnittlich 29 Schläge pro Minute erhöhen, haben keinen Effekt auf die Ausscheidung von Aldosteron und 17-Hydroxycorticosteroiden.

Schwartz: Ich möchte noch etwas bemerken. Da die vorgetragenen Arbeiten für das Problem Aldosteronismus und Hypertonie von grundlegender Bedeutung sind, möchte ich gern wissen, ob bei Hochdruckpatienten die

Aldosteronmehrsekretion nach einer Natriumrestriktion ausgeprägter ist als bei Normalpersonen.

GENEST: Frau Dr. VENNING hat mir freundlicherweise gestattet, ihre neuesten Ergebnisse mitzuteilen, aus denen hervorgeht, daß Hochdruckpatienten bei natriumarmer Kost bezüglich der Aldosteronausscheidung ebenso reagieren wie Normalpersonen. Sie fand auch, daß zwischen Normalen und Hochdruckpatienten keine signifikante Differenz in der Urinausscheidung von Aldosteron nach ACTH-Gabe besteht, und daß der Aldosterongehalt der Nebennieren von zwei Patienten mit schwerer Hypertension, der bei der Autopsie etwa 10 bis 12 Std. nach dem Tod bestimmt wurde, gegenüber den Werten bei Normalen sehr hoch war.

Therapeutische Aspekte der Salzrestriktion

Von

A. GROLLMAN

Die Salzrestriktion in Form der „salzarmen" Diät hat seit langem alle diejenigen interessiert, die sich mit der Behandlung der Hypertension befassen. Obwohl sie schon 1905 durch AMBARD und BEAUJARD (*2*) empfohlen wurde, erhielt sie doch erst stärkeren Auftrieb durch die späteren Untersuchungen von ALLEN u. SHERRILL (*1*). Wenn auch Autoritäten wie VOLHARD (*41*) die Salzeinschränkung bei der Behandlung ihrer Hochdruckpatienten anwandten, wurde diese aus verschiedenen Gründen überhaupt nicht oder mit nur geringer Begeisterung aufgegriffen. Vor allem war keine rationale Begründung vorhanden für ein solches Diätregime, das ebenso wie andere Formen der Diätbehandlung der Scharlatanerie verdächtig war. Die Tatsache, daß die Salzrestriktion in der Form, in der sie damals praktiziert wurde, den Blutdruck nicht wesentlich senken konnte, und daß die Zufuhr großer Salzmengen beim Hochdruckpatienten (*31*) oder beim Versuchstier keine Drucksteigerung auszulösen vermochte (*16*), war darüber hinaus besonders geeignet, die Zweifel am Wert der Methode zu verstärken.

Bei der Prüfung der Frage, ob Hochdruckratten für die Prüfung antihypertensiver Stoffe brauchbar seien, beobachteten GROLLMAN u. HARRISON (*18*), daß bestimmte künstliche Diäten den Blutdruck deutlich senken. Weitere Untersuchungen ließen erkennen, daß diese Wirkung nicht die Folge der Zusammensetzung dieser Diäten war, sondern daß sie mit deren Salzgehalt zusammenhing. Dieser Befund führte zur Anwendung der salzarmen Diät beim Menschen und zur Befürwortung der Natriumeinschränkung in der Behandlung von Hochdruckpatienten (*19*).

Die Wirkung des Natriumentzugs beim experimentellen Hochdruck

Die antihypertensive Wirkung des Natriumentzugs kann, wie GROLLMAN u. HARRISON (*18*) gezeigt haben, am einfachsten bei der Ratte demonstriert werden. Durch Dialysieren des üblichen Tierfutters oder durch Mischung natürlicher Nahrungsmittel mit niedrigem Natriumgehalt wurden praktisch elektrolytfreie Diäten hergestellt. Die Wirkung der Zugabe verschiedener Salze zu diesen Diäten zeigte, daß der Mangel an Natrium für die Blutdruckerniedrigung verantwortlich ist, und daß das Chlorid keine Beziehung zu der beobachteten Wirkung aufweist. Zusatz von Natriumchlorid zu einer elektrolytfreien Diät hebt deren blutdrucksenkenden Effekt wieder auf; dagegen beeinflußt der Zusatz von Kaliumchlorid zur gleichen Diät ihre antihypertensive Wirkung nicht (*18*).

Die Verabreichung von Nahrungsmitteln mit niedrigem Natriumgehalt, wie Reis, Sojabohnen, Erdnüssen oder Kartoffeln, führte zu einer beträchtlichen Senkung des Blutdruckes, die durch Zugabe von 2% Natriumchlorid wieder aufgehoben werden konnte. Diese Beobachtungen lieferten die rationelle Erklärung und die experimentelle Basis für die Wirkung der Reisdiät bei der Hypertonie des Menschen, deren günstiger Effekt von KEMPNER (*27*) einigen geheimnisvollen Eigenschaften ihrer Proteinbestandteile zugeschrieben wurde.

Die durch Natriumrestriktion bei Hochdrucktieren hervorgerufene Blutdrucksenkung trat beim normotonen Tier nicht ein. Die günstige Wirkung des Natriumentzuges zeigte sich auch in der Tatsache, daß die Überlebenszeit hypertensiver Ratten, die eine natriumarme Diät erhielten, deutlich länger war als die von Tieren mit Hochdruck gleichen Schweregrades, denen zu der gleichen Diät zusätzlich Natriumchlorid gegeben wurde (*18*).

Die Wirkungen der Natriumrestriktion auf den Blutdruck wurden auch am Hund untersucht. Die Ergebnisse bei dieser Tierart sind weniger dramatisch und in ihrer Manifestation weniger schnell; sie sind jedoch ebenfalls, besonders bei beschleunigtem Natriumentzug mittels natriuretisch wirkender Pharmaka wie Quecksilber- oder Benzothiadiazin-Diuretika, nachweisbar (*24*).

Die Wirkung der Natriumrestriktion bei der Hypertonie des Menschen

Die Wirksamkeit der Natriumeinschränkung beim Versuchstier legte auch ihre Erprobung bei Hochdruckpatienten nahe (*19*). Die zahlreichen Untersuchungen auf diesem Gebiet führten zu widersprechenden Ergebnissen (*5*, *7*, *10*, *33*). Dies beruht zum Teil auf den Schwierigkeiten, die bei der Beurteilung jeglicher Form der Therapie auf Grund einer so labilen Funktion, wie sie der Blutdruck darstellt, auftreten; zum anderen Teil ist es die Folge der ungenügenden Kontrolle der Natriumzufuhr. Wenn diese nicht durch Urinanalysen kontrolliert wird, kann man durch den tatsächlichen Natriumgehalt einer angeblich „salzfreien" Diät erheblich getäuscht werden. So betrug z. B. bei einer Serie von 30 ambulant behandelten Hochdruckpatienten die Salzaufnahme, wie aus den Urinanalysen festzustellen war, nur bei einem Patienten weniger als 1 g täglich; die anderen nahmen trotz der Tatsache, daß ihnen eine angeblich „salzfreie" Diät verordnet war, 5—15 g Kochsalz täglich zu sich. Schlußfolgerungen über die Wirksamkeit der Natriumrestriktion auf den Blutdruck sind ohne Beweiskraft, wenn die Patienten nicht sorgfältig auf einer Stoffwechsel-Station oder unter Bedingungen, bei denen die tatsächliche Natriumzufuhr anderweitig gemessen werden kann, untersucht werden.

Nur wenige zweifeln noch (*10*, *33*), daß Salzentzug beim Menschen ebenso wie beim Versuchstier zu einem Blutdruckabfall bei den meisten, wenn auch nicht bei allen Patienten führt. Die Wirksamkeit der von KEMPNER (*27*) inaugurierten Reisdiät, die bei manchen Patienten den Blutdruck senken und die charakteristischen Manifestationen der malignen Hypertonie aufheben kann, ist jetzt ebenfalls allgemein anerkannt. Wie bereits gesagt, beruht die Wirkung auf dem niedrigen Natriumgehalt der Reisdiät; sie kann durch abwechslungsreichere Kostformen, die gleich geringe Natriummengen enthalten, in gleicher Weise erzielt werden (*18*, *19*).

Nicht alle Patienten reagieren mit einem Blutdruckabfall, wenn ihnen Natrium entzogen wird. Bei der ersten Serie von 6 Patienten, die GROLLMAN et al. (*19*) mitteilten, sprach einer nicht an, 3 wiesen einen mäßigen Blutdruckabfall auf, und bei 2 Patienten wurde der Blutdruck auf Normwerte gesenkt. Die beiden letztgenannten Patienten sind übrigens jetzt, nach 16 Jahren, die einzigen Überlebenden dieser Gruppe. Obwohl versucht wurde, die Reaktion eines Patienten auf den Natriumentzug vorauszusagen, gibt es doch kein Kriterium, das dies ermöglicht. Nach unserer Erfahrung reagiert der jüngere Patient mit mäßiger Hypertonie im allgemeinen günstig, im Gegensatz zum älteren Patienten mit schwerer oder maligner Hypertonie. Es gibt jedoch auch Ausnahmen von dieser Regel, und wie von KEMPNER (*27*) gefunden wurde, können selbst Patienten mit schwerer maligner Hypertonie gut ansprechen. Ungefähr $^2/_3$ aller Patienten reagieren mit einem Blutdruckabfall, wenn auch mehrere Monate vergehen können, bevor er eintritt.

Der Natriumstoffwechsel beim Hochdruck

Der Nachweis, daß Natriumentzug in der Diät den Blutdruck senkt, veranlaßte uns zur Untersuchung des Natriumstoffwechsels beim Hypertoniker im Vergleich zum Normotoniker. Die Ergebnisse solcher Untersuchungen zeigen beim Menschen wie beim

Versuchstier deutliche Abweichungen des Elektrolyt- und Wasserhaushaltes von der Norm. Eichelberger (*11*) stellte als erster einen erhöhten Natrium- und Chloridgehalt und einen verminderten Kaliumgehalt in der Muskulatur hypertensiver Hunde fest. Laramore u. Grollman (*29*) beobachteten einen erhöhten Natriumgehalt in allen untersuchten Geweben (Blut, Gehirn, Herz, Leber, Darm, quergestreifte Muskulatur, Haut und Milz) und einen entsprechenden Abfall des Kaliumgehaltes dieser Gewebe. Der Chloridgehalt war unterschiedlich, in einigen Geweben (Herz, Darm, quergestreifte Muskulatur und Milz) erhöht, in anderen (Gehirn, Leber und Haut) erniedrigt. In späteren Stadien der Erkrankung konnte auch ein vermehrter Wassergehalt der Gewebe nachgewiesen werden. Diese gesteigerte Gewebshydratation war nur bei Tieren mit Herzvergrößerung festzustellen und kann deshalb als Ödem oder als beginnende Herzinsuffizienz aufgefaßt werden.

Es erhebt sich die Frage, ob die beobachteten Abweichungen des Wasser- und Elektrolytgehaltes der Gewebe eine Veränderung der intracellulären Zusammensetzung oder lediglich einen Anstieg des extracellulären Volumens widerspiegeln. Im Hinblick auf die gleichzeitige Chloridzunahme in den Geweben mit großem Anteil an Muskulatur (Herz, Darm, quergestreifte Muskulatur und Milz) könnte man den gesteigerten Natrium- und den verminderten Kaliumgehalt dieser Gewebe als Ausdruck eines leichten extracellulären Ödems auffassen. Bei den anderen Organen (Leber, Gehirn, Haut) läßt der Abfall des Chloridgehaltes demgegenüber an eine Veränderung der intracellulären Zusammensetzung denken. Der unveränderte Wassergehalt der Gewebe in der Frühphase der Hypertonie, bevor eine Dilatation des Herzens eintritt, stützt ebenfalls die Annahme, daß die beobachteten Änderungen tatsächliche Verschiebungen in der Zusammensetzung der intracellulären Phase repräsentieren. Es ist fraglich, ob die Abweichungen des Elektrolytgehaltes der Blutgefäße (*28*) mehr als diejenigen anderer Gewebe für die Blutdruckerhöhung eine spezifische Bedeutung haben.

Neben den Änderungen im Elektrolyt- und Wassergehalt der Gewebe bei der Hypertonie ist beim Menschen wie beim hypertonen Hund eine Ausdehnung des Extracellulärraumes nachzuweisen (*22*), die allerdings bei der Bestimmung des weniger empfindlichen Inulin-Raumes nicht auffällt (*15*). Teng, Shapiro u. Grollman (*39*) zeigten mit der Radiosulfat-Methode (*42*) eine beträchtliche Zunahme des extracellulären Flüssigkeitsraumes bei Patienten mit essentieller Hypertonie. Damit geht ein Anstieg des Plasmavolumens und vermutlich auch eine Zunahme des gesamten Körperwassers einher. Bei Hunden, bei denen durch eine 8-förmige Ligatur und kontralaterale Nephrektomie (*17*) ein Hochdruck erzeugt wurde, vergrößerte sich der Antipyrin-Raum im Vergleich zu den Kontrollwerten, sobald die Blutdruckwerte angestiegen waren. Hypertone Hunde hatten auch einen im Vergleich zu normotonen Tieren vergrößerten Deuterium-Oxyd-Raum (*22, 39*). Es scheint deshalb, daß bei der Hypertonie das extracelluläre Flüssigkeitsvolumen ebenso wie wahrscheinlich das Gesamtkörperwasser erhöht ist und gleichzeitig Veränderungen der Elektrolytzusammensetzung der Gewebe vorhanden sind (*38*).

Da das Volumen der Flüssigkeitsräume im Organismus und der Elektrolytgehalt der Gewebe durch das antidiuretische Hormon und die Nebennierenrindenhormone gesteuert werden, wurde deren Sekretion beim Hypertoniker im Vergleich zum Normotoniker untersucht. Die Ausscheidung von antidiuretischem Hormon im Urin ist sowohl bei der menschlichen als auch bei experimenteller Hypertonie gesteigert (*12*). Dies kann eine kompensatorische Reaktion sein, da das Hormon an der Aufrechterhaltung der normalen Osmolarität der Extracellulärflüssigkeit über Änderungen der Ausdehnung des extracellulären Volumens beteiligt ist.

Beim Hypertoniker ist nicht nur der Gehalt und die Verteilung von Elektrolyten und Wasser, sondern auch die Reaktion auf Natriumbelastung und Natriumentzug anders als beim Normotoniker. Farnsworth u. Barker (*13*) zeigten als erste die abnorm schnelle renale Chloridelimination des Hypertonikers, und spätere Untersucher wiesen nach, daß Patienten mit essentieller Hypertonie intravenös injiziertes Natrium schneller ausscheiden als Personen mit normalem Blutdruck. Es wurde versucht, diese Unterschiede mit Änderungen der Nierenfunktion in Zusammenhang zu bringen und sie auf eine Reduktion des renalen Plasmastromes und der Filtration zu beziehen. Cottier et al. (*8*) erklären die verstärkte Natriurese mit dem erhöhten intravasculären Druck, während Baldwin et al. (*3*) dafür extrarenale Faktoren verantwortlich machen.

Das abweichende Verhalten des Hypertonikers in bezug auf die Natriumausscheidung ist vor der Entstehung des Hochdruckes nicht vorhanden und normalisiert sich, wenn die Natriumzufuhr eingeschränkt wird (*25*). Bis zum Auftreten einer renalen Funktionsstörung ist die Reaktion auf Salzbelastung etwa proportional zur Höhe des Blutdrucks.

Der Mechanismus der antihypertensiven Wirkung des Natriumentzugs

Es liegen genügend Beweise dafür vor, daß die chronische arterielle Hypertonie eine Störung ist, die durch einen humoralen

Mechanismus hervorgerufen wird. Die Bemühungen, einen renalen Pressormechanismus aufzufinden, der für die Krankheit verantwortlich ist, sind jedoch, abgesehen von den seltenen Fällen einer sog. unilateralen Nierenerkrankung, fehlgeschlagen. Das Tatsachenmaterial ist eher mit einer alternativen Hypothese vereinbar, die besagt, daß die Hypertonie vom sog. essentiellen Typ beim Menschen und ihre tierexperimentellen Analoga die Folge des Ausfalls einer bestimmten Nierenfunktion sind. Nach dieser Ansicht ist die Niere neben ihren exkretorischen und sonstigen Funktionen auch für die Aufrechterhaltung eines normalen Blutdrucks verantwortlich. Der Ausfall dieser Funktion führt zur Hochdruckerkrankung (*21*, *23*).

Es ist schwierig, sich vorzustellen, daß der Natriumentzug der grundlegenden Störung entgegenwirkt, die für das Auftreten der Hypertonie verantwortlich ist. Wenn dies der Fall wäre, müßte man erwarten, daß der Natriumentzug regelmäßig bei jedem Patienten, der an dieser Krankheit leidet, zu einem Blutdruckabfall führt. Daß dies nicht zutrifft, wurde bereits festgestellt. Selbst dann, wenn der Blutdruck abfällt, geht er selten bis zur Norm zurück, abgesehen von Patienten mit nur geringer Drucksteigerung. Auch bei Tieren mit schwerer Hypertonie ist die Blutdrucksenkung häufig nur mäßig oder tritt überhaupt nicht ein (*24*). Die Ergebnisse ähneln den Wirkungen einer durch Diuretika erzeugten Natriurese (*24*).

Die Schlußfolgerung erscheint deshalb logisch, daß die Wirkungen der Natriumrestriktion auf den Blutdruck nur symptomatisch sind und nur die Manifestation der Erkrankung, nicht aber die verantwortliche fundamentale Störung beeinflussen. Insofern gleicht daher der Natriumentzug anderen heute zur Verfügung stehenden Maßnahmen wie Sedativa, Tranquilizer und Ganglienblocker, die in der Behandlung der Hypertonie angewendet werden und die ebenfalls nur die Blutdruckwerte beeinflussen, ohne den zugrunde liegenden pathologischen Prozeß zu verändern. Ob die Blutdrucksenkung durch Salzeinschränkung, wie von Allen u. Sherrill (*1*) betont und an der Ratte gezeigt wurde (*18*), die Lebenserwartung mehr verbessert als eine Blutdrucksenkung durch Medikamente, deren günstige Wirkung, abgesehen von der malignen Hypertonie, in Frage gestellt wurde (*36*), bleibt problematisch.

Eigene Experimente (*24*) bei menschlicher und experimenteller Hypertonie zeigten, daß ein durch diätetische Maßnahmen erzeugter Natriumverlust denselben Blutdruckabfall bewirkt wie ein gleich großer Natriumverlust, der durch Diuretika ausgelöst wird. Da jedoch die Diuretika in hohen Dosen mehr Natrium eliminieren als eine diätetische Natriumrestriktion, kommt es bei ihrer Anwendung zu einem eindrucksvolleren und schnelleren Blutdruckabfall. Eine Kombination beider Maßnahmen wirkt sich in einer Beschleunigung der Blutdrucksenkung aus, vor allem beim Menschen, bei dem eine so drastische Einschränkung des Natriums in der Nahrung nicht im gleichen Maße möglich ist wie beim Versuchstier. Wegen der gleichen Effekte des Natriumverlustes, unabhängig davon, ob er durch Diät oder Natriuretika induziert wurde, besteht die Annahme zu Recht, daß beide Maßnahmen über den gleichen Mechanismus wirksam sind (*14*).

Wie von Wilson u. Freis (*45*) gezeigt wurde, senkt Chlorothiazid das beim Hypertoniker bekanntlich vermehrte extracelluläre Flüssigkeitsvolumen. Jedoch ist nach langfristiger Therapie diese Abnahme des Plasma- und extracellulären Flüssigkeits-Volumens und des Körpergewichts nicht mehr nachweisbar, obwohl der Blutdruck gesenkt bleibt. Offensichtlich treten Mechanismen auf, die einerseits die Blutdrucksenkung aufrechterhalten und andererseits die initialen Änderungen des Volumens der Flüssigkeitsräume wieder ausgleichen.

Conway u. Lauwers (*6*) wiesen ebenfalls eine Verkleinerung des Plasmavolumens bei Patienten unter Chlorothiazidtherapie nach, die mit einem Abfall des Herzminutenvolumens und des peripheren Widerstandes einherging. Nach einmonatiger oder noch längerer Behandlung kehrten Plasmavolumen und Herzminutenvolumen wieder auf die Ausgangswerte vor der Behandlung zurück, obwohl der Blutdruck weiter erniedrigt blieb.

Es scheint demnach, daß der Natriumverlust seinen hypotensiven Effekt akut durch Verringerung des extracellulären und des Plasma-Volumens ausübt, und daß trotz eines homoiostatischen Ausgleichs dieser Veränderungen andere Faktoren, vermutlich in den Geweben, auftreten, die den Blutdruck weiterhin niedrig halten. Die Natur dieser Faktoren ist nicht bekannt; sie könnte in einer Korrektur des bei der Hypertonie gesteigerten Natriumgehaltes der Gewebe bestehen. Die negative Bilanz von Natrium und Wasser, die für den Abfall des extracellulären und des Plasma-Volumens verantwortlich ist, tritt innerhalb von 3 oder 4 Tagen nach drastischer Natriumrestriktion auf, wenn diese durch Gaben von Ammoniumchlorid ergänzt wird (*30*); sie kann aber wochenlang ausbleiben, wenn die Natriurese nicht durch Diuretika beschleunigt wird (*32*). Es besteht allerdings keine enge Korrelation zwischen dem Therapieerfolg der Natriumrestriktion, wie er in der Senkung des Blutdrucks zum Ausdruck kommt, und den Plasma-Volumen-Änderungen (*7*, *9*, *32*).

Das gesamte austauschbare Natrium im Körper nimmt bei einer Natriumeinschränkung in der Diät ab (*37*). Die Abnahme ist verhältnismäßig größer als der Wasserverlust und läßt daher an eine Wasserverschiebung vom extracellulären zum intracellulären Raum denken (*9*, *38*). In welchem Ausmaß diese sekundär induzierten Hydratationsänderungen für den Blutdruckabfall verantwortlich sind, bleibt problematisch.

Zusammen mit der Senkung des Blutdruckes nach diätetischer Natriumeinschränkung beobachtet man eine Verkleinerung der Herzgröße als offensichtliche Folge der Abnahme des Plasma-Volumens, des reduzierten venösen Rückstromes zum Herzen und des verminderten Herzminuten-Volumens. Diese Effekte wiederum sind vermutlich für den Anstieg des Vasomotorentonus und die Verstärkung der hypotensiven Wirkung der Ganglienblocker und der Sympathektomie verantwortlich.

Die durch Natriumrestriktion hervorgerufenen Veränderungen der renalen Hämodynamik bestehen in einem Abfall der Nierendurchblutung und der glomerulären Filtration (*44*), jedoch weisen die Abweichungen der beiden Größen keine Beziehungen zueinander auf. Eine Harnstoffretention kann ebenfalls eintreten, besonders bei Patienten, die eine starke Diurese haben.

Ein Natriumverlust, sei es durch diätetische Einschränkung oder durch natriuretisch wirkende Medikamente, ruft demnach beim Hypertoniker hämodynamische Veränderungen hervor, die für den Blutdruckabfall im Beginn der Behandlung verantwortlich sind. Es ist hierfür nicht nötig, die Existenz weiterer Verknüpfungen zwischen Natriumstoffwechsel und Hochdruckerkrankung anzunehmen. Der chronische Effekt des Salzentzugs kann jedoch zusätzliche, direktere renale Mechanismen einbeziehen, die die Resorption von Natrium und die Erhaltung der Blutdruckhomoiostase betreffen.

Der gegenwärtige Stand der Natriumrestriktion in der Behandlung der Hypertonie

Die Auffindung natriuretischer Substanzen in Form oral stark wirksamer, relativ untoxischer Benzothiadiazin- und Phthalimidin-Derivate hat die diätetische Natriumrestriktion in der Behandlung der Hypertonie etwas verdrängt. Da es in der Praxis viel einfacher ist, einen Natriumentzug durch Medikamente zu erzielen, ist die oft mit Schwierigkeiten verbundene diätetische Natriumeinschränkung als therapeutische Maßnahme in den Hintergrund getreten.

Dennoch hat der diätetische Natriumentzug vor den natriuretischen Stoffen den Vorteil, daß er kaum Nebenwirkungen besitzt, da er weniger intensiv ist und nicht zu Elektrolytstörungen wie Kaliumverlust, renalen Funktionsstörungen wie Harnsäureretention, oder Überempfindlichkeitsreaktionen führt, die zwar selten vorkommen, aber hämatologische Störungen nach sich ziehen können.

Wegen dieser Nebenwirkungen natriuretisch wirkender Substanzen scheint es logisch, sie nur zur Ergänzung der diätetischen Natriumrestriktion anzuwenden. Je stärker diese ist, desto geringer kann die Dosis des Medikamentes sein, damit der erwünschte Blutdruckabfall eintritt. Auf der anderen Seite ist die drastische und lästige Natriumeinschränkung, wie sie früher erforderlich war, nicht mehr notwendig. Bei Anwendung der diätetischen Natriumeinschränkung ist es möglich, mit einer minimalen Dosis eines Diuretikums oder eines anderen Medikamentes den gewünschten Erfolg zu erzielen und dabei die oftmals schweren Nebenwirkungen zu vermeiden. Nach Sympathektomie reagieren die Patienten häufig auf die Natriumrestriktion, die, wie die Diuretika ebenfalls, einen synergistischen Effekt zu anderen heute in der Behandlung der Hypertonie gebräuchlichen Maßnahmen ausübt.

Obwohl unsere gegenwärtigen Therapiemaßnahmen der Hypertonie empirisch und symptomatisch sind, wird doch mit wenigen Ausnahmen (*36*) allgemein anerkannt, daß eine Blutdrucksenkung, wenn sie ohne Nebenwirkungen erzielt werden kann, wünschenswert ist. Natriumentzug, sei es durch Diät, sei es durch Verwendung natriuretisch wirkender Medikamente oder durch die Kombination von beiden, und andere zu Verfügung stehende Maßnahmen bleiben demgemäß erstrebenswert und sind zur Zeit unsere einzigen Maßnahmen bei der Behandlung der Hypertonie. Da die Natriumrestriktion relativ frei von Nebenwirkungen ist und in Kombination mit anderen Therapieformen synergistisch wirkt, sollte sie zumindest in mäßig strenger Form als Grundlage der Behandlung der Hypertonie angesehen werden. Bei leichten und mittelschweren Formen von Hochdruck führt die diätetische Natriumrestriktion, zusammen mit den üblichen Maßnahmen wie Bettruhe, Barbiturate und Sedierung, häufig zu ausreichenden und befriedigenden Ergebnissen. Zwischenfälle und unerwünschte Nebenwirkungen sind dabei seltener als bei der Anwendung drastischerer Maßnahmen.

Die diätetische Natriumrestriktion wird häufig als unpraktisch und unmöglich für die Anwendung bei Durchschnittspatienten bezeichnet. Diese Kritik ist unberechtigt. Die meisten natürlich vorkommenden Nahrungsmittel sind relativ natriumfrei, ihr hoher Natriumgehalt kommt erst bei der Zubereitung zustande. Wenn dies vermieden wird, kann eine Diät mit relativ niedrigem Natriumgehalt leicht beschafft werden.

Unerwünschte Reaktionen auf eine drastische Natriumrestriktion treten nur selten auf. Die Symptome einer Hyponatriämie, wie Anorexie, Kopfschmerz, Schwäche, allgemeines Krankheitsgefühl, Nausea oder Muskelkrämpfe, die bei Normalpersonen nach drastischer Einschränkung der Natriumzufuhr vorkommen, werden beim Hypertoniker ohne Komplikationen nicht beobachtet. Dieser Unterschied ist vielleicht eine Folge der verschiedenartigen Weise, mit der Natrium beim Hypertoniker im Vergleich zum normalen Organismus umgesetzt wird. Nur beim Vorliegen komplizierender Faktoren, wie Niereninsuffizienz mit großen Natriumverlusten, kann es zur Hyponatriämie mit ihren Begleitsymptomen kommen.

Zusammenfassung

Obwohl die Salzrestriktion als therapeutische Maßnahme bei der Hypertonie bereits seit Beginn des Jahrhunderts empfohlen wird, wurde sie zunächst nur zögernd aufgenommen. Heute gibt es genügend Beweise für ihre Wirksamkeit, wenn sie bei einem bestimmten Patientenkreis sinnvoll angewendet wird. Der feinere Mechanismus, durch den der Natriumentzug seine antihypertensive Wirkung entfaltet, ist nicht geklärt. Er führt zu nachweisbaren hämodynamischen Änderungen und wirkt vielleicht den Abweichungen im Hydromineral-Stoffwechsel und im Volumen der Flüssigkeitsräume des Organismus entgegen, die bei der Hypertonie des Menschen wie des Tieres auftreten.

Wenn auch wirksame, oral anwendbare, relativ untoxische natriuretische Substanzen die Anwendung einer drastischen Natriumrestriktion zur Blutdrucksenkung heute unnötig gemacht haben, so ist doch die Kombination von mäßiger diätetischer Salzeinschränkung mit der medikamentösen Therapie einer alleinigen Arzneibehandlung vorzuziehen.

Literatur

1. ALLEN, F. M., and J. W. SHERRILL: J. Metabol. Res. (U.S.A.) **2**, 429, (1922).
2. AMBARD, L., et E. BEAUJARD: Sem. méd. **25**, 133, (1905).
3. BALDWIN, D. S., A. W. BIGGS, W. GOLDRING, H. W. HULET, and H. CHASIS: Amer. J. Med. **24**, 893 (1958).
4. BIRCHALL, R., S. W. TUTHILL, W. S. JACOBS, W. J. TRAUTMAN jr., and T. FINDLEY: Circulation (U.S.A.) **7**, 258 (1953).
5. CHASIS, H.: J. Amer. Med. Ass. **142**, 711 (1950).
6. CONWAY, J., and P. LAUWERS: Circulation (U.S.A.) **21**, 21 (1960).
7. CORCORAN, A. C., R. D. TAYLOR, and I. H. PAGE: Circulation (U.S.A.) **3**, 1 (1951).
8. COTTIER, P. T., J. M. WELLER, and S. W. HOOBLER: Circulation (U.S.A.) **17**, 750 (1958).

9. Dole, V. P.: J. Clin. Invest. (U.S.A.) **30**, 584 (1951).
10. Dustan, H. P.: J. Amer. Med. Ass. **172**, 2052 (1960).
11. Eichelberger, L.: J. Exper. Med. (U.S.A.) **77**, 205 (1943).
12. Ellis, M. E., and A. Grollman: Endocrinology (U.S.A.) **44**, 415 (1949).
13. Farnsworth, E. B., and M. H. Barker: Proc. Soc. Exper. Biol. Med. (U.S.A.) **52**, 74 (1943).
14. Freis, E. D.: Clin. Pharmacol. Therap. (U.S.A.) **1**, 337 (1960).
15. Graeff, J. de: Acta med. Scand. **156**, 337 (1957).
16. Grollman, A., T. R. Harrison, and J. R. Williams jr.: J. Pharmacol. Exper. Therap. (U.S.A.) **69**, 76 (1940).
17. Grollman, A.: Proc. Soc. Exper. Biol. Med. (U.S.A.) **57**, 102 (1944).
18. Grollman, A., and T. R. Harrison: Proc. Soc. Exper. Biol. Med. (U.S.A.) **60**, 52 (1945).
19. Grollman, A., T. R. Harrison, M. F. Mason, J. Baxter, J. Crampton, and F. Reichsman: J. Amer. Med. Ass. **129**, 533 (1945).
20. Grollman, A.: J. Amer. Diet. Ass. **22**, 864 (1946).
21. Grollman, A.: Recent Progress in Hormone Research **1**, 371 (1947).
22. Grollman, A., and A. Shapiro: J. Clin. Invest. (U.S.A.) **32**, 312 (1953).
23. Grollman, A.: Perspect. Biol. Med. **2**, 208 (1959).
24. Grollman, A.: Unveröffentlichte Beobachtungen.
25. Hanenson, I. B., H. H. Taussky, N. Polasky, W. Ransohoff, and B. F. Miller: Circulation (U.S.A.) **20**, 498 (1959).
26. Hollander, W., and W. E. Judson: J. Clin. Invest. (U.S.A.) **36**, 1460 (1957).
27. Kempner, W.: North Carolina Med. J. **5**, 125 (1944).
28. Koletsky, S., H. Resnick, und D. Behrin: Proc. Soc. Exper. Biol. Med. (U.S.A.) **102**, 12 (1959).
29. Laramore, D. C., and A. Grollman: Amer. J. Physiol. **161**, 278 (1950).
30. Lyons, R., S. D. Jacobson, and N. L. Avery jr.: Amer. Heart J. **27**, 353 (1944).
31. Mosenthal, H. O.: Med. Clin. North America **5**, 1139 (1922).
32. Murphy, R. J. F.: J. Clin. Invest. (U.S.A.) **29**, 912 (1950).
33. Palmer, R. S.: J. Chron. Dis. (U.S.A.) **10**, 500 (1959).
34. Peart, W. S.: Erg. Physiol. (D.) **50**, 409 (1959).
35. Perera, G. A.: Ann. Int. Med. (U.S.A.) **43**, 1195 (1955)
36. Perera, G. A.: J. Amer. Med. Ass. **173**, 11 (1960).
37. Ross, E. J.: Clin. Sc. (G.B.) **15**, 81 (1956).
38. Sapirstein, L. A.: Proc. Council High Blood Pressure Research **6**, 28 (1957).
39. Teng, H. C., A. P. Shapiro, and A. Grollman: Metabolism (U.S.A.) **3**, 405 (1954).
40. Thompson, J. E., T. F. Silva, D. Kinsey, and R. H. Smithwick: Circulation (U.S.A.) **10**, 912 (1954).
41. Volhard, F.: Handbuch der Inneren Medizin. Vol. VI, p. 1753. Berlin, 1931.
42. Walser, M., D. W. Seldin, and A. Grollman: J. Clin. Invest. (U.S.A.) **32**, 299 (1953).
43. Watkin, D. M., H. F. Froeb, F. T. Hatch, and A. B. Gutman: Amer. Med. **9**, 441 (1950).
44. Weston, R. E.: J. Clin. Invest. (U.S.A.) **29**, 639 (1950).
45. Wilson, I. M., and E. D. Freis: Circulation (U.S.A.) **20**, 1028 (1959).

Mechanismus der blutdrucksenkenden Wirkung der Saluretica

Von

E. D. Freis [1]

Die charakteristische Wirkung von Chlorothiazid und anderen saluretischen Stoffen ähnlicher Wirksamkeit auf den Blutdruck ist: 1. Mäßige Reduktion des Ruheblutdruckes bei Hochdruckpatienten (*1, 2*); 2. eindrucksvolle Verstärkung der antihypertensiven Wirkungen anderer Hochdruckmittel, besonders der Ganglienblocker; dabei senken sie 3. aber in therapeutischen Dosen nicht den Ruheblutdruck normotensiver Personen. Es soll versucht werden, ein Konzept ihres Wirkungsmodus zu formulieren, das eine Deutung für jede dieser drei klinischen Beobachtungen enthält.

Die verschiedenen Hypothesen, die zur Erklärung des Wirkungsmechanismus von Chlorothiazid aufgestellt werden können, lassen sich wie folgt aufgliedern:

1. Die antihypertensive Wirkung ist von der Salurese unabhängig und stellt eine direkte Einwirkung des Medikamentes auf den cardiovasculären Apparat oder einen spezifischen metabolischen Antagonismus, etwa eine Neutralisation oder eine Destruktion von Renin, dar, wie Wilkins u. Hollander (*2*) vorgeschlagen hatten.

2. Die antihypertensive Wirkung ist eine Folge des durch die Medikation hervorgerufenen Natriumverlustes.

Diese zweite Alternative, nämlich die Natriumverlust-Theorie, kann ferner unterteilt werden in die Möglichkeit, daß die Senkung des arteriellen Blutdrucks durch Elektrolytveränderungen, hauptsächlich Änderungen der Natriumkonzentration, in der glatten Gefäßmuskulatur, die zu einer Abnahme des gesamten peripheren Widerstandes führen, bedingt sein könnte; oder daß der antihypertensive Effekt mit einer Reduktion der Plasma- und/oder der extracellulären Flüssigkeitsmenge in Zusammenhang stehen könnte.

---

[1] Die Untersuchungen wurden durch die Unterstützung des U.S. Public Health Service, Grant H-720, und durch Forschungsbeiträge von Merck, Sharp & Dohme und Irwin Neisler & Company ermöglicht.

Nachweis der Abhängigkeit des antihypertensiven Effektes von der saluretischen Wirkung

Wenn Chlorothiazid bei einem nicht-ödematösen Hochdruckpatienten während konstanter Kochsalzzufuhr verabreicht wird, kommt es zu einem prompten Anstieg der Ausscheidung von Natrium und Chlorid im Urin. Die Salurese ist in den ersten 48 Std. nach Beginn der Behandlung am stärksten ausgeprägt und wird anschließend schwächer (*1*, *4*). Die Kaliumausscheidung steigt ebenfalls an, jedoch in geringerem Ausmaß und für eine längere Zeit. Die stärkste Senkung des arteriellen Blutdrucks tritt in den ersten 48 Std. ein und geht etwa der Abnahme des Körper-Natriums parallel (*1*, *4*). Nach unserer Erfahrung (*1*) und auch der der meisten anderen Autoren (*4*, *5*) kommt der Blutdruckabfall nicht vor der Salurese zustande, so daß angenommen werden muß, daß er nicht die Folge eines direkten Effektes der Substanz auf den Kreislauf ist. Er setzt aber auch nicht erst nach einem größeren Zeitintervall nach der Salurese ein. Dies weist ebenfalls darauf hin, daß Salzverlust und Blutdrucksenkung zumindest zeitlich in Beziehung stehen.

Es ist auch bekannt, daß streng natriumarme Kostformen den Blutdruck senken (*6*) und die antihypertensive Wirkung der Ganglienblocker verstärken (*7*). Darüber hinaus senken parenteral verabreichte Quecksilber-Diuretika bei Hypertension den arteriellen Blutdruck (*8*) und steigern die Ansprechbarkeit gegenüber blutdrucksenkenden Mitteln, besonders gegenüber Ganglienblockern (*9*). Offensichtlich wirken sich also die verschiedensten Maßnahmen, die die Natriumbestände im Organismus verringern, auch in einer Senkung des Blutdruckes aus. Beim gegenwärtigen Stand der Kenntnisse erscheint es deshalb sinnvoll anzunehmen, daß die antihypertensiven Effekte der Saluretika durch die Wirkung auf die Salzausscheidung vermittelt werden. Diese Hypothese wird der vorliegenden Diskussion zugrunde gelegt. Die weiteren Betrachtungen gelten der Art und Weise, durch die der Natriumverlust eine antihypertensive Wirkung entfalten kann.

Beweis, daß die Saluretika nicht zu einer Natrium-Verarmung der Zellen führen

Während einer Behandlung mit saluretischen Substanzen ändert sich die Natriumkonzentration im Plasma nicht signifikant (*1*, *10*, *11*). Da das Plasma-Natrium mit dem Natriumgehalt der extracellulären Flüssigkeit im Gleichgewicht steht, kann angenommen werden, daß es auch in diesen Flüssigkeitsräumen nicht zu Veränderungen der Natriumkonzentration kommt. Die Tatsache, daß die extracelluläre Natriumkonzentration unverändert bleibt, läßt in erster Linie an die Möglichkeit denken, daß das überschüssige Natrium, das der Körper während der Salurese verliert, von den Zellen der Gewebe einschließlich der glatten Gefäßmuskulatur herrühren könnte. Jedoch ist es ebenso möglich, daß der Natrium- und Chloridverlust Ausdruck einer extracellulären Dehydratation ist, d. h., daß der Verlust *isotonischer* Flüssigkeit zur Erklärung der negativen Salzbilanz ausreicht. Wenn dies der Fall ist, muß die Abnahme des extracellulären Flüssigkeitsvolumens von einer solchen Größenordnung sein, daß ihr Natriumgehalt der gesamten Natriumverarmung des Körpers entspricht.

Zur Bestimmung des extracellulären Flüssigkeitsverlustes verwandten wir die Veränderungen der Thiocyanat- und Radiosulfat-Verteilungsräume vor und nach Chlorothiazid und korrelierten sie mit dem Ausmaß der Gewichtsabnahme und der kumulativen negativen Natriumbilanz (*9*, *10*).

Die Ergebnisse von Messungen der gesamten extracellulären Flüssigkeit sind bekanntermaßen sehr unterschiedlich. Ihr absoluter Wert hängt unter anderem weitgehend von der Äquilibrationszeit, der Molekulargröße und der Verteilung des Indikators ab. Es ist z. B. bekannt, daß Thiocyanat in bestimmte Zellen, z. B. in Erythrocyten, eindringt. Für die Bestimmung von Veränderungen des extracellulären Flüssigkeitsvolumens jedoch liefern sowohl Thiocyanat als auch Radiosulfat brauchbare Ergebnisse trotz der Tatsache, daß der erfaßte Raum nicht nur für diese beiden

Tabelle 1. *Vergleich der Änderungen des extracellulären Volumens nach Chlorothiazid, gemessen mit zwei verschiedenen Indikatoren*

Anzahl der Untersuchungen	Mittlere Kontrollwerte (Liter)		Mittlere Veränderung nach Chlorothiazid (%)	
	SCN-Verteilungsraum	$S^{35}O_4$-Verteilungsraum	SCN-Verteilungsraum	$S^{35}O_4$-Verteilungsraum
9	21,8	16,8	—10,3 ± 5	—9,3 ±7,3

Indikatoren nicht identisch ist, sondern daß er auch von dem anderer Indikatoren, wie Inulin, differiert. So betrug bei nicht-ödematösen Hochdruckpatienten das Kontrollvolumen der extracellulären Flüssigkeit bei Thiocyanat-Bestimmung im Mittel 21,8 l, bei gleichzeitiger Radiosulfat-Bestimmung 16,8 l (*10*). Beide Methoden zeigten allerdings nach Chlorothiazid-Behandlung eine gleichgerichtete Tendenz mit einer mittleren Reduktion von — 10,3% im Fall von Thiocyanat und — 9,3% nach Radiosulfat (Tab. 1).

Der Einfachheit halber beschränkten wir uns in den meisten dieser Untersuchungen auf die Bestimmung des Thiocyanat-Verteilungsraumes als Maß für den Grad der Veränderungen im extracellulären Flüssigkeitsraum.

Bei 20 nicht-ödematösen Hochdruckpatienten, die 3 bis 8 Tage lang (im Mittel 6,4 Tage) mit 3mal täglich 500 mg Chlorothiazid behandelt wurden, betrug bei Bestimmung mit der Thiocyanat-Methode die mittlere Reduktion des extracellulären Flüssigkeitsvolumens 2,1 $\pm$ 1,75 l. Zur gleichen Zeit kam es zu einem Gewichtsverlust von 1,8 $\pm$ 1,75 kg. Trotz der großen Standardabweichungen, die die beträchtliche Variabilität in der Reaktion der einzelnen Patienten widerspiegeln, waren die Differenzen statistisch signifikant ($p = 0{,}001$). Es ist zu bemerken, daß die festgestellten Volumen-Differenzen des erfaßbaren Flüssigkeitsraumes den Abfall des Körpergewichtes etwa erklären. Darüber hinaus konnte eine weitgehende Übereinstimmung zwischen dem Ausmaß der Reduktion des SCN-Raumes und des Körpergewichtes auch bei den einzelnen Patienten beobachtet werden. Diese Ergebnisse legen deshalb den Schluß nahe, daß die Gewichtsabnahme, die nach der Verabreichung von Chlorothiazid auftritt, eher durch einen Verlust extracellulärer als intracellulärer Flüssigkeit zustande kommt. Parenterale Quecksilber-Gaben führen bei nicht-ödematösen Personen ebenfalls zu einer Verkleinerung des extracellulären Flüssigkeitsraumes (*12*).

Es ist wichtig, den Natriumverlust des Organismus zum Abfall des extracellulären Volumens in Beziehung zu setzen; denn wenn Chlorothiazid die Ausschwemmung isotonischer Flüssigkeit steigert, ist zu erwarten, daß die negative Natriumbilanz etwa der Menge Natrium gleichkommt, die im Volumen der ausgeschiedenen extracellulären Flüssigkeit vorhanden ist. Wenn z. B. das extracelluläre Flüssigkeitsvolumen durch die Chlorothiazid-Therapie um 2 l reduziert wird, dann muß man mit einer negativen Natriumbilanz von 140 $\times$ 2 oder 280 mÄq rechnen. Wenn aber eine bedeutend größere Natriummenge verlorengeht, besteht Berechtigung zur Annahme, daß auch ein Teil des Natriums von der intracellulären Flüssigkeit herrührt. Sie werden sich erinnern, daß die Natriumkonzentration der extracellulären Flüssigkeit nach Chlorothiazid unverändert bleibt, und deshalb könnte der Überschuß an ausgeschiedenem Natrium entweder von einer Verkleinerung des extracellulären Flüssigkeitsvolumens oder aus den Gewebszellen stammen, bzw. durch beides verursacht sein.

Bei 6 stationär behandelten Hochdruckpatienten, die bei konstanter täglicher Natriumzufuhr 3 oder 4 Tage mit Chlorothiazid behandelt wurden, betrug die kumulative negative Natriumbilanz im Mittel 257 mÄq (*10*) (Tab. 2), der durchschnittliche Rückgang des Thiocyanat-Raumes 2,8 l und der mittlere Gewichtsverlust 3,0 kg. Dabei kann der gesamte Natriumverlust ohne weiteres auf der Basis eines Verlustes extracellulärer Flüssigkeit erklärt werden. Für eine Verringerung der intracellulären Natriumbestände liegen keine Hinweise vor. Aleksandrow et al. fanden eine Natriumreduktion von 3,8 mÄq/kg Körpergewicht und einen mittleren Gewichtsverlust von 2,9% des Körpergewichtes bei Hochdruckpatienten (*4*). Wenn man annimmt, daß die Gewichtsabnahme durch einen Verlust an Körperflüssigkeit hervorgerufen wird, kann man hieraus eine mittlere Natriumkonzentration von 133 mÄq/l in der verlorengegangenen Flüssigkeit errechnen, die fast genau der Natriumkonzentration in der extracellulären Flüssigkeit entspricht. Bei 6 normotensiven Patienten fanden wir nach 3tägiger Chlorothiazid-Behandlung im Mittel einen kumulativen Natriumverlust von 287 mÄq und eine Gewichtsabnahme von 2,0 kg (Tab. 2). Daraus errechnet sich eine Konzentration von 143 mÄq/l in der durch die Salurese ausgeschiedenen Körperflüssigkeit. Eine solche enge Übereinstimmung mit den normalen Natriumkonzentrationen in der extracellulären Flüssigkeit muß als zufällig angesehen werden. Jedenfalls sprechen diese Ergebnisse nicht für eine celluläre Dehydratation oder einen bedeutenden Verlust intracellulären Natriums.

Tabelle 2. *Saluretische Wirkung bei Hypertonikern und Normotonikern*
Nach 3 Tagen Chlorothiazid (500 mg 3 mal täglich)

	Anzahl der Fälle	Kumulative negative Bilanz (mÄq)		Gewichtsverlust kg	Hämatokrit-Änderung	
		Na	K		Anzahl der Fälle	%
Hypertoniker .	6	257± 68	156±71	3,0±1,2	20	+2,0
Normotoniker .	6	287±103	108±41	2,0±0,7	14	+3,7

In dieser Hinsicht ist auch die Beobachtung von Hollander, Chobanian u. Wilkins (*14*) von Bedeutung, daß während prolongierter Behandlung mit Chlorothiazid das gesamte austauschbare Natrium nicht abnimmt. Während einer Dauerbehandlung kommen viele andere Faktoren einschließlich einer möglichen Kaliumverarmung des Organismus ins Spiel. Unter diesen Umständen wandert Natrium in die Zellen ein, um den Kaliumverlust zu ersetzen. Wie noch zu zeigen sein wird, tendiert das extracelluläre Flüssigkeitsvolumen nach langfristiger Therapie auch zu einer

Wiederauffüllung. Ohne Rücksicht auf die dabei beteiligten Faktoren kann aber die Beobachtung, daß das gesamte austauschbare Natrium während einer Dauertherapie unverändert bleibt, als Beweis gegen die Hypothese einer cellulären Natriumverarmung angesehen werden, da weder initial noch im späteren Verlauf der Behandlung hierfür Beweise vorliegen.

Die wahrscheinlichste Erklärung für die Chlorothiazid-Wirkung bei *nicht-ödematösen* Patienten ist die, daß sich ihre Wirkung qualitativ nicht von der bei ödematösen Patienten unterscheidet. In jedem Fall besteht ein mobilisierbarer Bestand extracellulärer Flüssigkeit, der durch Saluretica oder strengen Natriumentzug in der Diät entfernt werden kann. Wenn dieser labile Bestand einmal eliminiert ist, sind die saluretischen Medikamente nicht mehr zur weiteren Entleerung der Natriumreserven des Organismus in der Lage und bewirken nur noch in einem im Laufe der Zeit dauernd abnehmenden Grad die Erhaltung des sog. ,,Trockengewichtes" des behandelten Patienten.

Da eine direkte Bestimmung der intracellulären Konzentrationen nicht möglich ist, kann das vorliegende Beweismaterial nicht als absolute Bestätigung dafür angesehen werden, daß der intracelluläre Natriumgehalt nicht verändert wird; als Arbeitshypothese erschien uns jedoch die Annahme von Volumen-Veränderungen für den Mechanismus der antihypertensiven Wirkung von Chlorothiazid naheliegender als die einer verringerten intracellulären Natriumkonzentration.

Die Bedeutung von Plasmavolumen-Änderungen

Da Extracellulärraum und Plasmavolumen durch die Capillarwände im Gleichgewicht stehen, ist zu erwarten, daß eine Reduktion des extracellulären Flüssigkeitsvolumens einen Abfall des Plasmavolumens nach sich zieht (*1*, *5*, *15*). Bei 20 hypertensiven Patienten, bei denen Simultanbestimmungen gemacht wurden, führte die Verabreichung von Chlorothiazid zu einer Reduktion des extracellulären Raumes um $2{,}1 \pm 1{,}75$ l und des Plasmavolumens um 358 ± 233 cm^3 (*10*). Ein Rückgang des Plasmavolumens wurde ebenfalls nach Gabe von Quecksilberdiuretica bei nicht-ödematösen Patienten beobachtet (*10*, *16*).

Wenn die Reduktion des Plasmavolumens für die antihypertensive Wirkung von Chlorothiazid eine Rolle spielt, dann muß die Wiederauffüllung des Plasmavolumens die antihypertensive Wirkung des Medikamentes aufheben. Eine teilweise bis komplette Umkehr der antihypertensiven Wirkung von Chlorothiazid wurde beobachtet, wenn den Patienten 500 cm^3 salzhaltigen oder salzfreien Dextrans infundiert wurden (*9, 10*). Diese Umkehr war nicht auf Patienten beschränkt, die Ganglienblocker einnahmen, sondern war auch — allerdings weniger regelmäßig — bei Patienten mit Hypertension mäßigen Grades zu beobachten, die mit Chlorothiazid allein behandelt waren. Dollery hat diese Wirkung einer Dextran-Infusion bei Patienten unter Chlorothiazid- und Ganglienblocker-Therapie bestätigt (*5*).

Wenn die Plasmavolumen-Änderung zur Auslösung des arteriellen Blutdruckabfalles bei Hypertonikern wichtiger als die celluläre Natriumverarmung ist, dann müßte man einen Abfall des Füllungsdruckes des rechten Herzens und des Herzminutenvolumens erwarten. Crosley et al. haben als erste über solche Veränderungen nach Chlorothiazid berichtet (*17*). Leider führte Crosley die experimentellen Untersuchungen nur eine Stunde nach intravenöser Chlorothiazidgabe durch, zu einem Zeitpunkt also, an dem der saluretische Effekt bei weitem noch nicht maximal war. Seine Ergebnisse sind deshalb schwierig zu deuten. Dustan et al. beobachteten mit einer Farbstoffmethode eine Verringerung des Herzminutenvolumens von im Mittel 23% bei 9 Hypertonikern, von denen 6 auch eine Senkung des mittleren arteriellen Druckes aufwiesen (*18*). Der gesamte periphere Widerstand wurde bei 8 von 9 Patienten erhöht. Die Drucke im rechten Herzen wurden nicht gemessen, röntgenologisch war jedoch der Querdurchmesser verkleinert. In einem Fall, bei dem der Versuch gemacht wurde, stellte Dextran sowohl das ursprüngliche Herzminutenvolumen als auch den Ausgangsblutdruck wieder her.

Wir fanden mittels Katheterismus des rechten Herzens und der Anwendung des Fickschen Prinzips bei 7 Hochdruckpatienten mit einer Ausnahme eine mittlere Reduktion des Herzminutenvolumens von 29% (*19*). 5 der 7 Patienten zeigten einen Abfall des mittleren arteriellen Blutdruckes, während der gesamte periphere Widerstand ebenfalls bei 5 Patienten anstieg, und zwar im Mittel um + 33%. Der Druck im rechten Vorhof wurde in 3 Fällen gemessen und nahm nach Chlorothiazid um 2,5 bzw. 5 mm Hg ab. Diese Ergebnisse, die gut mit denen von Dustan et al. übereinstimmen, stehen im Widerspruch zu den Beobachtungen von Aleksandrow et al., bei denen das Herzminutenvolumen in 2 von 7 Fällen abnahm, in einem zunahm und in 4 Fällen nicht wesentlich verändert wurde (*4*). Der gesamte periphere Widerstand stieg in einem Fall beträchtlich an, fiel in 5 Fällen ab und blieb in 2 Fällen im wesentlichen unverändert. Darüber hinaus fanden Varnauskas u. Werkö (*4a*) nach Chlorothiazid einen größeren Abfall des gesamten peripheren Widerstandes während körperlicher Belastung als vorher; sie bestätigen jedoch den Befund einer Reduktion des Herzminutenvolumens in Ruhe. Es ist vielleicht noch zu früh, aus den Veränderungen des Herzminutenvolumens und des gesamten peripheren Widerstandes nach Chlorothiazid exakte Schlüsse zu ziehen, abgesehen von der Feststellung, daß die meisten Befunde die Hypothese, daß Plasmavolumen-Änderungen für den antihypertensiven Effekt von Bedeutung sind, nicht widerlegen.

Die Wirkung von Chlorothiazid auf den Blutdruck von normotensiven Versuchspersonen

Es sei daran erinnert, daß bei normotensiven Personen nach akuter Salzverarmung kein Abfall des Ruheblutdruckes auftritt (*1*, *2*). Untersuchungen in unserem Laboratorium an nichtödematösen, normotensiven Personen ergaben, ähnlich wie bei Hochdruckpatienten, eine negative Natriumbilanz und einen Gewichtsverlust während einer 3tägigen Chlorothiazid-Behandlung (*13*) (Tab. 2). Gleichzeitig kam es zu einer signifikanten Steigerung des Hämatokritwertes als Ausdruck einer Verminderung des Plasmavolumens. Trotz der Ähnlichkeit in der saluretischen Reaktion beider Gruppen zeigten die Hochdruckpatienten unter Chlorothiazid allein eine durchschnittliche Senkung des arteriellen Blutdruckes um 15%. Bei den normotonen Versuchspersonen änderte sich der mittlere Blutdruck nicht (Tab. 3), wenn auch,

Tabelle 3. *Blutdruckänderungen nach alleiniger 3—8tägiger Chlorothiazid-Behandlung (500 mg 3mal täglich)*

	Anzahl der Fälle	Durchschnittliche Bludruckänderung (%)	Änderung des mittleren Blutdruckes (%)
Hypertoniker . .	10	—18/—9,5	—15
Normotoniker . .	14	— 3/+3	0

vermutlich als Anpassungsreaktion auf die Verringerung des gesamten zirkulierenden Blutvolumens, der systolische Blutdruck etwas abnahm, der diastolische leicht anstieg und die Herzfrequenz mäßig zunahm.

Obwohl bei normalen Versuchspersonen der Ruheblutdruck nicht beeinflußt wurde, war doch die pressorische Reaktion auf eine Noradrenalin-Infusion signifikant verändert (*13*, *20*, *21*). Bei 14 normotensiven Personen war nach Chlorothiazid die maximale Blutdruckreaktion auf eine Infusion von Noradrenalin im Mittel um 13% reduziert (*13*) (Abb. 1). Dieser Wert ist dem Abfall des

*Ruhe*blutdruckes um 15% bei Hypertonikern auffallend ähnlich und läßt daran denken, daß die akute Salzverarmung den erhöhten Ruheblutdruck bei Hypertonikern und die durch Noradrenalin erzeugte vorübergehende Blutdruckerhöhung bei Personen ohne Hypertension in gleicher Weise beeinflußt. In diesem Sinne kann die antihypertensive Wirkung von Chlorothiazid, allein angewendet, durch eine Verminderung der Ansprechbarkeit der Patienten auf die unbekannten pressorischen Prinzipien, die bei der Hypertonie wirksam sind, hervorgerufen sein. Der hemmende Effekt von Chlorothiazid ist nicht nur auf Noradrenalin beschränkt, sondern wird ebenfalls nach anderen Pressorsubstanzen beobachtet

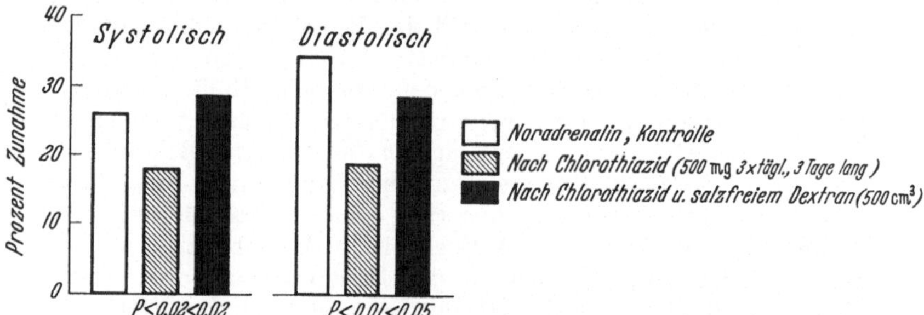

Abb. 1. Prozentuale Änderungen des Blutdruckes während einer Noradrenalin-Infusion vor und nach Chlorothiazid und nach Chlorothiazid plus Dextran bei 14 normotonen Versuchspersonen

(*22*, *22a*). Auch Quecksilberdiuretica besitzen die Fähigkeit, die Blutdruckreaktion auf Pressorsubstanzen zu reduzieren (*20*, *23*).

ALEKSANDROW et al. fanden eine verminderte Ansprechbarkeit auf Noradrenalin bei Hochdruckpatienten, jedoch waren sie nicht in der Lage, dies mit einer Reduktion des Plasmavolumens in Beziehung zu bringen (*24*). Leider wurden keine Hämatokritveränderungen mitgeteilt, so daß eine Prüfung der Richtigkeit ihrer Daten nicht möglich ist. Ihre Beobachtungen stehen jedoch in scharfem Gegensatz zu unseren, bei denen ein signifikanter Anstieg des Hämatokrits in 13 von 14 Fällen zu beobachten war (*13*).

Jede dieser 14 normotonen Versuchspersonen erhielt 500 ml einer 6%igen salzfreien Dextranlösung sofort im Anschluß an die nach Chlorothiazidgabe erfolgende Noradrenalin-Infusion. Nach Beendigung der Dextran-Verabreichung wurde Noradrenalin erneut infundiert und die pressorische Wirkung bestimmt. Die Ergebnisse zeigten eine signifikante Rückkehr der Reaktion des Blutdruckes zu den Kontrollwerten (*13*). Die Differenz zwischen Hochdruckpatienten und normotensiven Personen ist demnach nicht so groß, wie sie auf den ersten Blick erscheint. Beide zeigen ähnliche saluretische Effekte und, nach unserer Erfahrung zumindest, Hämatokritanstiege, die einen Abfall des Plasmavolumens widerspiegeln. Wenn der Blutdruck beim Normotoniker artefiziell erhöht wird, reduzieren die Saluretica das Ausmaß der Erhöhung. Dieser Effekt kann zu einem beträchtlichen Grad durch Auffüllung des Plasmavolumens aufgehoben werden, ebenso wie bei Hochdruckpatienten.

Diskussion

Es ist nicht allzu überraschend, daß eine Reduktion des Plasmavolumens die Reaktion des Blutdruckes auf eine Noradrenalin-Infusion ändert. Es gibt genügend Hinweise, daß die Katecholamine das Volumen der Kapazitätsgefäße vermindern und damit den Füllungsdruck des rechten Herzens und somit das Herzminutenvolumen steigern (*25*). Die Höhe des arteriellen Druckes hängt in komplizierter Weise von der Wechselwirkung zwischen der Pumpe und dem peripheren Widerstand ab. Zu den Faktoren, die daran beteiligt sind, müssen die Konstriktion der Arteriolen, die Veränderungen der Kontraktilität des linken Ventrikels und der Füllungsgrad der Ventrikel gerechnet werden. Der letztere wird in großem Ausmaß durch den venösen Rückfluß oder die Füllungsdrucke im rechten Ventrikel reguliert. Der venöse Rückfluß seinerseits ist von der Beziehung zwischen Blutvolumen und der Kapazität des post-arteriolären Gefäßbettes abhängig.

Wenn das Blutvolumen normal und die post-arteriolare Gefäßkapazität reduziert ist, wie nach Noradrenalin-Infusion oder nach Reizung des Nervus splanchnicus, ändert sich die Relation zwischen Gefäßkapazität und Blutvolumen derart, daß die Drucke im rechten Herzen ansteigen. Wenn das Blutvolumen normal und die Gefäßkapazität, z. B. nach Anwendung von Ganglienblockern, erhöht ist, dann nimmt der Druck im rechten Herzen ab (*25*). Die kombinierte Wirkung von erhöhter Gefäßkapazität und der Unfähigkeit, dieses Fassungsvermögen wegen des reduzierten Plasmavolumens reflektorisch zu verkleinern, erklärt wahrscheinlich die synergistische Wirkung von saluretischen Stoffen und Ganglienblockern.

Wenn das Plasmavolumen reduziert ist, dann wird diese Relation zugunsten einer Abnahme des Füllungsdruckes des rechten Herzens verändert. Die Verringerung des Gewebsdruckes durch Entleerung der interstitiellen Flüssigkeit nach Salurese kann ebenfalls den transmuralen Druck auf die Gefäßwände hinreichend verändern, so daß ein weiterer Anstieg der venösen Kapazität resultiert. Beide Faktoren führen zu einer „Erschlaffung“ der für die Kapazität verantwortlichen Gefäße, durch die diese auf konstriktorische Reize weniger und auf dilatorische Reize vielleicht stärker reaktionfähig werden.

Wenn das Plasmavolumen nur mäßig reduziert ist, scheint der normotensive Organismus keine Schwierigkeit zur homoiostatischen Anpassung zu haben, so daß der mittlere Ruheblutdruck unverändert bleibt. Über die Art der Änderungen des Füllungsdruckes und des Herzminutenvolumens, die bei Normotonikern auftreten, ist noch nichts bekannt. Aber aus dem leichten Abfall des systolischen Druckes, der Blutdruckamplitude und dem mäßigen Anstieg der Herzfrequenz läßt sich schließen, daß diese Größen reduziert sind und daß durch Baroreceptor-Reflexe, die einen Anstieg der Herzfrequenz und des gesamten peripheren Widerstandes verursachen, eine Kompensation erzielt wird.

Bei normotensiven Personen, deren Blutdruck durch Noradrenalin vorübergehend erhöht wird, sind die oben beschriebenen Reflexe gehemmt. Unter dem Einfluß der durch Noradrenalin ausgelösten Hypertension werden die Baroreceptoren zur Senkung des Blutdruckes stimuliert. Ohne die homoiostatische Wirkung der beschriebenen Reflexe wird der depressorische Effekt einer mäßigen Reduktion des Plasmavolumens manifest. Aus noch unbekannten Gründen reagiert der Ruheblutdruck des Hypertonikers insofern ähnlich, als sein homoiostatischer Mechanismus nicht in der Lage ist, die Plasmavolumen-Reduktion zu erkennen und darauf zu reagieren. Dies ist überraschend im Hinblick auf die Tatsache, daß die Pressor-Reflexe zumindest auf schnelle Änderungen des Blutdruckes bei Hochdruckpatienten normal zu funktionieren scheinen (*25*). Vielleicht kann die graduelle und persistierende Natur der Blutvolumen-Änderungen, das Fehlen einer Verminderung der Erythrocyten-Masse oder die gleichzeitige Verringerung des extracellulären Volumens für diesen Unterschied verantwortlich gemacht werden.

Die tiefgreifenden Auswirkungen kleiner Veränderungen des Blutvolumens auf den arteriellen Druck beim Fehlen einer adäquaten reflektorischen Homoiostase können nicht hoch genug bewertet werden. Wir haben z. B. beobachtet, daß nach Hexamethonium beim Menschen schon ganz geringe Reduktionen des gesamten Blutvolumens von 2—4% einen wahrnehmbaren Abfall des arteriellen Druckes bewirken können (*26*). Es besteht deshalb keine Berechtigung anzunehmen, daß eine Plasmavolumen-Änderung, nur weil sie gering ist, nicht auf den Blutdruck einwirken könnte.

Außer der venösen Kapazität muß auch die arterielle Kapazität berücksichtigt werden. Tatsächlich bedeutet eine Druckerhöhung normalerweise auch eine Änderung der Relation von arteriellem Blutvolumen zur arteriellen Kapazität. Pro Volumeneinheit des arteriellen Fassungsvermögens ist mehr Blut vorhanden als normal. Vielleicht ermöglicht die Verringerung des Plasma-Volumens eine Normalisierung dieser abnormen Relation.

Diese Bemerkungen sind zugegebenenermaßen spekulativ. Es wäre unklug, beim Stand der heutigen Kenntnisse die Hypothese einer Natriumverarmung der Gefäßwände völlig zu verwerfen. Eine solche Erklärung würde mit den Beobachtungen TOBIANs über einen Anstieg des Salz- und Wassergehaltes der arteriellen Gefäßwand bei der menschlichen und experimentellen Hypertension übereinstimmen (*27*). Leider haben andere Untersucher die Befunde von TOBIAN nicht bestätigt. DANIEL u. DAWKINS z. B. fanden keine Abweichung der Elektrolytkonzentrationen in der Aortenwand bei spontaner, bei renaler oder bei langdauernder DCA-Hypertension der Ratte (*28*). FREED et al. konnten ebenfalls keine signifikante Hypertension beobachten, obwohl sie über einen erhöhten Kaliumgehalt berichten (*29*). HADDY zeigte einen Abfall des Widerstandes der Arteriolen bei steigenden Natrium-Konzentrationen im perfundierten Blut (*30*). FRIEDMAN glaubt, daß der Tonus der glatten Gefäßmuskulatur direkt von der Relation der intracellulären zur extracellulären Natrium-Konzentration abhängt (*31*). LEONARD fand, daß der Tonus der glatten Gefäßmuskulatur von den Kalium-Konzentrationen im Inneren der Zelle abhängt (*32*).

Das Problem der Wirkung von Elektrolytbewegungen auf die Gefäßdehnbarkeit ist bekanntlich äußerst kompliziert und noch lange nicht gelöst. Für den Kliniker besteht deshalb zunächst keine Veranlassung, TOBIANs These auf die Bedingungen, die bei Hochdruckpatienten unter der Behandlung mit saluretischen Wirkstoffen vorliegen, anzuwenden. Zur Zeit scheint auf Grund des bis jetzt vorliegenden Beweismaterials die Hypothese der Volumenänderung die tatsächlichen Beobachtungen, die an Hochdruckpatienten während der Therapie mit saluretischen Wirkstoffen gemacht wurden, am besten zu erklären.

Gegen diese Hypothese spricht allerdings die Beobachtung, daß Plasma-Volumen, Thiocyanat-Verteilungsraum und Körpergewicht nach einer monatelangen Dauertherapie zur Rückkehr zu den Kontrollwerten tendieren (*10*). Das könnte bedeuten, daß Volumen-Änderungen bei dem initialen antihypertensiven Effekt vorherrschen, daß aber später ein anderer Mechanismus eintritt. Es könnte aber ebenfalls bedeuten, daß eine langfristige Therapie den Schweregrad der Hypertension modifiziert. Eine Modifikation selbst schwerer Hypertonieformen tritt nach intensiver Behandlung mit Hexamethonium und Hydralazin auf (*33*). Eine Gewöhnung an Medikamente kann sich ebenfalls entwickeln und das Bild weiter komplizieren. Unter diesen Umständen ist es sehr schwierig, zwischen Ursache und Wirkung zu unterscheiden.

Zusammenfassung

Aus einer Übersicht über die vorhandenen Befunde zur Frage des Mechanismus der antihypertensiven Wirkung saluretischer Stoffe wird der Schluß gezogen, daß von den verschiedenen in Betracht kommenden Hypothesen die Verminderung des Plasma-Volumens die beobachteten Veränderungen in der Initialphase der Behandlung am besten erklären kann. Da die saluretischen Wirkstoffe die Reaktion des Blutdruckes auf Noradrenalin und andere pressorische Amine vermindern, wird angenommen, daß sie auch die Ansprechbarkeit auf die unbekannten pressorischen Prinzipien, die bei Hypertension wirksam sind, herabsetzen. Ferner wird angenommen, daß die Beziehung zwischen Gefäßkapazität und Blutvolumen für die hypotensive Wirkung wichtig sein kann, und daß die Baroreceptor-Reaktion auf die Verringerung des Plasma-Volumens bei Hypertonikern nicht intakt sein könnte.

Literatur

1. FREIS, E. D., A. WANKO, I. M. WILSON, and A. E. PARRISH: Ann. N. Y. Acad. Sc. **71**, 450 (1958).
2. WILKINS, R. W., W. HOLLANDER and A. V. CHOBANIAN: Ann. N. Y. Acad. Sc. **71**, 465 (1958).
3. FREIS, E. D., I. M. WILSON, and A. E. PARRISH: Circulation (U.S.A.) **16**, 882 (1957).
4. ALEKSANDROW, D., W. WYSNACKA, and J. GAJEWSKI: N. England J. Med. **260**, 51 (1959).
4a. VARNAUSKAS, E., and L. WERKÖ: Persönliche Mitteilung.
5. DOLLERY, C. T., M. HARINGTON, and G. KAUFMAN: Lancet (G.B.) **1959/I**, 1215.
6. KEMPNER, W.: Amer. J. Med. **4**, 545 (1948).
7. STEAD, W. W., M. F. REISER, S. RAPAPORT, and E. B. FERRIS: J. Clin. Invest. (U.S.A.) **27**, 766 (1948).
8. HOLLANDER, W., A. V. CHOBANIAN, and R. W. WILKINS: Circulation (U.S.A.) **19**, 827 (1959).
9. FREIS, E. D.: The effects of salt and extracellular fluid depletion on vascular responsiveness with particular reference to chlorothiazide. In: Hypertension Vol VII; Drug action, epidemiology and hemodynamics. SKELTON, F. R., ed., Proc. Council High B.P. Res., Amer. Heart Ass. (publishers), Nov. 1958, p. 6.
10. WILSON, I. M., and E. D. FREIS: Circulation (U.S.A.) **20**, 1028 (1959).
11. ESCH, A. F., I. M. WILSON, and E. D. FREIS: Med. Ann. District of Columbia (U.S.A.) **28**, 9 (1959).
12. LEARD, S. E., and E. D. FREIS: Amer. J. Med. **7**, 647 (1949).
13. FREIS, E. D., A. WANKO, H. W. SCHNAPER, and E. D. FROHLICH: J. Clin. Invest. (U.S.A.) Im Druck (Aug. 1960).

14. HOLLANDER, W., A. V. CHOBANIAN, and R. W. WILKINS: Clin. Res. (U.S.A.) **6**, 21 (1958).
15. TAPIA, F. A., H. P. DUSTAN, R. A. SCHNECKLOTH, A. C. CORCORAN, and I. H. PAGE: Lancet (G.B.) **1957/II**, 831.
16. LYONS, R., S. D. JACOBSON, and N. L. AVERY jr.: Amer. Heart J. **27**, 353 (1944).
17. CROSLEY, A. P. jr., R. C. CULLEN, D. WHITE, J. F. FREEMAN, C. A. CASTILLO, and G. G. ROWE: J. Laborat. Clin. Med. (U.S.A.) **55**, 182 (1960).
18. DUSTAN, H. P., G. R. CUMMING, A. C. CORCORAN, and I. H. PAGE: Circulation (U.S.A.) **19**, 360 (1959).
19. FROHLICH, E. D., H. W. SCHNAPER, I. M. WILSON, and E. D. FREIS: N. England J. Med. Im Druck.
20. WANKO, A., and E. D. FREIS: Circulation (U.S.A.) **18**, 792 (1958).
21. MERRILL, J. P., A. GUINAND-BALDO, and C. GIORDANA: Clin. Res. (U.S.A.) **6**, 230 (1958).
22. BEAVERS, W. R., and W. P. BLACKMORE: Proc. Soc. Exper. Biol. Med. (U.S.A.) **98**, 133 (1958).
22a. BOCK, K. D. und F. GROSS: Naunyn-Schmiedebergs Arch. exper. Path. (D.) **238**, 339 (1960).
23. BLACKMORE, W. P., and W. R. BEAVERS: Proc. Soc. Exper. Biol. Med. (U.S.A.) **101**, 128 (1959).
24. ALEKSANDROW, D., W. WYSNACKA, and J. GAJEWSKI: N. England J. Med. **261**, 1052 (1959).
25. FREIS, E. D.: Physiol. Rev. (U.S.A.) **40**, 27 (1960).
26. FREIS, E. D., J. R. STANTON, F. A. FINNERTY jr., H. W. SCHNAPER, R. L. JOHNSON, C. E. ROTH, and R. W. WILKINS: J. Clin. Invest. (U.S.A.) **30**, 435 (1951).
27. TOBIAN, L., and J. T. BINION: Tissue cations and water in arterial hypertension. Circulation (U.S.A.) **5**, 754 (1952).
28. DANIEL, E. E., and O. DAWKINS: Amer. J. Physiol. **190**, 71 (1957).
29. FREED, S. C., S. ST. GEORGE, and R. H. ROSENMAN: Circulation Res. (U.S.A.) **7**, 219 (1959).
30. HADDY, F. J., D. EMANUEL, and J. SCOTT: Physiologist **1**, 131 (1958).
31. FRIEDMAN, S. M., J. D. JAMIESON, and C. L. FRIEDMAN: Circulation Res. (U.S.A.) **7**, 44 (1959).
32. LEONARD, E.: Amer. J. Physiol. **189**, 185 (1957).
33. PERRY, H. M., and H. A. SCHROEDER: Circulation (U.S.A.) **13**, 528 (1956).

Diskussion

Gross: Ich habe an Herrn Freis eine Frage zu stellen: Haben Sie bei Normotonikern, die nicht mit Chlorothiazid behandelt waren, die gleiche Dextranmenge infundiert wie bei Ihren mit Chlorothiazid behandelten Patienten, und konnten Sie den gleichen Blutdruckanstieg wie nach Infusion bei Patienten feststellen, bei denen der Blutdruck durch Chlorothiazid gesenkt war?

Freis: Nein, das haben wir nicht getan.

Reubi: Ich habe ebenfalls eine Bemerkung zu den Ausführungen von Herrn Freis zu machen. Ich glaube, Ihre Befunde können die akuten Blutdruckänderungen, die zu Beginn der Chlorothiazid-Therapie, das heißt nach 3—6 Tagen, zu beobachten sind, gut erklären. Sie fanden eine Reduktion des Herzminutenvolumens, einen leichten Blutdruckabfall und einen Anstieg des gesamten peripheren Widerstandes. Ich bin aber nicht sicher, ob Sie nach 2- oder 3monatiger Behandlung die gleichen Ergebnisse bekommen; denn wir wissen ja, daß sich bei fast allen blutdrucksenkenden Substanzen die akuten Effekte von den Dauerwirkungen unterscheiden. Ich möchte Sie fragen, ob Sie während einer Dauerbehandlung mit Chlorothiazid gleichartige Untersuchungen vorgenommen haben. Dies ist meine erste Frage. Können Sie sie beantworten?

Freis: Ja, wir haben einige Patienten nach 6 Monaten und nach einem Jahr untersucht. Sie haben ganz recht, daß die Volumen-Änderungen nach dieser Zeitspanne nicht mehr vorhanden sind, obwohl der Blutdruck signifikant erniedrigt bleibt. Man könnte zur Erklärung anführen, daß zu Beginn der Blutdruck durch einen bestimmten Wirkungsmechanismus des Chlorothiazids gesenkt wird und später durch einen völlig anderen. Daran zu glauben fällt mir jedoch schwer. Es gibt aber noch eine andere Deutung, sie stammt von Page und McCubbin: Wenn man nämlich den Blutdruck für eine gewisse Zeitspanne durch irgendeine Behandlungsmaßnahme senkt, verändert man den Baro-Receptor-Mechanismus oder modifiziert auf eine andere Art die Hypertension. Man hat es dann praktisch nicht mehr mit dem gleichen Individuum wie zu Beginn zu tun. Dies macht den Versuch, Ursache und Wirkung nach einer langdauernden Blutdrucksenkung in Beziehung zu setzen, außerordentlich schwierig. Wir haben zum Beispiel beobachtet, daß die hämodynamischen Effekte von Ganglienblockern und Apresolin nach einer Dauerbehandlung völlig anders sein können als nach einer Kurzbehandlung. Und dennoch möchte ich nicht sagen, daß diese Substanzen in verschiedener Weise wirkten.

Reubi: Ich möchte noch eine zweite Bemerkung machen. Sie haben in Ihrem Vortrag Hollanders Untersuchungen nicht erwähnt. Ich glaube, seine Ergebnisse unterscheiden sich etwas von Ihren. Soweit ich mich erinnere, fand Hollander, daß der Blutdruck nicht wieder zu den Ausgangswerten anstieg, wenn er das Plasma-Volumen und das gesamte austauschbare Natrium während der Chlorothiazid-Behandlung durch Fluorohydrocortison wieder normalisierte. Man könnte daher annehmen, daß Chlorothiazid eine direkte Gefäßwirkung entfaltet. Was halten Sie davon?

Freis: Ich muß zugeben, daß diese Untersuchungen im Gegensatz zu unseren stehen. Dennoch glaube ich, daß die Volumen-Änderung bei der initialen antihypertensiven Wirkung von entscheidender Bedeutung ist, wofür die meisten Angaben aus den verschiedensten Laboratorien sprechen.

HOOD: Sie haben die kumulative negative Natriumbilanz berechnet. Haben Sie einmal die verlorengegangene Menge von Natrium und Wasser während einer Chlorothiazid-Behandlung wieder infundiert und die Wirkung beobachtet?

FREIS: Wir tun dies zur Zeit, aber wir haben noch nicht genügend Patienten, um zu einem klaren Urteil zu gelangen. Bis jetzt verfügen wir nur über ganz vereinzelte Ergebnisse, und die Infusionen haben nicht immer den Ausgangsblutdruck wiederhergestellt. Bei einigen Fällen steigerte die Verabreichung einer Salzlösung trotz Wiederauffüllung des Flüssigkeitsvolumens den Blutdruck nicht zu den Kontrollwerten vor der Behandlung. Einige Tage später gaben wir diesen Patienten Dextran; dann stieg der Blutdruck an. Ich kann deshalb unsere noch sehr spärlichen Ergebnisse mit der Wiederauffüllung des extracellulären Flüssigkeitsvolumens noch nicht richtig einordnen.

SCHROEDER: Ich möchte Herrn FREIS bitten, zu einer Frage, die Herr GROLLMAN anschnitt, Stellung zu nehmen, nämlich, daß es nur bei etwa $^1/_3$ der Hochdruckpatienten unter natriumarmer Diät zu einer signifikanten Blutdrucksenkung kommt. Als wir uns 1937 erstmals mit der Wirkung von Natriumchlorid auf das Ödem bei kardialer Stauungsinsuffizienz beschäftigten, versuchten wir auch sehr häufig, extrem hohe Blutdruckwerte mit einer Diät von 0,5 g NaCl zu senken. Diese Untersuchungen wurden auf einer Stoffwechsel-Station vorgenommen und oft über Monate durch tägliche Bestimmung der Chloridausscheidung im 24 Std.-Urin kontrolliert. Wir konnten uns — abgesehen von vereinzelten Patienten bei denen es, zu dramatischer Blutdrucksenkung kam — von einer günstigen Wirkung dieser Diät nicht überzeugen. Im allgemeinen war diese Diät, von einigen Ausnahmen abgesehen, hinsichtlich der Lebensverlängerung wirkungslos. Von dieser damals gefaßten Meinung haben mich meine seitherigen Erfahrungen mit der diätetischen Salzbeschränkung und der Reisdiät bis heute noch nicht abbringen können.

Es gibt eine bestimmte Personengruppe, vorwiegend Frauen mit zentraler Fettsucht und einem niedrigen Natriumgehalt im Schweiß, die dramatisch auf eine Salzbeschränkung reagiert und deren Blutdruck bei Salzzulage ansteigt. Wir haben sie klinisch beschrieben, und SOMERS hat die pathologisch-anatomischen Befunde mitgeteilt, die meist in Adenomen oder einer Hyperplasie der Nebennierenrinde bestehen. Diese Patienten haben vermutlich eine andere Erkrankung als die „essentielle" Hypertension.

Wenn die Chlorothiazide ihre Wirkungen über eine Natriurese entfalten, müßte man erwarten, daß ihr blutdrucksenkender Effekt nicht besser und nicht schlechter ist als der einer Natriumrestriktion, mit dramatischen Ergebnissen bei der Patientengruppe, über die ich soeben berichtet habe. Ich möchte deshalb auch an Herrn FREIS eine Frage stellen: Sie haben gezeigt, daß diese Substanzen einen mittleren Abfall des diastolischen Blutdruckes von 10% herbeiführen. Das ist sicher nicht sehr viel bei einem diastolischen Ausgangsdruck von 130 oder 140 mm Hg und führt nur zur Wiederherstellung von Normalwerten, wenn der diastolische Druck 100 mm Hg betragen hat. Bei wieviel Patienten kann man nur durch Chlorothiazid allein oder in Kombination mit mäßiger Salzeinschränkung den Blutdruck völlig normalisieren? Mit anderen Worten, ist dieser Stoff bei schwerer Hypertension ebenso relativ unwirksam wie der Salzentzug?

Grollman: Auf dem Diagramm von Herrn Freis mit dem Vergleich der Wirkungen von Chlorothiazid bei Hypertension und normalem Blutdruck betrug der Gewichtsverlust bei Hochdruckpatienten 3 kg und bei Normotonikern nur 2 kg. Bei den Normalpersonen entsprach die Gewichtsreduktion dem Verlust an extracellulärer Flüssigkeit; der zusätzliche Verlust von 1 l Flüssigkeit bei Hochdruckpatienten wurde von Herrn Freis Meßfehlern zugeschrieben. Ich könnte mir vorstellen, daß dieser ungeklärte Verlust bei den Hypertonikern durch die Elimination von Wasser aus dem intracellulären Raum zustande kommt. Wenn dies tatsächlich der Fall ist, kann man die Reaktion beider Gruppen auf die Behandlung und auf die Wiederauffüllung des verminderten Blutvolumens nicht miteinander vergleichen.

Mir scheint, daß die vorliegenden experimentellen Ergebnisse darauf hinweisen, daß bei Natriumverarmung — sei es durch Einschränkung der Zufuhr oder durch natriuretische Stoffe — die Sofortwirkung auf den Blutdruck durch einen anderen Mechanismus zustande kommt als die Spätwirkung. Die Sofortwirkung wurde von Herrn Freis als Folge akuter hämodynamischer Änderungen dargestellt. Später kommt es zu Anpassungsvorgängen in bezug auf die Elektrolyt- und Wasserverteilung zwischen extracellulärem und intracellulärem Raum, die weiterhin durch Reduktion des ursprünglich erhöhten peripheren Gefäßwiderstandes die Blutdrucksenkung aufrechterhalten.

Sarre: Wir können die Ergebnisse von Herrn Freis bestätigen. Dr. Mertz in meiner Klinik bestimmte mit der Inulin-Methode das extracelluläre Flüssigkeitsvolumen: Bei normaler Kost betrug bei 20 oder mehr Hochdruckpatienten das extracelluläre Volumen 15,2% des Körpergewichtes, bei kochsalzarmer Kost aber nur 11,9%. Dies bedeutet eine Differenz von 2,0 bis 2,5 kg: Anschließend nahmen wir einige Untersuchungen mit Chlorothiazid vor und erhielten die gleichen Ergebnisse wie mit kochsalzarmer Kost.

Schmid: Ich möchte zu der Bemerkung von Herrn Freis einiges hinzufügen: Ich bin nicht sicher, ober der Verlust intravasculärer Flüssigkeit allein für den Blutdruckabfall verantwortlich ist. Bei einigen nicht ödematösen Patienten, die ich mit Hydrochlorothiazid behandelt habe, beobachtete ich in den ersten 2—3 Tagen einen Gewichtsverlust von rund 2 kg, fand aber den Blutdruckabfall nicht damit korreliert. Dies schien mir allerdings mehr eine Dosierungsfrage zu sein. Bei einigen Patienten kann man mit 25 mg Hydrochlorothiazid, bei anderen jedoch erst mit 100 mg eine ziemlich beachtliche Blutdrucksenkung erzielen, obwohl der Gewichtsrückgang immer der gleiche bleibt. Ich möchte nun wissen, wie die hämodynamischen Veränderungen und der Gewichtsverlust mit der Hypothese einer Verminderung des Plasmavolumens in Beziehung gebracht werden können; ich nehme an, daß bei allen Patienten wohl der gleiche Plasma-Volumen-Verlust, aber nicht der gleiche hypotensive Effekt eintritt.

Freis: Herr Schroeder fragte, in welchem Prozentsatz eine Blutdrucksenkung zur Norm erreicht wird; er ist relativ gering. Wir haben die schwersten Hypertonieformen in unsere Untersuchung nicht mit einbezogen, da wir keine Patienten mit erheblichen Nierenschäden und kardialer Insuffizienz dabei haben wollten. Mit Chlorothiazid allein war die Blutdrucksenkung nicht sehr ausgeprägt. Die wichtigste klinische Wirkung des Diureticums liegt vor allem in der Steigerung des Effektes anderer Hochdruckmittel, wie wir schon in unseren ersten Mitteilungen festgestellt haben. Herr Grollman, ich glaube nicht, daß Hochdruckpatienten mehr Flüssigkeit verlieren. Unsere hier vorgetragenen Ergebnisse basieren auf Untersuchungen an nur 6 Hochdruckpatienten und 6 Patienten mit normalem Blutdruck. Ich nehme an, daß die geringe Anzahl der Fälle und auch der mehr orientierende Charakter der Bilanzuntersuchungen vielleicht die Ursache für diesen Unterschied waren; denn bei einer größeren Gruppe war die Gewichtsabnahme bei 20 Hypertonikern und 14 Normalpersonen mit 2 kg im Mittel gleich. Zwischen Blutdruckabfall und dem Ausmaß der Gewichtsabnahme konnten wir ebenfalls keine enge Korrelation beobachten. Dies überrascht nicht zu sehr, da viele andere Faktoren an der Reaktionsfähigkeit der Gefäße beteiligt sind; die Relation von Plasma-Volumen zu Gefäßkapazität ist nur einer der verantwortlichen Faktoren. Je nach der besonderen Bedeutung dieser Faktoren bei den einzelnen Patienten variiert demnach die Reaktion von Individuum zu Individuum. Alles, was wir sagen wollen, ist, daß bei der initialen Senkung des arteriellen Blutdruckes das Verhältnis von Plasma-Volumen zu Kapazität des Gefäßsystems eine bedeutende Rolle spielt. Wir wollen damit nicht behaupten, daß dies der einzige auf den Blutdruck wirkende Faktor ist. Wir fanden jedoch keinen Hinweis dafür, daß Chlorothiazid außer dem natriuretischen noch einen anderen spezifischen Effekt hat.

HOOBLER: Ich möchte fragen, ob jemand die blutdrucksenkende Wirkung von Chlorothiazid beim Tier mit renaler Hypertension untersucht hat. Was Herrn FREIS' Resultate anbetrifft, so widersprechen ihnen die Ergebnisse von Dr. LAUWERS und Dr. CONWAY. Sie haben ambulante Patienten mehrere Monate statt ein paar Tage oder Wochen nach Beginn der Chlorothiazid-Therapie untersucht. Zu diesem späteren Zeitpunkt war das Herzminutenvolumen nicht reduziert. Eine Mitteilung von Dr. LAUWERS, die demnächst im J. Lab. Clin. Med. publiziert wird, zeigt ebenfalls, daß in dieser späteren Phase das Plasmavolumen und das gesamte austauschbare Natrium nicht reduziert sind. Das gesamte Körperwasser war, gemessen mit dem Antipyrin-Raum, jedoch nach der Behandlung regelmäßig vermindert, und ich möchte annehmen, das gesamte Kalium des Organismus war ebenfalls abgefallen, obwohl er es nicht gemessen hat. Er führte auch einige kurzfristige Experimente durch und fand die gleichen Änderungen wie Herr FREIS. Deshalb glauben wir, daß während prolongierter Behandlung eine Änderung im Wirkungsmechanismus eintritt. Ich bezweifle, daß dies durch eine Umstellung des Baro-Receptor-Mechanismus oder durch sonstige Anpassungsvorgänge im Organismus auf das reduzierte Herzminutenvolumen zurückzuführen ist, wie es von Herrn FREIS vermutet wurde, da auch nach einjähriger Behandlung der Blutdruck steigt und das Körpergewicht zunimmt, sobald Chlorothiazid abgesetzt wird. Ich würde eine solche schnelle Aufhebung des Effekts nicht erwarten, wenn sich der Organismus dem niedrigeren Blutdruck angepaßt hätte.

COTTIER: Ich möchte Herrn FREIS fragen, wie lange er bei chlorothiazidbehandelten Hochdruckpatienten einen saluretischen Effekt beobachten konnte. Wir fanden nämlich nach einer vierwöchigen Therapie, vielleicht als Ausdruck eines Kompensationsmechanismus, bereits eine Antinatriurese. Andererseits war nach dieser Zeit die Kalium-Clearance noch immer gesteigert. Wir untersuchten[1] auch das extracelluläre Volumen (Inulin-Verteilungsraum) während der Therapie und fanden nach vierwöchiger Chlorothiazidbehandlung bei 10 Hochdruckpatienten eine durchschnittliche Abnahme von 0,5 l/70 kg Körpergewicht, während der Gewichtsverlust im Mittel 1 kg betrug. Wäre es möglich, daß der Gewichtsrückgang durch eine Abnahme des intracellulären Volumens bedingt ist?

---

[1] COTTIER, P.: Therap. Umschau **16**, 30 (1959). — Helvet. med. Acta Suppl. 39 ad Vol. **27** (1960).

Berechnungen des renalen Widerstandes ergaben ebenfalls einen durchschnittlichen Abfall von 8,7% nach vierwöchiger Behandlung.

Schettler: Wir untersuchten wie Herr Cottier ebenfalls Inulin-Verteilungsraum und Blutdruck und erhielten die gleichen Ergebnisse hinsichtlich der Verringerung der Extracellulärflüssigkeit.

Hoobler: Welche Behandlung?

Schettler: Chlorothiazid.

Hoobler: Wie lange?

Schettler: 3 bis 14 Tage.

Bock: In Übereinstimmung mit den Ergebnissen von Herrn Freis fanden wir[1] nach 8tägiger oraler Behandlung mit Hydrochlorothiazid beim trainierten nichtanaesthesierten Hund die pressorische Reaktion gegenüber Adrenalin, Noradrenalin und Angiotensin signifikant abgeschwächt. Die Tatsache, daß die Wirkung von pressorischen Stoffen mit verschiedenem peripheren Angriffspunkt in gleicher Weise vermindert ist, scheint für eine unspezifische Änderung der Reaktionsfähigkeit des Gefäßsystems zu sprechen. Hollander[2] hat jedoch bei einem Patienten mit essentieller Hypertonie gezeigt, daß die pressorische Wirkung von Noradrenalin, die 8 Tage nach Beginn der Chlorothiazid-Therapie vermindert war, nach achtwöchiger Behandlung wieder normal war. Dies deutet ebenfalls darauf hin, daß ein Unterschied zwischen den initialen und den späteren Wirkungen der Saluretica besteht.

Wilson: Ich frage mich, ob diese Reaktion auf Saluretica nicht auch etwas Licht auf den Mechanismus der arteriellen Hypertension werfen könnte. Wir könnten eine Störung der Verteilung des Blutvolumens, die zusammen mit einem kardialen Faktor beim Übergang von der akuten zur chronischen Hypertension eine Rolle spielt, übersehen haben. Seit einigen Jahren untersucht Dr. Ledingham in unserem Laboratorium die Funktion des isolierten Herzens der hypertonen Ratte. Die Beziehung zwischen Herzminutenvolumen und Vorhoffüllung scheint beim Hochdrucktier verändert zu sein. Kürzlich machte Dr. Floyer in unserem Laboratorium eine sehr interessante Zufallsbeobachtung über die Relation zwischen Blutdruck und Natriumausscheidung bei Parabiose-Ratten. Bevor die Ratten zur Parabiose vereinigt wurden, wiesen beide Tiere normale Blutdruckwerte und eine normale Natriumausscheidung auf. Nach der Verbindung kam es zu leichten Differenzen zwischen den beiden Tieren, wenn auch die Blutdruckwerte meist noch im Normalbereich blieben: Die Ratte mit dem leicht erhöhten Blutdruck schied den größeren Anteil an der gesamten Natriumelimination des Paares aus. Der Blutdruck bei einer Ratte war auf 165 mm Hg angestiegen, während der der anderen dieses Paares 105 mm Hg betrug. Bei diesem Paar schied das hypertone Tier über 90% der gesamten Menge aus. Hämatokritbestimmungen ergaben, daß die Ratte mit der größeren Natriumausscheidung ein höheres Erythrocyten-Volumen hatte. Wenn die Nierenarterie der einen Ratte geklammert wurde, war der Grad der Blutdrucksteigerung auf beiden Seiten verschieden, ebenso wie das Ausmaß der „gekreuzten“ Hypertension der anderen Ratte. Es ist möglich, daß es uns dieses experimentelle Modell ermöglicht, die Beziehungen zwischen Änderungen des Blutdruckes und des Blutvolumens aufzuklären.

---

[1] Bock, K. D., u. F. Gross: Arch. exper. Pathol. Pharmakol. (D). **238**, 339 (1960).

[2] Hollander, W., A. V. Chobanian u. R. W. Wilkins: In "Diuresis and Diuretics, an International Symposium". Berlin-Göttingen-Heidelberg: Springer 1959.

TAQUINI: Ich stimme völlig mit der Interpretation überein, die uns Herr FREIS über seine Ergebnisse bei den kurzfristigen Experimenten gegeben hat. Verminderung des Blutvolumens und Abnahme des Herzminutenvolumens sind tatsächlich die beste Erklärung für die Blutdrucksenkung in seinen Fällen. Ich glaube aber nicht, daß Änderungen des Blutvolumens und daraus resultierende Verringerungen des Herzminutenvolumens für die depressorische Wirkung der Substanz über längere Zeit eine Rolle spielen. Eine chronische Vermehrung des Blutvolumens kann kaum als Ursache für eine Hypertonie angenommen werden; denn bei Krankheiten, die wie Herzinsuffizienz oder Polycythämie mit oft erheblicher Vermehrung des Blutvolumens einhergehen, muß es nicht unbedingt zum Blutdruckanstieg kommen.

Änderungen der Relation zwischen der Kapazität des Gefäßbettes und dem Blutvolumen sind häufig die Ursache für Änderungen des Herzminutenvolumens, aber die Störung des Gleichgewichtes wird, sei sie physiologisch, pathologisch oder experimentell hervorgerufen, auf verschiedene Weise schnell kompensiert und kann nicht per se die Ursache einer chronischen Änderung des Minutenvolumens oder des Blutdruckes sein. Darüber hinaus muß bei der langdauernden Senkung des Blutdruckes, die bei Patienten während einer Behandlung mit Saluretica zu beobachten ist, noch ein anderer Mechanismus beteiligt sein, da das Blutvolumen später wieder zur Norm zurückgeht, wie Herr FREIS betonte.

FERRERO: Wir haben im Laboratorium von Prof. DUCHOSAL bei einer Gruppe von 10 Patienten mit feuchter Herzinsuffizienz Untersuchungen über die hämodynamischen Wirkungen von Chlorothiazid während Herzkatheterisierung vorgenommen; nach intravenöser Verabreichung von 0,5 oder 1,0 g Chlorothiazid konnten wir während einer Beobachtungsperiode von 30 bis 80 min keine regelmäßigen Änderungen der Hämodynamik beobachten.

PLUMMER: Herr FREIS erwähnte in seinem Vortrag, daß das Gefäßsystem nach Chlorothiazid auf depressorische Wirkstoffe empfindlicher reagieren kann. Wir können hierzu einige Befunde mitteilen. Beim Hund wird die durch Histamin hervorgerufene Blutdrucksenkung durch Chlorothiazid verstärkt. Auch Apresolin führt nach Hydrochlorothiazid beim Hund in einer Dosierung, die normalerweise den Blutdruck nicht senkt, zu einer Drucksenkung. Es dauert etwa 3 Std. nach intravenöser Verabreichung von Hydrochlorothiazid, bis sich diese Effekte ausbilden.

SARRE: Haben Sie Fälle ohne Blutdrucksenkung, aber mit einer Veränderung der extracellulären Flüssigkeit oder der hämodynamischen Faktoren beobachtet?

FREIS: Es liegen bereits sehr viele Berichte darüber vor, daß die hämodynamischen Veränderungen bei langdauernder Therapie verschieden sind. In einer Arbeit, die Dr. WILSON und ich im vorigen Jahr publizierten, kamen wir zu dem Ergebnis, daß die Veränderungen nach langdauernder Therapie nicht die gleichen sind wie nach einer kurzfristigen. Ich weiß nicht, warum dies so ist; aber es besteht keine Notwendigkeit zu der Annahme, daß Chlorothiazid in verschiedener Weise wirkt.

Zur Frage, ob wir Hochdruckpatienten gesehen haben, bei denen ein Gewichtsverlust, aber keine Blutdrucksenkung auftrat: Ja, gelegentlich, aber in der Regel nicht. Die Drucksenkung blieb meist in den schwereren Fällen aus.

Ob wir das gesamte Körperwasser bestimmt haben? Nein, das haben wir nicht. Aber wir sahen auch keine besondere Notwendigkeit, es zu bestimmen;

zumindest nicht bei den akuten Versuchen, weil wir den Gewichtsverlust durch die Änderungen der extracellulären Flüssigkeit erklären konnten.

Zur Frage, wie groß der Unterschied der Blutdruckwerte vor der Behandlung zwischen den Hypertonikern und den Normotonikern war: Er war ziemlich groß. Die Hypertonie der untersuchten Patienten war als mittelschwer zu bezeichnen.

Der saluretische Effekt hielt 48 Std. an, nachdem die Chlorothiazid-Therapie in einer Dosierung von 3 × täglich 500 mg begonnen wurde. Anschließend ging die tägliche Salzausscheidung der Zufuhr parallel. Die Abnahme des Natriumbestandes des Organismus, die in den ersten 48 Std. erzielt wurde, blieb jedoch bestehen. Es scheint ein bestimmter labiler Bestand an extracellulärer Flüssigkeit vorhanden zu sein, der in den ersten 48 Std. ausgeschieden wird; danach hält das Salureticum das sogenannte „Trockengewicht" aufrecht, jedoch scheint es nicht in der Lage zu sein, die Salzbestände des Körpers weiter zu verringern.

Reubi: Wir müssen leider die Diskussion abbrechen. Zusammenfassend möchte ich sagen, daß die Erklärung von Herrn Freis zunächst am attraktivsten erscheint; jedoch kann sie nicht für langfristige Untersuchungen akzeptiert werden, so daß wir immer noch nicht wissen, wie man die blutdrucksenkende Wirkung von Chlorothiazid als Dauereffekt erklären soll. Ist das auch Ihre Meinung?

Freis: Ja.

Der Spontanverlauf der benignen Hypertonie

Von

P. Bechgaard

Es ist jetzt fast 50 Jahre her, daß zum ersten Mal der Verlauf der Hypertonie von Janeway beschrieben wurde (*10*). Sein Werk war umfassend und gründlich, und es ist höchst reizvoll, darin nachzulesen, um zu sehen, in welchem Umfang seine Ansichten auch heute noch im Licht der neueren Entwicklung Bestand haben.

Janeways Patientengut war dadurch charakterisiert, daß viele seiner Hochdruckkranken sich in einer späten Phase der Erkrankung befanden, und daß viele von ihnen eine Nierenerkrankung hatten. Dementsprechend fand er, daß die Prognose sehr ernst war. Vier Jahre nach dem Auftreten der Initialsymptome war die Hälfte seiner Patienten gestorben. Bei seinen Bemühungen, eine Frühdiagnose möglich zu machen, maß er der Erkennung von Frühsymptomen große Bedeutung bei.

Die Tatsache, daß Janeways Veröffentlichung während langer Zeit als die beste Beschreibung der unbehandelten Hypertonie galt, führte dazu, daß noch viele Jahre später die Ansicht verbreitet war, daß die Prognose der essentiellen Hypertonie schlecht sei und daß der Symptomatologie zuviel Wert beigemessen wurde. Daher waren die meisten Untersucher auch nur zu bereit, subjektive Symptome der verschiedensten Art nur als Folge des erhöhten Blutdruckes anzusehen.

Wenn wir heute versuchen, den Verlauf der unbehandelten essentiellen Hypertonie zu beschreiben, begegnen wir immer noch gleichen Schwierigkeiten wie Janeway. Er wußte, daß er es nicht nur mit einer Krankheit, mit einer ätiologischen Einheit, zu tun hatte. Wir wissen das ebenfalls. Die Vorstellungen, welche wir heute von den Krankheiten haben, werden in der Zukunft nicht gültig bleiben. Der Begriff der essentiellen Hypertonie wird ständig eingeengt. Dies geschah erst kürzlich wieder durch den Nachweis (*20*), daß eine Erkrankung der Nierenarterie weit häufiger ist, als bisher angenommen wurde. Diese Entdeckung mindert auch den Wert der Untersuchungsreihen, denen wir heute die größte Bedeutung beimessen: Studien, in denen die Urographie und nicht die Aortographie des Maximum des durch technische Untersuchungen

Erreichbaren darstellt. Wir werden aber wahrscheinlich auch in Zukunft mit den besten jeweils vorhandenen Untersuchungsreihen zufrieden sein müssen. Es wird praktisch unmöglich sein, große und repräsentative Reihen von unbehandelten Hypertonikern über 20 Jahre und mehr zu beobachten, was notwendig wäre, um die Prognose zu beurteilen.

Blutdruck

Bei der Diagnose der Hypertonie war die Definition des normalen Blutdrucks stets ein großes Problem, das immer noch teilweise ungelöst ist. Obgleich ich nicht die Absicht habe, in eine Diskussion über das Wesen des hohen Blutdrucks einzutreten, möchte ich doch Ihre Aufmerksamkeit auf die große norwegische Untersuchung von Bøe und Humerfelt (*8*) lenken, deren Ergebnisse auf Blutdruckmessungen bei ungefähr 68000 Personen basieren, die fast die gesamte Bevölkerung der Stadt Bergen darstellen. Hier zeige ich eine Abbildung aus dieser Arbeit, die einen guten Eindruck von der Verteilung des Blutdrucks in den verschiedenen Lebensaltern vermittelt (Abb. 1). Die Gipfel der verschiedenen Alterskurven zeigen eine Tendenz zu höheren Blutdrucken und zur Verbreiterung der Basis mit zunehmendem Alter.

Diese Ergebnisse unterstützen Pickerings Ansicht (*18*), daß es streng genommen unmöglich ist, einen einzigen Wert zur Abgrenzung des normalen Blutdrucks heranzuziehen. Was wir eigentlich brauchen, ist im allgemeinen nicht zu erhalten, nämlich die Beobachtung, daß der Blutdruck eines Menschen ein relativ konstantes Niveau verläßt, um sich innerhalb kurzer Zeit auf ein neues und höheres einzustellen.

Soweit mir bekannt ist, war es Perera (*15*) als einzigem möglich, diese Methode bei einer Verlaufsuntersuchung von 200 Fällen von benigner Hypertonie zu benutzen, und er hat damit eine neue und bessere Vorstellung von dem Lebensalter vermittelt, in dem die Hypertonie beginnt.

Bei den meisten Fällen fand er, daß der Blutdruckanstieg in den dreißiger Jahren einsetzt und daß eine pathologische Steigerung des Blutdrucks in allen Fällen vor einem Alter von 48 Jahren evident war. Aus diesen Befunden können wir den Schluß ziehen, daß sich die essentielle Hypertonie in den meisten Fällen zwischen dem 35 und 45. Lebensjahr entwickelt und daß ein plötzlicher Blutdruckanstieg in den Altersgruppen vor dem 30. und nach dem 50. Lebensjahr immer den Verdacht erwecken muß, daß keine essentielle, sondern eine sekundäre Hypertonie vorliegt.

Aber auch wenn wir einen festen Grenzwert annehmen, was bei allen Verlaufsuntersuchungen notwendig ist, bleibt doch fraglich, wie groß die Häufigkeit der Hypertonie ist. Allgemein schätzt man,

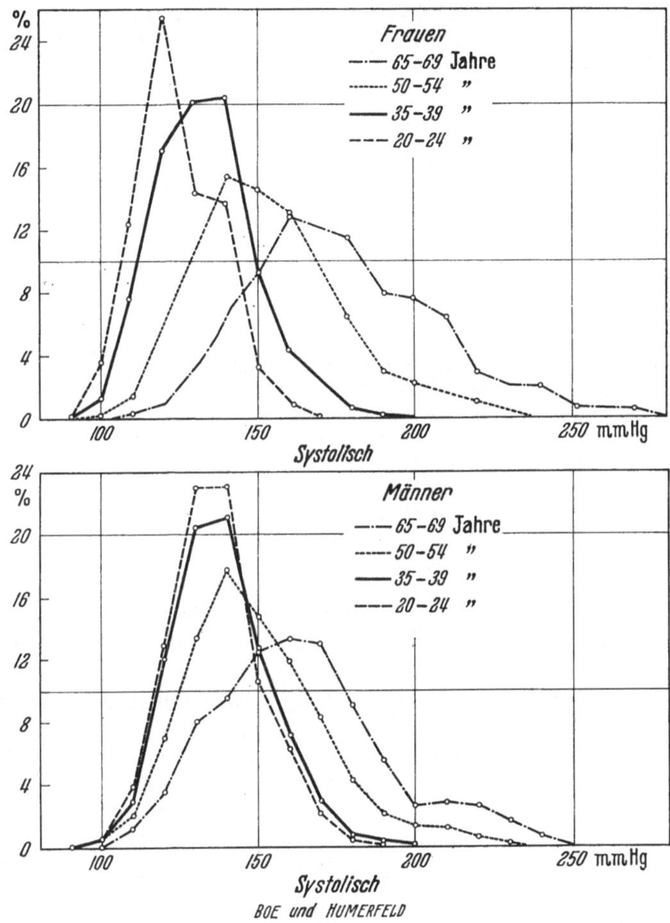

Abb. 1. Häufigkeitsverteilung des systolischen Blutdruckes

daß 25% der Bevölkerung im Alter über 40 Jahre eine Hypertonie haben, eine Ansicht, die durch die Werte von MASTER, MARKS und DACK (*11*) gestützt wird, welche bei über 30% der Männer und 40% der Frauen über 40 Jahre einen Blutdruck von 150/100 mm und darüber zeigen.

Diese Auffassung deckt sich nicht mit den Resultaten der Autoren, die ausgedehnte Verlaufsuntersuchungen vorgenommen haben. Perera fand bei wiederholten Analysen verschiedener Altersgruppen niemals eine Häufigkeit der essentiellen Hypertonie von mehr als 6%. Das steht auch in Übereinstimmung mit meiner eigenen Erfahrung. Ich fand meine eigenen 1000 Hochdruckpatienten unter 21000 Patienten der Ambulanz einer Medizinischen Klinik, d. h. 5%; um Kontrollserien für sympathektomierte Patienten zu erhalten, mußten Hammarström und ich (*3*) 120000 Krankenblätter durchsehen. Wir fanden schwere Hypertonien, die für diesen Zweck geeignet waren, in einer Häufigkeit von nur $^1/_2$%.

Die ausgedehnte norwegische Untersuchung illustriert vielleicht am besten die Situation (Tab. 1). Obgleich diese Blutdruckwerte so genau wie möglich gemessen wurden, kann man sie nur als aktuelle Werte betrachten, die höher liegen als die von Patienten, die für einige Zeit unter Beobachtung standen, bevor die Diagnose einer Hypertonie gestellt wurde. Leider läßt sich aus dieser Serie keine Gruppe herausnehmen, die sowohl einen systolischen Blutdruck von 160 mm als auch einen diastolischen von 100 mm hat, Werte also, wie sie den meisten Verlaufsuntersuchungen zugrunde gelegt werden. Aber die Häufigkeitszahlen müßten beträchtlich kleiner sein als diejenigen bei Zugrundelegung des diastolischen Drucks, wo die größte Häufigkeit in der Gruppe der Sechzigjährigen 12% für Männer und 18% für Frauen beträgt.

Tabelle 1. *Die Häufigkeit erhöhter Blutdruckwerte* (nach Humerfelt und Bøe).

Systolischer Blutdruck 160 mm Hg und darüber

	40 Jahre %	50 Jahre %	60 Jahre %
Männer . .	10	20	40
Frauen . .	5	35	50

Diastolischer Blutdruck 100 mm Hg und darüber

	40 Jahre %	50 Jahre %	60 Jahre %
Männer . .	4	7	12
Frauen . .	3	10	18

Mit Ausnahme von Pereras 200 Fällen (*15*) basiert unsere Kenntnis des unbeeinflußten Verlaufs der Hypertonie auf einer Reihe von Verlaufsstudien, in denen die Patienten nicht von Beginn der Blutdrucksteigerung an beobachtet wurden, sondern von einem zufälligen späteren Zeitpunkt an (Tab. 2). Wenn man diese Untersuchungen kennt, werden Sie feststellen, daß große Diskrepanzen in der Beurteilung der Prognose bestehen. Es ist wichtig, den Grund hierfür zu klären. Eine Gruppe besteht aus Patienten im fortgeschrittenen Stadium der Krankheit. Die Mehrzahl von ihnen wurde in Krankenhäusern oder Hochdruckkliniken wegen ihrer Symptome und Komplikationen behandelt. Bei einer anderen Gruppe ist versucht worden, die Hypertonie in einem frühen Stadium zu erfassen, und es sind meistens ambulante Patienten, die den Arzt nicht speziell wegen ihrer Hochdruckerkrankung aufsuchten. Um ein anderes Beispiel zu benutzen: Wenn man den unbeeinflußten Verlauf der Poliomyelitis beschreiben will, kann man nicht nur die Fälle mit Lähmungen beschreiben.

Tabelle 2. *Untersuchungen über den Verlauf der Hypertonie*

	Anzahl der Patienten	Beobachtungszeit in Jahren	Verstorben %
Janeway 1913	458	10	75
Top (hosp.) 1919	157	2—5	83
Benni (hosp.) 1926	148	4	77
Blackford 1930	222	5—11	50
Rosling 1934	450	8	30
Bechgaard 1946	1038	4—11	28
Palmer 1948	430	8	39
Frant 1950	418	8—9	32
Bechgaard 1956	1038	16—22	65
Mathisen 1959	290	10	33
Palmer 1959	453	19—24	83

Ob die Hypertonie regelmäßig eine progressive Erkrankung ist, oder ob sie sich auf einem Niveau stabilisiert, das dann beibehalten wird, wie es von Pickering (*18*) vermutet wird, ist eine andere noch offene Frage. Ich hatte gehofft, zu ihrer Lösung etwas beitragen zu können, indem ich die Werte von Pickering mit meinen eigenen mischte, aber es zeigte sich, daß meine Fälle nicht ganz für diesen Zweck geeignet waren. Bei Verlaufsuntersuchungen gewann ich jedoch den Eindruck, daß insgesamt das Blutdruckniveau bei den Patienten, die bei der zweiten Untersuchung noch am Leben waren, nicht weiter anstieg. Ich fand, daß der diastolische Blutdruck bei 61% gleichgeblieben, bei 12% angestiegen und bei 27% niedriger war. Um festzustellen, was sich zwischen der zweiten und der dritten Untersuchung 1956 ereignet hatte, ging ich die Krankenblätter einer Gruppe von 80 Patienten durch und fand, daß der diastolische Druck nur bei 7, d. h. etwa 9% angestiegen war. Aber anscheinend betrifft dies nur die Gruppe, welche die beste Prognose hat. Bei denjenigen, die starben — den schweren Fällen —, waren die vor dem Tod registrierten Blutdruckwerte nicht zuverlässig genug, um eine Auswertung zu gestatten.

Klassifizierung der benignen Hypertonie

Bei unserer Untersuchung über die chirurgische und medikamentöse Behandlung der malignen Hypertension war es von größtem Wert, daß wir in der Gruppe IV nach der Klassifikation von KEITH und WAGENER eine wohldefinierte Gruppe von Patienten mit gut bekannter Prognose hatten. Bei der Untersuchung der Prognose und der Resultate der Behandlung der benignen Hypertonie waren wir nicht in der glücklichen Lage, eine so klare und allgemein akzeptierte Klassifikation zu besitzen. Trotz ihrer weiten Verbreitung hat die Klassifizierung von KEITH und WAGENER hier keinen großen Wert. Bei der benignen Hypertonie ist es nicht möglich, die Klassifizierung nur auf den Augenhintergrund zu stützen. Die Begründung dieser Ansicht wird später gegeben werden. Geschlecht, Alter und der Zustand des Herzens und der Nieren werden bei KEITH und WAGENERs Klassifizierung nicht in Rechnung gestellt. Aber bei der benignen Hypertonie haben diese Faktoren eine so große Bedeutung, daß man sie berücksichtigen muß. Gruppe III von KEITH und WAGENER ist relativ gut definiert, aber zweifellos enthält diese Gruppe sowohl Fälle von eindeutiger maligner Hypertonie ohne Papillenödem als auch von Thrombose der Retina und latentem Diabetes, insbesondere, wenn nur einseitige Schädigungen bestehen ohne extrem hohe Blutdruckwerte.

In Zusammenarbeit mit einem Ophthalmologen (*23*) habe ich die ophthalmologischen Befunde am Augenhintergrund bei älteren Personen mit Arteriosklerose und normalem Blutdruck untersucht.

Tabelle 3. *Ergebnisse von Augenhintergrunduntersuchungen bei 124 älteren Personen mit normalen Blutdruckwerten*

Altersgruppe	40—49	50—59	60—69	70—79	80+
Anzahl der Patienten	26	25	24	25	24
Verengerte Arterien	0	1	9	13	18
Kaliberschwankungen	3	9	18	25	24
Anormale Reflexe	0	4	15	22	23
Kreuzungsphänomene	4	6	12	10	12

Keine Hämorrhagien, Exsudate oder Papillen-Ödem.

Wir fanden, daß 10% der Patienten in der Altersgruppe von 40 bis 50 Jahren leichte Veränderungen der Retinalarterien zeigten. Im Alter über 50 Jahre nahmen diese Veränderungen an Intensität und

Häufigkeit zu, und es wurden häufig verengte Arterien beobachtet. Dieser Typ von Veränderungen entspricht denjenigen in KEITH und WAGENERs Gruppe I und II bei Patienten mit Hypertonie. Hämorrhagien und Retinopathie wurden nicht gesehen. Klassifizierungen der benignen Hypertonie, die geeigneter sind, wurden von PALMER (*13*), SMITHWICK (*21*), HAMMARSTRÖM und BECHGAARD (*3*) und anderen angegeben, aber keine davon ist allgemein akzeptiert worden; vielleicht sind sie auch nicht ganz ideal. Wäre es nicht lohnenswert, sich auf eine einzige Klassifizierung zu einigen und zu versuchen, die verschiedenen Serien unbehandelter Patienten zu einer Kontrollgruppe zusammenzufassen, solange es noch möglich ist?

Symptome

1913 war JANEWAY bemüht, die Symptome der Hypertonie zu analysieren. Als Frühsymptome waren seiner Meinung nach Anstrengungsdyspnoe, Harnsymptome, Ermüdung, Ödeme, Kopfschmerzen, Benommenheit und Schwindel, Störungen des Visus, Hämorrhagien, besonders Nasenbluten, Claudicatio intermittens, Depression, Anämie, Appetitlosigkeit und Gewichtsverlust anzusehen. Wir sind nicht der Meinung, daß es sich hierbei um Frühsymptome handelt. Ich habe jedoch den Eindruck, daß viele von ihnen immer noch als solche anerkannt werden, und daß ihr Verschwinden als ein Beweis dafür angesehen wird, daß die Behandlung erfolgreich war, obwohl niemals eindeutig bewiesen wurde, daß sie direkte Folgen des erhöhten Blutdruckes sind. In meinem Land haben jedenfalls Symptome wie Kopfschmerzen, Nervosität und Schwindel Anlaß zu einer Behandlung gegeben, die sonst nicht indiziert war.

Bei Hochdruckpatienten findet man eine Fülle von kleineren Symptomen. Bei meinen Fällen traten sie mit der in Tab. 4 angegebenen Häufigkeit auf.

Tabelle 4. *Symptome bei Hypertonie von mehr als 10jähriger Dauer*

Kopfschmerz	23%
Schwindel	30%
Depression	7%
Nervosität	35%
Encephalopathie	3%
Präkordialschmerzen	26%
Angina pectoris	7%
Palpitation	32%
Belastungs-Dyspnoe	42%
Ruhe-Dyspnoe	4%
Nasenbluten	3%

Insgesamt 840 Patienten.

1946 habe ich noch die meisten dieser Symptome als Folge des hohen Blutdrucks angesehen. Aber heute glaube ich, daß viele davon, mit Ausnahme von Anstrengungsdyspnoe und

Enzephalopathie, sich nicht wesentlich von denen unterscheiden, die man bei Menschen gleichen Alters ohne Hypertonie sieht.

15% von Janeways Patienten mit schwerer Hypertonie klagten über Kopfschmerzen. Die meisten dieser Fälle hatten eine maligne Hypertonie. Er fand also den typischen morgendlichen Kopfschmerz bei seinen Patienten mit benigner Hypertonie nicht häufig. Klagen über Kopfschmerzen kommen sehr häufig bei vielen älteren Personen vor. Wenn ein Hochdruckpatient über Kopfschmerzen klagt, dann müssen andere Ursachen sorgfältig ausgeschlossen werden, insbesondere der neurotische Kopfschmerz, der nach Stewart (*22*) die häufigste Ursache ist, und ebenso vasomotorische und zervikal bedingte Kopfschmerzen. Wenn diese Möglichkeiten ausgeschlossen sind, dann ist der echte hypertensive Kopfschmerz ein seltenes Symptom, sogar in Fällen mit einem sehr hohen Blutdruck.

Auch theoretisch ist es nicht leicht zu erklären, warum ein hoher Blutdruck mäßigen Grades Kopfschmerzen hervorrufen soll. Experimentelle Unterlagen hierfür fehlen.

Ich möchte zwei Patienten erwähnen, die mein Interesse an diesem Problem wachriefen. Ein Mann im mittleren Lebensalter war sieben Jahre lang wegen einer malignen Hypertonie behandelt worden. Er hatte vorher nicht über Kopfschmerzen geklagt. Eines Tages konsultierte er mich wegen sehr starker Kopfschmerzen. Da ich fand, daß sein diastolischer Blutdruck 150 mm betrug, befürchtete ich ein Wiederauftreten seiner malignen Hypertonie. Die Untersuchung ergab eine schmerzhafte Stelle am Nacken. Nach einer Lokalanästhesie dieser Gegend verschwand sein Kopfschmerz und ist während der letzten drei Jahre nicht wieder aufgetreten. Kurze Zeit später machte ich die gleiche Beobachtung bei einem anderen Patienten, der einen diastolischen Blutdruck von 140 mm Hg hatte.

Ich bestreite nicht, daß ein sehr hoher Blutdruck Kopfschmerzen hervorrufen kann, besonders von dem von Janeway beschriebenen morgendlichen Typ, aber ich glaube, daß bei benigner Hypertonie dieses Symptom selten durch den hohen Blutdruck hervorgerufen wird. Untersuchungen, die die tatsächliche Häufigkeit erweisen, liegen nicht vor.

Der Anstieg des Blutdrucks bedeutet eine Belastung des Herzens, und daher finden wir oft, daß Anstrengungsdyspnoe ein früh auftretendes Symptom ist. Bei meinen Fällen fand ich sie in 40% im Beginn der Beobachtungszeit. Es besteht eine gewisse Beziehung zwischen der Höhe des Blutdrucks und der Herzgröße. Bei permanenter Hypertonie ist diese Korrelation sehr eng. Perera (*15*) fand allerdings, daß auch bei langer Beobachtungsdauer 32% seiner

Patienten keine Herzvergrößerung hatten. In meinen Untersuchungsreihen ist dieser Wert noch höher, nämlich 50%. Diese Zahlen sind im Vergleich mit denen anderer Gruppen, die sich auf schwerere Hypertonien beziehen, hoch, aber sie zeigen die wichtige Tatsache, daß bei vielen Fällen von Hypertonie das Herz nicht beteiligt ist, selbst wenn die Krankheit lange bestanden hat. Andererseits stimmen alle Untersucher darin überein, daß die Chance einer Besserung des Herzbefundes bei unbehandelter Hypertonie minimal ist, wenn eine Herzvergrößerung oder elektrokardiographische Zeichen einer Degeneration vorliegen.

Der erhöhte Blutdruck kann nur indirekte Ursache der übrigen Symptome und Komplikationen sein.

Schwindel ist ebenfalls ein häufiges Symptom. Wir haben keinen Beweis, daß er direkt durch den Blutdruck hervorgerufen wird. Im Gegenteil fanden BORRI und MAROBBIO (*7*), die 40 über Schwindel klagende Hochdruckkranke untersuchten, keine vestibulären Symptome, die als typisch für den Hochdruckpatienten anzusehen wären. Ebenso besteht keine Korrelation zwischen dem Niveau des Blutdruckes einerseits und der Ausdehnung und der Lokalisation von vestibulären Störungen andererseits. Der Schwindel muß wohl primär als Symptom einer Arteriosklerose angesehen werden, dessen Manifestierung durch die Hypertonie beschleunigt wird.

Die vorübergehende Encephalopathie hat viele Diskussionen verursacht. Ohne auf Details der Pathogenese einzugehen, kann man als gesichert annehmen, daß sowohl organische Veränderungen des Gefäßsystems als auch Spasmen allein und gemeinsam von Bedeutung sind. In der klinischen Praxis stellen diese Fälle ein Problem dar wegen der Unsicherheit in bezug auf Diagnose, Behandlung und Prognose. PIERSON und HOOBLER (*19*) fanden bei hospitalisierten Patienten unter 50 Jahren, daß 5% der Hypertoniker früher einmal vorübergehende Bewußtlosigkeit, Konvulsionen, einseitige Lähmungen, Parästhesien oder eine temporäre Aphasie durchgemacht hatten. Sie geben eine Dauer bis zu sieben Tagen an. In der Gruppe meiner ambulanten älteren Patienten fanden sich 3,5% mit ähnlichen cerebralen Störungen, im allgemeinen leichten Grades und einer Dauer bis zu 24 Std. Diese beiden sehr verschiedenen Untersuchungsreihen mögen das Problem illustrieren.

Die Fälle mit langer Dauer haben eine schlechte Prognose. PIERSON und HOOBLER fanden, daß 30% innerhalb von 5 Jahren an Apoplexie starben und daß 45% innerhalb von 10 Jahren starben. Von meinen Patienten starben nur 20% an cerebralen Insulten. PIERSON und HOOBLER haben ihre Untersuchungsreihe mit der von

Kahn und Isberg (*19*) verglichen, die mit Sympathektomie behandelt worden war. Bei den Patienten, die einen Blutdruckabfall von wenigstens 20 mm Hg hatten, betrug die Sterblichkeitsrate an Apoplexie nur 5%. Eine Differenz von dieser Größenordnung sollte statistisch signifikant sein, zeigt sie doch, daß es richtig ist, eine Erniedrigung des Blutdruckes anzustreben, zumindest in der Patientengruppe, wo er sehr hoch ist.

Die Häufigkeit, mit der die essentielle Hypertonie in die maligne Phase übergeht, ist seit langem ein Thema gewesen, dem viel Aufmerksamkeit geschenkt wurde. Während frühere Autoren annahmen, daß der Übergang von der benignen zur malignen Hypertonie ein relativ häufiges Ereignis sei, ist aus meinen Befunden aus dem Jahre 1946 zu schließen, daß dies in weniger als 1% der Fälle vorkommt. Bei der letzten Nachuntersuchung interessierte ich mich besonders dafür, ob sich neue Fälle von maligner Hypertonie entwickelt hatten. Bei persönlicher Untersuchung der Patienten und anhand von Krankenblättern und Totenscheinen konnte nicht nachgewiesen werden, daß irgendwelche zusätzlichen Fälle von maligner Hypertonie aufgetreten waren.

Bei methodisch entgegengesetztem Vorgehen zeigten Hood u. Mitarb. (*6*) in einer Analyse der Dauer der Krankheit bei Patienten mit maligner Hypertonie, daß sich das Vorhandensein von Symptomen bei 62 Patienten weniger als 12 Monate, bei 69 Patienten von 1 bis zu 3 Jahren und bei 81 Patienten über 4 Jahre nachweisen ließ (Tab. 5). Ich glaube, daß wir die Schlußfolgerung ziehen können, daß nur die Hälfte der Patienten mit maligner Hypertonie eine längere Periode benigner Hypertonie durchgemacht hat.

Tabelle 5. *Länge der Anamnese bei maligner Hypertonie*
(Björk, Sannerstedt, Angervall und Hood)

	Männer	Frauen
1 Jahr	50	12
1—3 Jahre	38	31
4 Jahre und darüber.	38	43

Prognose

Wie bei anderen chronischen Erkrankungen ist es schwierig, eine einfache Abschätzung der Prognose der essentiellen Hypertension vorzunehmen. Kürzlich hat Palmer (*14*) eine gute Übersicht über seine 450 Hochdruckpatienten gegeben, die in seine vier Gruppen aufgeteilt und bis zu 23 Jahren kontrolliert worden sind.

Abb. 2 gibt einen guten Eindruck vom Schicksal der verschiedenen Gruppen. Nur der erste Teil der Beobachtungszeit kann als Periode ohne Behandlung angesehen werden, und vielleicht ist die kleine Erhebung in Kurve II das Ergebnis des Einsetzens der medikamentösen Behandlung.

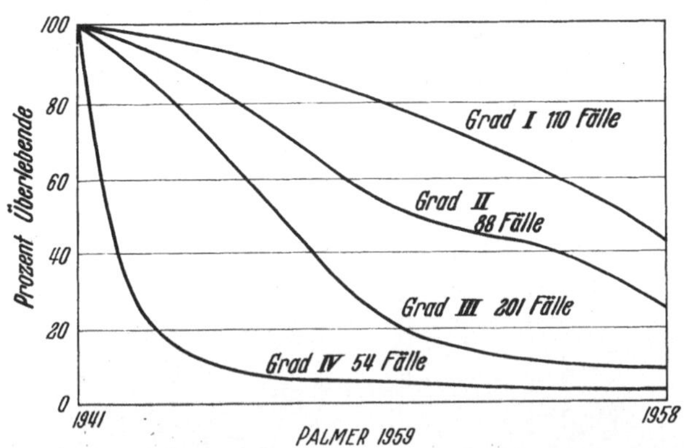

Abb. 2. Prozentsatz der Überlebenden nach Schweregraden geordnet. In die einzelnen Gruppen wurden seit 1941 keine neuen Fälle mehr aufgenommen. Die meisten Patienten wurden erstmals zwischen 1935 und 1940 untersucht. Die Mehrzahl der Patienten mit Schweregrad IV starb in weniger als 2 Jahren, ohne die damals zur Verfügung stehende langfristige Reis-Diät, eine Sympathektomie oder die jetzt eingeführten hypotensiven Medikamente erhalten zu haben. In dieser Gruppe betrug die mittlere Dauer der Hochdruck-Anamnese 1,5 Jahre und die Beobachtungsdauer bis zum Tode betrug etwas über 4 Monate

Bei Krankheiten von solch langer Dauer und verschiedenem Alter der Patienten besitzen Überlebenskurven nur begrenzten Wert. Daher zeigt eine Berechnung der Sterblichkeit, wie man sie bei Lebensstatistiken benutzt, bessere Resultate. Die Zahlen sind in Prozent angegeben, 100 entspricht der normalen Sterblichkeitsrate in Dänemark (Abb. 3, 4. Tab. 6, 7, 8).

Ich möchte Ihnen kurz meine Beobachtungsreihe zeigen, deren Verlauf nun bis zu 22 Jahren kontrolliert worden ist. Es ist bemerkenswert, daß ein Drittel der Patienten nach solch langer Zeit noch lebt. Die Patienten können als unbehandelt angesehen werden, da nur bei zwei Patienten eine Sympathektomie durchgeführt und zwei andere mit Ganglienblockern behandelt wurden. Mehr als ein Drittel der überlebenden Frauen sind älter als 70 Jahre, 21 über 80 Jahre. Viele dieser Personen sind in relativ gutem Gesundheitszustand und nicht ernstlich durch ihren hohen Blutdruck belästigt. Nach diesen Berechnungen ist es klar, daß die Prognose für Frauen viel besser ist als für Männer. Der Unterschied ist so groß, daß es notwendig erscheint, die Berechnungen getrennt zu machen. Es ist sehr bemerkenswert, daß Frauen mit einem Blutdruck bis zu 200 mm Hg eine fast normale Sterblichkeitsrate zeigen. Eine Gruppe von Frauen gibt es allerdings, deren Prognose weniger günstig ist. Zusammen mit Dr. Andreassen und Dr. Hertel (5)

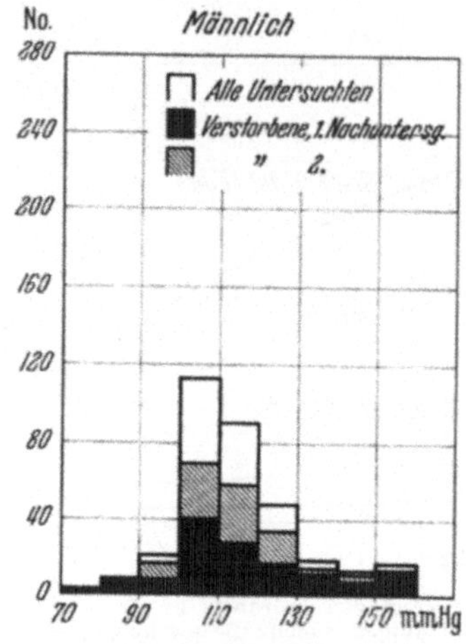

Abb. 3. Diastolischer Blutdruck bei der ersten Untersuchung

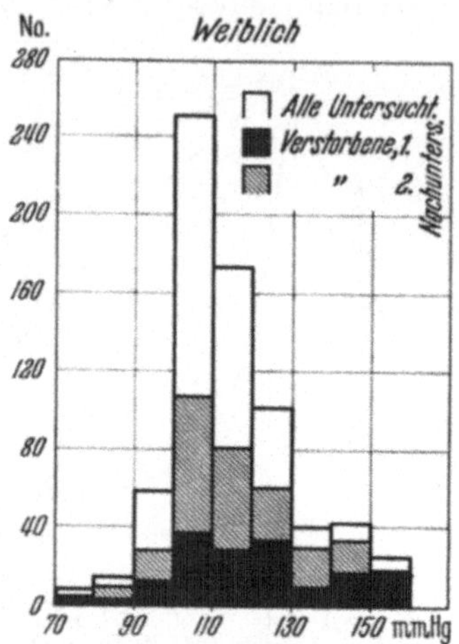

Abb. 4. Diastolischer Blutdruck bei der ersten Untersuchung

Tabelle 6. *Patienten*

	Männer	Frauen	Insgesamt
Ausgangsmaterial	325	713	1038
Verstorben nach 4—11 Jahren.	133	160	293
Verstorben nach 16—22 Jahren	229	367	596
Noch am Leben nach 16—22 Jahr.	60	297	357
Nicht bekannt.			31
Normaler Blutdruck bei der ersten Nachuntersuchung . .			54

Tabelle 7. *Sterblichkeit bei essentieller Hypertonie*
828 Fälle, 248 Männer, 580 Frauen

Alter	Männer %	Frauen %
—49	500	200
50—59	319	153
60—	159	106
Insgesamt	238	133

Beobachtungsdauer	Männer %	Frauen %
— 2	411	189
3— 5	292	133
6—10	243	153
11—	176	116
Insgesamt	238	133

Tabelle 8. *Sterblichkeit in Abhängigkeit von Alter und diastolischem Blutdruck*

Alter	Männer		Frauen	
	mm Hg ≦ 119 %	mm Hg ≧ 120 %	mm Hg ≦ 119 %	mm Hg ≧ 120 %
—49	500	750	170	286
50—59	320	317	120	250
60—	144	200	92	139
Insgesamt	221	295	111	189

habe ich eine Gruppe von 265 Patientinnen verfolgt, die in den Jahren 1925—1933 eine Schwangerschaftstoxämie hatten. Sie wurden 1943 nachuntersucht, und damals hatten 93 einen Blutdruck von 160/100 mm oder darüber. 1958 wurden sie wieder untersucht, so daß sich eine Beobachtungsperiode von wenigstens 25 Jahren ergibt. Wenn Sie diese Gruppe vergleichen mit einer Gruppe von Patienten mit essentieller Hypertonie, dann werden Sie feststellen, daß sie ungefähr die zweifache Sterblichkeitsrate der Gruppe bei den Frauen zeigt und etwa dieselbe Sterblichkeitsrate der Männer mit essentieller Hypertonie (Tab. 9).

Tabelle 9. *Sterblichkeit bei Toxämie*

Alter	Toxämie		Essentielle Hypertonie	
	mm Hg ≦ 119 %	mm Hg ≧ 120 %	mm Hg ≦ 119 %	mm Hg ≧ 120 %
—39	400	500	214	667
40—49	156	714	148	295
50—	267	400	136	262
Insgesamt	224	562	142	280

Es läßt sich leicht zeigen, daß erwartungsgemäß Myodegeneratio und Albuminurie die wichtigsten prognostischen Faktoren sind.

Tabelle 10. *Sterblichkeit in Abhängigkeit von gleichzeitig bestehender Myokarddegeneration*

Alter	Männer		Frauen	
	+ %	— %	+ %	— %
—49	(1600)	462	350	181
50—59	1800	245	475	136
60—	288	135	171	96
Insgesamt	544	203	239	121

Tabelle 11. *Sterblichkeit bei essentieller Hypertonie in Abhängigkeit vom Vorhandensein oder Fehlen einer Albuminurie*

Alter	Männer		Frauen	
	+ %	— %	+ %	— %
—49		375		158
50—59	700	270	133	152
60—	200	145	167	95
Insgesamt	467	206	200	121

1946 war ich überrascht, als ich fand, daß keine Zunahme der Sterblichkeit auftrat, wenn die Hypertonie mit Fettsucht kombiniert war. Diese erstaunliche Beobachtung, die von anderen (*9*, *12*) bestätigt wurde, kann nicht nur als Folge des adipösen Armes erklärt werden. Es ist daher in Betracht zu ziehen, ob nicht adipöse Menschen — wie z. B. Frauen im mittleren Lebensalter — eine besondere Form der benignen Hypertonie aufweisen. Mir scheint, daß die Lebensversicherungsgesellschaften sehr spät aus dieser Tatsache die richtigen Schlußfolgerungen gezogen haben.

Wenn wir auf die Tage von Janeway zurückblicken, müssen wir feststellen, daß die Konzeption der essentiellen Hypertonie sich stark geändert hat. Der hohe Blutdruck wird häufiger und bei jüngeren Menschen gefunden als erwartet, aber die Krankheit hat auch einen längeren und symptomärmeren Verlauf. In der Gruppe der Jüngeren finden wir die höchste relative Mortalität, jedoch ist, wie Perera (*15*) gezeigt hat, die Prognose nicht so schlecht, da eine Krankheitsdauer von 20—30 Jahren nicht ungewöhnlich ist; sie beträgt minimal 10 Jahre. Im höheren Lebensalter liegt die Mortalität näher bei dem hochdruckfreien Teil der Bevölkerung. 12% meiner 1000 Patienten waren im Alter von 70 Jahren und darüber noch am Leben, und es gibt Grund genug anzunehmen, daß ihr Blutdruck von ihren Vierzigerjahren an erhöht gewesen ist. Auf der anderen Seite wissen wir aber auch, daß es besonders bei den Männern Fälle gibt, die durch einen hohen, fixierten diastolischen Blutdruck charakterisiert sind, und die einen schweren und schnellen Verlauf nehmen. Wenn diese Patienten organische Veränderungen des Gehirns, des Herzens oder der Nieren entwickeln, dann stimmen alle Untersucher darin überein, daß 50% von ihnen nach 5 Jahren gestorben sind, und dies entspricht genau dem, was Janeway vor 50 Jahren fand.

Die frühe Differenzierung zwischen diesen Gruppen ist immer noch eines der wichtigsten Probleme, denen sich der Kliniker gegenübersieht, und es ist seine Hauptaufgabe, nach Möglichkeit in einem frühen Stadium der Krankheit seine Hochdruckpatienten gegen die Entwicklung einer schweren Gefäßkrankheit zu schützen, ohne aber unnötig viele von ihnen einer mühsamen Behandlung zu unterwerfen. In mancher Hinsicht hat die Untersuchung des spontanen Verlaufs der Hypertonie uns viele neue wertvolle Kenntnisse vermittelt. Dies betrifft insbesondere die Beobachtung, daß ein großer Teil der Frauen im mittleren Lebensalter eine relativ günstige Prognose hat.

Ich bezweifle jedoch, daß wir durch direkte Beobachtung des Patienten imstande sein werden, im Frühstadium der Hypertonie diejenigen herauszufinden, die durch eine Gefäßerkrankung bedroht sind. Weitere pathologische, physiologische und biochemische Untersuchungen sind nötig, bevor dies möglich sein wird.

Zusammenfassung

Folgende Tatsachen erschweren eine Beurteilung des natürlichen Verlaufs der benignen Hypertonie:

1. Es werden immer neue Ursachen der Hypertonie bekannt;
2. es ist schwierig, Langzeitbeobachtungen an unbehandelten Untersuchungsreihen durchzuführen;
3. die Meinungen über die Grenzwerte des normalen Blutdrucks variieren;
4. der Beginn der essentiellen Hypertonie ist symptomfrei.

Die essentielle Hypertonie entwickelt sich im allgemeinen in einem Alter von 35 bis 45 Jahren. Die Häufigkeit der Hypertonie wird bei Erwachsenen auf ungefähr 15% geschätzt.

Die ersten Jahre sind im allgemeinen symptomfrei. Später findet man eine große Zahl unbedeutender Symptome, von denen jedoch nur wenige als direkte Folge des erhöhten Blutdrucks angesehen werden können. Eine stärkere Kritik hinsichtlich der Ursache dieser Symptome ist wünschenswert.

Die Hälfte aller Fälle von maligner Hypertonie entwickelt sich aus der benignen essentiellen Hypertonie, die andere Hälfte entsteht ohne benignes Vorstadium.

Das Verhältnis von maligner zu benigner Hypertonie beträgt etwa 1:200.

Bedauerlich ist das Fehlen einer optimalen und allgemein akzeptierten Klassifizierung.

Die Verlaufsdauer der benignen Hypertonie liegt zwischen 10 und 50 Jahren. Wichtige prognostische Faktoren stellen das Geschlecht, das Ausmaß der Blutdrucksteigerung und organische Veränderungen — besonders des Herzens, der Niere und des Gehirns — dar.

Die gute Prognose bei Frauen ist hervorzuheben. Sie haben bis zu Blutdruckwerten von 200 mm Hg eine fast normale Mortalität.

Andererseits hat die Blutdruckerhöhung nach Schwangerschaftstoxämie eine ebenso schlechte Prognose wie die Hypertonie beim Manne.

Literatur

1. Bechgaard, P.: Acta med. Scand., Suppl. 172 (1946).
2. Bechgaard, P.: Brit. Med. J. 1089 (1949).
3. Bechgaard, P., and S. Hammarström: Acta chir. Scand., Suppl. 155 (1950).

4. Bechgaard, P., H. Kopp, and J. Nielsen: Acta med. Scand. **154**, Suppl. **312**, 175 (1956).
5. Bechgaard, P., C. Andreassen, and E. Hertel: The ultimate prognosis of hypertension following toxaemia. Non-toxaemic hypertension in pregnancy. Ed.: Norman Morris and McClure Browne. London: Churchill 1958, p. 192.
6. Björk, S., R. Sannerstedt, G. Angervall, and B. Hood: Acta med. Scand. **166**, 175 (1960).
7. Borri, G., and C. Marobbio: Minerva med. (It.) **50**, 1977 (1959).
8. Bøe, J., S. Humerfelt, and F. Wedervang: Acta med. Scand. **157**, Suppl. 321, 1 (1957).
9. Frant, R., and J. Groen: A.M.A. Arch. Int. Med. **85**, 727 (1950).
10. Janeway, T. C.: A.M.A. Arch. Int. Med. **12**, 755 (1913).
11. Master, A.M., H. H. Marks and S. Dack: J. Amer. Med. Ass. **121**, 1251 (1943).
12. Mathisen, H. S., D. Jensen, E. Løken, and H. Løken: Amer. Heart J. **57**, 371 (1959).
13. Palmer, R. S., D. Loofbourow, and C. R. Doering: N. England J. Med. **239**, 990 (1948).
14. Palmer, R. S.: J. Chron. Dis. (U.S.A.) **10**, 500 (1959).
15. Perera, G. A.: The natural history of hypertensive vascular disease. Hypertension. A symposium. Ed.: E. T. Bell. University of Minnesota Press 1950, p. 363.
16. Perera, G. A.: Ann. Int. Med. (U.S.A.) **49**, No. 6 (1958).
17. Perera, G. A.: Primary hypertension in the elderly. Ann. Int. Med. (U.S.A.) **51**, No. 3 (1959).
18. Pickering, G.: High blood pressure. London: Churchill 1955.
19. Pierson, E. C., and S. W. Hoobler: Med. Bull. Univ. Michigan **23**, No. 12 (1957).
20. Poutasse, E. F.: J. Urol. (U.S.A.) **82**, 403 (1959).
21. Smithwick, R. H.: Surgical measures in hypertension. American Lecture Series No. 61, 1951. Springfield (Illinois).
22. Stewart, J. Mc. D. G.: Lancet (G.B.) **1953I**, 1261.
23. Vogelius, H., and P. Bechgaard: Brit. J. Ophth. **34**, 404 (1950).

Der Spontanverlauf der malignen Hypertonie

Von

P. Milliez, P. Tcherdakoff, P. Samarcq und L. P. Rey

Klinik

Dauernder artieller Hochdruck mit sowohl systolisch als auch diastolisch fixierten hohen Werten. — Augenhintergrund: Papillenödem, spastische Arteriolitis sowie hämorrhagisch-exsudative Retinitis. — Eindeutige Störung der Nierenfunktion. — Rascher Verlauf bis zum Exitus, der meistens unter dem Bilde des urämischen Komas eintritt.

Histologie

Diffuse pathologische Veränderungen, insbesondere in den Nieren, im Sinne einer fibrinoiden Nekrose der Arteriolen sowie einer proliferierenden Endarteriitis der feinkalibrigen Gefäße.

Dies waren die von Volhard und Fahr in ihren Publikationen von 1914 und 1919 ausgearbeiteten, den malignen Hochdruck charakterisierenden Kriterien. An dieser Definition ist nichts zu korrigieren, und seit jener Zeit sind nur wenige neue Gesichtspunkte hinzugekommen; über den diagnostischen Wert aber jedes einzelnen Elementes des Syndroms ist leidenschaftlich diskutiert worden.

Eine starke Erhöhung des *diastolischen Blutdrucks* wird allgemein als verläßliches Zeichen der Malignität anerkannt. Trotzdem betont Kincaid-Smith, daß man stark erhöhte Werte auch bei Fällen von benigner Hypertonie beobachten kann. Andererseits ist die Fixierung des diastolischen Drucks bei den Patienten dieses Autors auch keine konstante Erscheinung!

Für die Forscher der Mayo-Klinik ist das *Papillenödem,* vor allem von Keith und Wagener hervorgehoben, das wesentliche Malignitätszeichen, und Murphy stützt noch 1958 die Diagnose einer malignen Hypertonie auf das Vorhandensein eines Papillenödems, während es nach Perera kein unbedingt sicheres diagnostisches Kriterium darstellt.

Die *Niereninsuffizienz* ist nach Perera und nach Goldblatt (1957) ein wichtiges und konstantes Zeichen der Malignität, doch wird ihr diagnostischer Wert von MacMahon und Pratt, Schottstaedt und Sokolow, McMichael und Murphy nur als zweitrangig beurteilt, weil eine renale Insuffizienz nicht immer vorhanden ist!

1958 wurde von einer Studienkommission zur Ausarbeitung einer Klassifikation der diversen Hochdrucktypen (Brust, Perera, Wilkins) folgende Definition des malignen Hochdrucks gegeben: Ständig erhöhter und wenig labiler diastolischer Druck — Papillenödem und Retinopathie häufig, jedoch nicht konstant anzutreffen —, rasch progrediente Nierenschädigung.

Diese Autoren halten das Vorhandensein von Läsionen im Sinne einer nekrotisierenden Arteriolitis nicht für ein obligates diagnostisches Kriterium. Bei Anwesenheit der drei führenden klinischen Symptome darf man nach heutiger Auffassung von maligner Hypertonie sprechen. Im Falle eines unvollständigen Syndroms jedoch gestattet nur der rapide Verlauf mit letalem Ausgang die Diagnose, da es keine für die Malignität absolut spezifischen Symptome gibt. Das einzige verwertbare Kriterium ist also letzten Endes der Krankheitsverlauf.

Das Krankengut unserer eigenen Untersuchung wurde nach folgenden Prinzipien ausgewählt: Bei Individuen mit sehr erheblichem und ständig fixiertem Hochdruck ließ uns der gleichzeitige Befund eines Papillenödems und einer Nierenschädigung die Diagnose einer malignen Hypertonie stellen. Fehlte eines der diagnostischen Elemente, führte lediglich die rasch fortschreitende Verschlimmerung der Angiopathie oder das Auftreten eines weiteren, bei der ersten Untersuchung noch fehlenden Symptoms zur Feststellung der Malignität.

Von 641 von uns in der Abteilung Prof. Pasteur Vallery-Radot in den Jahren 1942—1959 hospitalisierten Hypertonikern entsprachen 79, d. h. 12,3%, den geforderten Kriterien. Dieses Verhältnis erscheint hoch, wenn man es mit den von anderen Autoren zitierten Zahlen vergleicht: 5% nach Perera, 2,5% bei Murphy und Grill, 1% nach Kincaid-Smith und Mitarbeitern. Wir behaupten auf keinen Fall, daraus auf die wirkliche Häufigkeit schließen zu können, da wir nur schwere Fälle von Hypertonie hospitalisieren.

Das *Alter* unserer Patienten mit malignem Hochdruck beträgt im Mittel 41,1 Jahre bei den Männern (Grenzwerte: 18 und 55 Jahre), bei den Patientinnen 37,5 (mit den Grenzwerten 9 bzw. 60) Jahre. Das gesamte Durchschnittsalter für beide Geschlechter ist 39 Jahre; es stimmt mit dem Durchschnittsalter der anderen Untersucher überein. Bechgaard betont die zunehmende Seltenheit der malignen Entartung einer Hypertonie mit zunehmendem Lebensalter. Der maligne Hochdruck ist in ausgesprochenem Maße eine Krankheit des jugendlichen Erwachsenen.

Das bereits von zahlreichen Autoren beobachtete *häufigere Befallensein des männlichen Geschlechts* ist auch hier festzustellen. Wir finden in der Tat unter 232 hypertonen Männern 35 Fälle von malignem Hochdruck, das sind 15%, während beim weiblichen Geschlecht von 409 Hypertonikerinnen 44, also 10,7%, eine maligne Hypertonie aufweisen. Zwar ist der arterielle Hochdruck eine beim weiblichen Geschlecht häufigere Krankheit (70% von 60000 von Perman untersuchten Individuen), doch ist sie beim Manne im allgemeinen schwerer.

Das Vorkommen einer *vorausgehenden benignen Hypertonie* ist oft beschrieben worden. Wir finden sie in 48 von 79 Fällen, d. h. in 60,7%. Wenn die maligne Hypertonie auf eine benigne Phase folgt, ist letztere von verschiedener Dauer; bei unseren Patienten beträgt sie im Durchschnitt 7,7 Jahre, weist aber eine Variationsbreite von 1—30 Jahren auf. Die Verschlimmerung kann somit zu jeglichem Zeitpunkt des Krankheitsverlaufs auftreten, doch tritt dieser Fall mit fortschreitendem Lebensalter immer seltener ein.

Es ist oft schwierig, die früheren Blutdruckwerte zu erfahren, sei es, weil der Patient, da er keine Funktionsstörungen hatte, niemals einen Arzt konsultiert hat, oder aber, weil der Arzt dem Patienten die Druckwerte nicht genannt hat. So konnten wir bei 25 Kranken, d. h. in 31,6% der Fälle, die früheren Blutdruckwerte nicht erfahren; es ist bei ihnen also unmöglich festzustellen, ob die Hypertonie plötzlich übergangslos ihren malignen Charakter angenommen hat, oder ob die maligne Phase erst nach einer längeren Periode von benignem Hochdruck aufgetreten ist.

Nur in 6 Fällen (7,7%) glauben wir behaupten zu können, daß der Blutdruck kurz vor dem Auftreten der den malignen Verlauf ankündigenden Zeichen normal war; zudem handelte es sich noch in 5 von 6 Fällen um eine besondere Ätiologie: 2 Fälle von Periarteriitis nodosa, 2 von Phäochromocytom und ein Fall von Thrombose einer Arteria renalis. Das plötzliche Auftreten eines malignen Hochdrucks, „de novo", wie es von manchen bezeichnet wird, scheint also doch ein seltenes, unter besonderen ätiologischen Bedingungen vorkommendes Ereignis zu sein.

Der *Art des Einsetzens der malignen Phase* der Hypertonie scheint kaum Beachtung geschenkt worden zu sein. Dennoch waren wir vielfach im Verlaufe dieser Untersuchung über die außergewöhnliche Plötzlichkeit des Auftretens des Malignitätssyndroms überrascht. Bei 34 Kranken (43%) war es möglich, den Zeitpunkt der ersten alarmierenden Zeichen mit sehr großer Genauigkeit zu präzisieren. Manche Patienten konnten sogar die genaue Stunde des Beginns bezeichnen: So erlitt am 5. Dezember 1946 ein bis zu diesem Zeitpunkt vollkommen gesunder 54jähriger Kohlenträger während der Arbeit plötzlich einen heftigen Schwindelanfall mit Nausea, Erbrechen und Kopfschmerzen. Er hatte bis dahin nie einen Arzt konsultiert. Einige Tage später ergab die Untersuchung eindeutige Zeichen einer malignen Hypertonie. Ein anderer Patient, bei welchem im 48. Lebensjahr anläßlich einer Reihenuntersuchung ein symptomloser benigner Hochdruck festgestellt worden war, verspürt im Alter von 55 Jahren, am 15. Februar 1958, um 15.30 Uhr eine heftige Kopfschmerzattacke mit Nebelsehen und Parästhesien; bei seiner Spitalaufnahme zwei Wochen später bietet er alle Symptome der malignen Hypertonie. Es scheint nicht, daß diese Fälle mit plötzlichem, überraschenden Beginn der malignen Phase auf eine besondere Ätiologie zurückgeführt werden könnten, oder daß bei ihnen eine vorausgehende benigne Hypertonie besonders häufig ist.

In anderen Fällen ist der Beginn schleichend: Bei einer unserer Patientinnen wurde im Alter von 50 Jahren anläßlich einer Durchuntersuchung eine mäßige Hypertonie entdeckt. Langsam traten leichte Kopfschmerzen auf, gelegentlich Vertigo, manchmal leichte Sehstörungen. Die Symptome verschlimmerten sich langsam, und als wir die Patientin drei Jahre später untersuchten, bestanden keine Zweifel über den malignen Charakter des Hochdrucks. Diese langsam progrediente Manifestationsform der Malignität erscheint weniger häufig und ist weniger charakteristisch; sie befällt anscheinend vorwiegend ältere Individuen.

Bei einer nicht kleinen Zahl von Patienten (15, das sind etwa 19%) scheint der maligne Verlauf des Hochdrucks durch ein anderes Ereignis ausgelöst worden zu sein. Bei 7 Kranken war dem Auftreten der ersten Malignitätszeichen ein Infekt um etwa 14 Tage vorausgegangen; 3 von diesen Patienten hatten eine Grippe gehabt, einer hatte eine akute Pneumonie, ein anderer eine Angina diphtherica, einer ein typhusartiges, infektiöses Syndrom und der letzte eine Virushepatitis. Bei drei Patientinnen, deren Hypertonie seit langem bekannt war und die früher Schwangerschaften gut überstanden hatten, führte eine neuerliche Gravidität zum plötzlichen Auftreten von Malignitätszeichen, die auch nach der Geburt dauernd bestehen blieben. Eine unserer Hypertonikerinnen hatte eine Gravität ohne besondere Störungen; acht Tage nach einer normalen Entbindung machten sich die Malignitätszeichen bemerkbar und persistierten in der Folge. Eine andere Patientin zeigte die Symptome der Verschlimmerung nach Einatmen toxischer Produkte, deren Natur nicht festgestellt werden konnte. Bei zwei Kranken schließlich lag in den dem Auftreten der Malignitätssymptome vorangehenden Monaten eine Periode physischer, bei einem anderen eine solche geistiger Überanstrengung. Wir hüten uns, einen Kausalzusammenhang zwischen diesen verschiedenen Noxen und dem plötzlichen Auftreten eines malignen Hochdrucks bei Patienten mit schon bestehender Hypertonie zu postulieren. Indessen können diese Fälle mit der malignen Entartung der Hypertonie infolge eines jähen Klima- oder Höhenwechsels (DE GENNES) oder schwerwiegender nationaler Ereignisse (LAUBRY) verglichen werden. REISER, ROSENBAUM und FERRIS fanden beim Studium der psychologischen Situation von 12 malignen Hypertonikern in allen Fällen einen Zusammenhang zwischen dem abrupten Übergang des benignen zum malignen Stadium einerseits und einer ungewöhnlichen emotionellen Spannung andererseits. Diese Autoren fanden oft stärkere Druckschwankungen unter der Einwirkung emotioneller Einflüsse als unter physiologischer (Kältetest) oder pharmakologischer Belastung.

Es scheint demnach möglich zu sein, daß eine unspezifische, infektiöse, durch die Gravidität hervorgerufene, physische, klimatische, geistige oder emotionelle Noxe einen das maligne Syndrom auslösenden Faktor darstellt, der den Anstoß zur unaufhaltsamen Verschlimmerung einer bis dahin gut ertragenen Hypertonie gibt.

Zahlreiche funktionelle und allgemeine Störungen können, einzeln oder miteinander vergesellschaftet, die Vorboten des malignen Stadiums der Hypertonie sein. Fünf davon verdienen besondere Beachtung:

Der *Kopfschmerz* ist das bei weitem häufigste und konstanteste Zeichen, das wir in 66 Fällen, d. h. in 83,3%, fanden. Er ist von verschiedenem Typus, am häufigsten occipital, bohrend, kontinuierlich mit Paroxysmen, mitunter frontal lokalisiert, jedoch von gleichbleibendem Charakter. In einer bestimmten Zahl von Fällen handelt es sich um anfallsweise auftretende pulsierende Schmerzen vom Migränetyp. Das brüske Auftreten von Kopfschmerzen oder die plötzliche Verschlimmerung eines bis dahin mäßigen Kopfschmerzes sind in der überwiegenden Mehrzahl der Fälle die ersten Symptome, welchen der Patient seine Aufmerksamkeit schenkt.

Die die Kopfschmerzen gewöhnlich begleitenden *Sehstörungen*, Nebelsehen oder Verminderung der Sehschärfe, sind gleichfalls sehr häufig (44 Fälle, d. h. 55,6%) und in einer großen Anzahl von Fällen veranlassen sie den Patienten zur ersten Konsultation.

Eine *hochgradige Asthenie* kann das erste Zeichen sein (24 Fälle, das sind 30%).

Abmagerung, die rapid 10 bis 20 kg erreichen kann (18 Fälle, d. h. 22,7%), stellt im Verlaufe einer benignen Hypertonie ein ungewöhnliches Symptom dar. Bei dieser Abmagerung spielt teilweise die bei der Hochdruckkrankheit vorgeschriebene Diät mit; doch kann man einen beträchtlichen Gewichtsverlust auch bei Fehlen jeglicher Diät sehen.

Endlich scheint es von Interesse zu sein, sich mit der *Nykturie* näher zu befassen. Diese Störung ist häufig, da wir sie in 30 Fällen, d. i. in 38%, antreffen. Es geschieht selten, daß dieses Symptom den Patienten beunruhigt und zu einer ärztlichen Untersuchung Anlaß gibt. Doch zeigt die systematische anamnestische Befragung den außerordentlich frühzeitigen Beginn der Nykturie; sie erscheint schon Wochen oder Monate *vor* den anderen Manifestationen und stellt eines der verläßlichen Prodromalzeichen der malignen Hypertonie dar, sei es, daß sie auf einer Nierenschädigung, einer neuro-vegetativen Störung oder auf der Schlaflosigkeit des Patienten beruht.

Als Prodromalerscheinungen wollen wir noch festhalten: Erbrechen (15 Fälle), Schwindelanfälle (10 Fälle), Ohrensausen (8 Fälle), Anorexie (7 Fälle), Schmerzen in der Lumbalgegend (7 Fälle), Hämaturie (7 Fälle), Epistaxis (7 Fälle), Kältegefühl (6 Fälle), Hämoptoe (5 Fälle), Schlaflosigkeit nachts und Schläfrigkeit tagsüber (5 Fälle), Impotenz (4 Fälle), akutes Lungenödem (3 Fälle), nächtliche Muskelkrämpfe (3 Fälle), Blutung aus dem Verdauungstrakt (1 Fall).

Das Studium der *Anamnese* dieser Patienten ergibt keine besonderen Merkmale, die für den malignen Hochdruck spezifisch wären. In der Anamnese unserer 79 Patienten konnten wir in 18 Fällen Scharlach oder wiederholte Anginen (22,7%), in 9 akute Pyelonephritiden (11,3%), in 13 Fällen diverse chronische Störungen des Harnapparates (16,4%) feststellen. In einem Fall ergab die Vorgeschichte eine Albuminurie als Kind, in einem anderen hatte sich die maligne Hypertonie auf ein sich entwickelndes nephrotisches Syndrom aufgepfropft.

22 unserer Patientinnen haben Graviditäten durchgemacht (50%). Bei 18 von ihnen waren die Schwangerschaften normal. Lediglich zwei hatten eine Schwangerschaftstoxikose im Anschluß an normale Schwangerschaften, zwei andere hatten nur Graviditäten mit Toxikose.

Die geringe Zahl der Toxikosen überrascht. Sie zeigt, daß es sich um Frauen handelt, die vor dem Auftreten des malignen

Hypertoniesyndroms entweder völlig gesund waren oder eine benigne Hypertonie hatten und durchaus imstande waren, eine Gravidität auszutragen.

Es wurde in der Anamnese systematisch nach einer hereditären Belastung mit Hypertonie oder Nephropathien gesucht. In 5 Fällen konnten diese Nachforschungen nicht angestellt werden (Patient in nicht ansprechbarem Zustand, keine Familienangehörigen). In den 74 verbleibenden Fällen wurde eine direkte Vererbung 25mal, d. h. in 33,7% festgestellt. Dieses Verhältnis unterscheidet sich kaum von dem bei der benignen Hypertonie beobachteten.

Das Studium der persönlichen Anamnese und der Familienanamnese hat uns somit keine eindeutigen Elemente in die Hand gegeben, die uns eine Erklärung für den Verlauf oder die Prognose der malignen Hypertonie erlauben würde.

Die klinische, laboratoriumsmäßige und röntgenologische Untersuchung verfolgte zwei Ziele: Die Erfassung der Folgen der Hypertonie und die Suche nach der Ätiologie des Leidens.

Die *Blutdruckwerte* waren so gut wie stets stark erhöht. Im folgenden bringen wir die bei unseren Patienten während ihres Krankenhausaufenthaltes gemessenen höchsten und niedrigsten Werte:

Höchstwerte:

Systolisch: Mittelwert: 232 mm Hg — Extrem-Werte: 190—345
Diastolisch: Mittelwert: 150 mm Hg — Extrem-Werte: 100—220

Niedrigste Werte:

Systolisch: Mittelwert: 197 mm Hg — Extrem-Werte: 160—250
Diastolisch: Mittelwert: 126 mm Hg — Extrem-Werte: 100—170

Wenn man bedenkt, daß bei diesen Zahlen die verschiedenen angewandten diätetischen oder medikamentösen Therapieverfahren nicht berücksichtigt worden sind, scheint der diastolische Blutdruck, wie es ja der klassischen Anschauung entspricht, regelmäßig erhöht zu sein.

Die *Funktionsstörungen auf kardiovasculärem Gebiet* sind mit Ausnahme der Anfälle von akutem Lungenödem, die wir in 10 Fällen fanden, auf den ersten Blick nicht sehr häufig. Nur die anamnestische Erhebung ergab eine Arbeitsdyspnoe (14 Fälle), eine Ruhedyspnoe (2 Fälle), atypische Präkordialschmerzen (4 Fälle), eine Claudicatio intermittens (1 Fall), doch sind diese Beschwerden nur selten heftig genug, um Anlaß für eine ärztliche Konsultation zu sein. Ebenso wie KINCAID-SMITH u. Mitarb. waren auch wir von der Seltenheit coronarer Komplikationen bei unseren Patienten überrascht: In keinem der Fälle wurde eine Arbeitsangina festgestellt, und bloß ein einziger von unseren Patienten erlitt einen elektrokardiographisch sichergestellten Coronarinfarkt. Die klinische Herzuntersuchung ergab stets eine Tachykardie und in 18 Fällen (22,7%) einen präsystolischen Galopprhythmus. Wir halten die von Kincaid-Smith u. Mitarb. dem Galopprhythmus zugeschriebene ungünstige prognostische Bedeutung für vollkommen berechtigt.

Ein fast regelmäßiges Vorkommen von Myokardschäden tritt indessen bei der teleröntgenologischen Untersuchung des Herzens und im EKG zutage. 8 während des Krieges untersuchte Patienten, bei denen die genannten Untersuchungsmethoden nicht angewandt werden konnten, wollen wir ausschließen. Bei den restlichen 71 fanden wir nur 4 normale Elektrokardiogramme. In 67 Fällen war eine verschieden starke, häufig jedoch erhebliche Hypertrophie des linken Ventrikels vorhanden. 12mal wurden Zeichen von Herzmuskelischämie registriert, 3mal ein unvollständiger Rechtsschenkelblock. Das Fehlen von typischen Coronarsklerosen erscheint uns sehr interessant und kann mit dem Fehlen der malignen Hypertonie bei alten Leuten verglichen werden, bei denen man den Eindruck hat, daß die Gefäßsklerose den Prozeß an den Arteriolen, das Kennzeichen der Malignität, verhindern würde.

Die *Veränderungen am Augenhintergrund* erwiesen sich von der ersten Untersuchung an als konstant. Sie können wie folgt eingeteilt werden:

Papillenödem:	nicht vorhanden:	4
	leicht:	28
	mäßig:	27
	stark:	20
Arteriolenspasmus:	leicht:	28
	mäßig:	25
	stark:	26
Retinopathie: (Hämorrhagien und flockige Exsudate)	fehlend:	6
	leicht:	32
	mäßig:	22
	stark:	19
Makulastern:		19
Netzhautarterienblutdruck:	100 oder höher	29
	niedriger als 100:	24
Optikusatrophie		1

Die spastische Arteriolitis kommt regelmäßig vor, die Staungspapille fehlt nur in 4, die Retinopathie in 6 Fällen. Es scheint keine ausgeprägte Korrelation zwischen den verschiedenen Typen von

Netzhautläsionen zu bestehen; insbesondere ist keine Beziehung zwischen der Intensität des Ödems und jener der Retinopathie vorhanden. Beachtenswert ist, daß die Fälle, bei denen das Ödem fehlte, stets eine Retinopathie aufwiesen und umgekehrt. Alle unsere Patienten hatten mindestens einen Fundus im Stadium III; fast alle boten das Bild des IV. Stadiums. In der Hälfte der Fälle beträgt der Retinadruck 100 mm H_2O oder mehr; die Grenzwerte bewegten sich zwischen 50 und 140 mm H_2O.

Anamnese und Untersuchung ergaben, daß *neurologische Erscheinungen* bei 37 unserer Kranken (46,8%) den Krankheitsverlauf gekennzeichnet haben; 7, auf die wir noch zurückkommen werden, kamen an einer cerebromeningealen Blutung ad exitum. Von den 30 übrigen hatten 4 mehrere Symptome. So hatten 37,9% der Fälle in Übereinstimmung mit anderen Untersuchungsreihen zu irgendeinem Zeitpunkt des Krankheitsverlaufes folgende neurologische Störungen: Hemiplegie (9 Fälle), transitorische Amaurose (7 Fälle), generalisierte Konvulsionen (5 Fälle), Aphasie (3 Fälle), zentrale Facialislähmung (3 Fälle), periphere Facialisparese (2 Fälle), transitorischer Bewußtseinsverlust (1 Fall), Drehschwindel (1 Fall), meningeale Blutung (1 Fall), Skotom (1 Fall). Die vorzeitig ad exitum gekommenen 7 Fälle sind hier nicht einbezogen. Bei den übrigen Patienten war die Mehrzahl der neurologischen Ausfälle gewöhnlich reversibel. Irreversible Schäden wurden nur in drei Fällen von Hemiplegie und in einem Falle mit Skotom beobachtet. Eine transitorische Amaurose ist ein relativ häufiges Alarmzeichen, das den Betroffenen zum Arzt führt.

Die anatomische Untersuchung ROSENBERGs an 17 Gehirnen von an maligner Hypertonie Verstorbenen hat ergeben, daß das Gehirn bezüglich funktioneller und organischer Veränderungen nach der Niere das am häufigsten befallene Organ darstellt.

Die Nierenfunktionsstörung wurde auf Grund verschiedener Untersuchungen beurteilt: Harnstoff-Clearance, Phenolsulphophthalein-Test, Zählung der Erythrocyten- und Leukocytenausscheidung pro Minute, intravenöse Urographie.

Die Proteinurie erscheint extrem häufig, wie dies von zahlreichen Autoren festgestellt worden ist. Wir haben sie 48mal, d. h. in 60,5% der Fälle angetroffen; doch handelt es sich dabei nur um die erste Untersuchung. Wenn wir die Entwicklung der Erkrankung verfolgen konnten, trat die Albuminurie, falls sie bei der ersten Untersuchung gefehlt hatte, später immer auf. Bei 3 unserer Patienten, von welchen 2 in dieser Serie nicht einbezogen sind, wurde die Proteinurie massiv und führte zu einem nephrotischen Syndrom.

Je nach der Schwere der renalen Beteiligung haben wir 3 Gruppen unterschieden:

Leichte Schädigung (Harnstoff im Blut zwischen 30 und 50 mg-%, van Slyke zwischen 50 und 70%, Phenolrotprobe zwischen 45 und 60% in 70 min): 35 Fälle, das sind 44,3%.

Mäßig schwere Schädigung (Harnstoff im Blut zwischen 50 und 70 mg-%, van Slyke 30—50%, Phenolrotprobe zwischen 30 und 45% in 70 min): 18 Fälle, d. h. 22,7%.

Schwere Schädigung (Harnstoff im Blut über 70 mg-%, van Slyke unter 30%, Phenolrotprobe weniger als 30% in 70 min): 22 Fälle, d. h. 27,8%.

Die Nierenfunktionsproben waren lediglich in 4 Fällen vollkommen normal. Dabei handelte es sich um die erstmalige Untersuchung, und wir konnten in jedem Fall später die fortschreitende Verschlimmerung der Nierenfunktion beobachten.

Die Nierenbeteiligung ist somit bei Patienten mit maligner Hypertonie fast stets von der ersten Untersuchung an vorhanden; doch ist sie von unterschiedlichem Schweregrad. In seltenen Fällen fehlt sie, um jedoch über kurz oder lang dann doch noch aufzutreten.

Bei 11 Kranken fehlt eine genügend vollständige *ätiologische Klärung* aus folgenden Gründen: zu schlechter Allgemeinzustand des Patienten, so daß die Untersuchungen nicht zugemutet werden konnten, oder vorzeitiges Verlassen des Spitals auf eigenen Wunsch noch vor Abschluß der Untersuchungen. Von den 68 lege artis Untersuchten hatten 39 (57,3%) eine essentielle Hypertonie, von den anderen 29 zeigten 10 eine einseitige Atrophie oder einseitigen Ausfall der Niere, 3 eine Thrombose oder eine Verengung der Arteria renalis, 9 bilaterale Nierenschäden, 2 Affektionen der abführenden Harnwege, 2 eine Periarteriitis nodosa, 2 ein Phäochromcytom, 1 eine Zystenniere. Die sehr mannigfaltigen Ergebnisse dieser ätiologischen Untersuchung, unter denen die meisten bekannten Ursachen der Hypertonie figurieren, zeigen deutlich, daß der maligne Hochdruck nur einen besonderen Entwicklungsmodus darstellt und daß es sich dabei um ein Syndrom und nicht um eine Krankheit handelt.

Der *Verlauf* konnte in 33 Fällen nach dem ersten Spitalaufenthalt nicht weiter verfolgt werden. (Darunter waren 3 Fälle mit bilateralem Smithwick und 1 Fall mit bilateralem Smithwick und totaler Adrenalektomie auf der einen und subtotaler auf der anderen Seite.) Dieses aus den Augen verlorene beträchtliche Patientenkontingent ist durch die Tatsache zu erklären, daß uns viele von ihnen aus der Provinz zugewiesen wurden und nach dem ersten Krankenhausaufenthalt nicht mehr zur Kontrolle erschienen. In anderen Fällen wiederum zieht es die auf den Ernst des voraussichtlichen Verlaufs aufmerksam gemachte Familie vor, den Patienten für seine letzte Lebenszeit nach Hause zu nehmen; unsere Anfragen blieben dann häufig unbeantwortet.

Wir konnten daher einen längeren Verlauf nur bei 46 Patienten verfolgen.

Bei 33 führte die Behandlung, wie immer sie auch geartet war, zu keinem Rückgang des Malignitätssyndroms.

27 starben. Die Durchschnittsdauer des Krankheitsverlaufes kann auf zwei Arten angegeben werden:

Durchschnittliche Dauer seit dem erstmaligen Befund eines Fundus im IV. Stadium:

Überlebenszeit 11,1 Monate; die Mindest- und die Höchstdauer betrug 3 Tage bzw. 5 Jahre. Die Diagnose eines Papillenödems ist zwar ein objektives Kriterium, aber es ist denkbar, daß bis zur ersten Augenspiegelung ein verschieden langer Zeitraum verstrichen sein kann.

Durchschnittliche Dauer seit dem Auftreten der ersten funktionellen Zeichen einer malignen Hypertonie:

22,3 Monate mit einem Minimum von 3 Wochen und einem Maximum von 5 Jahren. Hier ist selbstverständlich das Kriterium des Beginns mehr subjektiv und weniger sicher, doch gibt es vielleicht die wirkliche Dauer der Entwicklung besser wieder.

Anscheinend beträgt also die Dauer des Verlaufs der malignen Hypertonie bis zum Tode, wenn wir uns an die zweite Bewertung halten, ungefähr 2 Jahre. Die längste beobachtete Überlebensdauer beträgt 5 Jahre.

Bei den 27 Kranken, deren Verlauf bis zum tödlichen Ende verfolgt werden konnte, verteilten sich die Todesursachen folgendermaßen:

Urämisches Koma	11
Urämisches Koma + Herzinsuffizienz	7
Cerebrale Blutung	7
Exitus durch Operation	1
Interkurrente Komplikation (akute Peritonitis)	1

Es geht daraus klar hervor, daß die Niereninsuffizienz, mit oder ohne Herzinsuffizienz, die Hauptursache des Todes dieser Patienten darstellt. Sieht man von den beiden letztgenannten Todesursachen, die als akzidentell betrachtet werden können, ab, so ging das urämische Koma dem Exitus in 18 von 25 Fällen, d. i. in 72%, voraus. Nur bei 7 Patienten (28%) wurde der Verlauf durch eine tödliche Hirn- oder Hirnhautblutung jäh beendet. Diese Ergebnisse stehen mit jenen anderer Untersucher im großen ganzen in Einklang (MACMAHON und PRATT, SCHOTTSTAEDT und SOKOLOW, KINCAID-SMITH, MCMICHAEL und MURPHY).

Wir wollen noch daran erinnern, daß in unserer Patientenreihe kein einziger Todesfall auf einen Myokardinfakt zurückzuführen ist, eine bereits von anderen Autoren (KINCAID-SMITH) festgehaltene Besonderheit.

Zur Zeit sind von 46 Patienten noch 19 am Leben. 6 davon bieten das Bild einer fortschreitenden Verschlimmerung (von diesen unterzogen sich 3 einem beidseitigen Smithwick und 2 einem bilateralen Smithwick mit totaler Adrenalektomie auf der einen und subtotaler auf der anderen Seite). Seit dem mutmaßlichen Beginn des malignen Syndroms leben von diesen 6 Kranken bis heute (Juni 1960) drei jetzt 2 Jahre, zwei 3 Jahre und einer 5 Jahre. Doch ist der Zustand dieser Überlebenden ernst, alle haben eine graduell unterschiedliche Niereninsuffizienz.

Bei einem einzigen dieser Patienten konnten wir den spontanen Rückgang eines malignen Syndroms feststellen. Es handelte sich um einen 43jährigen Mann, bei dem die maligne Phase anscheinend ein Jahr vor seiner ersten Untersuchung auf der Abteilung eingesetzt hatte. Bei dieser Untersuchung im Jahre 1957 wurde ein Fundus im Stadium IV ohne irgendeine neurologische Störung konstatiert. Harnstoff 37 mg-%, aber der VAN SLYKE von 50% und der P.S.P.-Test von 45% in 70 min wiesen auf eine Nierenbeteiligung hin. Die retrograde Pyelographie, der eine transitorische Anurie folgte, ergab eine bilaterale Hydronephrose. Die Prognose war ausgesprochen infaust. Und doch kam es zu einer Spontanbesserung, der Allgemeinzustand ist jetzt ausgezeichnet, Funktionsstörungen fehlen. RR 220/120, Fundus Stadium II, mit einem Netzhautarteriendruck von 55 mm, Harnstoff im Blutserum 52 mg-%, die kardialen Symptome bilden sich klinisch und elektrokardiographisch zurück. Diese spontane Remission der Malignitätszeichen wurde von KEITH und WAGENER bei 15 ihrer Patienten beobachtet. Unser einziger Fall mag im Vergleich zu den Resultaten dieser Autoren bescheiden anmuten, doch müssen wir bemerken, daß

— KEITH und WAGENER diesem Vorkommnis nur 15mal im Verlauf ihrer großen, sich auf einen Zeitraum von 20 Jahren erstreckenden Erfahrung begegnet sind;

— daß wir die Fälle, die ein Papillenödem unmittelbar nach einer Apoplexie aufwiesen, aus unserer Untersuchungsreihe ausschieden. Die oben erwähnten Autoren hingegen scheinen in ihre Studie eine gewisse Anzahl solcher Fälle miteinbezogen zu haben.

Auf jeden Fall handelt es sich dabei sicherlich um eine *sehr seltene* Möglichkeit, mit der nicht gerechnet werden kann. Nach wie vor verläuft der maligne Hochdruck, falls keine Therapie angewandt wird, rasch, fortschreitend und unaufhaltsam. An dem Grundsatz einer aktiven und vor allen Dingen frühzeitigen, vor dem Auftreten einer schweren Niereninsuffizienz einsetzenden Therapie muß festgehalten werden.

Bei 12 Patienten, die einer kausalen oder symptomatischen chirurgischen Behandlung zugeführt worden waren, verschwanden die Zeichen der Malignität.

Bei 6 von ihnen (im Alter von 9, 11, 18, 26, 46 und 47 Jahren: 3 Nephrektomien, 1 Phäochromocytom, 2 bilaterale Smithwickoperationen mit totaler Adrenalektomie auf der einen und subtotaler auf der anderen Seite) wurde der Blutdruck vollkommen und endgültig normal. Bei den 6 anderen (2 beidseitige Smithwick und 4 bilaterale Smithwick mit totaler Adrenalektomie auf der einen und subtotaler auf der anderen Seite) sind alle Malignitätszeichen verschwunden, und die noch vorhandene mäßige Hypertonie hat einen benignen Charakter angenommen.

Bei allen diesen Patienten waren die Nierenfunktionsteste zur Zeit des Eingriffs befriedigend. Sobald eine deutliche Niereninsuffizienz auftritt, wird jede chirurgische oder sonstige Therapie illusorisch. Das besagt, daß, wenn das maligne Hypertoniesyndrom auch heilbar ist, dies nur bei frühzeitiger Behandlung und, implicite, frühzeitiger Diagnosestellung der Fall sein kann.

Eine *pathologisch-anatomische Untersuchung* konnte bei 17 unserer Patienten vorgenommen werden. In 7 Fällen handelte es sich um Biopsien intra operationem oder um Operationspräparate, in 10 Fällen um Obduktionspräparate.

In einem einzigen Fall waren Nierengefäßläsionen praktisch nicht vorhanden: es handelte sich um einen 18jährigen Jüngling, bei dem die Hypertonie 6 Monate vorher plötzlich aufgetreten war. Ihre Ätiologie war eine Thrombose der li. A. renalis als Folge einer im Pedunculus renalis befindlichen Masse, deren histologische Untersuchung ein Phäochromocytom ergab. Dieser Patient ist von seinem Hochdruck vollkommen geheilt. Alle anderen Fälle wiesen Gefäßläsionen auf, die jedoch von verschiedener Intensität und Ausdehnung waren.

Sklerose der kleinkalibrigen Arterien mit Einengung oder Verschluß des Lumens: . . . . 8 Fälle
Hyalinisierung und Sklerose der Arteriolen: . . . . 6 Fälle
Nekrose der Arteriolen: . . . . 6 Fälle

Bei allen Fällen betrafen die Läsionen elektiv oder mit besonderer Intensität die feinsten Arterien (den distalen Anteil der Aa. interlobulares) sowie die afferenten Arteriolen. Es muß betont werden, daß diese Gefäßläsionen sich nur durch ihre Intensität und ihre Ausdehnung von denjenigen unterschieden, die wir bei jeder Hypertonie sehen. Es wurde kein für den malignen Hochdruck spezifischer Läsionstypus beobachtet.

Eine Glomerulosklerose wurde in 9 von 17 Fällen, eine Tubulusatrophie bei 8 Fällen festgestellt. Diese Nierenparenchymveränderungen waren offensichtlich eine Folge der Gefäßschädigungen.

Im ganzen waren die bei der Biopsie gefundenen Läsionen eindeutig weniger ausgeprägt als die der Obduktionspräparate; sie sind naturgemäß auch bei den an einer Hirnblutung ad exitum Gekommenen weniger deutlich als bei den im urämischen Koma Verstorbenen. Dies läßt annehmen, daß das von Fahr beschriebene histologische Bild nur dann zu sehen ist, wenn der klinische Verlauf von genügend langer Dauer ist und zu Niereninsuffizienz führt und nicht durch eine interkurrente Komplikation, z. B. einen apoplektischen Insult, unterbrochen wird.

Eine frühzeitige Nierenbiopsie ergibt keinerlei histologischen Befund, der zur Feststellung der Malignität oder zu deren Ausschluß berechtigen würde. Eine im Spätstadium ausgeführte Biopsie dagegen läßt die Bestätigung der Malignität und die Beurteilung der Schwere des Falles auf Grund der Intensität und der Ausbreitung der Läsionen zu.

In ätiologischer Hinsicht haben die anatomischen Befunde die Vielfalt der möglichen Ursachen der malignen Hypertonie bestätigt: 9 chronische Pyelonephritiden, 1 Glomerulonephritis, 1 Thrombose der A. renalis, 2 Nebennierenadenome, 2 Phäochromocytome, 2 Fälle von Periarteriitis nodosa. Diese Aufzählung bestätigt das Fehlen einer spezifischen Ätiologie des malignen Hochdrucks und weist darauf hin, daß seine Ursache durch histologische Untersuchung oder bei der Autopsie trotzdem festgestellt werden kann.

Zusammenfassung

1. Zusammenfassend können wir nur bestätigen, was wir schon 1954 gesagt haben: „Jeder Hochdruck, was immer auch seine Ursache sei, in welchem Alter auch das Individuum stehe, welchem Verlaufstypus er auch angehöre, kann plötzlich malignen Charakter annehmen. Die Malignität ist nur ein Zeichen der Schwere des Verlaufes, wie dies die verschiedenen, den als maligne bezeichneten Hypertonien zugrunde liegenden Ursachen zeigen." Das gleiche wird von Brust, Perera und Wilkins ausgesprochen, wenn sie auch dem Terminus „maligne Hypertonie" die Bezeichnung „akzelerierte Form der Hypertonie" vorziehen.

2. Es erscheint zwecklos, über die Häufigkeit und den relativen diagnostischen Wert der Papillenveränderungen oder der renalen Alterationen zu diskutieren. Beide treten stets im Verlauf der Krankheit auf, sofern nicht interkurrente Komplikationen vorzeitig den Tod herbeiführen. Das gleiche gilt von den anatomischen Läsionen, die erst manifest werden, wenn das Leiden lange genug bestanden hat.

3. Die maligne Hypertonie befällt mit Vorliebe jugendliche Individuen, die keine Atherosklerose haben, und am häufigsten Patienten mit benigner Hypertonie. Seltener tritt sie plötzlich bei einem bis dahin normotonen Individuum auf.

4. Den ersten Malignitätszeichen gehen häufig unspezifische Noxen voraus. Der Beginn der malignen Hypertonie ist oft brüsk.

Die Kopfschmerzen und die Sehstörungen stellen die häufigsten Alarmzeichen dar; die Nykturie ist in vielen Fällen ein Frühsymptom.

5. Die maligne Hypertonie nimmt unaufhaltsam ihren Verlauf bis zum Tod durch Urämie mit oder ohne gleichzeitiges Herzversagen.

Seltener unterbricht eine neurologische Komplikation jäh den Krankheitsablauf, nach unserer Erfahrung jedoch niemals eine coronare.

Die spontane Rückbildung der Malignität stellt eine Ausnahme dar. Die Beseitigung der Ursache des malignen Hochdrucks oder manche symptomatische chirurgische Behandlungsmethoden halten mitunter die letale Entwicklung auf und führen wieder zur Benignität zurück.

6. In Zukunft wird eine möglichst eingehende Untersuchung zweifellos die Aufdeckung der Ätiologie der sogenannten essentiellen Hypertonie, sei sie maligner oder anderer Natur, ermöglichen, wie dies die immer häufigere Klärung der Ursache des Hochdrucks bei Patienten beweist, die vollständigen Durchuntersuchungen unterzogen werden, insbesondere bei jüngeren Individuen und bei plötzlich auftretenden malignen Hypertonien.

Die vorliegende Untersuchung erfolgte im Centre de Recherches sur l'Hypertension arterielle — Hôpital Beaujon-Clichy, Prof. P. MILLIEZ — und wurde dank der Unterstützung des Institut National d'Hygiène (Prof. BUGNARD) und des Forschungsfonds der Securité Sociale ermöglicht.

Literatur

AITKEN, R. S., and C. W. WILSON: Quart. J. Med. (G.B.) **4**, 14, 179—190 (1935).

BECHGAARD, P., H. KOPP and J. NIELSEN: Acta med. Scand. Suppl. **312**, 154, 175—184 (1956). — BERNHEIM, M., R. FRANÇOIS, F. LARBRE and A. PERRIN: Pédiatrie (Fr.) **11**, 2, 281—287 (1956). — BRUST, A. A., G. A. PERERA and R. W. WILKINS: J. Amer. Med. Ass. **166**, 640 (1958). — BYROM, F. B.: Lancet (G.B.) **1954**/II, 201—211.

CASTEX, M. R.: Prensa méd. argent. **42**, 49, 3683—3692 (1955).

DEGOY, A., and L. SCHULLER: J. méd. Bordeaux **135**, 9, 971—973 (1958). — DEROW, H. A., and M. D. ALTSCHULE: N. England J. Med. **213**, 20, 951—960 (1935). — DEROW, H. A., and M. D. ALTSCHULE: Ann. Int. Med. (U.S.A.) **14**, 10, 1768—1780 (1941).

ELWYN, H.: Bull. N. Y. Acad. Med. **28**, 3, 145—158 (1952).

GENNES, L. DE, D. MAHOUDEAU and P. DESVIGNES: Bull. Soc. méd. hôp. Paris **59**, 35, 457—459 (1943). — GOLDBLATT, H.: J. Exper. Med. (U.S.A.) **67**, 5, 809—826 (1938). — GOLDBLATT, H.: Circulation (U.S.A.) **16**, 5, 697—699 (1957). — GROB, D.: J. Chron. Dis. (U.S.A.) **1**, 5, 546—562

(1955). — Gros, Cl., J. Mirouze, B. Vlakovitch and A. Pages: Sem. hôp. Paris **35**, 23, 1015—1022 (1959).

Hanley, H. G.: Brit. J. Urol. **29**, 4, 359—361 (1957). — Holten, C., and V. Posborg-Petersen: Lancet (G.B.) **1956/II**, 918—922.

Keith, N. M., H. P. Wagener and J. W. Kernohan: A.M.A. Arch. Int. Med. **41**, 2, 141—188 (1928). — Keith, N. M., H. P. Wagener and N. W. Barker: Amer. J. Med. Sc. **197**, 3, 332—343 (1939). — Keith, N. M., and H. P. Wagener: A.M.A. Arch. Int. Med. **87**, 1, 25—47 (1951). — Kincaid-Smith, P., J. McMichael and E. A. Murphy: Quart. J. Med. (G.B.) **27**, 105, 117—153 (1958). — Klemperer, P., and S. Ottani: Arch. Path. (U.S.A.) **11**, 1, 60—117 (1931).

Leishman, A. W. D.: Brit. Med. J. **1959/I**, 1361—1368. — Levitt, W. M. and S. Oram: Brit. Med. J. **1956/II**, 910-912. — Locket, S., P. G. Swann, and W. S. M. Grieve: Brit. Med. J. **1951/I**, 778—784. — Lunseth, J. H., L. A. Baker and A. Shifrin: A.M.A. Arch. Int. Med. **88**, 6, 783—792 (1951).

MacMahon, H. E., and J. H. Pratt: Amer. J. Med. Sc. **189**, 2, 221—235 (1935). — McMichael, J., and E. A. Murphy: J. Chron. Dis. (U.S.A.) **1**, 5, 527—535 (1955). — Mandlowitz, M., A. D. Parets, T. Gold and S. R. Drachman: J. Chron. Dis. (U.S.A.) **7**, 6, 484—492 (1958). — Manlove, F. R.: A.M.A. Arch. Int. Med. **78**, 4, 419—440 (1946). — Martin-Noel, P., Y. Mazare et M. Revol: J. méd. Lyon **39**, 922, 511—519 (1958). — Milliez, P.: Les hypertensions artérielles permanentes curables. Acquisit. Méd. Récentes 65—71. Ed.: Méd. Flammarion. Paris 1954. — Muri, J. W.: Acta med. Scand. **158**, 3—4, 173—180 (1957). — Murphy, E. A.: Bull. Johns Hopkins Hosp. (U.S.A.) **102**, 158—159 (1958). — Murphy, F. D., and J. Grill: A.M.A. Arch. Int. Med. **46**, 1, 75—104 (1930).

Newman, M. J. D., and J. I. S. Robertson: Brit. Med. J. **1959/I**, 1368—1373.

Page, I. H.: Ann. Int. Med. (U.S.A.) **12**, 7, 978—1004 (1939). — Page, I. H.: J. Chron. Dis. (U.S.A.) **1**, 5, 536—545 (1955). — Palmer, R. S., D. Loofbourow and C. R. Doering: N. England J. Med. **239**, 26, 990—994 (1948). — Peet, M. M., and E. M. Isberg: Ann. Int. Med. (U.S.A.) **28**, 4, 755—767 (1948). — Perera, G. A.: Amer. J. Med. **4**, 3, 416—422 (1948). — Perera, G. A.: J. Chron. Dis. (U.S.A.) **1**, 5, 472—476 (1955). — Perman, E.: Acta med. Scand. Suppl. **312**, 154, 214—215 (1956). — Perry, H. M. jr., and H. A. Schroeder: A.M.A. Arch. Int. Med. **102**, 3, 418—425 (1958). — Pickering, G. W.: Clin. Sc. (G.B.) **1**, 4, 397—413 (1934). — Pickering, G. W.: Circulation (U.S.A.) **6**, 4, 599—612 (1952). — Porge, J. F.: Arch. mal. coeur (Fr.) **41**, 9, 449—451 (1948).

Reiser, M. F. M. Rosenbaum and E. B. Ferris: Psychosomat. Med. (U.S.A.) **13**, 3, 147—159 (1951). — Rosenberg, E. F.: A.M.A. Arch. Int. Med. **65**, 3, 545—586 (1940).

Schoettstaedt, M. F., and P. Sokolow: Amer. Heart J. **45**, 3, 331—362 (1953). — Schroeder, H. A.: J. Chron. Dis. (U.S.A.) **1**, 5, 497—515 (1955). — Shapiro, P. F.: A.M.A. Arch. Int. Med. **48**, 2, 199—233 (1931). — Shelburne, S. A., D. Blain and J. P. O'Hare: J. Clin. Invest. (U.S.A.) **11**, 3, 489—496 (1932). — Sigler, L. H.: Amer. J. Cardiol. **1**, 2, 176—180 (1958). — Smirk, F. H., and E. G. McQueen: J. Chron. Dis. (U.S.A.) **1**, 5, 516—526 (1955). — Smithwick, R. H.: J. Chron. Dis. (U.S.A.) **1**, 5, 477—496 (1955). — Smithwick, R. H., R. D. Bush and D. Kinsey: J. Amer. Med. Ass. **160**, 12, 1023—1026 (1956).

TAYLOR, R. D., A. C. CORCORAN and I. H. PAGE: A.M.A. Arch. Int. Med. **93**, 6, 818—824 (1954).

WAGENER, H. P.: J. Amer. Med. Ass. **101**, 18 1380—1384 (1933). — WERTHEIM, A. R., and Q. B. DENNING: J. Chron. Dis. (U.S.A.) **1**, 5 574—588 (1955). — WESSELOW, O. L. V. S. DE, and W. J. GRIFFITHS: Brit. J. Exper. Path. **15**, 1, 45—52 (1934). — WILKINS, R. W.: J. Chron. Dis. (U.S.A.) **1**, 5, 563 —573 (1955). — WILSON, C., and G. W. PICKERING: Clin. Sc. (G.B.) **3**, 3, 343—351 (1938). — WILSON, C., and F. B. BYROM: Lancet (G.B.) **1939/II**, 136—139. — WOLFERTH, C. C., W. T. FITTS, W. A. JEFFERS, and A. M. SELLARS: Bull. N. Y. Acad. Med. **33**, 3, 151—170 (1957). — WOODS, W. W., and M. M. PEET: J. Amer. Med. Ass. **117**, 18, 1508—1515 (1941).

Diskussion

Reubi: Ich möchte einen Vorschlag machen. Ebenso wie Herr Bechgaard glaube ich, daß wir versuchen sollten, zu einer Übereinkunft über die Klassifizierung und Definition der malignen Hypertonie zu kommen. Es bietet kein Problem, die maligne Hypertonie vom anatomischen Gesichtspunkt aus zu definieren: Wir sind uns sicher alle darüber einig, daß eine Arteriolonekrose in verschiedenen Organen — wie z. B. den Nieren — vorliegt. Jedoch ist es vom klinischen Gesichtspunkt aus ziemlich schwierig, die maligne von der benignen Hypertonie zu unterscheiden. Die essentielle Hypertonie zeigt im allgemeinen einen mehr gutartigen Verlauf, aber eine kleine Gruppe von Fällen kann auch in eine maligne Hypertonie übergehen. Andererseits können bekannte Ursachen einer Blutdruckerhöhung — wie etwa die Glomerulonephritis oder die Periarteriitis nodosa — auch zu maligner Hypertonie führen. Es entsteht somit die Frage, ob die Diagnose der malignen Hypertonie lediglich auf der Grundlage klinischer Kriterien möglich ist. Sollen wir den Begriff „maligne" nur beim Bestehen der Arteriolonekrose verwenden oder schon vor ihrer Entwicklung? Herr Milliez sagte, daß er eine maligne Hypertonie bei einem diastolischen Blutdruck über 120, bei Fundusveränderungen im vierten Stadium und bei Anzeichen einer Niereninsuffizienz diagnostizieren würde. Aber gleichzeitig sagte er, daß er bei seinen Untersuchungen manchmal die Diagnose auf der Grundlage von Retinaveränderungen des dritten Stadiums stellen mußte, und er fand auch, daß eine Niereninsuffizienz am Anfang nicht immer vorhanden war.

Das ist, glaube ich, ein bißchen verwirrend. Ich möchte erwähnen, wie wir in meiner Abteilung die maligne Hypertonie diagnostizieren, wobei wir nicht der Meinung sind, daß unsere Kriterien irgendeinen Absolutwert besitzen. Im allgemeinen sind es die folgenden: Diastolischer Blutdruck über 130, Retinaveränderung vom Stadium 3 oder 4 und deutliche Beeinträchtigung des Allgemeinzustandes. Ich halte dieses letzte Kriterium für sehr wichtig. Die meisten Patienten verlieren an Gewicht. Selbst wenn sie adipös waren, verlieren sie an Gewicht. Der Allgemeinzustand ist beeinträchtigt und oft zeigt das Zentralnervensystem Anzeichen einer Beteiligung. Natürlich besteht auch eine Albuminurie. Es ist ein wichtiges Zeichen, wenn die Albuminurie sehr ausgeprägt ist. Aber man findet auch Fälle mit essentieller Hypertonie, die sicher keine malignen Läsionen haben und trotzdem eine ausgeprägte Albuminurie — bis zu 3 g/l — zeigen. Daher glauben wir, daß eine mäßige Albuminurie kein verläßliches Zeichen eines malignen Verlaufs ist. Ich wüßte gern, wie die kompetenten Autoren in diesem Kreis darüber denken.

Milliez: Der Ausdruck „accelerierte Hypertonie" scheint mir eine treffendere Beschreibung für das von Volhard geschilderte Syndrom als der Ausdruck „maligne Hypertonie" zu sein. Das Kriterium der Malignität liegt in der Tatsache, daß die Erkrankung fortschreitet. Sicherlich stellt die Arteriolonekrose ein spezifisches Zeichen der Malignität dar, jedoch nur ein sekundäres. In den Anfangsstadien der Malignität ausgeführte Biopsien ergaben keine Arteriolonekrose. Allerdings wird die Arteriolonekrose stets autoptisch festgestellt, wenn der Patient an Niereninsuffizienz starb.

Ich halte nichts von dem Versuch, die essentielle Hypertonie in eine stets zunehmende Zahl von Kategorien aufzuspalten. Meiner Meinung nach sollten wir unser Bestes tun, um die Ursache zu finden, besonders wenn die Hypertonie maligne ist.

Es gibt bestimmte Ursachen der Hypertonie, nach denen heute stets gesucht wird: Ein Nebennierentumor, unilaterale Nierenatrophie, Nierenarterienthrombose, Glomerulonephritis und Cystennieren.

Aber es gibt noch andere Ursachen, die übersehen werden. Lassen Sie mich einige Beispiele erwähnen: Bei Patienten mit nur einer Niere, bei denen die Cystoskopie das Fehlen eines Ureters auf der im Pyelogramm leeren Seite bestätigt, sollte man immer an die Möglichkeit einer rein endokrinen Niere ohne Ureter denken. Diese Möglichkeit sollte durch ein Retropneumoperitoneum überprüft werden. Bei einem Patienten mit überstandenem abdominellem Trauma oder nach schwerem Sturz oder nach Thrombophlebitis der Beine muß man stets auch an eine venöse Ursache der Hypertonie denken. In solchen Fällen ist eine Phlebographie von der Oberschenkel- oder Oberarmvene aus unerläßlich, um die Diagnose zu bestätigen oder auszuschließen.

Eine ascendierende Nephritis kann zu einer schweren oder sogar malignen Hypertonie führen, ohne daß sich jemals das klassische Bild einer fieberhaften Infektion der Harnwege gezeigt hat. Man muß daher die funktionellen Zeichen und Symptome dieses Zustandes erkennen (außer den üblichen Zeichen der Cystitis, die Schwierigkeit beim Beginn der Miktion, Schmerz während der Miktion als Zeichen eines Urinrückflusses in ein oder beide Nierenbecken, fehlender Harndrang). Dieses Symptome weisen natürlich nur auf eine Dyskinesie der Harnwege hin. Wenn ein Rückfluß von infiziertem Urin aus der Blase erfolgt, dann führt diese Dyskinesie, wie von den klassischen Autoren postuliert, zu einer ascendierenden Niereninfektion.

Der Nachweis dieses ein- oder beidseitigen Mechanismus der ascendierenden hypertensiven Nephritis kann leicht entweder durch kinematographische Röntgenaufnahmen unter Verwendung eines Bildverstärkers oder durch einfache retrograde Cystographie geführt werden (Instillation von 40 ml Kontrastmittel und 300—400 ml physiologischer Kochsalzlösung in die Blase, Röntgenaufnahmen des gesamten Harntraktes vor, während und nach der Miktion).

Reubi: Ich denke, wir alle sind mit Ihnen einer Meinung, daß bei der Hypertonie eine zunehmende Verschlechterung ein gutes Kriterium der Malignität darstellt. Andererseits kann man bei frühzeitiger Behandlung solcher Patienten den Verlauf ändern und das Fortschreiten aufhalten. Dies kann die Diagnose schwierig machen.

Pickering: Meiner Meinung nach ist dies ein außerordentlich wichtiges und interessantes Problem. Ich glaube, man braucht 2 Arten der Klassifizierung der Hypertonie. Die eine Klassifizierung ist entsprechend der Art der Erkrankung. Vielleicht darf ich einige erwähnen: Es gibt renale Ursachen, von denen Herr Milliez einige in seinem Vortrag erwähnte, dann gibt es das Phaeochromocytom. Ich will nicht alle Ursachen anführen, denn sie sind allgemein anerkannt. Dann bleibt eine Restgruppe von Hypertonikern, welche wir essentiell nennen. Nun kann es zwei verschiedene Verläufe von jeder dieser Erkrankungen geben, wie Volhard als erster zeigte: Der Verlauf kann stationär sein, das nennen wir benigne Hypertonie. Also so, wie es uns Herr Bechgaard so ausgezeichnet schilderte. Oder er kann sehr schnell fortschreitend sein, und deshalb nannte Volhard ihn maligne. Und diese beiden Verläufe können bei jeder dieser Formen von Hypertonie auftreten. Herr Milliez zeigte uns den malignen Verlauf bei einer Anzahl von Formen der renalen Hypertonie und beim Phaeochromocytom. Er tritt auch beim Cushing-Syndrom auf und wir wissen, daß er sich auch bei der essentiellen Hypertonie einstellen kann. Was ist das Wesen des malignen Verlaufs? Das wesentliche Kennzeichen des malignen Verlaufs ist die fibrinoide Nekrose der Arteriolen. Sie verursacht den Tod des Patienten, aber klinisch sind oft das erste Zeichen die Fundusveränderungen, d. h. entweder ein großes unscharf begrenztes Exsudat oder ein Papillenödem. Das ausgeprägte Bild zeigt natürlich beides. Allerdings haben einige Patienten — wie GOLDRING und CHASIS feststellten — mit autoptisch nachgewiesener Arteriolonekrose der Nieren zu Lebzeiten niemals eine Retinopathie gehabt. Bei ihnen sind die ersten Zeichen des Beginns der malignen Phase eine Hämaturie oder eine Proteinurie.

Nun, sehr wahrscheinlich ist die maligne Phase Ausdruck einer sehr schweren Hypertonie mit einem besonders schnellen und akuten Beginn. Wir wissen alle, daß man heute die maligne Phase rückgängig machen kann. Herr MILLIEZ zeigte uns, wie man dies durch Beseitigung der Krankheitsursache erreichen kann, falls man die Ursache kennt. Und wie man bei unbekannter Ursache den Blutdruck durch Sympathektomie oder hypotensive Pharmaka zu senken vermag. Meine Ansicht ist, daß der Erfolg einer Behandlung der malignen Hypertonie davon abhängt, wie früh der Patient zu uns kommt. Wenn wir abwarten, bis der Augenhintergrund absolut charakteristisch ist, bis kein Zweifel am Versagen der Nierenfunktion besteht, kommen wir zu spät. Herr PAGE und andere Untersucher haben eindeutig nachgewiesen, daß die Patienten am Nierenversagen sterben. Daher sollte man meiner Meinung nach vom praktischen Gesichtspunkt aus bei jedem Patienten mit schwerer Hypertonie den Verdacht auf einen Ausbruch der malignen Phase haben. Je höher der Blutdruck ist, desto mehr sollte man aufpassen. Es gibt zwei Dinge, nach denen man Ausschau halten sollte: das eine ist die plötzliche Entwicklung eines Exsudates am Auge, und das andere ist die plötzliche Entwicklung einer Hämaturie oder Proteinurie. Wenn eines dieser Ereignisse eintritt, dann ist es höchste Zeit, den Patienten zu behandeln. Ich muß darauf hinweisen, daß man die Diagnose der malignen Phase nicht nur auf Grund des Augenhintergrunds stellen kann. Ich habe mich sehr für die Augenhintergrundveränderungen interessiert. Sie können Bilder finden, welche völlig den Retinaveränderungen der malignen Phase der Hypertonie gleichen, und die Patienten haben eine schwere gastrointestinale Hämorrhagie und völlig normale Blutdruckwerte; Sie können diese Bilder auch bei ganz normalen Blutdruckwerten beim disseminierten Lupus erythematosus beobachten.

SCHROEDER: Meiner Meinung nach muß man zwischen der pathologisch-anatomischen und der klinischen Diagnose der malignen Hypertonie unterscheiden. Viele Pathologen stellen eine derartige Diagnose bei Vorhandensein einer nekrotisierenden Arteriolitis. Bis auf seltene Ausnahmen entwickelt sich die nekrotisierende Arteriolitis nur beim Vorliegen einer Azotämie. Daher ist — wenn nekrotische Läsionen gefunden werden — die Erkrankung bereits in ihrem terminalen Stadium.

Klinische und insbesondere therapeutische Erwägungen erfordern andererseits die frühe Diagnose der malignen Phase, damit die Behandlung wirkungsvoll sein kann. Vor dem Aufkommen einer spezifischen Therapie erforderten prognostische Erwägungen eine Frühdiagnose. Ich kann Ihnen nur unsere eigenen Kriterien angeben. In jedem Falle sind exsudative und/oder hämorrhagische Läsionen des Augenhintergrundes, ein hoher und fixierter diastolischer Blutdruck (im Durchschnitt über 120 mm Hg) bei

Bettruhe und während des durch Na-amytal hervorgerufenen Schlafes, sowie eine gewisse Einschränkung der Nierenfunktion für die Diagnose des IV. Stadiums, d. h. der malignen Hypertonie, zu fordern. Wir unterteilen das IV. Stadium in 3 Untergruppen: Stadium IVa: Frühe maligne Hypertonie, Augenhintergrund Grad III ohne eindeutiges Papillenödem, aber unscharfe Papillenränder. Phenolrotausscheidung unter 25% und mindestens 15% 15 min nach intravenöser Gabe. Meistens Proteinurie. Gelegentlich kann sich dieses Stadium spontan zurückbilden. Stadium IVb: Schwere maligne Hypertonie. Diastolischer Blutdruck 140 mm Hg oder darüber. Papillenödem sowie exsudative und/oder hämorrhagische Fundusveränderungen (Grad IV). Eingeschränkte Nierenfunktion ohne oder mit beginnender Azotämie. Stadium IVc: Maligne Hypertonie mit Niereninsuffizienz. Im allgemeinen ein terminales Stadium mit den pathologisch-anatomischen Kriterien der Erkrankung.

Ich stimme mit Herrn Pickering darin überein, daß wir unser klinisches Urteil für die Diagnosestellung einsetzen müssen, und daß wir uns nicht lediglich auf ein Symptom verlassen können. Meiner Meinung nach soll man die Diagnose dieses Stadiums nicht ohne Anzeichen einer Nierenschädigung und ohne akute Fundusveränderungen stellen, jedoch müssen wir aus therapeutischen Erwägungen die frühesten Anzeichen des malignen Verlaufs der Erkrankung erkennen und sie intensiv behandeln, bevor eine irreversible Nierenschädigung eingetreten ist.

Govaerts: Ich möchte Ihre Aufmerksamkeit auf die Tatsache lenken, daß es beim Hund möglich ist, das vollständige Syndrom der malignen Hypertonie hervorzurufen. Dies wurde von Goldblatt durchgeführt, und ich hatte wiederholt Gelegenheit, es während meiner Untersuchungen über die experimentelle renale Hypertonie zu beobachten. Wenn man beim Hund die Nierenarterien auf beiden Seiten etwas zu stark abklemmt, dann bekommen einige Tiere gelegentlich einen hohen Blutdruck und eine schwere renale Insuffizienz mit einer Überlebenszeit von etwa 10—20 Tagen bei zunehmender Urämie. Sie entwickeln während dieser Zeit das ganze Syndrom der malignen Hypertonie mit intestinalen oder peritonealen Hämorrhagien und nekrotischen Läsionen der Arterien. Somit kann — zumindest beim Hund — das Syndrom der malignen Hypertonie rein renalen Ursprungs sein, und entsprechend ist es sehr interessant, daß bei den klinischen Beobachtungen von Herrn Milliez die Entwicklung der malignen Hypertonie beim Menschen häufig mit einer pathologischen Veränderung der Niere — wie Verringerung der renalen Durchblutung oder einem Reflux von Urin in die Ureteren — verbunden ist. Wie ich Ihnen gestern sagte, kann eine erhebliche Einschränkung der Nierenfunktion die Reaktion gegenüber Substanzen wie Renin und Angiotensin durch einen Mechanismus, der noch näher untersucht werden sollte, verstärken.

Platt: Ich glaube, wir stimmen alle darin überein, daß die maligne Phase sehr selten nach einem Alter von 55 Jahren beginnt. Ich kann mich an 2 Fälle erinnern, der eine war die Frau eines Arztes im Alter von 57 Jahren, bei der sich plötzlich eine maligne Hypertonie entwickelte und die starb, ohne daß wir einen Autopsiebefund erhalten konnten. Der andere Fall war eine Frau von 67 Jahren, bei der sich eine maligne Hypertonie mit dem typischen Fundusbefund entwickelte, und bei der eine nichtfunktionierende Niere vorlag. Aber es ist sehr selten, daß sich eine maligne Hypertonie in diesem Alter entwickelt. Wir können die Diagnose der malignen Hypertonie nicht einfach aus der Höhe des Blutdrucks stellen, denn wie oft sehen wir — besonders bei Frauen von 55 bis 60 Jahren — alarmierend hohe Blutdruckwerte, die über Jahre ohne Entwicklung irgendwelcher Zeichen der malignen Hypertonie bestehen können. Wenn wir die Entwicklung eines Papillenödems usw. abwarten, sagt GEORGE PICKERING, warten wir zu lange: Natürlich ist das ganz richtig. Man sollte sicher vorher behandeln, wenn man kann. Wie jedoch Herr MILLIEZ erwähnte, kommt die Mehrzahl, oder doch eine große Anzahl von Patienten, mit bereits bestehenden Veränderungen am Augenhintergrund zum Arzt, so daß es ein schwer einzuhaltender Ratschlag ist. Hinsichtlich der Kriterien der Diagnose bin ich der gleichen Meinung, daß es bei pathologisch-anatomischer Untersuchung Fälle gibt, in denen Schädigungen der Arteriolen vorliegen, aber noch kein Papillenödem. Aber unter dem Gesichtspunkt der Vergleichbarkeit der Ergebnisse verschiedener Untersucher in der Literatur ist es einfacher, wenn wir erst dann von maligner Hypertonie sprechen, wenn die typische Retinopathie, das Papillenödem usw. vorliegen. Anderenfalls schließen wir Fälle mit ein, von denen bei genauer Betrachtung zwei Drittel kein Papillenödem haben, und man fragt sich dann, ob die Kriterien der anderen dieselben wie die eigenen sind. Ich behaupte nicht, daß dies in pathologisch-anatomischer Hinsicht richtig ist; immerhin ist eine solche Einteilung zweckmäßig als Übereinkunft für die medizinische Literatur. Schließlich noch eine Bemerkung zu Herrn BECHGAARDs interessanten Ausführungen über die Schwangerschaftstoxikose. Ich glaube, die Toxikose war in den meisten Fällen schon abgelaufen, als Sie die Patientinnen zu Gesicht bekamen, und ich vermute, daß Sie nicht wissen, ob es Fälle waren, welche erstmals während der Schwangerschaft eine Hypertonie entwickelten, oder ob sie an einem bereits bestehenden Hochdruck litten, der erst wegen der Schwangerschaft entdeckt worden ist. In der von GIBSON und mir veröffentlichten Patientengruppe — welche von GIBSON untersucht wurde, aber die Resultate wurden von mir analysiert — fanden wir sehr häufig, daß nach einer Schwangerschaftstoxämie der Blutdruck etwas höher als vorher war. Eine schwere Form von Hypertonie entwickelte sich jedoch sehr selten.

WILSON: In der Frage der Diagnose stimme ich völlig mit Herrn PLATT überein. Meiner Meinung nach müssen wir das Papillenödem als das pathognomonische Zeichen der malignen Hypertonie ansehen. Es ist nicht gerechtfertigt, Patienten mit Stadium III der Retinopathie darin einzuschließen, da wir die Prognose bei diesen Patienten nicht kennen. Einige von ihnen können eine maligne Hypertonie entwickeln, aber bei der Mehrzahl ist dies nicht der Fall. Wenn daher solche Fälle in eine Behandlungsserie von Fällen mit „maligner Hypertonie" eingeschlossen werden, dann kann das therapeutische Ergebnis nicht mit dem anderer Untersucher verglichen werden. Es ist daher unmöglich, eine maligne Hypertonie im Frühstadium zu diagnostizieren, bevor sich das Papillenödem entwickelt hat. Meiner Ansicht nach ist das Vorliegen einer nekrotisierenden Arteriolitis in den Nieren für die Diagnose der malignen Hypertonie nicht ausreichend. Gelegentlich finden sich solche Schädigungen bei Patienten, die in der Folge kein Papillenödem entwickeln. Einige der Anwesenden haben gesagt, daß eine Stickstoffretention für die Entstehung einer Arteriolonekrose notwendig ist. Hierfür kenne ich keine Beweise. Bei der akuten Nephritis und im Frühstadium der malignen Hypertonie finden sich diese Läsionen, bevor die Nierenfunktion wesentlich beeinträchtigt ist. Dies trifft insbesondere auch für die experimentelle Hypertonie zu. Meiner Meinung nach ist BYROMs Beobachtung einer umschriebenen Vasoconstriction der cerebralen Arterien im Verlauf von Zuständen einer Encephalopathie bei Ratten mit experimenteller Hypertonie ein überzeugender Beweis dafür, daß sich die maligne Hypertonie qualitativ von der benignen Hypertonie dadurch unterscheidet, daß bei der ersteren erhebliche lokale

Spasmen auftreten, die meiner Ansicht nach die Ursache der fibrinoiden Nekrose in den verschiedenen Organen darstellen. Ein Punkt, der noch geklärt werden muß, ist die sehr verschiedene Häufigkeit der malignen Phase bei der essentiellen Hypertonie und bei der renalen Hypertonie. KIMMELSTIEL und ich stellten fest, daß etwa 3% aller Fälle mit einer Hypertrophie des linken Ventrikels bei der Autopsie die histologischen Zeichen der malignen Hypertonie aufwiesen. Es handelte sich dabei allerdings um eine Selektion von Spitalfällen, und ich denke, daß die essentielle Hypertonie in wahrscheinlich weniger als 0,1% der Fälle maligne wird. Andererseits entwickelten 50% unserer Patienten mit chronischer Glomerulonephritis eine maligne Hypertonie. Bei dieser letzteren Gruppe ist nicht bewiesen, daß die Stickstoffretention die Ursache der malignen Phase ist, auch ist der Blutdruck nicht höher als bei der essentiellen Hypertonie. Darüber hinaus scheint das Papillenödem leichter bei der renalen als bei der essentiellen Hypertonie durch die hypotensive Therapie reversibel zu sein.

BECHGAARD: Es ist viel über die Diagnose der malignen Hypertonie gesagt worden. Ich glaube, wir können darin übereinstimmen, daß wir in der Gruppe IV von KEITH und WAGENER eine gut definierte Gruppe haben, die sich als wertvoll bei der vergleichenden Beurteilung der chirurgischen und medikamentösen Behandlung der malignen Hypertonie erwiesen hat. Gleichzeitig müssen wir jedoch zugeben, daß diese Gruppe zu eng begrenzt ist und daß sie nicht alle Fälle mit maligner Hypertonie umfaßt.

Bezüglich der Gruppe mit Schwangerschaftstoxikose möchte ich betonen, daß alle Patientinnen zu Beginn der Studie sorgfältig untersucht wurden, da das Material einer dänischen Doktorarbeit von Dr. HERTEL entstammt. Alle Patientinnen, die eine Hypertonie vor oder bei Beginn der Schwangerschaft hatten oder die verdächtig auf eine Nierenerkrankung waren, wurden ausgeschlossen.

Die Gruppe mit Toxikose ist so unvermischt wie möglich. Aus dieser Gruppe (256 Patientinnen) suchten wir diejenigen heraus, die 10—15 Jahre später eine Hypertonie hatten und verfolgten sie für wenigstens weitere 10 Jahre.

Hinsichtlich der Zahl von 1% für den Übergang von der benignen in die maligne Hypertonie stimme ich zu, daß sie zu hoch ist. Der Grund, warum ich zu dieser Zahl kam, lag darin, daß unter meinen 1000 Patienten 13 Fälle von maligner Hypertonie waren. Alle wurden bei Beginn der Untersuchung diagnostiziert, und während der Beobachtungszeit wurden keine weiteren Fälle festgestellt.

Die malignen Fälle wurden der Ambulanz wegen ihrer Erkrankung überwiesen. Aber damals (1946) wurde allgemein angenommen, daß ungefähr 10% der benignen Fälle in maligne übergingen. Deswegen wagte ich nicht, weiter als 1% herunterzugehen, aber jetzt stimme ich zu, daß die Zahl nicht mehr als einige ‰ beträgt.

BROD: Bei unseren Fällen, von denen die meisten entweder durch Biopsie im Verlauf einer explorierenden Lumbotomie oder Sympathektomie oder durch Autopsie bestätigt sind, machten wir eine seltsame Feststellung, die ich bislang nicht erklären konnte und die durchaus im Einklang mit dem von Herrn WILSON Gesagten stehen könnte. Während wir bei Fällen von chronischer Pyelonephritis mit schwerer Hypertonie den Beginn der Malignität meist erst in weit fortgeschrittenen Stadien sehen, tritt die maligne Phase bei der essentiellen Hypertonie meist unabhängig von den Veränderungen der Nierenfunktionen auf. Hier stimme ich mit Herrn MILLIEZ nicht überein, daß wir für die Diagnose der malignen Hypertonie das Vorliegen einer Niereninsuffizienz postulieren müssen. Für die Differentialdiagnose zwischen chronischer Pyelonephritis und essentieller Hypertonie in der malignen Phase gibt es einige wichtige Kriterien. Eines ist der Vergleich des verringerten Glomerulusfiltrates mit der Konzentrationsfähigkeit. Während bei der chronischen Pyelonephritis die Konzentrationsfähigkeit immer stärker eingeschränkt ist, als es dem Ausmaß der verringerten Glomerulusfiltration entspricht, ist bei der essentiellen Hypertonie mit malignem Verlauf das Gegenteil der Fall, bei der das Ausmaß der Verringerung der Glomerulusfiltration die Einschränkung der Konzentrationsfähigkeit übersteigt. Dies ist ein Kriterium. Das zweite ist der „ADDIS-count", mit dem wir im allgemeinen bei über 75% der Fälle eine Diskrepanz zwischen der Ausscheidung von Leukocyten und Erythrocyten finden, aber wir dürfen uns niemals allein auf dieses Kriterium verlassen; dies möchte ich besonders hervorheben. Es ist viel Verwirrung dadurch hervorgerufen worden, daß man sich nur auf dieses Zeichen verlassen hat. Man darf dieses Kriterium nur zusammen mit der Störung des glomerulär-tubulären Gleichgewichtes und anderen Kriterien verwerten. Das dritte Kriterium ist, daß bei weit fortgeschrittenen Fällen von essentieller Hypertonie, in denen das Glomerulusfiltrat auf Werte von 30 ml/min oder darunter verringert ist und die weder autoptisch noch histologisch pyelonephritische Veränderungen zeigen, die Konzentrationsfähigkeit immer noch über 1012 liegt, während wir nicht einen einzigen Fall von weit fortgeschrittener Pyelonephritis gsehen haben, der eine Konzentration von 1.012 erreichte. Noch eine abschließende Bemerkung über die Nykturie, über die Herr MILLIEZ berichtet hat. Dr. FENCL und ich haben den Tag- und Nachtrhythmus der Nierenfunktion bei Hypertonikern untersucht und wir fanden, daß sogar bei essentiellen Hypertonikern ohne die geringsten Anzeichen der Malignität bei etwa 30—40% eine Nykturie bestand, auch wenn sie nicht darüber klagten.

HAMBURGER: Wir haben einige Beobachtungen über das Verhalten des Blutdrucks bei Patienten mit chronischer Nephritis gemacht, die mittels Transplantation einer normalen Niere behandelt wurden. Diese Beobachtungen könnten eine Teilantwort auf einige der von Herrn WILSON und Herrn PICKERING gestellten Fragen geben. Vor einem Jahr transplantierten wir die Niere eines zweieiigen Zwillings seinem Bruder. Dieser litt an einer schweren Niereninsuffizienz bei seit langem bestehender chronischer Pyelonephritis. Der Blutharnstoff betrug 400 mg-%, der Blutdruck 165/110 und die Augenhintergrundveränderungen entsprachen dem Stadium III. Ohne Therapie war ein letaler Verlauf nach wenigen Wochen zu erwarten. Der Patient erhielt eine Gesamtkörperbestrahlung von 460 rad. Dann wurde eine der gesunden Nieren seines Bruders transplantiert. Drei Monate später waren der Blutdruck und der Blutharnstoff normal, und die Fundusveränderungen waren verschwunden. Nach sechs Monaten war der Augenfundus immer noch normal, aber der Blutdruck begann wieder anzusteigen. Dann entschlossen wir uns, die beiden eigenen Nieren des Patienten zu entfernen. Der Blutdruck ging wieder zur Norm zurück. Das war vor sechs Wochen. Jetzt sind der Blutharnstoff und alle Funktionsprüfungen normal. Aber während der letzten Wochen ist der Blutdruck wieder angestiegen und liegt zwischen 160/100 und 170/110 mm Hg. Der Augenhintergrund ist immer noch normal. Ich dachte, daß dieser allerdings außergewöhnliche Fall für die Frage des Verlaufs der Hypertonie und der Beziehungen zwischen Niere und Blutdruck von Interesse sein könnte.

SARRE: Meiner Meinung nach hängt die Diagnose „maligne Hypertonie" *nicht* davon ab, ob oder ob nicht die von FAHR und VOLHARD beschriebene

„maligne Nephrosklerose“ vorliegt, d. h. eine Nephrosklerose mit nekrotisierender Arteriolitis und Periarteriolitis. Wie die von SMITHWICK, ZENKER mir und anderen ausgeführten Nierenbiopsien an sympathektomierten Hypertonikern gezeigt haben, können alle Grade einer renalen Gefäßschädigung — von leichten bis zu schweren — bei der malignen Hypertonie gefunden werden. Ich werde morgen bei meinem Vortrag nochmals darüber berichten. Meiner Meinung nach sind die diagnostischen Kriterien der malignen Hypertonie der Schweregrad und die Schnelligkeit im Fortschreiten des klinischen Verlaufs. Hierbei müssen Augenhintergrundveränderungen (Stadium III oder IV), diastolischer Ruheblutdruck über 120 oder 130 mm Hg, Kopfschmerzen, Schwindel und schnelle Verschlechterung des Allgemeinzustandes vorliegen.

In den frühen Stadien der malignen Hypertonie kann eine renale Insuffizienz fehlen. Bei 89 Fällen der Frankfurter Klinik mit der klinischen Diagnose einer „malignen Hypertonie“, welche zum Tode führte, fand der Pathologe folgendes:

Nierenbefunde bei der Autopsie von 89 Fällen von maligner Hypertonie

	%
Keine pathologischen Veränderungen	3,3
Arteriosklerose	1,1
Arteriolosklerose	42,7
Maligne Nephrosklerose (FAHR)	41,6
Pyelonephritis	0
Nebennierenadenom	3,4
Hypernephrom	1,1
Chronische Nephritis	6,7
Syphilitische Endarteriitis	1,1
Atherom der Nierenarterie	0

Demnach wurde eine echte „maligne Nephrosklerose“ nach der Definition von FAHR nur in 41,6% der Fälle mit maligner Hypertonie gefunden, während bei 3,3% die Nierengefäße überhaupt keine pathologischen Zeichen aufwiesen!

HILDEN: Ich möchte auf die Frage über die Kriterien der malignen Hypertonie zurückkommen. Meiner Meinung nach ist sehr wichtig für den Vergleich zwischen verschiedenen Behandlungen, eine möglichst festumrissene und exakt definierte Gruppe zu haben, und daher glaube ich, daß es gefährlich ist, zuviele Kriterien zu berücksichtigen. Ich stimme mit Herrn WILSON und Herrn PLATT darin überein, daß wir zu allererst den Augenhintergrund ansehen und das Papillenödem als Kriterium der malignen Hypertonie anerkennen sollten. Hinsichtlich der Patienten im dritten Stadium der Retinopathie bin ich sicher, daß es darunter einige fast ebenso schwere Fälle wie mit Papillenödem gibt, d. h. jüngere Patienten mit frischen Exsudaten, welche wir im allgemeinen prämaligne nennen. Diejenigen mit scharfbegrenzten Herden oder Retinahämorrhagien haben meiner Meinung nach eine weit weniger schlechte Prognose. Ich meine, daß wir nur die mit Papillenödem als maligne Hypertoniefälle bezeichnen dürfen. Ich glaube nicht, daß dies mit dem diastolischen Blutdruck übereinstimmt, da dieser vom Alter des Patienten abhängt. Wenn es ein sehr junger Patient ist, kann er 110 oder 115 haben, und es kann ein maligner Fall sein. Hinsichtlich der Nierenfunktion glaube ich nicht, daß diese unbedingt schwer beeinträchtigt sein muß. Ich bin sicher, daß wenn Sie eine große Gruppe untersuchen, Sie oft nur eine leicht eingeschränkte Nierenfunktion finden. Ich glaube nicht, daß wir eine eingeschränkte Nierenfunktion für die Diagnose eines malignen Stadiums benötigen.

Zu Herrn PICKERING: Ich glaube, daß es vom therapeutischen Gesichtspunkt aus sehr wichtig ist, nach Symptomen zu suchen, die eine zunehmende Verschlechterung anzeigen, und hierbei ist die Albuminurie wichtig. Wenn sie unter der Behandlung verschwindet, so bewerten wir dies als gutes Zeichen, aber wenn sie wieder auftritt, dann fragen wir uns, ob wir richtig vorgegangen sind oder nicht. Auch die Hämaturie ist ein sehr wichtiges Symptom. Ich habe mehrfach betont, daß das Einsetzen der malignen Phase sehr oft mit einer Hämaturie beginnt.

REUBI: Ich danke Ihnen. Darf ich eine abschließende Bemerkung machen? Vielleicht bin ich mißverstanden worden. Ich sagte niemals, daß wir jeden Patienten mit Retinaveränderungen vom Stadium III als zur malignen Gruppe zugehörig ansehen sollten. Aber ich glaube, man muß betonen, daß wir immer mehrere Symptome haben, und daß wir für die Diagnosestellung alle in Betracht ziehen müssen. Ich stimme mit Herrn PICKERING darin überein, daß der Blutdruck sehr wichtig ist. Aber wie Herr PLATT erwähnte — ich glaube, dies ist ein ausgezeichneter Hinweis — entwickeln viele Frauen, die einen diastolischen Blutdruck über 150 haben, niemals eine sogenannte maligne Hypertonie. Daher können Sie allein auf Grund des Blutdrucks eine maligne Hypertonie nicht diagnostizieren. Sie müssen auf Veränderungen des Augenhintergrundes, der Nieren, des Herzens oder des Allgemeinzustandes warten. Da diese Zeichen früher oder später, aber jedenfalls nicht alle zur gleichen Zeit, auftreten können, scheint es im gegebenen Fall ratsamer zu sein, die Beurteilung auf eine Kombination der vorliegenden Symptome zu stützen. Hinsichtlich der Bemerkung von Herrn SCHROEDER stimme ich nicht mit ihm überein, daß die Azotämie ein sehr frühes Zeichen ist. Andererseits habe ich noch niemals eine normale Nierenfunktion bei einem Patienten mit maligner Hypertonie gesehen. Es besteht immer eine beträchtliche Verringerung der glomerulären Filtration und der PAH-Clearance. Zusammengefaßt kann man, glaube ich, sagen, daß es keine absoluten Kriterien für die klinische Diagnose der malignen Hypertonie gibt.

SCHROEDER: Ich habe nicht gemeint, daß die Azotämie eine Voraussetzung für die klinische Diagnose darstellt. Sie ist es nicht. Wegen ihres Zusammenhangs mit der nekrotisierenden Arteriolitis ist sie andererseits für den Pathologen vielfach eine Voraussetzung. Die klinische Diagnose wird anders als die pathologische gestellt, ist jedoch genau so gültig.

REUBI: Ich möchte die Gelegenheit benutzen, um Herrn PAGE über seine Meinung hinsichtlich der malignen Hypertonie zu fragen.

PAGE: Nun, ich kann Ihnen sagen, wie ich sie diagnostiziere. Ich meine zunächst, daß man keine Anhiebsdiagnose irgendeiner chronischen Erkrankung stellen kann, und daß sie nicht auf der Grundlage einer Untersuchung allein erfolgen kann. Für mich ist die maligne Hypertonie ein ständig fortschreitendes Syndrom. Die Schnelligkeit des Fortschreitens ist ein wichtiger Teilaspekt. Wir betrachten Papillenödem, Hämorrhagien und Exsudate als wesentliche Kriterien für die Diagnosestellung. Wir glauben nicht, daß die mit Clearance-Methoden gemessene Nierenfunktion unbedingt eingeschränkt sein muß, aber wir glauben auch, daß bei einer wirklich malignen Hypertonie die Clearancewerte bald eingeschränkt sein werden. Ich habe viele Patienten im Beginn der Erkrankung gesehen, bei denen die Inulin- und die Diodrast-Clearances normal waren, um im Verlauf einiger Monate pathologisch zu werden. Ich muß gestehen, daß wir auf der Suche nach einer generalisierten nekrotisierenden Arteriolitis wiederholt enttäuscht wurden. Wir glauben nicht, daß diese Läsion in generalisierter Form für die Diagnosestellung vorhanden sein muß. Ich bin etwas erstaunt, daß niemand eine vernünftige Erklärung für ihre Entstehung zu haben scheint. Ich möchte mit Gewißheit sagen, daß ein genügend lange bestehender abnorm hoher Blutdruck zur malignen Hypertonie führt, und ich bin ebenso überzeugt davon, daß viele Menschen über lange Zeit extrem hohe diastolische Blutdruckwerte von 180 oder 190 mm Hg haben können und keine maligne Hypertonie entwickeln. Ich bin vom therapeutischen Standpunkt aus immer wieder davon beeindruckt, daß wir unsere größten Erfolge bei der Behandlung der malignen Hypertonie haben. Ich erinnere mich noch an den großen Eindruck, den die Sympathektomie auf mich machte, sogar als wir sie noch in der Form der Durchschneidung der vorderen Nervenbahnen vornahmen, wobei ich das erstemal sah, daß sich eine maligne Hypertonie zurückbildete. Das war im Jahre 1931/1932. Damals glaubten wir nicht, daß so etwas möglich sei. Aber die maligne Hypertonie kann sich gelegentlich auch ohne größere Senkung des Blutdrucks zurückbilden, und daher kann ich die Höhe des Blutdrucks nicht als ihre einzige Ursache anerkennen. Es gibt einige recht interessante experimentelle Modelle, welche man, wenn man will, maligne Hypertonie nennen kann. Sie kennen sicher die sehr wichtigen Arbeiten von WILSON und BYROM. Vor Jahren injizierte WINTERNITZ Tieren einen Nierenextrakt und erhielt Schädigungen, die dem malignen Typus glichen. Dem ist man, soviel ich weiß, niemals wieder nachgegangen, was jedoch geschehen sollte. Ferner denke ich an die Arbeiten, die GEORGES MASSON in unserem Laboratorium vornahm. Er gab Ratten DOCA und Salz, und dann gab er ihnen Injektionen von Renin und Angiotensin. Diese Tiere verdreifachten innerhalb weniger Stunden ihr Gewicht, Fibrinoid wurde in den Blutgefäßen präzipitiert. Die Tiere sahen aus, als ob sie eine Schwangerschaftstoxikose mit Hypertonie hätten. Es traten Hämorrhagien im Gehirn und im ganzen Körper auf. Ich weiß nicht, worauf dieses Syndrom beruht. Man wird jedoch immer wieder die Frage stellen müssen, ob diese eine maligne Hypertonie ist oder nicht.

Für mich war die maligne Hypertonie, wie ich sie vor 30 Jahren sah, eine furchtbare und entmutigende Krankheit. Meine Patienten starben immer. Heute wüßte ich keine Form der Hypertonie, welche befriedigender zu behandeln wäre. Im Augenblick sind wir in der Cleveland Clinic sehr an der Darstellung der Nierengefäße durch das Aortogramm interessiert. Über 1500 Aortogramme sind ohne einen einzigen Zwischenfall ausgeführt worden. Wenn eine maligne Hypertonie plötzlich bei einem Patienten mit essentieller Hypertonie auftritt, besteht durchaus die Möglichkeit, daß eine arteriosklerotischer Plaque die Nierenzirkulation behindert. Wir besitzen jetzt sowohl chirurgische als auch medikamentöse Möglichkeiten, diese gefährliche Erkrankung zu bessern. Es ist interessant, daß der erste klare Beweis einer Rückbildung den sehr frühen und, wie ich zugeben muß, sehr eingreifenden Sympathektomien zu verdanken ist. Für mich ist die maligne Hypertonie ein Zustand, der sich in den meisten Fällen am Krankenbett erkennen läßt und der einen charakteristischen Verlauf hat. Das eigentliche Problem ist der Mechanismus der Erkrankung. Meiner Meinung nach ist es wichtig, daß die Veränderungen der malignen Hypertonie in der normalen Niere eines Zwillings auftreten können, wenn diese Niere in den Partner des Zwillings transplantiert wird und dieser an einer malignen Hypertonie leidet.

Pharmakologie neuer Hypotensiva

Von

A. J. Plummer

Eines der bemerkenswertesten Ergebnisse der ständigen intensiven Suche nach wirksamen Therapeutica aller Art war die Entdeckung einiger eine Senkung des Blutdrucks bei der menschlichen essentiellen Hypertonie bewirkender Verbindungen. Dieser Erfolg, welcher im Zeitraum von nur wenig mehr als einer Dekade erreicht wurde, erscheint um so beachtlicher, wenn man sich klarmacht, daß die der essentiellen Hypertonie zugrunde liegenden patho-physiologischen Mechanismen bislang noch nicht völlig geklärt sind. Immerhin sind bedeutende Einblicke in das Wesen der Erkrankung gewonnen worden, und diese wiederum haben die jüngsten Fortschritte in der medikamentösen Behandlung der Hypertonie begünstigt. Die Meinungen der verschiedenen Untersucher differieren hinsichtlich der anteilmäßigen Bedeutung, die Niere, Nebenniere oder Nervensystem bei der Entstehung der essentiellen Hypertonie haben. Jedoch besteht Einstimmigkeit darüber, daß ein gesteigerter peripherer Widerstand im Bereich der Arteriolen, dessen Ätiologie unklar ist, den unmittelbaren mechanischen Faktor darstellt, der zur Erhöhung des diastolischen Blutdrucks führt. Seit man weiß, daß die vasoconstrictorischen Sympathicusfasern den peripheren Widerstand der Arteriolen — besonders im Splanchnicusgebiet und der Haut — beeinflussen, war es nur folgerichtig, daß diejenigen Stoffe, welche das sympathische Nervensystem hemmten, besonders früh Aufmerksamkeit als potentielle Antihypertensiva erregten. Obgleich nicht bewiesen ist, daß der erhöhte periphere Widerstand bei der essentiellen Hypertonie Folge einer vermehrten Aktivität des Sympathicus ist, wurde doch von Smithwick (*1*) gezeigt, daß die bilaterale Excision von Teilen des thoracolumbalen sympathischen Grenzstrangs zu einer Herabsetzung des peripheren Widerstandes und damit zu einer Senkung des Blutdrucks bei der essentiellen Hypertonie führt. Es war zweifellos diese Beobachtung, welche die Möglichkeit nahe legte, diesen therapeutischen Erfolg auch auf pharmakologischem Wege durch eine sog. „chemische Sympathektomie" zu erreichen. In diesem Vortrag wird vor allem die Pharmakologie der neueren Antihypertensiva behandelt werden. Da diese jedoch alle erst jüngsten Ursprungs sind, erfordert die angemessene Behandlung des Themas auch die Diskussion der pharmakologischen Wirkungen einiger älterer Typen hypotensiv wirkender Medikamente.

Adrenolytica. Die ersten Substanzen, welche als antihypertensiv wirkende Mittel ernsthaft in Betracht gezogen wurden, waren die Adrenolytica und die Ganglienblocker. Die Adrenolytica waren seit der Arbeit von Barger, Carr und Dale im Jahre 1906 (*2*) über das Ergotoxin wohlbekannt. Jedoch war diese Substanz — eigentlich ein Vasoconstrictor — für die therapeutische Anwendung zu toxisch. Yohimbin, ein anderes natürlich vorkommendes Adrenolyticum, war ein Krampfgift mit nur schmaler therapeutischer Breite. Von den verschiedenen synthetischen Verbindungen, die adrenolytische Wirkung zeigten, sei das Phentolamin als Prototyp genannt, das 1939 von Hartmann und Isler (*3*) dargestellt wurde.

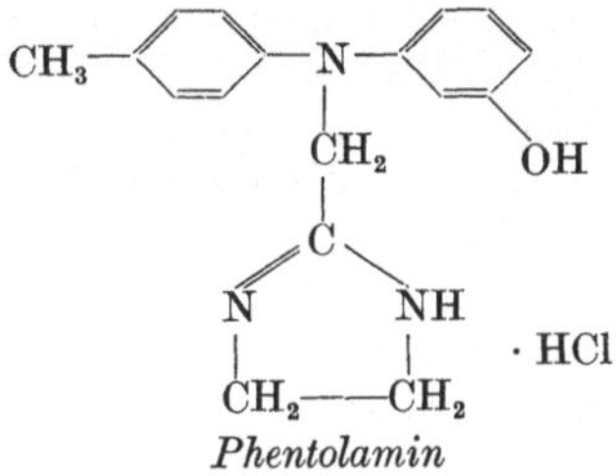

CH_3— N —

CH_2 OH

C

N NH · HCl

CH_2—CH_2

Phentolamin

Pharmakologisch schwächt Phentolamin die pressorische Wirkung von Adrenalin und Noradrenalin ab (*4*). Mehr noch, der drucksteigernde Effekt von injiziertem Adrenalin wird umgekehrt: die sog. „Adrenalin-Umkehr". Größere Mengen von Phentolamin sind nötig, um die durch eine direkte Sympathicusreizung ausgelöste Drucksteigerung zu unterdrücken. Die Hemmwirkungen von Adrenalin auf die glatte Muskulatur des Darmes und der Bronchien sowie dessen stimulierende Wirkung auf die Herzfrequenz und -amplitude werden durch Phentolamin nicht beeinflußt. Die Hoffnung, daß diese Gruppe von Substanzen eine günstige Wirkung auf die Hypertonie des Menschen haben würde, hat sich nicht erfüllt. Der Blutdruck läßt sich zwar senken, aber gleichzeitig tritt eine erhebliche reflektorische Tachykardie auf, da die sympathischen herzbeschleunigenden Bahnen dem hemmenden Einfluß des Adrenolyticums entgehen.

Eine wichtige klinische Verwendung wurde für Phentolamin in der Diagnostik und der temporären palliativen Behandlung des Phäochromocytoms gefunden, eines Nebennierenmarktumors, der in großer Menge Noradrenalin und Adrenalin in den Kreislauf abgibt.

Bei diesem diagnostischen Test führt eine entsprechende Dosis von Phentolamin zu einer prompten Senkung der infolge der im Übermaß zirkulierenden Katecholamine entstandenen Hypertonie, ist aber ohne nennenswerte Wirkung auf den Blutdruck bei essentieller Hypertonie.

Ganglienblockade. Die Ganglienblockade als pharmakologischer Wirkungsmechanismus wurde 1889 von LANGLEY und DICKINSON (*5*) in ihren klassischen Experimenten mit Nicotin beschrieben. Die verschiedenen stimulierenden Wirkungen dieses Alkaloids auf das Zentralnervensystem, auf die Chemoreceptoren des Carotissinus und auf das Skeletsystem erlaubten jedoch nicht seine Verwendung als spezifischer Blocker. Erst 1946 fanden ACHESON, MOE und PEREIRA (*6*) die spezifische blockierende Wirkung von Tetraäthylammoniumchlorid auf die autonomen Ganglien. Später, 1953, wurde von PATON und PERRY (*7*) gezeigt, daß ein deutlicher Unterschied der Wirkungsmechanismen von Nicotin und Tetraaethylammoniumchlorid (TEA) besteht. Ersteres blockiert durch irreversible Depolarisation der Ganglienzellen, und letzteres wirkt kompetitiv zu Acetylcholin und erhöht die Reizschwelle der Ganglienzellen. Da TEA im Gastrointestinaltrakt nicht gut resorbiert wurde, war seine Bedeutung als Antihypertonikum begrenzt. Die ausgezeichnete hypotensive Wirkung des TEA, Folge der Blockierung der sympathischen Nerven, wurde nur bei parenteraler Anwendung erreicht. Um diesen Nachteil zu beseitigen, arbeiteten BARLOW und ING 1948 (*8*) und PATON und ZAIMIS (*9*) 1949 unabhängig voneinander an einer Substanzklasse, die als quarternäre Methoniumverbindungen bekannt ist. Hexamethonium, die interessanteste bisquarternäre Verbindung, die aus diesen Bemühungen resultierte, war zusammengesetzt aus zwei Trimethylammoniumkernen, die durch sechs Methylengruppen getrennt waren. Die Formeln von Hexamethonium und einiger anderer bisquarternärer Ganglienblocker sind die folgenden:

$$CH_3{-}\overset{\overset{\large CH_3}{|}}{\underset{\underset{\large CH_3}{|}}{N^+}}{-}(CH_2)_6{-}\overset{\overset{\large CH_3}{|}}{\underset{\underset{\large CH_3}{|}}{N^+}}{-}CH_3\cdot 2\,Cl^-$$

Hexamethonium

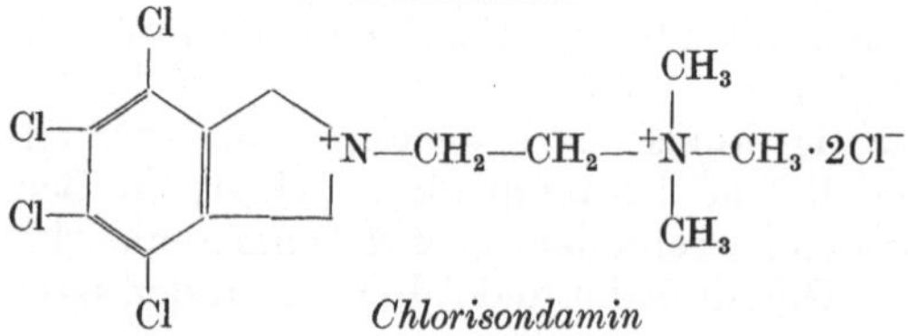

Cl
Cl— Cl— (tetrachlorisoindolin-Ring) Cl

$$\text{(Ring)}{}^+N{-}CH_2{-}CH_2{-}{}^+\overset{\overset{\large CH_3}{|}}{\underset{\underset{\large CH_3}{|}}{N}}{-}CH_3\cdot 2Cl^-$$

Chlorisondamin

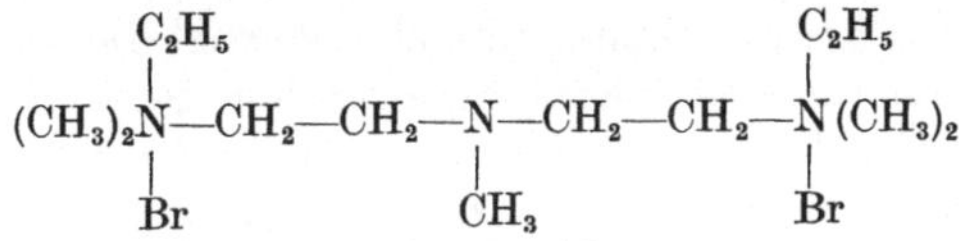

$$
\begin{array}{ccccc}
 & C_2H_5 & & & C_2H_5 \\
 & | & & & | \\
(CH_3)_2N & -CH_2-CH_2- & N & -CH_2-CH_2- & N(CH_3)_2 \\
| & & | & & | \\
Br & & CH_3 & & Br
\end{array}
$$

Pendiomid

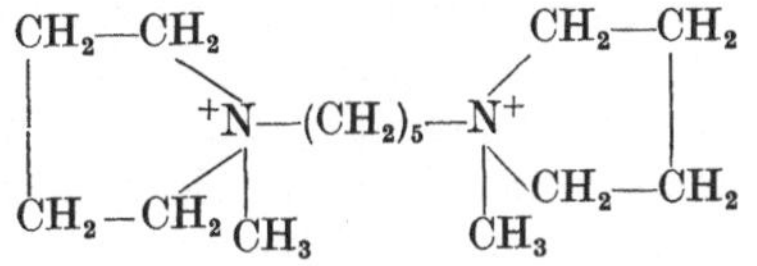

CH_2-CH_2 CH_2-CH_2

${}^{+}N-(CH_2)_5-N^{+}$

CH_2-CH_2 CH_3 CH_3 CH_2-CH_2

Pentolinium

Man sieht, daß bei den quarternären Verbindungen die für eine maximale Ganglienblockade optimale Distanz zwischen den Stickstoffatomen von der Art der Substituenten am Stickstoffatom abhängt. Obgleich die enterale Resorption des Hexamethoniums besser als die des TEA war, betrug sie doch nur 10% der eingenommenen Dosis mit nicht kontrollierbaren Tagesschwankungen. LEVINE (*10*) hat die Vermutung geäußert, daß die orale Resorption von quarternären Verbindungen ganz allgemein durch Bildung eines Komplexes mit dem Darmschleim beschränkt wird, der nur mit Schwierigkeiten durch die Darmwand transportiert wird. Wenn dies der limitierende Faktor ist, dann müßten die stärker wirkenden quarternären Verbindungen auch die größte orale Wirksamkeit besitzen. Dies scheint in der Tat der Fall zu sein, da Chlorisondamin, der stärkste Ganglienblocker, sich als der wirksamste und am längsten wirkende Ganglienblocker bei oraler Verabreichung erwiesen hat (*11*). Mecamylamin, ein sekundäres Amin (*12*), und Pempidin (*13*), ein tertiäres Amin, werden schneller resorbiert. Obgleich sie weniger wirksam sind als Chlorisondamin, führt die vollständigere Resorption zu einer Ganglienblockade, die der des Chlorisondamins bei oraler Verabreichung vergleichbar ist.

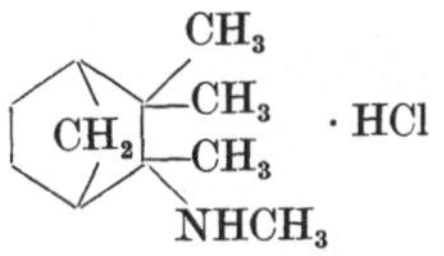

CH_3, CH_2, CH_3, CH_3, $NHCH_3$ · HCl

Mecamylamin

CH_3, CH_3, CH_3, CH_3, N, CH_3

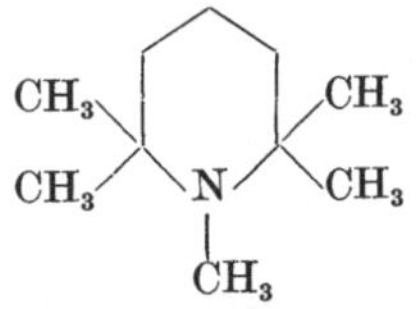

Pempidin

Die Ganglienblocker führten zu einer erfolgreichen Zusammenarbeit zwischen dem Laboratorium und der Hochdruckklinik, da zum erstenmal gezeigt wurde, daß die beim normotensiven Tier hervorgerufene hypotensive Wirkung auf den Menschen übertragen werden konnte. Da die Ganglienblocker sowohl die vom sympathischen als auch die vom parasympathischen System innervierten Organe beeinflußten, beschränkten ihre vielfachen Effekte die therapeutische Anwendbarkeit. Die unerwünschten Wirkungen der Parasympathicusblockade sind Visusstörungen und Mundtrockenheit, Obstipation, Miktionsstörungen und Impotenz. Die ganglienblockierenden Stoffe wirkten klinisch da, wo die Adrenolytica versagten, vor allem weil sie die sympathischen herzbeschleunigenden Bahnen in den sympathischen Ganglien blockierten. Diese Wirkung hat sich jedoch als ein zweischneidiges Schwert erwiesen, weil die Blockade der durch das sympathische Nervensystem übermittelten Pressorreflexe für die excessive orthostatische Hypotension verantwortlich ist, welche gelegentlich durch die Ganglienblocker hervorgerufen wird. Immerhin erwies sich die Ganglienblockade durch die Verringerung des peripheren Widerstandes, die Abnahme des Minutenvolumens infolge der vergrößerten Kapazität des Gefäßsystems und der daraus resultierenden Senkung des diastolischen Blutdrucks als der erste beachtliche Erfolg auf der Suche nach einer chemischen Sympathektomie.

Veratrum. Verschiedene Veratrumalkaloide rufen bei Verabreichung am Tier einen anhaltenden hypotensiven Effekt hervor. Diese Wirkung geht mit einer peripheren Vasodilatation und Bradykardie einher. Die orthostatischen Pressorreflexe werden nicht unterdrückt. Die Wirkung dieser Alkaloide erfolgt teilweise über eine Aktivierung des Bezold-Reflexes, dessen Receptoren im linken Ventrikel und den Lungen lokalisiert sind und dessen afferente Bahnen mit dem Vagus zum Gehirn laufen. Auch eine gewisse direkte zentrale Wirkung wird angenommen, da nicht alle Wirkungen des Mittels durch Atropin oder Vagotomie beseitigt werden.

Leider zeigte sich bei der therapeutischen Anwendung am Menschen, daß die hypotensiv wirkende Dosis der Veratrumderivate dicht bei der emetisch wirkenden Dosis liegt, eine Tatsache, die die Entwicklung dieser potentiell erfolgversprechenden Verbindungsgruppe erheblich gehemmt hat.

Die ständige Forderung nach wirksameren und besser verträglichen antihypertensiv wirkenden Stoffen führte innerhalb kurzer Zeit zum Auftauchen zweier neuer Typen von Antihypertensiva. Die erste Gruppe umfaßte das Hydralazin (1-Hydrazinophthalazin) und das Nepresol (1,4-Dihydrazinophthalazin), synthetische Stoffe, die erstmals 1950 von Gross, Druey und Meier (*14*) beschrieben wurden. Die zweite war Reserpin, ein kristallines Alkaloid pflanzlichen Ursprungs, das von Müller, Schlittler und Bein 1952

(*15*) aus *Rauwolfia serpentina* isoliert wurde. Die Formeln von Hydralazin und Nepresol sind:

	$NHNH_2$
N	N
N	N
$NHNH_2$	$NHNH_2$
Hydralazin	*Nepresol*

Hydrazinophthalazine. Der Blutdruckabfall im Tierexperiment nach Verabreichung von Hydralazin und dem ihm verwandten — als Nepresol bekannten — 1,4-Dihydrazinophthalazin unterscheidet sich beträchtlich von dem der Ganglienblocker. Der Blutdruckabfall nach Hydralazin ist langsamer, abgestufter und länger anhaltend als nach Ganglienblockade (*16*). Regelmäßig mit der Hypotension nimmt die Herzfrequenz zu, ein Hinweis darauf, daß die sympathischen herzbeschleunigenden Fasern intakt sind. Auch die vasoconstrictorischen Fasern scheinen unbeeinflußt zu sein, da die bei den Ganglienblockern stets gefundene orthostatische Hypotension bei Hydralazin im allgemeinen fehlt.

Die Beobachtung von Reubi (*17*) im Jahre 1950, daß Hydralazin sowohl beim Menschen als auch beim Tier die Nierendurchblutung vermehrt, trug wegen der möglichen Bedeutung einer renalen Ischämie für die Entwicklung der menschlichen Hypertonie viel zum Interesse an dieser Substanz bei. In diesem Zusammenhang zeigte Renzi (*18*) bei der Ratte, daß Hydralazin die schädigende Wirkung des Renins, einer von der ischämischen Niere produzierten Substanz, auf das ganze Gefäßsystem und besonders auf das der Nieren verhindert.

Der Angriffspunkt des Hydralazins scheint primär peripher zu liegen, da es mit der drucksteigernden Wirkung einiger peripher wirkender Pressorsubstanzen, z. B. Serotonin, Adrenalin, Noradrenalin und Pitressin, interferiert. Bein (*19*) zeigte, daß Hydrazinophthalazin den constrictorischen Effekt von Ergotamin und Ephedrin nach Durchtrennung des Rückenmarkes aufhebt. Dies ist ein weiterer Beweis dafür, daß Hydralazin ebenso wie diese beiden Stoffe in der Peripherie an den Blutgefäßen angreift. Die Drucksteigerung nach bilateralem Carotisverschluß wird durch Hydralazin ebenfalls abgeschwächt oder verhindert. In ähnlicher Weise wird der durch elektrische Reizung des zentralen Endes des durchtrennten Vagus-

oder Ischiasnerven oder des peripheren Stumpfes des durchtrennten N. splanchnicus ausgelöste Blutdruckanstieg gehemmt. Die letztgenannte Wirkung ist nur mit einem peripheren Angriffspunkt des Hydralazin vereinbar.

Als weiterer Beleg für den peripheren Angriffspunkt sei erwähnt, daß Hydralazin in einer Konzentration von 1 γ/ml in der Durchströmungsflüssigkeit die Coronardurchblutung des isolierten Katzenherzens (*19*) oder am Herz-Lungen-Präparat des Hundes (*20*) steigert. Im letzterwähnten Versuch potenziert und verlängert Hydralazin auch die coronarerweiternde Wirkung von Adrenalin. Dieser Effekt ist deshalb von Interesse, weil WILKINSON u. Mitarb. (*21*) die Vermutung ausgesprochen haben, daß ein Teil der klinischen antihypertensiven Wirkung des Hydralazin auf seine Eigenschaft zurückgeführt werden könnte, die Reaktivität des Gefäßsystems gegenüber der vasodilatierenden Komponente des Adrenalins zu erhöhen.

SCHROEDER (*22*) hat geäußert, daß die hypotensive Wirkung des Hydralazin teilweise auf seine Eigenschaft zurückgeführt werden könnte, mit Spurenmetallen im Körper Chelate zu bilden. In diesem Zusammenhang ist es von Interesse, daß JAQUES, TRIPOD und MEIER (*23*) gezeigt haben, daß Hydralazin die coronar-konstringierende Wirkung von Kupfersalzen am isoliert durchströmten Kaninchenherzen aufhebt.

Angesichts dieser vielen Möglichkeiten kann der Wirkungsmechanismus des Hydralazins nicht sicher angegeben werden. Das vorhandene Beweismaterial deutet jedoch in Richtung einer Dämpfung der sympathischen vasokonstringierenden Aktivität und damit einer Art von chemischer Sympathektomie.

Reserpin. Reserpin unterschied sich von allen vorher bekannten antihypertensiven Stoffen dadurch, daß es zusätzlich zu seiner mäßigen hypotensiven Wirkung eine Beruhigung und Sedierung hervorruft. Der Wirkungsmechanismus des Reserpins war zudem neuartig. Die zuerst von BEIN (*24*) gefundenen zentralen und Kreislaufwirkungen des Reserpins zeigten einen langsamen Eintritt und lange Dauer, wobei es nicht ungewöhnlich war, daß am Tier der Effekt noch einige Tage nach oraler Verabreichung vorhanden war. Im akuten Experiment an Kaninchen, Hund und Katze läßt sich durch Reserpin der reflektorische Blutdruckanstieg nach Carotisverschluß oder zentraler Vagusreizung hemmen. Der Abfall des Blutdruckes wird von einer charakteristischen Bradykardie begleitet. Auch die Nickhaut erschlafft regelmäßig. Die Gesamtheit dieser Wirkungen wies zunächst in Richtung einer allgemeinen Dämpfung des sympathischen Nervensystems mit einem Angriffspunkt, von dem man annahm, daß er ausschließlich innerhalb des Zentralnervensystems liege. Diese Konzeption wurde durch eine Arbeit von BEIN (*25*) gestützt, der zeigte, daß nach Durchtrennung des Hirnstammes eine wesentlich größere Reserpindosis erforderlich war, um den Carotisverschluß-Reflex zu blockieren als vor diesem Eingriff. Für eine supramedulläre Lokalisation der Reserpinwirkung sprach auch die Beobachtung, daß die durch eine Erhöhung des intrakraniellen Druckes hervorgerufene Blutdrucksteigerung nicht gehemmt wurde, da die Auslösung dieser Drucksteigerung der Medulla zugeschrieben wird (*26*). Als PLETSCHER, SHORE und BRODIE (*27*) 1955 die interessante Beobachtung machten, daß Reserpin die Freisetzung von Serotonin aus seiner gebundenen Form in verschiedenen Organen einschließlich des Zentralnervensystems bewirkt, wurde vermutet, daß dieser Effekt in kausaler Beziehung zu der hypotensiven und sedativen Wirkung stände und daß der allmähliche Wirkungseintritt des Reserpins die Folge der für die Freisetzung des Amins aus seiner Bindung erforderlichen Zeit sei. Jedoch ließ die spätere Beobachtung von HOLZBAUER und VOGT (*28*), daß Reserpin auch Noradrenalin aus seiner gebundenen Form nicht nur innerhalb des Hypothalamus, sondern auch im peripheren Sympathicus freisetzt, die Frage stellen, welche Bedeutung der Mangel dieses sympathischen Neurohormons für die hypotensive Wirkung des Reserpins besitzt. Weitere Untersuchungen von BRODIE (*29*), CARLSSON (*30*), MUSCHOLL und VOGT (*31*) und BURN u. RAND (*32*) haben gezeigt, daß eine enge Korrelation zwischen der „Depletion“ der Katecholamine an den peripheren Sympathicusnerven und -Ganglien und der hypotensiven Aktivität des Reserpins besteht. Dieser Mechanismus könnte daher an der Abnahme des peripheren Widerstandes beteiligt sein, der für die hypotensive Wirkung des Reserpins verantwortlich ist. Vom praktischen Standpunkt aus kann jedoch auch der sedierende Effekt des Reserpins von Bedeutung für seine Wirkung auf den Blutdruck sein, da eine Sedierung in jenen Fällen wünschenswert ist, wo ängstliche Spannungen an der Erhöhung des Blutdrucks beteiligt sind, denn es ist bekannt, daß beim Menschen psychische Einflüsse den Blutdruck steigern können.

Es ist oben erwähnt worden, daß Reserpin beim Hund eine Potenzierung der pressorischen Wirkung von Noradrenalin und ebenso eine Tachykardie am Starlingschen Herz-Lungen-Präparat bewirkt (*33*). Diese Effekte, die zunächst unerklärbar waren, stehen wahrscheinlich in Beziehung zu einer erhöhten Empfindlichkeit der Blutgefäße und des Herzens (*34*), die sozusagen infolge der Abnahme des Noradrenalingehaltes der sie innervierenden Nerven „denerviert“ sind. Bei der klinischen Anwendung des Reserpins kommt weder eine Blutdrucksteigerung noch eine Tachykardie zur Beobachtung, wahrscheinlich weil die Freisetzung des Noradrenalins infolge der geringen für die antihypertensive Aktivität beim Menschen notwendigen Mengen von Reserpin weniger plötzlich und vollständig erfolgt.

Iggo und Vogt (*35*) haben kürzlich mitgeteilt, daß die spontanen Aktionspotentiale des Hals-Sympathicus der Katze durch Reserpin nicht reduziert werden. Eine Bradykardie, die in diesen Experimenten nicht gefunden wurde, scheint bei der Katze ein weniger häufiger Befund als beim Hund zu sein. In Anbetracht dieser Speciesdifferenz ist es im Augenblick nicht möglich, das Zentralnervensystem als einen der Angriffspunkte der durch das Reserpin hervorgerufenen „chemischen Sympathektomie" auszuschließen.

Syrosingopin. Die Auffindung von Syrosingopin, eines Reserpin-Analogen, im Jahre 1959 stellte einen weiteren Fortschritt in der Hochdruck-Therapie dar. Seit den ersten Untersuchungen über Reserpin war man mit dem Problem beschäftigt, eine Trennung seiner sedierenden und hypotensiven Wirkung durch Strukturabwandlung zu versuchen.

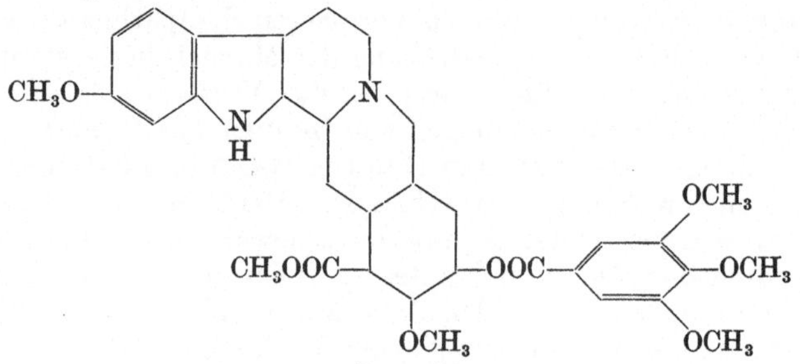

Reserpin

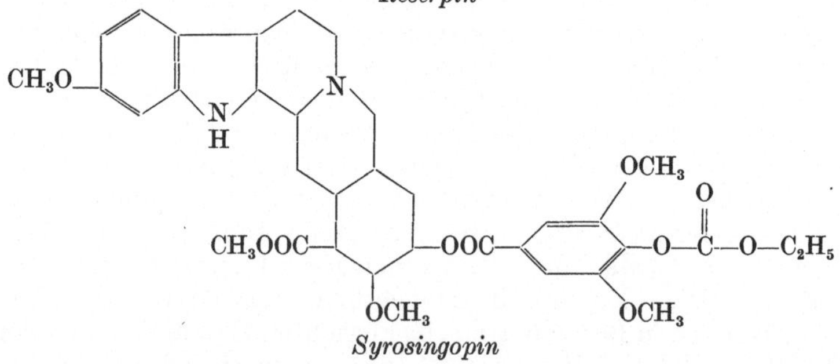

Syrosingopin

Erst nach Herstellung von mehr als hundert Esteranalogen des Reserpins durch Lucas (*36*) wurde eine Substanz gefunden, die eine gleichartige hypotensive Wirkung, aber minimale sedierende Eigenschaften bei verschiedenen Tierspecies aufwies. Am Hund haben z. B. Syrosingopin und Reserpin gleiche hypotensive Aktivität, während die sedierende Wirkung des Syrosingopins nur ein Zehntel der des Reserpins beträgt. Es ist dadurch möglich, mit einer täglichen oralen Dosis von 40 γ/kg Syrosingopin am wachen Hund den mittleren Blutdruck ohne begleitende Somnolenz um 30 bis 40 mm Hg unter dem Ruheniveau zu halten (*37*).

Die Versuche mit Syrosingopin haben darüber hinaus wichtige Hinweise auf die Bedeutung der Freisetzung von Serotonin und Katecholaminen für die Senkung des arteriellen Blutdrucks gegeben. ORLANS, FINGER und BRODIE (*38*) haben festgestellt, daß beim Hund oder beim Kaninchen Syrosingopin zwar eine beträchtliche Herabsetzung des Katecholamingehaltes des Herzens sowie eine mäßige Herabsetzung des cerebralen Katecholamingehalts hervorruft, jedoch in hypotensiv wirkender Dosierung beim Hund keine nachweisbare Senkung des cerebralen Serotoningehalts bewirkt. Die hypotensive Wirkung des Syrosingopins und — wie erwähnt — auch des Reserpins scheint mehr mit ihrem Einfluß auf die Katecholamine als auf das Serotonin zusammenzuhängen. Auch die Untersuchungen von GARATTINI (*39*) sprechen mehr für einen Zusammenhang der kardiovasculären Wirkungen des Syrosingopins mit der Freisetzung von Katecholaminen als mit einer Verarmung an Serotonin. Die biochemischen Befunde stützen und erklären daher die frühere pharmakologische Charakterisierung des Syrosingopins als einer Verbindung mit überwiegend hypotensiver und minimaler sedierender Aktivität. Syrosingopin scheint daher auf Grund seiner geringeren zentralen Wirkung eine spezifischere „chemische Sympathektomie" als Reserpin hervorrufen zu können.

Guanethidin. Im vergangen Jahr ist eine neuartige synthetische Verbindung mit einem bisher unbekanntem sympathikushemmenden Effekt von MAXWELL, MULL und PLUMMER (*40*) beschrieben worden. Diese von MULL synthetisierte Substanz ist als Guanethidin bekannt:

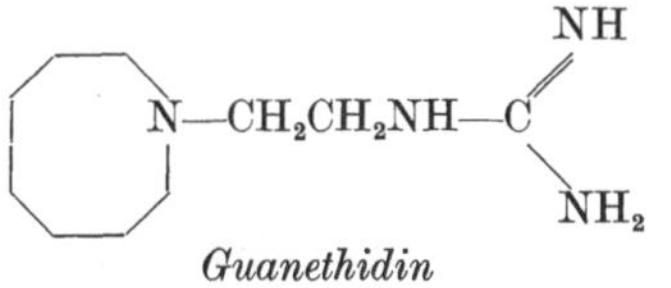

$$\text{(Octamethylenimino)N{-}CH_2CH_2NH{-}C({=}NH)NH_2}$$

Guanethidin

Auf der Grundlage der von MAXWELL (*41*) und PAGE (*58*) beschriebenen pharmakologischen Eigenschaften des Guanethidins kann man es am besten als peripheren Sympathicushemmer charakterisieren, welcher die Übertragung der sympathischen Impulse auf das Erfolgsorgan hemmt. Die durch Guanethidin hervorgerufene charakteristische Hemmung des Sympathicus setzt allmählich ein und hält lange an. Beim Hund und der Katze geht eine kurze Phase voraus, die einer Stimulierung des Sympathicus ähnelt und die vielleicht durch eine aktive Katecholaminfreisetzung bedingt ist. Nach oraler oder parenteraler Verabreichung von Guanethidin entwickelt sich

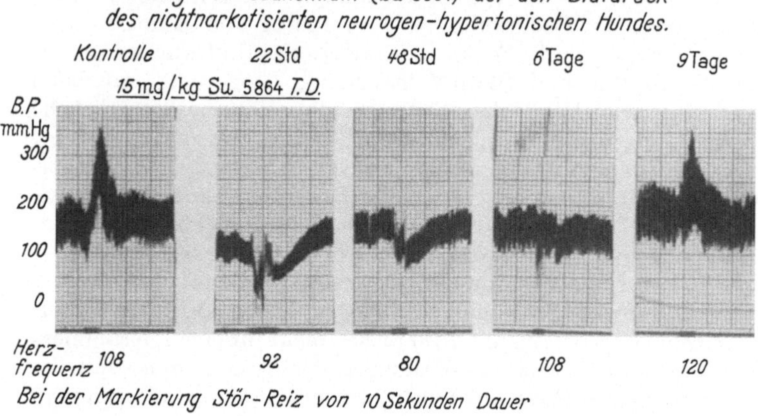

Abb. 1. Anhaltende hypotensive und bradykarde Wirkung von Guanethidin beim neurogen-hypertonischen Hund. Die drucksteigernde Wirkung eines äußeren Reizes wird über 6 Tage lang unterdrückt

beim Hund nach einer Latenzzeit von ungefähr 6 Std. eine deutliche Erschlaffung der Nickhaut, welche im allgemeinen einige Tage anhält. Gleichzeitig setzt ein allmählicher Abfall des Blutdruckes und eine Bradykardie ein, die ebenfalls einige Tage lang fortbestehen. Der durch Guanethidin hervorgerufene Blutdruckabfall ist beim neurogen oder renal hypertonischen Hund signifikant stärker als beim normalen Tier. Das ist natürlich ein wesentlicher Vorteil für die Anwendung als Antihypertonicum. Der nach äußerer Reizung bei nichtnarkotisierten neurogen hypertonischen Hunden auftretende Blutdruckanstieg wird durch Vorbehandlung mit Guanethidin ebenfalls unterdrückt (Abb. 1). Auch wird die renale Hypertonie bei der Ratte durch Guanethidin beeinflußt (*42*).

Die Drucksteigerung nach Carotisabklemmung wird durch Guanethidin während 4—7 Tagen abgeschwächt. Im Gegensatz dazu wird die pressorische Wirkung von Noradrenalin erheblich verstärkt. Während der durch Guanethidin hervorgerufenen langdauernden Hypotonie sind die Nickhäute erschlafft und kontrahieren sich nach elektrischer Reizung der postganglionären sympathischen Nerven nur schwach, obwohl sie — ebenso wie die Blutgefäße — gegenüber intravenös gegebenem Noradrenalin überempfindlich sind (Abb. 2). Die elektrische Reizung des Nervus

Die Wirkung von Guanethidin (Su-5864) bei der Katze 24 Std nach Verabreichung von 10 mg/kg intravenös auf:

A) *Nickhaut*

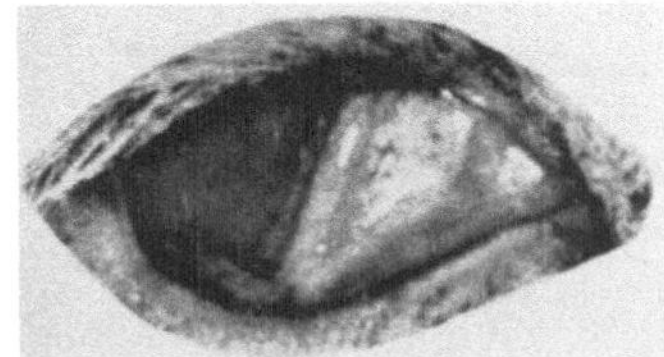

B) *Durch präganglionäre Reizung hervorgerufene postganglionäre Potentiale*

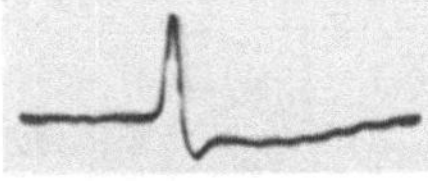

C) *Durch präganglionäre elektrische Reizung und Injektion von Noradrenalin hervorgerufene Kontraktionen der Nickhaut*

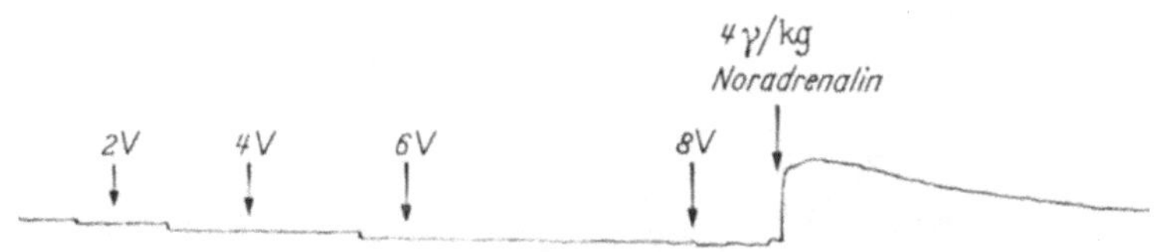

Abb. 2. Wirkungen von Guanethidin. A: Erschlaffte Nickhaut, B: intakte Übertragung durch den postganglionären Sympathicusnerven, C: die Nickhaut ist gegenüber Nervenreizung refraktär, reagiert jedoch deutlich auf injiziertes Noradrenalin. Daraus geht hervor, daß der Angriffspunkt des Guanethidins im peripheren sympathischen Nervensystem liegt

splanchnicus bewirkt nur eine sehr schwache Drucksteigerung, während die pressorische Reaktion auf intravenös injiziertes Noradrenalin gegenüber den Kontrollwerten verstärkt ist (Abb. 3). Diese Parallelität der Vorgänge in zwei vom Sympathicus innervierten Strukturen weist auf eine Hemmung der Weiterleitung der Impulse in den Endverzweigungen der postganglionären Sympathicusfasern hin, möglicherweise im Zusammenhang mit dem Vorhandensein von Noradrenalin in diesen Endverzweigungen. Ein Hinweis hierfür ist der Befund von MAXWELL (unveröffentlicht), daß der durch Asphyxie reflektorisch ausgelöste Blutdruckanstieg bei der Katze in Pentobarbital-Anaesthesie durch Guanethidin abgeschwächt wird, während gleichzeitig die im Nervus splanch-

Wirkung von Su-5864 (Guanethidin) auf die durch Reizung von efferenten sympathischen Nervenbahnen hervorgerufene Blutdrucksteigerung

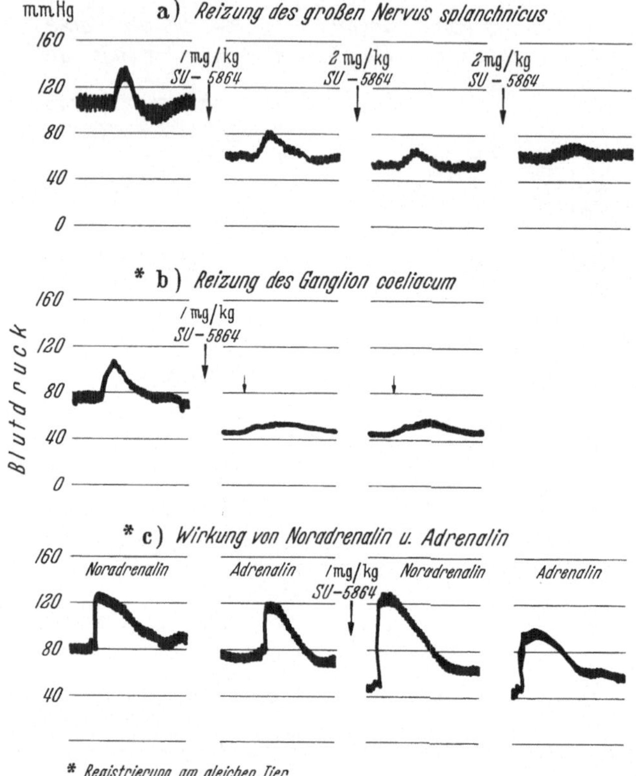

Abb. 3. Durch Guanethidin hervorgerufene Abschwächung der durch elektrische Reizung des Nervus splanchnicus und der Cöliacalganglien ausgelösten Blutdrucksteigerung. Verstärkung der durch Injektion von Noradrenalin hervorgerufenen Drucksteigerung

nicus infolge der Asphyxie auftretenden charakteristischen Aktionspotentiale unverändert bleiben. Als weitere Stütze dieser Theorie läßt sich anführen, daß Guanethidin zum Zeitpunkt der maximalen Sympathicushemmung weder eine Ganglien-, noch eine periphere adrenergische Blockade verursacht. Bei Verabreichung von Guanethidin anschließend an die Gabe peripherer adrenergisch blockierender Mittel wie Phentolamin wird die abgeschwächte pressorische Reaktion von Noradrenalin normalisiert, während die Adrenalinumkehr nicht beeinflußt wird. Schließlich hemmt Guanethidin auch die drucksteigernde Wirkung der peripher angreifenden Pressoramine Amphetamin und Ephedrin.

Kürzlich hat SHEPPARD (*43*) in biochemischen Untersuchungen gezeigt, daß Guanethidin den Katecholamingehalt des Herzens (Abb. 4) und auch der Milz verringert, daß aber — im Gegensatz

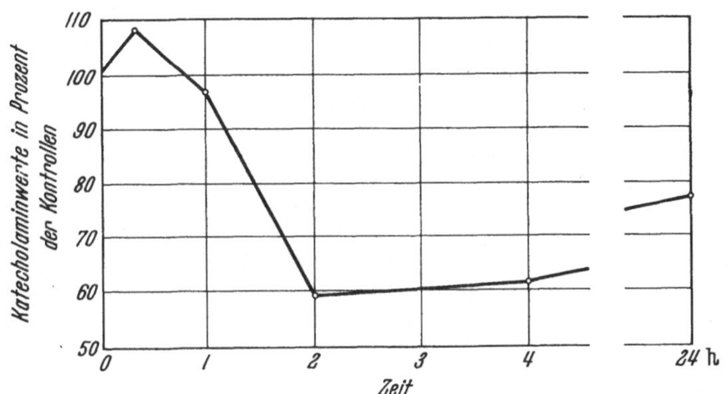

Abb. 4. Abnahme des Katecholamingehaltes des Herzens durch Guanethidin bei der Ratte

zu Reserpin — der Katecholamingehalt im Gehirn und den Nebennieren nicht verändert wird. Der Befund eines verringerten Katecholamingehalts im Herzen und in den Arterien des Hundes bis zu zwei Wochen nach einmaliger Verabreichung der Substanz steht in Übereinstimmung mit der langdauernden Kreislaufwirkung des Guanethidins. Interessanterweise hält die Verringerung der Katecholamine in den Arterien länger als im Herzen an. CASS, KUNTZMAN und BRODIE (*44*) machten ähnliche Beobachtungen am Kaninchen und an der Katze. Auf Grund dieser Befunde läßt sich die oben erwähnte Überempfindlichkeit der Blutgefäße gegenüber intravenös verabreichtem Noradrenalin auf den teilweise „denervierten“ Zustand, dem die Abnahme der neurohumoralen Überträgersubstanz ähnelt, beziehen. Die Hypotension und die verringerte Ansprechbarkeit der Blutgefäße gegenüber elektrischer Reizung des Splanchnicus können in ähnlicher Weise erklärt werden. Bislang ist noch nicht mit Sicherheit bekannt, ob Guanethidin primär die Fixierung oder die Synthese des Noradrenalins im Gewebe beeinflußt.

Da Guanethidin das parasympathische Nervensystem nicht hemmt, führt es nicht zu Mydriasis, Mundtrockenheit, Obstipation oder Impotenz, Wirkungen, die bei der Verwendung der Ganglienblocker regelmäßig auftreten. Seine starke Wirksamkeit findet in der relativen Häufigkeit der orthostatischen Hypotension, die im allgemeinen durch zweckmäßige Dosierung beherrscht werden kann, ihren Ausdruck. Eine leichte Steigerung der Darmaktivität, die bei längerer Behandlung abklingt, ist die Folge der Dämpfung der hemmenden sympathischen Innervation des Gastrointestinaltraktes.

Bretylium. Im vergangenen Jahr ist eine weitere interessante Verbindung als Antihypertensivum eingeführt worden: das Bretylium. Diese quarternäre Verbindung war das Ergebnis der Suche nach einer Substanz, die ausschließlich eine Blockade der sympathischen Ganglien hervorruft, ohne die parasympathischen Ganglien zu beeinflussen.

$$\text{(o-Br-C}_6\text{H}_4\text{)}\text{—CH}_2\text{—N}^+(\text{CH}_3)_2\text{—C}_2\text{H}_5$$

Bretylium

Mit C^{14}-markiertem Bretylium konnten Boura u. Mitarb. (*45*) zeigen, daß es in den Sympathicusganglien und den adrenergischen Nervenfasern angereichert ist, während im Gehirn oder Rückenmark keine Radioaktivität nachzuweisen ist. Der Mechanismus, durch den Bretylium eine spezifische Sympathicusblockade hervorruft, soll in einer Interferenz mit der normalerweise stattfindenden Freisetzung von Noradrenalin an den postganglionären Sympathicusfasern bestehen, wenn dort Impulse von den präganglionären Fasern eintreffen.

Da Bretylium und Guanethidin ähnliche Wirkungen auf das sympathische Nervensystem über verschiedene Mechanismen ausüben, ist ein Vergleich ihrer sonstigen pharmakologischen Eigenschaften interessant. Chemisch zeigen sie keinerlei Verwandtschaft. Beim narkotisierten Hund verursachen beide Substanzen nach initialem Anstieg einen Blutdruckabfall. Der Eintritt der hypotensiven Wirkung ist nach einer einzelnen wirksamen intravenösen Dosis Bretylium prompter; demgegenüber ist die Wirkungsdauer einer vergleichbaren Dosis von Guanethidin wesentlich länger. Weitgehende Ähnlichkeit zeigt sich in bezug auf die Nickhaut, an der beide Substanzen eine initiale Retraktion hervorrufen, der eine

Erschlaffung folgt. Die Wirkungsdauer des Bretylium in diesen beiden Testen beträgt Stunden, die des Guanethidin Tage. Sowohl beim narkotisierten als auch beim nichtnarkotisierten Hund tritt eine Bradykardie regelmäßiger nach Guanethidin als nach Bretylium auf. Beide Substanzen potenzieren die vasokonstringierende Wirkung von injiziertem Noradrenalin. Guanethidin hemmt in charakteristischer Weise die blutdrucksteigernde Wirkung von Amphetamin und Ephedrin, während Bretylium dieser Effekt wohl infolge eines wesentlichen Unterschiedes im Wirkungsmechanismus fehlt. Beide Substanzen schwächen den Carotis-Occlusions-Reflex ab. Bretylium besitzt deutliche lokal-anaesthesierende Eigenschaften und eine mäßige Antihistamin-Wirkung, während Guanethidin keine dieser beiden Wirkungen aufweist. Guanethidin schwächt an der Katze die durch Splanchnicusreizung ausgelöste Druckreaktion in stärkerem Ausmaß ab als Bretylium. Diese Guanethidinwirkung ist anscheinend mehr auf einen sympathicushemmenden als auf einen die Nebenniere hemmenden Effekt zurückzuführen, da Guanethidin den Gehalt an Katecholaminen im Nebennierenmark nicht senkt. Beide Substanzen besitzen in sehr hoher Dosierung schwache und vorübergehende ganglienblockierende Eigenschaften, die wahrscheinlich in therapeutischer Dosierung keine Rolle spielen. Keiner der beiden Stoffe hat irgendeine Wirkung auf das zentrale oder das parasympathische Nervensystem. Wegen seiner quarternären Struktur ist die enterale Resorption des Bretylium unvollständig, ebenso wie bei den chemisch verwandten Ganglienblockern. Insgesamt ist demnach jede der beiden Substanzen in geeigneter Dosierung in der Lage, eine pharmakologische Sympathektomie hervorzurufen. Die wichtigsten Unterschiede sind, theoretisch gesehen, der verschiedene Wirkungsmechanismus und unter praktischen Gesichtspunkten die erhebliche Differenz in der Dauer und Konstanz der pharmakologischen Sympathektomie.

Sulfonamiddiuretica. In den vergangenen Jahren haben verschiedene Sulfonamiddiuretica Verwendung in der Therapie der Hypertonie gefunden. Diese Substanzen, von denen die am gründlichsten untersuchten das von SPRAGUE (*46*) dargestellte Chlorothiazid und das von DESTEVENS und WERNER (*47*) dargestellte Hydrochlorothiazid sind, rufen weder eine „chemische Sympathektomie" hervor, noch ließ sich zeigen, daß sie — selbst in großen intravenösen Dosen — eine direkte hypotensive Wirkung beim Hund besitzen. Trotzdem werden diesen Sulfonamiddiuretica allgemein von den Klinikern (*49*, *50*, *51*) antihypertensive Eigenschaften zugeschrieben. Eine solche Wirkung könnte die sekundäre Folge ihrer diuretischen und natriuretischen Eigenschaften sein, obgleich

HOLLANDER überzeugend gezeigt hat, daß der Natriumverlust nicht die einzige oder auch nur die wesentliche Ursache der antihypertensiven Wirkung des Hydrochlorothiazids sein kann.

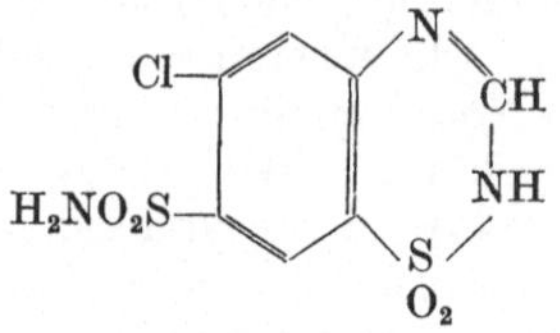

Chlorothiazid

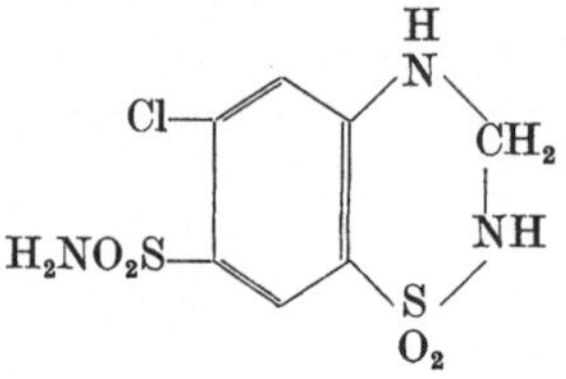

Hydrochlorothiazid

Andererseits wird die Bedeutung des Natriumverlustes für die antihypertensive Wirkung der Thiazidderivate durch die kürzliche Mitteilung von GROSS (*52*) unterstrichen, daß Hydrochlorothiazid die Entwicklung der bei Ratten durch Desoxycorticosteron hervorgerufenen Hypertonie verzögert, da diese Form der Hypertonie mit einer Natriumretention einhergeht. GROSS und LICHTLEN (*53*) haben bei dieser Form der experimentellen Hypertonie auch eine Verstärkung der vasopressorischen Wirkung von Adrenalin und Noradrenalin beobachtet und angenommen, daß dies auf eine vermehrte Empfindlichkeit der Arteriolen gegenüber pressorisch wirkenden Reizen infolge eines höheren Wasser- und Natriumgehaltes der Arterienwand zurückzuführen ist. Demnach würden die Sulfonamiddiuretica eine solche Situation durch Beseitigung der Wasser- und Elektrolytanhäufung in der Arterienwand verhindern. In Übereinstimmung damit steht die weitere Beobachtung von BOCK und GROSS (*53a*), daß die drucksteigernde Wirkung von Adrenalin, Noradrenalin und Hypertensin beim Hund durch Vorbehandlung mit Hydrochlorothiazid signifikant abgeschwächt wird. Für diese Hypothese ist es schließlich von Bedeutung, daß Hydrochlorothiazid den durch Hydrocortison ausgelösten Hochdruck und die renale Hypertonie der Ratte nicht verhindert, da die Entwicklung dieser Hypertonieformen nicht von einer vermehrten Natriumzufuhr abhängt.

RAAB (*54*) hat vergleichbare Beobachtungen am Menschen mitgeteilt. Auch hier hat die Verabreichung von Desoxycorticosteron und Kochsalz eine Verstärkung der pressorischen Wirkung der Katecholamine zur Folge. Die Beobachtung, daß Hydrochlorothiazid in der Lage ist, die drucksteigernde Wirkung des Noradrenalins abzuschwächen, hat auch für die Klinik Bedeutung, besonders im Hinblick auf die kürzlichen Mitteilungen von MENDLOWITZ (*55*) und BARANY (*56*) über die gesteigerte Empfindlichkeit von Patienten mit essentieller Hypertonie gegenüber der durch Noradrenalin hervorgerufenen Vasoconstriction. Die weitere Mitteilung von MENDLOWITZ (*57*), daß die gesteigerte Empfindlichkeit gegenüber Noradrenalin durch Hydrochlorothiazid wieder verringert wird, ist in diesem Zusammenhang besonders interessant.

Die vorliegenden Befunde lassen annehmen, daß die antihypertensive Wirkung von Hydrochlorothiazid und verwandter Verbindungen bei der menschlichen essentiellen Hypertonie ein indirekter Effekt ist, und zwar sekundäre Folge der primären Wirkung auf die tubuläre Natriumresorption darstellt. Die Tatsache, daß diese Diuretica den Effekt wirksamer Antihypertensiva wie Reserpin, Hydralazin und Guanethidin in der Klinik verstärken, ist wohl auch auf diesen primären Mechanismus zu beziehen.

Zusammenfassung

Im Zeitraum von nur einigen Jahren ist die Therapie der essentiellen Hypertonie von reiner Empirie zu gezielten, rationellen Verfahren übergegangen, die auf begründeten pharmakologischen Prinzipien beruhen. Dieser Erfolg setzte eine enge Zusammenarbeit zwischen Chemikern, Pharmakologen und Klinikern voraus, denn die Beziehungen zwischen chemischer Struktur und biologischer Aktivität einer Verbindung sind viel zu kompliziert, um eine verläßliche Voraussage bei neuartigen synthetischen Molekülkonfigurationen machen zu können.

Obgleich eine Überaktivität des autonomen Nervensystems bisher nicht als ätiologischer Faktor bei der essentiellen Hypertonie nachgewiesen wurde, hat man schon frühzeitig erkannt, daß die Hemmung dieses Systems durch Pharmaka möglicherweise von therapeutischem Nutzen sei. Leider haben die früheren Untersuchungen keine spezifischen autonom blockierenden Substanzen hervorgebracht, die einen ausreichend großen therapeutischen Index besaßen, um für die Anwendung beim Menschen geeignet zu sein. Die erfolgreichen chirurgischen Eingriffe mit dem Ziel einer Sympathicusdämpfung durch dorsale thoracolumbale Sympathektomie zeigten den Wert eines solchen Vorgehens und schufen die Grundlage für die pharmakologische Forschung. Den besprochenen wirksamen Stoffen war eine direkte oder indirekte Wirkung auf das sympathische Nervensystem oder auf die von ihm gebildeten Neurohormone gemeinsam. Diese Tatsache führt zu der Frage, ob diese gemeinsame Basis grundlegende Bedeutung besitzt oder nur einen Zufall darstellt. Falls eine grundlegende Beziehung besteht (wie anzunehmen ist), sind die antihypertensiv wirkenden Pharmaka nicht nur für die Behandlung der essentiellen Hypertonie nützlich, sondern ihr Effekt beweist, daß die veränderte Empfindlichkeit des Gefäßsystems gegenüber der sympathischen Nervenerregung einen wichtigen Faktor in der Genese des Hochdrucks darstellt.

Da eine Fehlregulation des Kreislaufs unbekannter Ursache und verschiedener Schweregrade zu behandeln ist, hat es sich oft als vorteilhaft erwiesen, mehrere der spezifisch wirkenden Pharmaka zu kombinieren, um einen befriedigenden Effekt zu erzielen. Dieses Vorgehen hat eine rationelle experimentelle Grundlage. So kann z. B. der durch tägliche Verabreichung von Hydralazin am Hund erzeugte Blutdruckabfall durch Zugabe von Reserpin oder Syrosingopin verstärkt werden. Die Zugabe dieser Stoffe beseitigt auch in erwünschter Weise die Tendenz zu Tachykardie, die durch Hydralazin hervorgerufen werden kann. Wie erwähnt, sind die Sulfonamiddiuretica in der Lage, die Wirkung der spezifischer wirkenden antihypertensiven Stoffe zu verstärken und die Ansprechbarkeit der Gefäße gegenüber verschiedenen normalerweise im Körper vorkommenden vasoconstrictorisch wirkenden Substanzen abzuschwächen.

Das Vorhandensein spezifischerer und stärker wirkender Antihypertensiva wie Guanethidin gibt dem Arzt die Möglichkeit, die schweren Folgen der essentiellen Hypertonie bei einer ständig zunehmenden Zahl von Patienten zu verhüten. Guanethidin ist in der Lage, eine wirksamere Sympathektomie denn je zuvor zu erzielen, da es alle sympathischen Bahnen beeinflußt, einschließlich derjenigen, die außerhalb der Reichweite des Chirurgen liegen. Die durch das Guanethidin jetzt möglich gewordene pharmakologische Sympathektomie ist darüber hinaus kein irreversibler Vorgang und erlaubt es daher dem Arzt, Ausmaß und Dauer der Wirkung den Bedürfnissen des Patienten individuell anzupassen.

Die jetzt vorliegende jahrzehntelange Erfahrung in den Laboratorien und die sich ständig verbessernden pharmakologischen und biochemischen Methoden zum Nachweis antihypertensiver Wirkungen berechtigen zu großen Hoffnungen auf weitere Fortschritte in der Pharmakotherapie des Hochdrucks.

Die Reproduktion von Abb. 1, 3 und 4 erfolgt mit Genehmigung des J. Pharmacol. and Exper. Therap.: MAXWELL, R. A., A. J. PLUMMER, F. SCHNEIDER, H. POVALSKI and A. I. DANIEL: J. Pharmacol. and Exper. Therap. **128**, 22 (1960). Die Reproduktion von Abb. 2 erfolgt mit Genehmigung der Schweiz. med. Wschr.: MAXWELL, R. A., A. J. PLUMMER, F. SCHNEIDER, H. POVALSKI and A. I. DANIEL: Schweiz. med. Wschr. **90**, 109 (1960)

Literatur

1. SMITHWICK, R. H.: Surgery (U.S.A.) **7**, 1 (1940).
2. BARGER, G., F. H. CARR and H. DALE: Brit. Med. J. **1906/II**, 792.
3. HARTMANN, M. und H. ISLER: Naunyn-Schmiedebergs Arch. exper. Path. (D.) **192**, 141 (1939).
4. MEIER, R., F. F. YONKMAN, B. N. CRAVER and F. GROSS: Proc. Soc. Exper. Biol. Med. (U.S.A.) **71**, 70 (1949).
5. LANGLEY, J. N., and W. L. DICKINSON: Proc. Roy. Soc. (G.B.) **46**, 423 (1889).
6. ACHESON, G. H., and S. A. PEREIRA: J. Pharmacol. Exper. Therap. (U.S.A.) **87**, 273 (1946).
7. PATON, W. D. M., and W. L. M. PERRY: J. Physiol. (G.B.) **119**, 43 (1953).
8. BARLOW, R. B., and H. R. ING: Brit. J. Pharmacol. **3**, 298 (1948).
9. PATON, W. D. M., and E. J. ZAIMIS: Brit. J. Pharmacol. **4**, 381 (1949).
10. LEVINE, R. M., and B. B. CLARK: Fed. Proc. (U.S.A.) **13**, 380 (1954).
11. PLUMMER, A. J., J. H. TRAPOLD, J. A. SCHNEIDER, R. A. MAXWELL and A. E. EARL: J. Pharmacol. Exper. Therap. (U.S.A.) **115**, 172 (1955).

12. STONE, C. A., M. L. TORCHINA, A. NAVARRO and K. H. BEYER: J. Pharmacol. Exper. Therap. (U.S.A.) **117**, 169 (1956).
13. SPINKS, A., and E. H. P. YOUNG: Nature (G.B.) **181**, 1397 (1958).
14. GROSS, F., F. DRUEY und R. MEIER: Experientia (Schweiz) **6**, 19 (1950).
15. MUELLER, J. M., E. SCHLITTLER und H. J. BEIN: Experientia (Schweiz) **8**, 338 (1952).
16. CRAVER, B. N., W. BARRETT, A. CAMERON and F. F. YONKMAN: J. Amer. Pharm. Ass. (Sc. Ed.) **40**, 559 (1951).
17. REUBI, F.: Helvet. med. acta **16**, 297 (1949).
18. RENZI, A. A., and R. GAUNT: Amer. J. Physiol. **175**, 313 (1953).
19. BEIN, H. J., F. GROSS, J. TRIPOD und R. MEIER: Schweiz. med. Wschr. **3**, 336 (1953).
20. BARRETT, W., W. REITZE, A. J. PLUMMER and F. F. YONKMAN: Fed. Proc. (U.S.A.) **11**, 320 (1952).
21. WILKINSON, E. L., H. BACKMAN and H. H. HECHT: J. Clin. Invest. (U.S.A.) **31**, 872 (1952).
22. SCHROEDER, H. A., and H. M. PERRY: J. Laborat. Clin. Med. (U.S.A.) **46**, 416 (1955).
23. JAQUES, R., J. TRIPOD und R. MEIER: Naunyn-Schmiedebergs Arch. exper. Path. (D.) **230**, 26 (1957).
24. BEIN, H. J.: Experientia (Schweiz) **9**, 107 (1953).
25. BEIN, H. J.: Ann. N.Y. Acad. Sc. **61**, 4 (1955).
26. TRAPOLD, J., A. J. PLUMMER and F. F. YONKMAN: J. Pharmacol. Exper. Therap. (U.S.A.) **110**, 205 (1954).
27. PLETSCHER, A., P. A. SHORE and B. B. BRODIE: Science (U.S.A.) **122**, 374 (1955).
28. HOLZBAUER, M., and M. VOGT: J. Neurochem. (U.S.A.) **1**, 8 (1956).
29. BRODIE, B. B., J. S. OLIN, R. G. KUNTZMAN and P. A. SHORE: Science (U.S.A.) **125**, 1293 (1957).
30. CARLSSON, A., E. ROSENGREN, A. BERTLER and J. NILSSON: Psychotropic drugs. Amsterdam: Elsevier Publishing Co. 1957, pp. 363.
31. MUSCHOLL, E., and M. VOGT: J. Physiol. (G.B.) **141**, 132 (1958).
32. BURN, J. H., and M. J. RAND: Brit. Med. J. **1958/I**, 903.
33. PLUMMER, A. J., A. EARL, J. A. SCHNEIDER, J. TRAPOLD and W. BARRETT: Ann. N.Y. Acad. Sc. **59**, 8 (1954).
34. KRAYER, O., and J. J. FUENTES: J. Pharmacol. Exper. Therap. (U.S.A.) **123**, 145 (1958).
35. IGGO, A., and M. VOGT: J. Physiol. (G.B.) **150**, 114 (1960).
36. LUCAS, R. A., M. J. KUEHNE, M. J. CEGLOWSKI, R. L. DZIEMIAN and H. B. MACPHILLAMY: J. Amer. Chem. Soc. **81**, 1928 (1959).
37. PLUMMER, A. J., W. E. BARRETT, R. A. MAXWELL, D. FINOCCHIO, R. LUCAS and A. E. EARL: Arch. internat. pharmacodyn. thérap. (Belg.) **119**, 245 (1959).
38. ORLANS, F., B. HUGHES, K. F. FINGER and B. B. BRODIE: J. Pharmacol. Exper. Therap. (U.S.A.) **128**, 131 (1960).
39. GARATTINI, S., A. MORTARI, A. VOLSECCHI and L. VALZELLI: Nature (G.B.) **183**, 1273 (1959).
40. MAXWELL, R. A., R. P. MULL und A. J. PLUMMER: Experientia (Schweiz) **15/7**, 267 (1959).
41. MAXWELL, R. A., A. J. PLUMMER, F. SCHNEIDER, H. POVALSKI and A. DANIEL: J. Pharmacol. Exper. Therap. (U.S.A.) **128**, 22 (1960).
42. BEIN, H. J.: Ciba Foundation Symposium, March 30 (1960).
43. SHEPPARD, H., and J. ZIMMERMAN: Pharmacologist (U.S.A.) **1**, 69 (1959).

44. CASS, R., R. KUNTZMAN and B. B. BRODIE: Proc. Soc. Exper. Biol. Med. (U.S.A.) **103**, 871 (1960).
45. BOURA, A. L. A., A. F. GREEN, A. MCCOUBBEY, D. R. LAURENCE, R. MOULTON and M. L. ROSENHEIM: Lancet **1959/II**, 17.
46. SPRAGUE, J. M.: Ann. N.Y. Acad. Sc. **71**, 328 (1958).
47. DE STEVENS, G., L. H. WERNER, A. HALAMANDARIS und S. RICCA Jr.: Experientia (Schweiz) **14**, 463 (1958).
48. BARRETT, W. E., R. A. RUTLEDGE, H. SHEPPARD and A. J. PLUMMER: Toxicol. and Appl. Pharmacol. (U.S.A.) **1**, 333 (1959).
49. WILKINS, R. W., W. HOLLANDER and A. V. CHOBANIAN: Ann. N.Y. Acad. Sc. **71**, 465 (1958).
50. FREIS, E. D., and I. M. WILSON: Med. Ann. District of Columbia **26**, 468 (1957).
51. HOLLANDER, W., A. V. CHOBANIAN and R. W. WILKINS: Hypertension. Philadelphia: W. B. Saunders Company 1959, pp. 570.
52. GROSS, F., A. PLUMMER und H. ZEUGIN: Bull. Schweiz. Akad. med. Wiss. **15**, 346 (1959).
53. GROSS, F. und P. LICHTLEN: Naunyn-Schmiedebergs Arch. exper. Path. (D.) **233**, 323 (1958).
53a. BOCK, K. D., und F. GROSS: Naunyn-Schmiedebergs Arch. exper. Path. (D.) **238**, 339 (1960).
54. RAAB, W., R. J. HUMPHREYS and E. LEPESCHKIN: J. Clin. Invest. (U.S.A.) **29**, 1397 (1950).
55. MENDLOWITZ, M., and A. MEYER: Fed. Proc. (U.S.A.) **14**, 100 (1955).
56. BARANY, F. R., and P. JAMES: Clin. Sc. (G.B.) **18**, 543 (1959).
57. MENDLOWITZ, M., N. NAFTCHI, S. E. GITLOW, H. L. WEINREB and R. L. WOLF: Presented at the Conference on New Diuretics and Antihypertensive Agents — New York Academy of Sciences, May 5—6 (1960).
58. PAGE, I. H., and H. P. DUSTAN: J. Amer. med. Ass. **170**, 1265 (1959).

Bretylium und Guanethidin

Klinische Ergebnisse

Von

T. Hilden

Da die Pharmakologie der neuen adrenergischen Blocker inzwischen besprochen worden ist, werde ich sofort weitergehen und unsere klinischen Behandlungsergebnisse mit diesen Substanzen vorlegen.

Unsere Untersuchungsreihen umfassen Patienten mit einer ausgeprägten benignen oder malignen Hypertonie. Abgesehen von einigen der zuerst behandelten Patienten wurde die Behandlung ambulant vorgenommen. Die Dosierung der Medikamente wurde allmählich gesteigert, bis eine Wirkung oder störende Nebenwirkungen auftraten.

Unter einer zufriedenstellenden Wirkung verstehen wir einen mittleren Blutdruckwert unter 140 mm Hg sowohl im Liegen als auch im Stehen, unter einer einigermaßen zufriedenstellenden Wirkung einen mittleren Blutdruckwert unter 140 mm Hg lediglich im Stehen. Als „mittlerer Blutdruck“ wird der diastolische Druck plus ein Drittel der Blutdruckamplitude bezeichnet.

Bretylium

Das Mittel wurde viermal täglich gegeben. Die Erhaltungsdosis lag zwischen 600 und 5200 mg, im Durchschnitt bei 2000 mg. Die Behandlungsdauer betrug 2—6 Monate, im Durchschnitt 3 Monate. Insgesamt wurden 20 Patienten behandelt. 10 davon waren vorher noch nicht behandelt worden, 10 erhielten bereits Ganglien-Blocker; diese Mittel wurden durch Bretylium ersetzt. (Mehrere dieser letztgenannten Patienten erhielten auch Reserpin und/oder Hydralazin.)

Die Ergebnisse der ersten 10 Patienten sind in Tab. 1 zusammengefaßt. Eine zufriedenstellende Wirkung wurde bei einem Patienten erreicht, und eine einigermaßen zufriedenstellende bei sechs. Zwei Patienten sprachen nicht auf die Behandlung an, einem davon wurde eine Gesamttagesdosis bis zu 5200 mg gegeben. In einem Fall mußte die Behandlung wegen Nebenwirkungen sehr schnell abgebrochen werden. Der durchschnittliche Abfall des mittleren Blutdrucks betrug 10 mm Hg im Liegen, 34 mm Hg im Stehen.

Tabelle 1. *10 mit Bretylium behandelte Hochdruckpatienten*

Anzahl	Geschlecht	Alter	Blutdruck	Augenhintergrund	Dosis	Mittlerer Blutdruck im Liegen		Mittlerer Blutdruck im Stehen	
						Vor	Bretylium	Vor	Bretylium
1	M	56	240/140	III	1600	173	145	173	115
2	M	43	205/130	III	800	155	128	150	108
3	M	52	215/120	III	2400	152	158	145	135
4	M	58	235/135	II	(400)	(168)	sep.	(172)	sep.
5	W	30	215/135	III	4000	162	143	180	115
6	W	36	180/130	—	2400	147	153	147	137
7	W	63	240/135	III	1200	170	150	170	113
8	W	47	230/125	II	2400	157	165	155	138
9	M	52	180/125	III	5200	143	157	142	140
10	M	38	200/130	II	1600	153	142	150	150
Durchschnitt	(9 Patienten)				2400	157	147	157	123

Die zweite Gruppe von Patienten zeigt Tab. 2. Eine zufriedenstellende Wirkung wurde in drei Fällen gefunden, und eine einigermaßen zufriedenstellende ebenfalls in 3 Fällen. In einem Falle mußte das Mittel wegen des Auftretens von Nebenwirkungen

Tabelle 2. *10 Hochdruckpatienten. Vergleich zwischen der Wirkung von Ganglienblockern und Bretylium*

Anzahl	Geschlecht	Alter	Blutdruck	Augenhintergrund	Dosis	Mittlerer Blutdruck im Liegen			Mittlerer Blutdruck im Stehen		
						Vor	Gangl. block.	Bretylium	Vor	Gangl. block.	Bretylium
1	M	58	210/130	II	1600	157	138	133	153	132	112
2	M	69	250/130	III	1200	170	133	148	173	117	135
3	W	60	280/155	III	600	197	187	180	183	165	138
4	M	54	210/120	III	2000	150	133	157	157	142	142
5	W	25	240/190	III	3200	207	118	135	210	108	122
6	M	62	230/140	IV	800	170	140	163	163	127	120
7	W	54	240/165	III	1600	190	173	172	183	165	160
8	M	41	235/140	IV	1000	172	128	118	170	113	112
9	M	52	235/130	III	800	165	150	sep.	160	122	sep.
10	W	70	275/130	III	2200	178	160	157	168	140	150
Durchschnitt	(9 Patienten)				1500	177	145	151	174	134	132

schnell abgesetzt werden. Nach Behandlung mit Ganglien-Blockern wurde eine zufriedenstellende Wirkung in 5 und eine einigermaßen zufriedenstellende in 2 Fällen erhalten.

In Tab. 3 werden die durchschnittlichen Abnahmen des mittleren Blutdrucks miteinander verglichen. Es scheint, als ob Bretylium zu einer stärkeren orthostatischen Reduktion des Blutdrucks führt als die Ganglien-Blocker.

Tabelle 3. *Veränderungen des mittleren Blutdrucks nach Ganglienblockern und nach Bretylium*

9 Patienten	Abnahme des mittleren Blutdruckes	
	Im Liegen mm Hg	Im Stehen mm Hg
Ganglienblocker . .	32	40
Bretylium	26	42

Die bei der Anwendung von Bretylium auftretenden Nebenwirkungen sind in Tab. 4 aufgeführt. Eine Reihe von kleineren Beschwerden wurde beobachtet, wie Müdigkeit, Schwindel, Ptosis, Nasenschleimhautschwellung und Parotisschmerzen. In keinem der Fälle waren diese Symptome von wesentlicher Bedeutung.

Tabelle 4. *Nebenwirkungen bei 20 mit Bretylium behandelten Patienten*

Schwäche	7
Schwindel	4
Ptosis	4
Nasale Kongestion	2
Parotisschmerzen	4
Belastungssymptome	13
(Behandlung in 4 Fällen abgebrochen)	

Die vorherrschende Nebenwirkung waren Beschwerden bei körperlichen Anstrengungen, die sich bei 13 Patienten entwickelten. Bei 4 Fällen mußte die Behandlung wegen dieser Beschwerden abgebrochen werden. Die Patienten beschrieben diesen Symptomenkomplex als ein Gefühl der Schwäche, manchmal begleitet von Schwindel und Kurzatmigkeit. Es wurde besonders durch Treppensteigen hervorgerufen, aber auch durch Gehen im Schrittempo auf der Ebene. Die Anstrengungssymptome schienen keinerlei Beziehungen zum Blutdruckabfall im Stehen zu haben, der bei der üblichen Blutdruckkontrolle gemessen wurde (Tab. 5).

Tabelle 5. *Belastungssymptome bei 20 mit Bretylium behandelten Patienten*

Belastungssymptome	Abnahme des mittleren Blutdrucks im Stehen mm Hg	Mittlerer Blutdruck im Stehen mm Hg	Abfall des mittleren Blutdrucks bei Belastung mm Hg
Keine Symptome, 6 Patienten .	36	130	—
Mäßige Symptome, 9 Patienten	42	122	33
Schwere Symptome, 4 Pat. . .	23	147	58

Bei den meisten Patienten, die über Belastungssymptome klagten, wurden Blutdruckmessungen vor und sofort nach dem Steigen einiger Treppen, die etwa 2 Stockwerken entsprachen (Stufen-Test), gemacht. Ein extremer Abfall des mittleren Blutdrucks im Stehen wurde oft sofort nach dem Treppensteigen festgestellt. Eine deutliche Drucksenkung konnte mit diesem Test auch gefunden werden, ohne daß ein orthostatischer Abfall bei Blutdruckmessung in Ruhe festzustellen war.

Abgesehen von den eben erwähnten Nebenwirkungen muß betont werden, daß die Wirkung des Bretylium sehr wechselnd ist und daß sich oft eine Toleranz gegenüber dem Mittel entwickelt.

Die klinischen Arbeiten, die über Bretylium bisher veröffentlicht sind, sollen nicht im Detail besprochen werden, da ich sicher bin, daß sie den Zuhörern gut bekannt sind und einige der Anwesenden diese Berichte kommentieren werden. Ich will nur folgendes erwähnen: Die erste Veröffentlichung durch BOURA u. Mitarb. (*1*) im Juli 1959 war vielversprechender als die späteren Arbeiten. DOLLERY u. Mitarb. (*2*) fanden eine fragliche Wirkung bei den schweren Fällen, während TURNER und LOWTHER (*6*) die wechselnde Wirkung und das häufige Auftreten einer Toleranz betonten.

Unsere Ergebnisse stimmen im wesentlichen mit den Beobachtungen der letzterwähnten Autoren überein. Darüber hinaus hat das Auftreten der Belastungssymptome bei unseren Fällen beträchtliche Unzuträglichkeiten hervorgerufen.

Guanethidin

Dieses Mittel wurde einmal täglich verabreicht. Die Erhaltungsdosis lag zwischen 25 und 225 mg täglich bei einem Durchschnitt von 90 mg. Die Behandlungszeit betrug 2—8 Monate, im Durchschnitt 3,5 Monate.

Wie beim Bretylium werde ich zuerst eine Reihe von Patienten zeigen, die zuvor nicht behandelt worden waren (Tab. 6). Bei 2 von diesen 14 Fällen mußte die Behandlung sehr bald auf Grund von Nebenwirkungen abgebrochen werden. Darüber hinaus wurde eine zufriedenstellende Wirkung bei 6 Patienten und eine einigermaßen zufriedenstellende bei 4 Patienten beobachtet. 2 Patienten reagierten nicht auf Guanethidin. Der durchschnittliche Abfall des mittleren Blutdrucks betrug 20 mm Hg im Liegen und 34 mm Hg im Stehen.

Die nächste Gruppe umfaßt 8 Patienten, denen Guanethidin anstelle von Ganglien-Blockern gegeben wurde (Tab. 7). Auch in dieser Gruppe mußte die Behandlung bei 2 Fällen abgebrochen werden.

Tabelle 6. *14 mit Guanethidin behandelte Hochdruckpatienten*

Anzahl	Geschlecht	Alter	Blutdruck	Augen-hintergrund	Dosis	Mittlerer Blutdruck im Liegen		Mittlerer Blutdruck im Stehen	
						Vor	Guan.	Vor	Guan.
1	W	56	180/105	I	(40)	130	sep.	132	sep.
2	M	62	235/135	III	75	168	148	162	143
3	M	50	210/135	III	50	160	150	160	138
4	M	55	270/160	III	225	197	147	197	132
5	W	35	205/125	II	150	152	123	158	112
6	M	47	180/115	II	100	136	126	133	117
7	M	46	200/125	II	175	146	143	147	125
8	M	25	200/145	II	125	163	117	163	102
9	W	66	225/120	III	(40)	155	sep.	153	sep.
10	M	41	280/150	III	120	193	185	187	163
11	W	37	200/130	II	50	153	137	153	114
12	W	19	165/115	II	75	132	113	137	105
13	M	38	210/125	II	75	153	142	153	128
14	M	50	190/120	II	50	143	122	143	108
Durchschnitt	(12 Patienten)				107	158	138	158	124

Tabelle 7. *8 Patienten mit Hypertonie. Vergleich zwischen Ganglienblockern und Guanethidin*

Anzahl	Geschlecht	Alter	Blutdruck	Augen-hintergrund	Dosis	Mittlerer Blutdruck im Liegen			Mittlerer Blutdruck im Stehen		
						Vor	Gangl. bl.	Guan.	Vor	Gangl. bl.	Guan.
1	M	59	230/140	II	(50)	170	141	sep.	170	126	sep.
2	W	67	240/130	III	(40)	166	155	sep.	163	143	sep.
3	M	42	220/145	III	125	170	150	121	163	148	96
4	M	55	225/130	III	50	161	146	130	165	145	120
5	W	45	245/135	II	25	172	127	130	162	118	120
6	M	49	230/180	IV	37,5	197	140	128	195	118	112
7	W	45	230/140	II	50	170	132	120	170	122	105
8	M	40	210/150	III	50	170	132	135	170	118	115
Durchschnitt	(6 Patienten)				56	173	138	127	171	128	111

Eine zufriedenstellende Wirkung wurde bei den übrigbleibenden 6 Patienten beobachtet. Mit Ganglien-Blockern wurde eine zufriedenstellende Wirkung in 3 Fällen und eine einigermaßen zufriedenstellende in 2 Fällen erzielt.

In Tab. 8 werden die Senkungen des mittleren Blutdrucks, die bei dieser Patientengruppe auftraten, verglichen. Die Wirkung von

Guanethidin scheint nicht wesentlich stärker orthostatisch zu sein als die der Ganglien-Blocker.

Die Nebenwirkungen von Guanethidin werden in Tab. 9 gezeigt. Eine deutliche Wasserretention fand sich bei 3 Patienten, die in allen 3 Fällen nach Absetzen des Mittels verschwand. Die Wasserretention war begleitet von Symptomen, die denen einer Herzinsuffizienz ähnelten. Das Auftreten dieser Nebenwirkung macht eine Kombination mit Diuretika wünschenswert, wie später noch erwähnt wird. Eine Diarrhoe trat häufig auf, aber verschwand in vielen Fällen spontan. In anderen Fällen hörte die Diarrhoe nach Verabreichung von Atropin auf. Insgesamt hat diese Nebenwirkung keine ernsthaften Schwierigkeiten bereitet. Schwindel und Schwäche, besonders am Morgen, war in vielen Fällen ein störender Nebeneffekt, besserte sich aber im Verlauf der Behandlung. In einigen Fällen hatte Ritalin eine günstige Wirkung. Wir haben nur sehr leichte Fälle von Belastungssymptomen gesehen, die denen ähnelten, die bei Bretylium beschrieben wurden. Eine Depression trat in 2 Fällen auf, bei einem davon mußte das Mittel abgesetzt werden. Das Fehlen des Ejakulationsreflexes wurde von 2 Patienten angegeben, in einem dieser Fälle mußte die Behandlung trotz günstiger Blutdruckreaktion aufgegeben werden.

Tabelle 8. *Veränderungen des mittleren Blutdrucks nach Ganglienblockern und nach Guanethidin*

	Abnahme des mittleren Blutdrucks	
	Im Liegen mm Hg	Im Stehen mm Hg
Ganglienblocker . . .	35	43
Guanethidin	46	60

Tabelle 9. *Nebenwirkungen bei 22 mit Guanethidin behandelten Hochdruckpatienten*

Nebenwirkung	Schweregrad			Anzahl der Nebenwirkungen	Nachlassen der Nebenwirkungen	Behandlung abgebrochen
	++	+	(+)			
Wasserretention .	3	1	—	4	—	3
Diarrhöe	3	3	7	13	6	—
Benommenheit . .	3	9	1	13	7	1
Schwäche	2	8	2	12	2	—
Belastungssymptome	—	3	3	6	3	—
Ejakulationsstörung	1	1	—	2	—	1
Depression	—	2	—	2	1	1
22 Patienten . . .				(52)	(19)	6

Die Wirkung von Guanethidin wechselt etwas, aber nicht so stark wie bei Bretylium. Die Entwicklung einer Toleranz scheint gelegentlich vorzukommen, aber wenn die Dosis gesteigert wurde, ließ sich oft wieder eine günstige therapeutische Wirkung erreichen.

Bis jetzt sind wir noch nicht in der Lage, methodisch einwandfreie Untersuchungen über die kombinierte Wirkung von Guanethidin und Diuretika vorzulegen. In einigen Fällen haben wir einen sehr günstigen Effekt nach Verabreichung von Hydrochlorothiazid in Verbindung mit Guanethidin beobachtet. Gegenwärtig ist unser wichtigstes therapeutisches Mittel Hydrochlorothiazid, dem Guanethidin je nach Erfordernis hinzugefügt wird. Mit diesem Vorgehen hoffen wir, die durch Guanethidin hervorgerufene Wasserretention zu vermeiden. Die Kombination eines Diuretikums mit Guanethidin ergibt keinen besonders auffallenden orthostatischen Blutdruckeffekt.

Die bisherigen Veröffentlichungen über die klinische Wirkung von Guanethidin zeigen im ganzen übereinstimmende Resultate. PAGE und DUSTAN (*5*) fanden im Gegensatz zu LEISHMAN u. Mitarb. (*4*) keine Entwicklung von Toleranz. Auch wir haben dieses Phänomen bei unserem Material beobachtet. JAQUEROD und SPÜHLER (*3*) stellten fest, daß eine Kombination mit Diuretika günstig ist. Unsere Erfahrungen stimmen mit dieser Meinung überein und weichen hier von denjenigen LEISHMANS u. Mitarb. (*4*) ab. Hinsichtlich der Dosierung haben PAGE und DUSTAN (*5*) eine mittlere Dosis von 160 mg täglich angewandt, die Dosierungen von JAQUEROD und SPÜHLER (*3*) sind mit unseren eigenen fast identisch, nämlich ungefähr 90 mg täglich. LEISHMAN u. Mitarb. (*4*) gaben eine mittlere Dosis von 40 mg täglich, und die Senkungen des Blutdruckes waren auch kaum befriedigend.

Insgesamt sind wir der Meinung, daß Guanethidin ein gutes antihypertensives Mittel ist, besonders in Kombination mit einem Diuretikum. Die störendsten Nebenwirkungen sind Schwindel und Schwäche am Morgen. Die Möglichkeit psychischer Störungen und einer Ejakulationshemmung sollte beachtet werden, da es sich um wichtige Symptome handelt.

Abschließend will ich versuchen, einen Vergleich zwischen den Ganglien-Blockern, Bretylium und Guanethidin zu ziehen (Tab. 10).

Bretylium scheint einen ausgesprocheneren orthostatischen Blutdruckabfall als die anderen Präparate hervorzurufen, und es ist daher schwierig, einen ausreichenden Blutdruckabfall im Liegen zu erhalten. Dementsprechend wird nicht so häufig ein zufriedenstellendes therapeutisches Ergebnis erzielt. Nach unseren Erfahrungen scheint Guanethidin einfacher in der Handhabung zu sein. Beide

Tabelle 10. *Vergleich zwischen Ganglienblockern und Sympathikushemmern*

		Anzahl	Klinisches Ergebnis		
			Befriedigend	Mittelmäßig	Unbefriedigend
Bretylium		10	1	6	3
Guanethidin		14	6	4	4
Ganglienblocker	Kombinationsbehandlung	18	8	4	6
Bretylium	Kombinationsbehandlung	10	3	3	4
Guanethidin	Kombinationsbehandlung	8	6	0	2

		Anzahl	Abnahme des mittleren Blutdruckes	
			Im Liegen	Im Stehen
Bretylium		9	10	34
Guanethidin		12	20	34
Ganglienblocker	Kombinationsbehandlung	18	31	40
Bretylium	Kombinationsbehandlung	9	26	42
Guanethidin	Kombinationsbehandlung	6	46	60

	Anzahl alleine/in Kombination	Verhältnis: Abfall des mittleren Blutdrucks im Stehen / Abfall des mittleren Blutdrucks im Liegen	
		Bei alleiniger Verwendung	In Kombination
Ganglienblocker	5/18	1,81	1,28
Bretylium	9/9	3,40	1,61
Guanethidin	12/6	1,70	1,31

Substanzen besitzen den großen Vorteil, daß sie keine parasympathikus-blockierende Wirkung haben. Es ist nicht leicht, eine langfristige Prognose über die Brauchbarkeit dieser Substanzen zu stellen. Gewisse Nebenwirkungen treten manchmal erst auf, wenn ein Präparat lange Zeit hindurch angewandt worden ist. Auf jeden Fall stellen die neuen Sympathikushemmer einen beträchtlichen theoretischen Fortschritt dar, und sie werden aller Wahrscheinlichkeit nach eine neue Epoche in der medikamentösen Behandlung der Hypertonie einleiten.

Zusammenfassung

Es wird über klinische Erfahrungen mit Bretylium und Guanethidin berichtet.

Bretylium senkt hauptsächlich den Blutdruck im Stehen, und es ist schwierig, zufriedenstellende Blutdruckwerte im Liegen zu erreichen. Ferner läßt sich die Wirkung des Bretyliums kaum vorhersagen, auch entwickelt sich sehr häufig eine Toleranz. Die wichtigste Nebenwirkung besteht in einem charakteristischen Syndrom von Schwächegefühl, Schwindel und Belastungsdyspnoe. Diese Nebenwirkung verhinderte oft die Steigerung der Dosis oder zwang zum Absetzen des Mittels.

Auch nach Guanethidin tritt eine orthostatische Hypotonie auf, jedoch ist diese nach unseren Erfahrungen weniger ausgeprägt als bei Bretylium. Wir fanden in Guanethidin eine für die Behandlung der Hypertonie geeignete Substanz. Es treten zwar eine Anzahl von Nebenwirkungen auf, z. B. Schwächegefühl, Schwindel, Diarrhoe und Hemmung des Ejakulationsreflexes. In vielen Fällen verschwinden diese Nebenwirkungen jedoch während der Behandlung. Flüssigkeitsretention war die wichtigste — und bei einigen Fällen sehr ausgeprägte — Nebenwirkung. Vermutlich wird die kombinierte Anwendung von Diuretika zusammen mit Guanethidin diese Nebenwirkung beträchtlich verringern.

Literatur

1. Boura, A. L. A., A. F. Green, A. McCoubrey, D. R. Laurence, R. Moulton, and M. L. Rosenheim: Lancet (G. B.) **1959/II**, 17.
2. Dollery, C. T., D. Emslie-Smith, and J. McMichael: Lancet (G. B.) **1960/I**, 296.
3. Jaquerod, R. und O. Spühler: Schweiz. med. Wschr. **90**, 113 (1960).
4. Leishman, A. W. D., H. L. Matthews, and A. J. Smith: Lancet (G. B.) **1959/II**, 1044.
5. Page, I. H., and H. P. Dustan: J. Amer. Med. Ass. **170**, 1265 (1959).
6. Turner, R., and C. Lowther: Lancet (G. B.) **1960/I**, 381.

Die Kombinationsbehandlung der Hypertonie

Von

S. W. Hoobler und P. Lauwers

Da die gegenwärtige medikamentöse Behandlung der Hypertonie vorwiegend zu einer Blutdrucksenkung, aber nicht zu einer definitiven Heilung führt, ist die langfristige Aufrechterhaltung eines hypotensiven Effekts ebenso wichtig wie die Möglichkeit, eine schnelle und entscheidende Senkung des Blutdrucks durch eine akute Behandlung zu erreichen. Da von einer solchen lange durchgeführten blutdrucksenkenden Behandlung gezeigt werden konnte, daß sie die Häufigkeit der meisten cerebro-vaskulären, kardialen und renalen Komplikationen bei Patienten mit schweren Formen dieser Erkrankung verringert, wird als sicher angenommen — obgleich es nicht bewiesen ist —, daß auch eine asymptomatische Hypertonie durch Senkung des Blutdruckes günstig beeinflußt wird. Da jedoch alle Formen der medikamentösen Behandlung mit Unbequemlichkeiten und Kosten für den Patienten verbunden sind, sollte man versuchen, diejenigen Fälle herauszufinden, deren Prognose so gut ist, daß keine medikamentöse Behandlung notwendig ist. In unserer Praxis differenzieren wir 4 Patientengruppen, bei denen eine Behandlung nicht angefangen wird, die aber aufgefordert werden, zu einer Nachkontrolle wiederzukommen, falls sich ihr Zustand in späteren Jahren verschlechtert. Die folgenden Gruppen werden unterschieden:

Gruppe I. Patienten mit einem labilen Blutdruck, der häufig normale Werte zeigt, aber deren „gewöhnlicher" Blutdruck[1] an der oberen Normgrenze liegt, und bei denen vorübergehende Steigerungen des Blutdrucks über 200/110 nicht vorkommen.

Gruppe II. Frauen über 40 Jahre mit kurz vorausgehendem Beginn einer dauernden Hypertonie, die Werte von 180/100 nicht übersteigt.

Gruppe III. Ältere Patienten mit durchschnittlichen systolischen Werten nicht über 200 und diastolischen Werten unter 105 mm Hg.

---

[1] Der Ausdruck „gewöhnlicher Blutdruck" wird hier benutzt für den Durchschnittswert von 5 oder 6 Einzel-Blutdruckmessungen während der ambulanten Untersuchung. Als „oberer normaler Blutdruck" wird bei Patienten unterhalb des 50. Lebensjahres 150/100 angesehen.

Gruppe IV. Patienten, die deutliche Blutdrucksteigerungen unter gewöhnlichen Bedingungen im Ordinationszimmer zeigen, aber keinen Anhalt für vaskuläre Komplikationen der Hypertonie bieten, und deren zu Hause gemessene Blutdruckwerte innerhalb der Norm liegen.

Es ist zu betonen, daß bei diesen 4 Gruppen kein Anhalt für ernste Gefäßschädigungen besteht: Diese Patienten sollen keine Zeichen einer Hypertrophie des linken Ventrikels, keine wesentlichen renalen Funktionsstörungen und in der Anamnese keine neurologischen Störungen oder Herzinsuffizienz aufweisen.

Weitere 4 Gruppen können unterschieden werden, bei denen eine intensive Behandlung nicht gerechtfertigt ist, aber bei denen man annehmen kann, daß leichtere Behandlungsformen, wenn sie zu niedrigerem Blutdruck führen, sich günstig auswirken. Diese umfassen:

Gruppe I. Jüngere Patienten beiderlei Geschlechts mit „gewöhnlichen" und auch zu Hause gemessenen Blutdruckwerten über 160/100.

Gruppe II. Männer im mittleren Lebensalter mit „gewöhnlichen" Blutdruckwerten von 160—180 mm Hg systolisch und 100 bis 110 mm Hg diastolisch (wegen des zunehmenden Risikos hinsichtlich der Coronarien bei Männern mit mäßig erhöhtem Blutdruck).

Gruppe III. Frauen im mittleren Lebensalter mit durchschnittlichen klinisch und zu Hause gemessenen Werten über 180/100.

Gruppe IV. Alle Patienten mit vorübergehender oder fixierter Hypertonie, die eine oder mehrere Gefäßkomplikationen zeigen.

Patienten, deren durchschnittliche Blutdruckwerte 240/120 mm Hg übersteigen, müssen als Anwärter für eine intensivere Therapie angesehen werden, wenn ein einfacheres therapeutisches Vorgehen den Blutdruck nicht senkt, und zwar besonders, wenn Gefäßkomplikationen aufgetreten sind. Bei diesen Patienten ist das Risiko eines ernsthaften Zwischenfalles oder des Todes durch die Erkrankung größer als die Unzuträglichkeiten, die von der Anwendung stark wirkender Arzneimittel zu erwarten sind. Sie müssen hospitalisiert und intensiv behandelt werden, bis der Blutdruck unter 160/100 mm Hg, zumindestens im Stehen, fällt, und eine wirksame blutdrucksenkende Therapie muß daran anschließend weitergeführt werden. Da bei dieser Personengruppe die bei der Konsultation festgestellten Blutdruckwerte höher sein können als die zu Hause gemessenen Werte, ist es ratsam, daß diese Patienten ihren Blutdruck selbst kontrollieren, um die Dosierung von intensiv wirkenden Medikamenten, die gelegentlich eine exzessive Hypotension hervorrufen können, selbst zu regulieren. Hierdurch sind sie in der Lage, eine exaktere Einstellung der Dosis zu erreichen und schützen sich gegen eine unkontrollierte Hypotension, ebenso wie der Diabetiker in der Lage ist, seine Insulin-Dosis durch wiederholte Urinkontrollen auf Zucker und Azeton zu variieren.

Bei diesen Patienten sieht man häufig schwere Hochdruckkrisen, und eine schnellwirkende Behandlung, manchmal von Notfallcharakter, ist dann erforderlich. Tabelle 1 zeigt die Vor- und Nachteile verschiedener Behandlungsregime zur schnellen Senkung einer bisher unbeeinflußten Hypertonie.

Tabelle 1

Präparat	Art der Verordnung	Vorteil	Nachteil
Reserpin	2,5—5,0 mg i.m.	Selten exzessive Hypotension. Intensive Überwachung unnötig.	Psychische Störungen können auftreten. Verzögerte, oft unzureichende Wirkung.
Ganglienblocker: Pentolinium	(entweder) 0,5 mg/min i. v. (oder) 1—2—4—8 mg s. c. $^1/_2$stündl. bis Blutdruck fällt	Schnelle u. starke Wirkung	Ständige Überwachung nötig. Darm- u. Blasen-Lähmung kann b. empfindlichen Pat. auftreten. Nicht bei Anurie zu geben.
Trimethaphen	4—20 mg/min i. v.	Präzise u. schnelle Wirkung bis zur gewünschten Blutdruckhöhe oder Hypotension, die bei Hämorrhagien indiziert ist. Wenn die hypotensive Wirkung zu stark ist, klingt sie schnell ab.	Ständige Überwachung notwendig. Langdauernde Infusion kann zum Ileus führen.
Direkte Dilatatoren: Hydralazine	25 mg s. c.	Hypodynamischer Effekt anderer Mittel fehlt; steigert Minutenvolumen. Nützlich bei Anurie, Toxämie, juveniler Hypertension.	Oft unwirksam, Kopfschmerz u. Erbrechen kann auftreten.
Natrium-Nitroprussid	200—400 mg/min i. v.	Präzise u. schnelle Wirkung. Geeignet für Patienten, die gegenüber Ganglienblockern refraktär sind.	Kein geeignetes Präparat vorhanden. Oft unwirksam oder schlecht verträglich.

Wenn der Blutdruck im Krankenhaus auf erträgliche Werte herabgesetzt worden ist, ist es zweckmäßig, die langfristige blutdrucksenkende Behandlung mit Medikamenten zu beginnen, die so wenig Nebenwirkungen wie möglich besitzen und die sowohl den Blutdruck im Liegen als auch im Stehen beeinflussen. Die gebräuchlichsten Therapiepläne umfassen die Verordnung von Rauwolfiaalkaloiden und oralen Diuretika. Solange der Blutdruck während der Behandlung nicht wieder ansteigt, gehen wir so vor, daß wir *Chlorothiazid* 500 mg[1] zweimal täglich verordnen (oder eine größere Dosis, wenn nicht ein initialer Gewichtsverlust von wenigstens 3 Pfund in den ersten 3—4 Tagen auftritt). Dieses Programm führen wir über 6—8 Wochen hindurch fort, bevor wir entscheiden, ob es zur Kontrolle des Blutdrucks ausreichend ist. In wenigstens der Hälfte der so behandelten Fälle beobachtet man eine Senkung des Blutdrucks um 15 mm Hg sowohl im Stehen als auch im Liegen. Es ist nicht nötig, eine diätetische Salzeinschränkung zu verordnen; eine zusätzliche Kaliumgabe bleibt der Wahl überlassen und hängt von den Symptomen oder den Serum-Kalium-Werten ab, die nach längerer Behandlung vorhanden sind. Es ist möglich, den Kaliumverlust in gewissem Umfang zu vermeiden, wenn man die medikamentöse Behandlung für 2 Tage in jeder Woche aussetzt, aber es muß betont werden, daß sogar nach einer jahrelang aufrechterhaltenen Blutdrucksenkung ein Wiederanstieg des Blutdrucks 1 oder 2 Wochen nach Absetzen der Thiazid-Diuretika vorkommt (Abb. 1).

Untersuchungen in unserem Laboratorium (*1*, *2*) lassen den folgenden Wirkungsmechanismus der Thiazid-Derivate bei der Hypertonie annehmen: Die unmittelbare Wirkung der Behandlung ist eine Abnahme des Plasmavolumens und des Herz-Minutenvolumens. Hierauf folgt nach einigen Wochen die Rückkehr dieser Werte zur Norm ohne Anstieg des Blutdrucks. Unter einer chronischen Thiazid-Behandlung ist daher der gesamte periphere Widerstand des Hypertonikers verringert. Das Gesamtkörperwasser bleibt vermindert (Antipyrinraum); ein Kaliummangel geht aus dem chronisch reduzierten Serum-Kalium-Spiegel und dem damit verbundenem Anstieg der Alkalireserve hervor. Das gesamte austauschbare Natrium kehrt wieder zur Norm zurück, vielleicht als Folge einer endogenen Sekretion von Aldosteron als Reaktion auf die chronische Dehydratation.

Man sollte annehmen, daß eine derart langdauernde Hypokaliämie schädlich ist. Jedoch zeigte bei Patienten, die während

[1] Oder statt dessen Hydrochlorothiazid 50 mg, Flumethiazid 500 mg oder Benzhydroflumethiazid 5 mg.

2—3 Jahren behandelt wurden, die sorgfältige Suche nach hypokaliämischen Nierenschädigungen oder elektrokardiographischen Veränderungen keine ernsthaften Störungen. Während der ersten

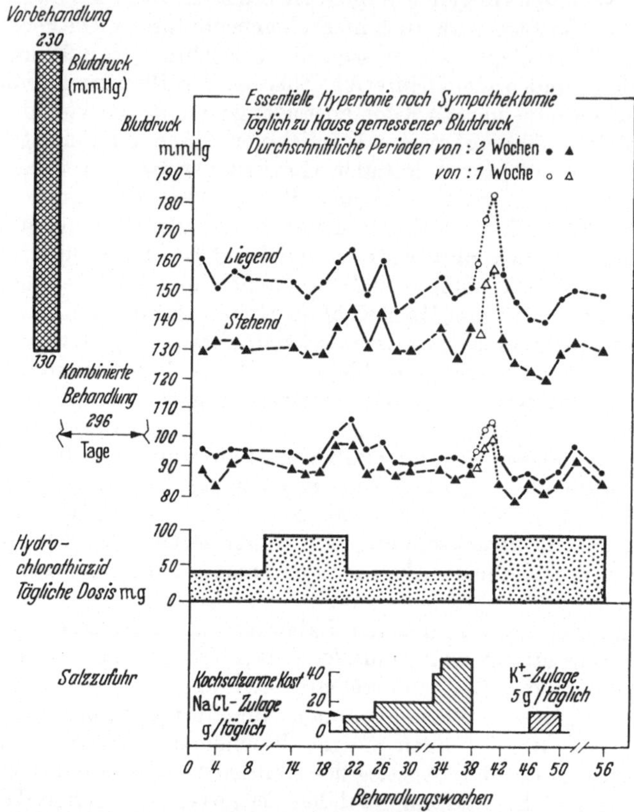

Abb. 1. Wirkung der Behandlung mit Hydrochlorothiazid als einzigem antihypertensiven Medikament. Der Patient stand über 1 Jahr in ständiger Behandlung. Die Gabe von Na, Cl oder K führte zu keinem Anstieg des Blutdruckes, während der Entzug von Hydrochlorothiazid zu einem sofortigen Blutdruckanstieg und Wiederauftreten von Hochdrucksymptomen wie Kopfschmerz und Nervosität führte

Behandlungsphase klagen viele Patienten über ein Schwächegefühl infolge Flüssigkeitsverlusts oder Hypokaliämie. Auch Rhythmusstörungen, besonders in Verbindung mit einer Digitalismedikation, können bei Patienten mit ernsthaften hypertensiven Herzerkrankungen auftreten.

Bei einigen Fällen wurde eine Hyperurikämie mit Auslösung einer Gicht beobachtet. Andererseits hat die Kontrolle der Serum-

Harnsäurewerte bei einer Anzahl von Patienten, die über lange Zeit mit Chlorothiazid behandelt wurden, keinen Anhalt für eine dauernde Zunahme des Harnsäure-Spiegels ergeben, die man als toxisch ansehen könnte. In der ersten Phase der Behandlung mit Verringerung des Plasmavolumens kann eine Steigerung des Blutharnstoffs bei Patienten mit normaler Nierenfunktion und bei solchen mit Azotämie auftreten, aber gewöhnlich zeigt sich eine Rückkehr zu den Werten vor der Behandlung ohne ernsthaftere Zeichen einer Urämie. Im allgemeinen verordnen wir bei Patienten mit Azotämie kleinere Dosen von Thiazid-Derivaten. Manchmal treten Hauteruptionen und Thrombocytopenie auf; sie können vermieden werden durch Verwendung eines anderen Thiazid-Derivates. Auch Übelkeit und gelegentlicher Schwindel sind meist an ein bestimmtes Mittel gebunden und können ohne grundsätzliche Änderung der Therapie durch Umstellung auf ein anderes der jetzt vorhandenen Derivate beseitigt werden.

Wenn der Blutdruck innerhalb von 1—2 Monaten auf eine solche Behandlung nicht reagiert, oder wenn man den Hochdruck als so

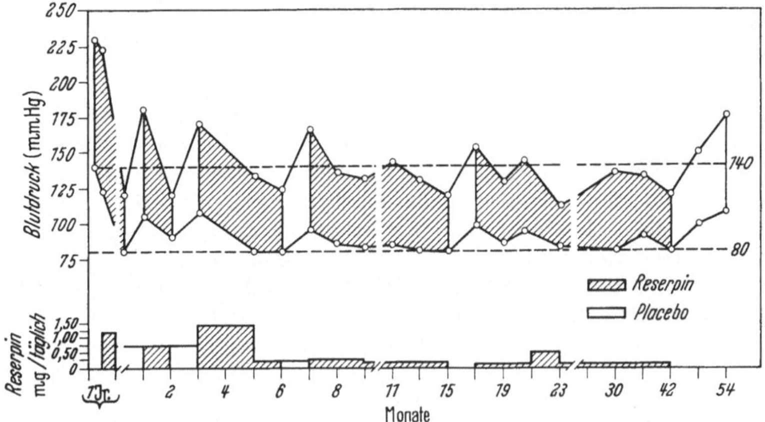

Abb. 2. Anhaltende Wirkung von Reserpin als einzigem antihypertensiven Medikament: Ansprechen auf kleine tägliche Dosen, das durch Auslaßperioden erwiesen ist. (Nach MOYER, J: Hypertension: The first HAHNEMANN Symposium on Hypertensive Disease. W. B. Saunders, Philadelphia and London 1959, p. 385).

schwer beurteilt, daß eine solche Verzögerung in der Therapie nicht erlaubt erscheint, sollte *Reserpin* der Chlorothiazid-Behandlung hinzugefügt werden, und zwar in einer Dosierung von 0,75—1 mg täglich über 6 Wochen. Diese Dosis genügt, um die Bestände der peripheren Gefäße an Katecholaminen zum Verschwinden zu bringen. Hierauf lassen wir eine Erhaltungsdosis von 0,25 mg täglich oder weniger folgen, die geringere der allseits bekannten Nebenwirkungen der Rauwolfia zeigt, aber im allgemeinen die therapeutische Wirkung aufrecht erhält. Bei manchen Patienten sind die Rauwolfia-Derivate ohne Wirkung auf den Blutdruck, bei anderen führen sie zu deutlicher Müdigkeit, Depression oder Agitation, Symptome, die im Beginn so schleichend sind, daß sie von den Patienten nicht als durch die Therapie verursacht erkannt werden. Obwohl die Langzeitbehandlung mit Reserpin (Abb. 2) in vielen Fällen eine günstige Wirkung zeigt, glauben wir doch, daß kein Patient die Behandlung mit diesem Mittel fortführen sollte, solange nicht durch sorgfältige Beobachtung der Wirkung bei Entzug und Wiedereinsetzen der Behandlung mit dem Mittel erwiesen ist, daß hierdurch wirklich eine eindeutige Senkung des Blutdrucks erreicht wird.

Das nächste Präparat für einen therapeutischen Versuch ist *Hydralazin*, das ebenso wie Reserpin auf der Basis einer Thiazid-Behandlung verabreicht werden sollte. Man nimmt an, daß das Reserpin die Häufigkeit der Nebenwirkungen des Hydralazins vermindert, und daher sollte die Behandlung mit Reserpin fortgesetzt werden, wenn es nicht selbst stärkere Nebenwirkungen, wie Müdigkeit oder Depression, aufweist. Hydralazin soll in einer Dosierung von 10—25 mg 4mal täglich, langsam ansteigend, verschrieben werden, soweit es vertragen wird, bis zu einer täglichen Gesamtdosis von 400 mg. Nach unseren Erfahrungen, die sich deutlich von denen anderer Untersucher unterscheiden (*3*), kann das Mittel anfangs wirksam sein und sich später eine Toleranz entwickeln, oder die volle antihypertensive Wirkung kann erst nach dem dritten Behandlungsmonat in Erscheinung treten. Wenn das Präparat Patienten mit langer Erfahrung in der Selbsteinstellung des Blutdruckes mit Ganglien-Blockern verschrieben wurde, zeigte sich (*4*), daß ungefähr ein Drittel der Patienten nicht imstande war, eine wirksame Dosis zu erreichen, ohne daß unangenehme Nebenwirkungen auftraten. Ein Drittel wies keine zusätzliche drucksenkende Wirkung nach 6 Monaten einer kombinierten Behandlung mit Hydralazin und mit Ganglienblockern auf, während bei einem anderen Drittel eine beträchtliche Dosisreduktion der Ganglienblocker möglich wurde, wenn Hydralazin über eine Periode von 6 Monaten gegeben wurde. Das Mittel ist ein kardiales Stimulans und besitzt eine Antihistaminase-Wirkung; es ist daher kontraindiziert bei Angina pectoris, Herzinsuffizienz und Ulcus pepticum; Antihistaminica beseitigen häufig viele der Nebenwirkungen. Hydralazin kann besonders nützlich sein zur Senkung des diastolischen Blutdrucks bei Patienten, bei denen dieser besonders hoch ist. Trotz der vielen Nebenwirkungen, wie Kopfschmerzen, Urticaria, Ödem, Palpitation und gastro-intestinalen Störungen, besteht kein Zweifel, daß manche Patienten merklich und anhaltend auf diese Therapie reagieren, und solange die Dosis innerhalb der Grenzen von 200—400 mg täglich gehalten wird, ist die Wahrscheinlichkeit des Auftretens von ernsthaften Spätreaktionen im Sinne eines Lupus erythematodes (*5*) so gering, daß sie nicht beachtet werden muß. Andererseits ist es nicht richtig, bei Patienten mit schweren Formen der Hypertonie mehrere Monate auf eine günstige Wirkung des Hydralazins zu warten oder es in Fällen mit früh auftretender Niereninsuffizienz zu verordnen, in der Hoffnung, daß die Azotämie verringert wird. Im ersten Fall wird viel wertvolle Zeit, während der der Blutdruck unkontrolliert ist, verloren, bis man sich entscheidet, zu einer intensiveren Therapie überzugehen; in bezug auf den zweiten Fall ist zu sagen, daß eine anhaltende Verbesserung der Nierendurchblutung nicht nachgewiesen werden konnte. Auch ist die anfängliche Zunahme der Nierendurchblutung nicht von einer Verbesserung der glomerulären Filtration begleitet; sie ist in jedem Fall nur vorübergehend (*6*). Zur Aufrechterhaltung einer minimalen Nierenfunktion ist es erforderlich, den Blutdruck vorsichtig und abgestuft zu senken, und zwar mit Medikamenten, die eine sichere, aber genau kontrollierbare drucksenkende Wirkung haben.

Bei Patienten mit schwereren Formen der Hypertonie, die nicht auf eines der oben genannten Behandlungsregime reagieren oder bei denen nicht genug Zeit zur Verfügung steht, ein solches Behandlungsprogramm zu versuchen, wie z. B. im Fall einer schnell fortschreitenden malignen Hypertonie, ist es notwendig, eine intensivere Therapie einzuleiten, selbst unter Inkaufnahme von häufigen Nebenwirkungen. Da die verordneten Präparate oft zu schweren hypotensiven Reaktionen führen und da die Einstellung der Dosis schwierig ist, ziehen wir es vor, die definitive Einstellung der Dosis mittels 2mal täglich zu Hause im Stehen vorgenommener Blutdruckkontrollen zu erreichen. Hierdurch können Schwankungen in der Ansprechbarkeit erkannt werden, Schwindel und Ohnmacht lassen sich vermeiden, oder zumindest wird ihr Auftreten dem Patienten verständlich, der damit größeres Vertrauen in die Behandlung seines Blutdrucks bekommt, als wenn eine Erklärung dieser Symptome nicht sofort evident wird. Früher war es notwendig, einen der Ganglienblocker zu benutzen, um bei diesen Fällen den erhöhten Blutdruck zu senken, wogegen wir es jetzt vorziehen, Sympathikushemmer zu verwenden, die primär den Blutdruck im Stehen senken und erst sekundär die Werte im Liegen beeinflussen, und deren Wirkung wahrscheinlich hauptsächlich auf einer Verringerung des Minutenvolumens beruht.

Bei den neuen Sympathikushemmern handelt es sich um Bretylium-Tosylat (*7*, *8*) und Guanethidin (*9*, *10*).

Die Wirkung des *Bretylium* hält 6—8 Std. an, und die Dosis muß zwei- bis dreimal täglich verabreicht werden. Die Blutdrucksenkung erfolgt vorwiegend im Stehen, und im Falle einer zu starken Resorption oder einer besonderen Empfindlichkeit, z. B. in den frühen Morgenstunden, können orthostatische Synkopen auftreten. Das Mittel sollte unmittelbar nach den Mahlzeiten gegeben werden, um eine gleichmäßigere Resorption zu gewährleisten. Wir ziehen es vor, mit 200 mg dreimal täglich zu beginnen und diese Dosis in 1—3tägigen Intervallen um dreimal täglich 100 mg zu steigern, bis der Blutdruck im Stehen einen Wert erreicht, der dicht über dem liegt, bei dem es zu orthostatischen Symptomen kommt. Nachdem die endgültige Dosis erreicht ist (diese variiert zwischen 300 und 3000 mg täglich), kann sich eine gewisse Toleranz entwickeln, aber diese läßt sich durch eine weitere Steigerung der Dosis überwinden. Wegen des relativ schnellen Beginns und Endes der Wirkung und der Schwankungen in der Ansprechbarkeit von Tag zu Tag ist es ratsam, daß der Patient seinen Blutdruck im Stehen jeden Morgen vor der ersten Medikamenteinnahme mißt, so daß er in Abhängigkeit vom gemessenen Wert die Dosis vermindern oder steigern kann. Die häufigsten Nebenwirkungen umfassen starke morgendliche Ermüdung, die bei der Bretylium-Medikation indirekt verbunden ist mit einer orthostatischen Hypotension, die am frühen Morgen und nach Anstrengung am größten ist. Gelegentlich werden Idiosynkrasien bemerkt; manchmal kommt eine Vergrößerung der Parotis und eine konjunktivale Injektion vor. Das Präparat verursacht keine Blockade des Parasympathikus, und die Potenz wird nicht beeinträchtigt. Man nimmt an, daß es eine Hemmung der Freisetzung von Noradrenalin an den Endverzweigungen des Sympathikus bewirkt. Im Gegensatz zu den adrenergisch blockierenden Stoffen wie Dibenzylin beeinflußt Bretylium nicht den Rezeptor am Erfolgsorgan, und entsprechend kann eine Hypotension infolge Überdosierung durch Verabreichung der üblichen blutdrucksteigernden Mittel beherrscht werden.

Vom *Guanethidin* wird berichtet, daß es eine ähnliche Wirkungsweise besitzt, mit dem Unterschied, daß Einsetzen und Abklingen der Wirkung protrahiert verlaufen und daß als Nebenwirkung Diarrhoe auftreten kann, vermutlich infolge einer ungehemmten parasympathischen Aktivität. Manche Patienten zeigen unter

Guanethidin eine erhebliche Bradykardie. Die langdauernde Blokkierung des Sympathikus verursacht bei vielen Menschen keine Abnahme des Blutdrucks im Liegen, aber eine Steigerung der normalen Tagesschwankungen des orthostatischen Blutdrucks, so daß der Wert im Stehen am frühen Morgen der niedrigste des Tages ist und am häufigsten von synkopalen Symptomen oder Schwäche begleitet

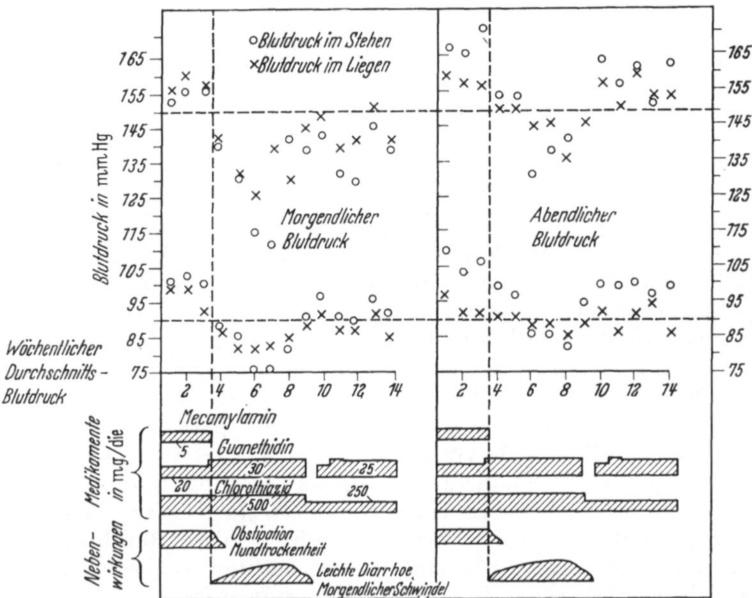

Abb. 3. Dauerbehandlung mit Guanethidin bei essentieller Hypertonie. Beachte die größere Reduzierung des Blutdruckes im Stehen am Morgen (linke Seite der Abbildung) im Gegensatz zum Abend (rechte Seite der Abb.). Die gleiche Blutdrucksenkung wurde ohne die parasympathikolytischen Nebenwirkungen erreicht, die mit Mecamylamin auftreten

wird. Am Nachmittag kann der Blutdruck im Stehen bei einigen Patienten bis zu den Werten vor der Behandlung ansteigen, so daß die effektive Blutdruckreduzierung tagsüber minimal ist. Ohne daß man es vorhersagen kann, wurde bei anderen Patienten eine gleichmäßige Reduktion des Blutdrucks sowohl im Liegen als auch im Stehen beobachtet (Abb. 3). Es muß betont werden, daß eine sorgfältige Einstellung der Dosierung — im allgemeinen mit Hilfe zu Hause gemessener Blutdruckwerte — für die optimale Kontrolle unerläßlich ist.

Die Behandlung wird gewöhnlich eingeleitet durch die Verabreichung von 25 mg mit Steigerung der Dosis um $12^1/_2$ mg in Abständen von 1—3 Tagen, bis der morgendliche Blutdruck im Stehen erstmals eine merkliche Reduktion zeigt. Die Dosis sollte dann herabgesetzt oder für einige Tage ausgesetzt werden, bis die maximale kumulative Wirkung der vorangegangenen Behandlung erreicht ist. Anschließend sollte das Mittel in einer Dosierung gegeben werden, welche den morgendlichen Blutdruck im Stehen auf Werte senkt, die jeweils individuell für jeden Patienten dicht oberhalb derjenigen liegen, die synkopale Symptome hervorrufen. Die endgültige Dosierung kann zwischen 25 und 250 mg variieren; gelegentlich tritt Diarrhoe auf, welche sich durch atropinähnliche Mittel beherrschen läßt. Manchmal entwickelt sich eine Toleranz, aber im allgemeinen liegt die größte Schwierigkeit darin, eine ausreichende Blutdrucksenkung am Nachmittag zu erzielen, die nicht durch eine störende orthostatische oder Anstrengungshypotension in den Morgenstunden erkauft wird. Bei etwa einem Drittel der Patienten kann eine merkliche Blutdrucksenkung im Liegen erreicht werden ohne orthostatische Komplikationen. Chlorothiazid oder seine Derivate sollten gleichzeitig gegeben werden, da sie den Effekt der Sympathikusblockade steigern.

Heute kann der Blutdruck der meisten Patienten durch Kombination eines Sympathikushemmers mit Chlorothiazid oder Reserpin kontrolliert werden. Trotz der ähnlichen Wirkungsweise sprechen manche Patienten nur auf einen der beiden Sympathikusblocker an, und daher sollten beide versucht werden. Bei schwerkranken Patienten und bei denen, die diesen Mitteln gegenüber refraktär sind, sollte ein therapeutischer Versuch mit *Ganglienblockern* in Kombination mit Thiazid-Derivaten gemacht werden. Blutdrucksenkungen können hierbei häufig mit nur leichten Nebenwirkungen erreicht werden. Die parenterale Gabe von Pentolinium eignet sich besonders zur sofortigen Senkung des Blutdrucks. Für eine längere orale Behandlung ist Mecamylamin auf Grund seiner vollständigen Resorption aus dem Magen-Darm-Trakt und wegen des gleichmäßigeren Kreislaufeffektes vorzuziehen. Chlorisondamin ist ein teilweise resorbierter, langwirkender quaternärer Ganglienblocker, der einige Vorteile gegenüber dem oralen Pentolinium hat, andererseits aber den Nachteil besitzt, das Sehvermögen stärker zu beeinträchtigen als jeder der anderen beiden oral wirksamen Ganglienblocker. Bei all diesen Substanzen, die auch eine Parasympathikusblockade verursachen, sollten täglich Laxantien verabreicht werden, um die Entwicklung eines Ileus zu verhindern.

Falls es nicht gelingt, den Patienten mit diesen blockierenden Stoffen wirksam zu behandeln und andere Behandlungsmaßnahmen erfolglos sind, empfehlen wir — bei Abwesenheit einer Azotämie — die Sympathektomie, insbesondere die supradiaphragmale. Obgleich diese Operation bis zu einem gewissen Grade zu Rückenschmerzen führt, bewirkt die Ausschaltung der Sympathikusinnervation im Splanchnikusgebiet ohne Unterbrechung der Lumbalganglien bei einer signifikanten Anzahl von Patienten (in Kombination mit einer gleichzeitigen Thiazid-Dauer-Therapie) eine Normalisierung des Blutdrucks bei minimalen Nebenwirkungen. Da die lumbale Sympathikusinnervation ungestört ist, führt überdies die erreichte Blutdrucksenkung nicht zu einem weiteren Blutdruckabfall, wenn der Patient steht, wie dies häufig nach lumbodorsaler Sympathektomie der Fall ist. Obgleich wir mit diesem Vorgehen wenig Erfahrung haben, da die meisten Patienten allein durch Medikamente gut kontrolliert sind, scheinen 60—80% der Hochdruckpatienten, welche generell refraktär gegenüber einer medikamentösen Behandlung sind, eine befriedigende Blutdrucksenkung nach supradiaphragmaler Sympathektomie zu zeigen, wenn dieser eine Chlorothiazid-Behandlung angeschlossen wird. Darüber hinaus läßt sich zeigen, daß die Mortalität der Hypertoniker deutlich gesenkt wird, besonders bei denjenigen Patienten, die vor dem chirurgischen Eingriff eine Enzephalopathie hatten. Wenn die „guten Resultate" früherer Zeiten mit der Sympathektomie durch die Kombination von Thiazid-Derivaten mit der Sympathektomie noch gesteigert werden können, dann sollte diese Behandlung nicht in ihrem gegenwärtigen Status der Vergessenheit bleiben.

Jedes Jahr bringt neue Fortschritte in der medikamentösen Hochdrucktherapie. Unglücklicherweise haben die jüngsten Fortschritte zur Entwicklung von Mitteln geführt, welche die Sympathikusreflexe beeinflussen und eine überwiegend orthostatische Hypotension hervorrufen. Während dieser Effekt beim schwer erkrankten Patienten in Kauf genommen werden muß, bedarf es keiner Erwähnung, daß diejenigen Stoffe vorzuziehen sind, welche den Blutdruck sowohl im Liegen als auch im Stehen senken und welche am Ort des erhöhten peripheren Widerstandes angreifen. Aus diesem Grunde haben wir uns nicht entschließen können, für eine langfristige Behandlung *Aminooxydasehemmer* zu verabreichen, von denen eine größere Anzahl zur Verfügung steht. Sogar die begeistertsten Verfechter geben zu, daß lediglich orthostatische Hypotension erreicht wird. Diese Mittel variieren in ihrer Toxizität, aber von den meisten ist bekannt, daß sie schwere Leberschäden verursachen und einige von ihnen zusätzlich noch eine zerebrale Erregung, die günstig oder auch nicht günstig sein kann.

Aus theoretischen und praktischen Gründen sind die Stoffe der *Spirolacton*-Reihe von großem Interesse. Wegen der beträchtlichen Kosten dieser Präparate und der Tatsache, daß sie erst seit kurzer Zeit in ausreichender Menge für die klinische Erprobung zur Verfügung stehen, liegen erst wenige eingehende Untersuchungen vor. Unsere eigenen Erfahrungen stimmen teilweise mit den von Hollander (11) berichteten überein. Es wurde beobachtet, daß die Spirolactone offensichtlich bei 3 Gruppen von Patienten den Blutdruck im Liegen und im Stehen senken:

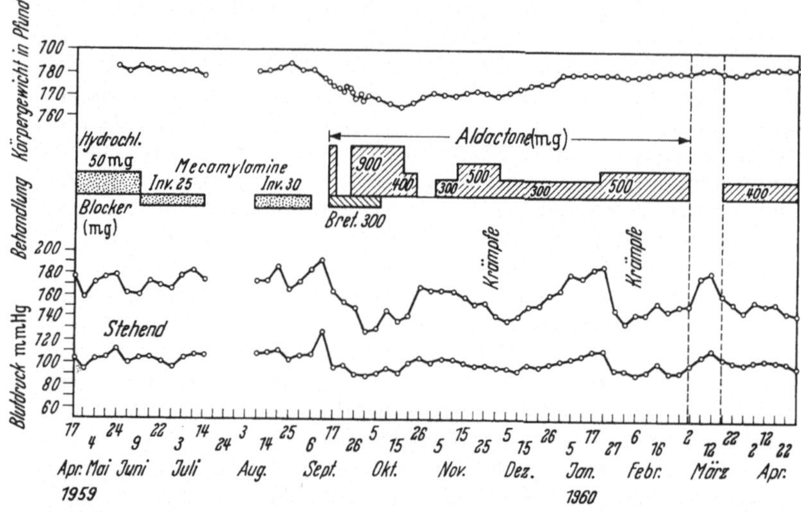

Abb. 4. Wirkung von Spirolacton auf den Blutdruck bei einem Patienten mit erhöhter Aldosteronausscheidung und intermittierender Hypokaliämie. Bei einer Dosis von über 300 mg täglich ist eine deutliche Wirkung auf den Blutdruck zu beobachten; Wiederanstieg nach Absetzen der Therapie

1. Bei solchen, die auch auf Thiazid-Diuretika reagieren, 2. bei zusätzlicher Verabreichung zu Thiazid-Diuretika, 3. bei alleiniger Gabe als Antihypertensivum. In diese letztere Kategorie mögen die durch die üblichen Kriterien nicht erkannten Formen des primären Aldosteronismus fallen (Abb. 4). Wenn weitere Untersuchungen beweisen, daß dies der Fall ist, könnte ein vorläufiger Versuch mit einer Spirolacton-Therapie ein empirischer Weg sein, Patienten mit Hyperaldosteronismus zu erkennen. Im Augenblick scheint es, daß Aldactone® auch eine diuretische Wirkung besitzt, die unabhängig von oder synergistisch mit dem Effekt der Thiazid-Diuretika ist. Dies ist wertvoll als unterstützende Therapie bei Patienten, die Diuretika gegenüber refraktär sind. In unseren klinischen Versuchen wurde eine Dosierung von 600 mg täglich über eine Periode von 4—6 Wochen gegeben, aber es ist wahrscheinlich, daß eine

geringere Dosierung über kürzere Dauer ausreicht, um diejenigen Patienten herauszufinden, die auf Spirolacton allein oder in Kombination mit Diuretika reagieren. Da diese Mittel ebenso wie Chlorothiazid, Hydralazin und Reserpin den Blutdruck sowohl im Stehen als auch im Liegen beeinflussen und bei sorgfältiger Anwendung gut vertragen werden, sind sie sicher gegenüber eingreifenderen Präparaten, die eine orthostatische Hypotension oder stärkere Nebenwirkungen verursachen, vorzuziehen. Die Zukunft der antihypertensiven Therapie liegt sicherlich bei Stoffen, die einen klinischen Effekt dieses Typs hervorrufen.

Zusammenfassung

Patienten mit Hypertonie lassen sich in drei Gruppen gliedern, je nachdem, ob eine Senkung des Blutdruckes unnötig, wünschenswert oder notwendig ist. Die akute Behandlung von Hochdruck-Krisen wird diskutiert. Langwirkende Mittel, die sowohl den Blutdruck im Liegen als auch im Stehen senken, werden in der Reihenfolge ihrer Wirksamkeit und des Fehlens von Nebenwirkungen aufgeführt: 1. Thiazid-Diuretika, 2. Reserpin, 3. Hydralazin, 4. Guanethidin, 5. Bretylium-tosylat, 6. Ganglienblocker, 7. Sympathektomie. Die Stellung der Aminooxydasehemmer und der Spirolactone wird kurz diskutiert.

Die Verfasser danken Herrn Dr. F. J. Conway, established investigator of the American Heart Association, für seine Hilfe bei der Auswertung der hier veröffentlichten Ergebnisse und bei den hämodynamischen Untersuchungen, über die in dieser Arbeit berichtet wird.

Literatur

1. Conway, J., and P. Lauwers: Circulation (U.S.A.) **21**, 21 (1960).
2. Lauwers, P., and J. Conway: J. Laborat. Clin. Med. (U. S. A.) (Publikation vorgesehen).
3. Taylor, R. D., H. P. Dustan, A. C. Corcoran and I. H. Page: A.M.A. Arch. Int. Med. **90**, 2734 (1952).
4. Blaquier, P., and S. W. Hoobler: Amer. J. Med. Sc. **238**, 740 (1959).
5. Dustan, H. P., R. D. Taylor, A. C. Corcoran and I. H. Page: J. Amer. Med. Ass. **154**, 23 (1954).
6. Vanderkolk, K., A. S. Dontas, and S. W. Hoobler: Amer. Heart J. **48**, 95 (1954).
7. Boura, A. O. A., A. F. Green, A. McCoubrey, D. R. Lawrence, R. Moulton and M. Rosenheim: Lancet **1959/II**, 17.
8. Conway, J., P. Lauwers, and S. W. Hoobler: J. Laborat. Clin. Med. (U.S.A.) **56**, December 1960 (im Druck).
9. Page, I. H., and H. P. Dustan: J. Amer. Med. Ass. **170**, 1265 (1959).
10. Frohlich, E. D., and E. D. Freis: Med. Ann. District of Columbia **28**, 419 (1959).
11. Hollander, W., and A. V. Chobanian: Circulation (U.S.A.) **20**, 713 (1959).

Die Wirkung saluretischer Substanzen bei der Behandlung der arteriellen Hypertonie

Von

C. Bartorelli

Es ist bereits über 2 Jahre her, seit die Saluretica erstmalig in der Behandlung der arteriellen Hypertension geprüft wurden, und die Zeit scheint jetzt gekommen zu sein, daß nicht nur eine pharmakodynamische, sondern auch eine kritische klinische Bewertung der Wirksamkeit dieser Substanzen bei längerer Verabreichung möglich ist. Da es sich um eine chronische Erkrankung handelt, ist eine lange Beobachtung erforderlich, bevor der tatsächliche Wert einer neuen Behandlungsmaßnahme oder eines neu eingeführten Medikamentes für die Therapie der arteriellen Hypertension beurteilt werden kann.

Es besteht allgemeine Übereinstimmung darüber, daß eine Senkung des Blutdruckes den Zustand hypertonischer Patienten bessert und ihr Leben verlängert (*1, 5, 24, 27, 28, 29, 30, 31*). Dabei kommt es nicht darauf an, ob die Blutdrucksenkung durch chirurgischen Eingriff oder durch Medikamente hervorgerufen wird, wenn nur eine schwere Beeinträchtigung der Nierenfunktion sorgfältig vermieden wird. Wir wollen nicht weiter auf diese allgemeinen Probleme eingehen, sondern vielmehr die spezielle Frage diskutieren, wieweit saluretische Stoffe in der Lage sind, einen dauernden Blutdruckabfall zu erzielen und aufrechtzuerhalten, sowie welche Auswirkungen eine protrahierte Verabreichung auf den Elektrolytstoffwechsel und auf das Allgemeinbefinden der Patienten hat. Dabei sollen auch einige physiologische Gesichtspunkte, die durch die klinischen Ergebnisse angeregt wurden, besprochen werden.

Unsere Mitteilung basiert auf einer Gruppe von 122 Hochdruckpatienten, die in den beiden letzten Jahren mit saluretischen Stoffen allein oder in Kombination mit verschiedenen Hochdruckmitteln behandelt wurden. Die meisten der Patienten wurden eine Zeitlang stationär beobachtet und anschließend in kurzen Abständen ambulant kontrolliert. Eine Anzahl von ihnen wurde jedoch von Beginn an ambulant behandelt. Der Blutdruck wurde jeweils im Liegen und im Stehen gemessen, die Serumelektrolyte periodisch in allen Fällen analysiert; einige Patienten wurden für eine bestimmte Zeit auf eine Diät mit konstantem Elektrolytgehalt gesetzt und besonders hinsichtlich ihrer Natrium- und Kaliumbilanzen untersucht. Es handelt sich um Hochdruckpatienten jeglichen Schweregrades, von milder bis zur malignen Hypertension. Obwohl der Therapieplan häufig den individuellen Bedürfnissen angeglichen werden mußte, strebten wir die Beibehaltung eines möglichst gleichförmigen Behandlungsschemas an, um zu einer korrekten Bewertung der kurzfristigen und langfristigen Wirksamkeit, der Nebenwirkungen, der Vorteile und der Nachteile jedes Medikamentes und der Kombinationen verschiedener Medikamente zu gelangen. Nach diesem Schema wurde die Behandlung mit der Gabe eines Saluretiums begonnen, das anschließend, falls erforderlich, mit Reserpin, Hydralazin und Mecamylamin der Reihe nach kombiniert wurde.

Wir behielten natürlich die erste wirksame Kombination bei, d. h. Saluretieum + Reserpin, oder Saluretieum + Reserpin + Hydralazin; Mecamylamin wurde nur in den schwersten Fällen von Hypertonie gegeben.

1. Ergebnisse der alleinigen Anwendung von saluretischen Stoffen

Conway u. Lauwers (*2*) haben kürzlich eine sorgfältige Studie der hypotensiven Wirkung einer langfristigen Chlorothiazid-Behandlung bei 83 Hochdruckpatienten veröffentlicht. Bei 66 der Patienten wurde ein signifikanter Blutdruckabfall von durchschnittlich 27/17 mm Hg gefunden. Dies bestätigt frühere Mitteilungen von Heider et al. (*11*), Gifford (*9*), Hoobler et al. (*17*) und anderen (*23*). Unsere eigenen Erfahrungen stimmen völlig mit denen dieser Autoren überein, obwohl die Wirksamkeit von Chlorothiazid und Hydrochlorothiazid als alleinige Hochdruckmittel auf Patienten mit leichteren Hypertonieformen beschränkt zu sein scheint (s. auch *6*). Bei diesen Patienten ist es häufig möglich, den Blutdruck nahezu zu Normwerten zu senken, vorausgesetzt, daß eine ausreichende Dosierung (0,5 g Chlorothiazid 2mal täglich oder 25 mg Hydrochlorothiazid 2mal täglich) ohne Unterbrechung gegeben wird.

Abb. 1 zeigt die erfolgreiche Behandlung eines dieser Patienten mit relativ leichter Hypertension. Die Senkung des arteriellen Druckes hält solange an, wie die Verabreichung des Saluretieums fortgesetzt wird. Beim Absetzen des Saluretieums steigt der Blutdruck wieder langsam an und erreicht nach einiger Zeit die Ausgangswerte. Untersuchungen der Natrium- und Kaliumbilanzen bei Patienten während einer Standarddiät zeigen, daß der Abfall des arteriellen Druckes zunächst dem Natriumverlust parallel geht; später bleiben jedoch die Druckwerte erniedrigt, obwohl die Natriumausscheidung zunehmend geringer wird und die Natriumbilanz auf die Kontrollwerte vor der Behandlung zurückgeht oder sogar positiv wird. Es ist bemerkenswert, daß der Anstieg der

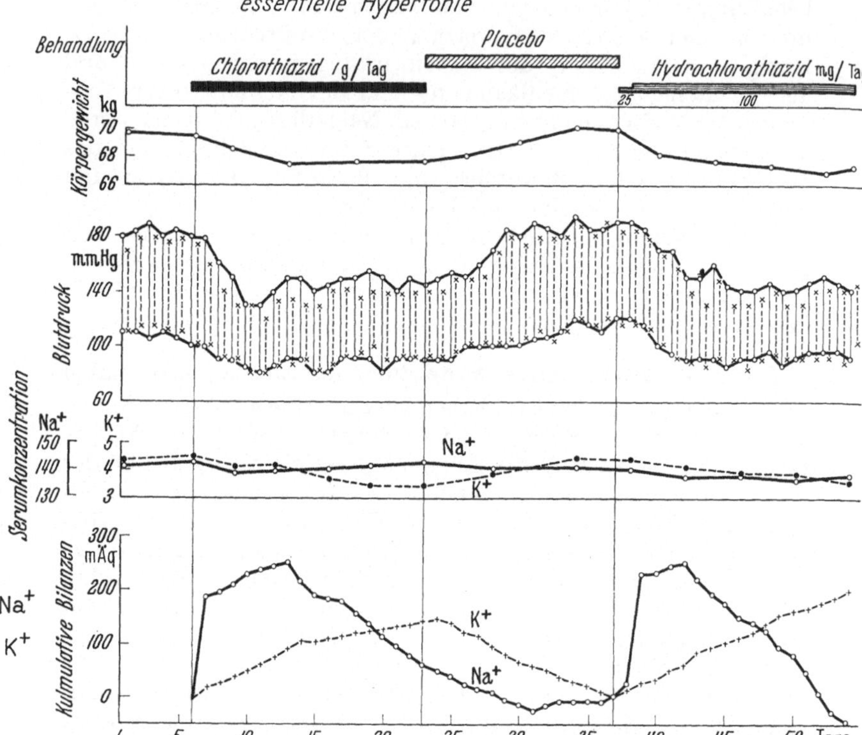

Abb. 1. Wirkungen der Verabreichung von Chlorothiazid oder Hydrochlorothiazid als alleinige hypotensive Medikation bei einem Patienten mit mittelschwerer Hypertension. Zu beachten ist das Fortbestehen der hypotensiven Wirkung, wenn die kumulative Natriumbilanz normal oder positiv wird. Die Kaliumbilanz wird während der Behandlung immer stärker negativ

Kaliumausscheidung bestehen bleibt, solange die Behandlung fortgesetzt wird, so daß die Kaliumbilanz immer stärker negativ wird. Diese Beobachtungen werden später noch besprochen. Auch Patienten mit schwereren Hypertonieformen zeigten nach unseren Beobachtungen oft einen Abfall des arteriellen Druckes nach Beginn der saluretischen Medikation allein. Bei den meisten war jedoch die blutdrucksenkende Wirkung gering, etwa 10—20 mm Hg, und nicht völlig ausreichend. Das stimmt mit den Angaben von FINNERTY et al. (*6*) überein. Daß die Ergebnisse von CONWAY u. LAUWERS (*2*) besser sind als unsere und die der oben zitierten Autoren, läßt sich durch die Tatsache erklären, daß bei einer Anzahl von Patienten in der Untersuchungsserie von CONWAY u. LAUWERS eine Splanchnektomie durchgeführt worden war, so daß der Blutdruckabfall vermutlich das Resultat der Kombination von Saluretícum und partieller Sympathicusblockade war. Schließlich seien noch einige hämodynamische Daten erwähnt. CONWAY u. LAUWERS (*2*) zeigten, daß die blutdrucksenkende Wirkung von Chlorothiazid nur während der ersten 1 oder 2 Behandlungswochen mit einem Abfall des Plasmavolumens und des Herzminutenvolumens einhergeht, während nach einem Monat oder noch längerer kontinuierlicher Therapie Plasmavolumen und Herzminutenvolumen wieder zu den Kontrollwerten vor der Behandlung ansteigen; die persistierende Blutdrucksenkung ist dann Folge des Abfalls des gesamten peripheren Widerstandes. Die Änderungen des Plasmavolumens und ihre Korrelation zur blutdrucksenkenden Wirkung der Salurese-Therapie stimmen recht gut mit den Änderungen der Natriumbilanz überein, die andere Autoren und wir selbst in Früh- und Spätphasen der Behandlung mit Saluretica beobachtet haben.

2. Ergebnisse der kombinierten Verabreichung von saluretischen Stoffen und blutdrucksenkenden Mitteln

Wenn die Behandlung mit Chlorothiazid und Hydrochlorothiazid völlig oder nahezu unwirksam ist, geben wir andere hypotensive Wirkstoffe hinzu. Reserpin und Hydralazin werden zuerst verwendet, während Mecamylamin nur in den Fällen verabreicht wird, die gegenüber der ersten Kombination resistent erscheinen. Wir wollen nicht weiter bei den pharmakodynamischen Aspekten dieser Kombinationen verweilen, da die Potenzierung der Wirkung von Hochdruckmitteln durch Saluretica zu bekannt ist, um hier nochmals besprochen zu werden. Was wir aber hervorheben wollen, ist die Möglichkeit, den Blutdruck für eine lange Zeitspanne auf einer bestimmten Höhe zu halten, wenn einmal die Dosen der einzelnen Medikamente empirisch ermittelt sind. Abb. 2 zeigt die Behandlung bei einem Patienten, der vor 2 Jahren mit lange bestehender schwerer Hypertension und den Zeichen cerebraler vasculärer Störungen in unsere Klinik stationär eingewiesen wurde. Es war damals unmöglich, den Blutdruck mit

Chlorothiazid und oraler Reserpingabe zu beeinflussen; deshalb wurden täglich 2 × 5 mg Mecamylamin mit 2 × 0,5 g Chlorothiazid zusammen verabreicht. In wenigen Tagen konnten die Blutdruckwerte im Liegen auf 150/90 mm Hg, im Stehen sogar auf 130/90 mm Hg gesenkt werden. Diese Werte konnten danach ohne Schwierigkeit durch sorgfältige Weiterführung der Therapie über 17 Monate beibehalten werden. Kürzlich gaben die Besserung

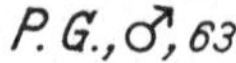

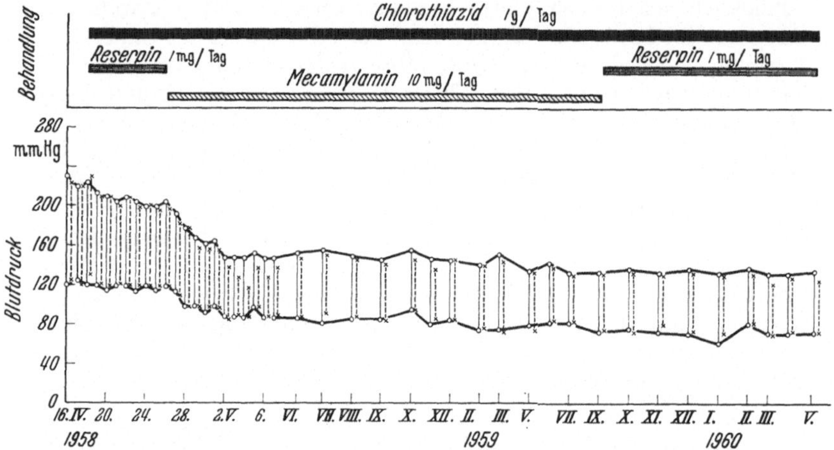

Abb. 2. Protrahierte Behandlung eines Patienten mit schwerer Hypertension mit Chlorothiazid in Verbindung mit anderen antihypertensiven Wirkstoffen

des Allgemeinzustandes und leichte, aber lästige Nebenwirkungen von Mecamylamin Veranlassung, wieder auf Reserpin umzusetzen, das diesmal sehr erfolgreich war. Seitdem, d. h. in den letzten 9 Monaten, läßt sich der Blutdruck bei diesem Patienten mit 1 mg Reserpin und 1 g Chlorothiazid pro Tag gut beherrschen. Es ist kein Zweifel, daß die meisten Patienten mit schwerer oder selbst maligner Hypertension auf erträglichen Blutdruckwerten gehalten werden können, wenn die Antihypertensiva mit saluretischen Stoffen kombiniert werden. Es muß betont werden, daß der Wert dieser Substanzen nicht nur in der Verminderung der Nebenwirkungen der anderen blutdrucksenkenden Mittel liegt. Bei manchen Patienten mit schwerer Hypertension kann der Blutdruck durch noch tolerierte Dosen von Reserpin, Hydralazin oder selbst Mecamylamin nicht auf genügend tiefe Werte gesenkt werden, aber durch die Zugabe von Chlorothiazid und Hydrochlorothiazid läßt sich ein guter Therapieerfolg erzielen. Abb. 3 zeigt einen dieser Fälle.

In der letzten Zeit haben wir auch die Kombination von Hydrochlorothiazid mit einer neu synthetisierten Substanz, Guanethidin, versucht. Die Ergebnisse waren recht gut, zumindest

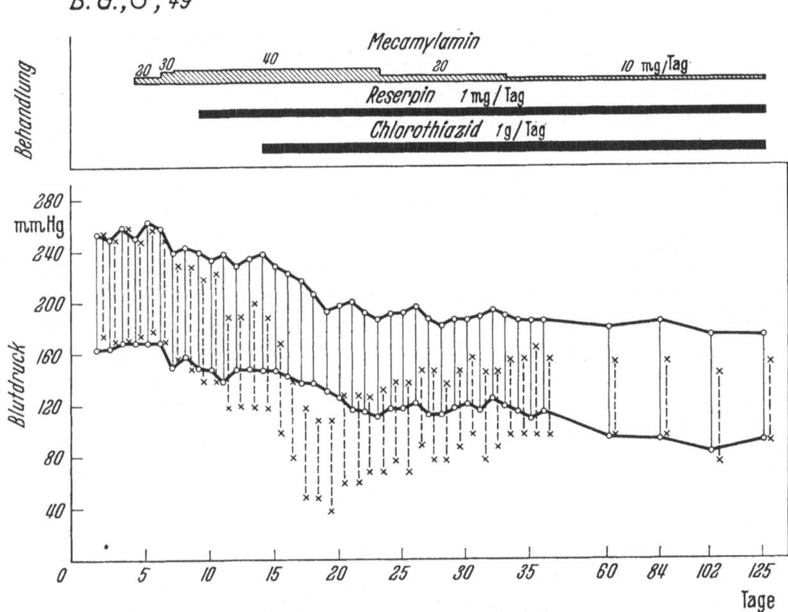

Abb. 3. Bei einem Patienten mit maligner Hypertension kommt erst durch Zugabe von Chlorothiazid zu Mecamylamin und Reserpin eine Blutdrucksenkung zustande

vom pharmakodynamischen Standpunkt aus gesehen. Da sich jedoch andere Redner mit den Wirkungen dieses Stoffes befassen werden, soll über unsere Erfahrungen mit diesem Mittel später berichtet werden.

3. Grenzen der medikamentösen (einschließlich saluretischen) Behandlung der arteriellen Hypertension

Diese Einschränkungen betreffen sowohl Schwierigkeiten hinsichtlich der Verabreichung von Saluretica im besonderen als auch anderer blutdrucksenkender Substanzen im allgemeinen. Beide Kategorien verdienen erwähnt zu werden, aber die erste soll hier ausführlicher diskutiert werden.

a) *Toxische Reaktionen* auf Chlorothiazid und Hydrochlorothiazid sind von mehreren Autoren beschrieben worden und betreffen gastrointestinale Störungen, Diarrhoe, Schwäche und Müdigkeit ohne Beziehung zur Hypokaliämie, Erhöhung der Harnsäurekonzentration im Serum und hämatologische Störungen, insbesondere Thrombocytopenie (*4*, *8*, *12*, *13*, *16*, *18*, *20*, *26*, *33*). Einige tödliche Ausgänge wurden mitgeteilt. In unserer großen Patientenserie, die mit Thiazid-Derivaten behandelt wurde, ließ sich in keinem Fall eine ernsthafte toxische Reaktion feststellen. Natürlich stellt die Möglichkeit einer solchen Reaktion eine Kontraindikation dar, die sorgfältig beachtet werden muß.

b) *Metabolische Störungen*, hauptsächlich Änderungen des Elektrolytgleichgewichtes, wie Hyponatriämie, Hypochlorämie, Alkalose und Hypokaliämie, sind geläufige Wirkungen einer langdauernden Verabreichung saluretischer Verbindungen. In unserer großen Patientengruppe, in der jeder 2mal täglich 0,5 g Chlorothiazid oder 2×25 mg Hydrochlorothiazid über 1 oder 2 Jahre einnahm, haben wir keinen einzigen Fall einer schweren oder langdauernden Hyponatriämie, Hypochlorämie oder Alkalose gesehen, vorausgesetzt, daß die Diät genügend Elektrolyte enthielt. Ein Abfall der Plasmakonzentration von Natrium und Chlorid ist häufig in den ersten Tagen einer saluretischen Behandlung zu beobachten, er verschwindet aber wieder, wenn die Behandlung fortgesetzt wird. Mit der Hypokaliämie ist es allerdings eine andere Sache. Die Plasma-Kalium-Konzentrationen tendieren zu einem leichten, aber kontinuierlichen Abfall, und gelegentlich lassen sich Werte unter 3,0 mÄq/l feststellen. Diese Nebenwirkung konnte jedoch jederzeit bei unseren Patienten durch eine Diät mit etwa 70 mÄq Kalium täglich und zusätzliche Gabe von 10—20 mÄq in Form von überzogenen Kalium-Tartrat-Tabletten beherrscht werden. Es ist jedoch bekannt, daß die Elektrolytkonzentrationen im Serum nur einen sehr groben Einblick in die tatsächliche Bilanz geben, und es ist gut möglich, daß manchmal Elektrolytstörungen auch bei anscheinend normalen Plasmakonzentrationen vorliegen können. Um diese Probleme besser beurteilen zu können, sind wir augenblicklich damit beschäftigt, bei unseren Hochdruckpatienten vor und während der Behandlung mit saluretischen Substanzen das gesamte austauschbare Natrium und Kalium zu untersuchen. Leider ist es noch nicht möglich, aus unseren Untersuchungsergebnissen Auskunft über die Folgen einer sehr langfristigen Therapie zu geben. Obwohl wir die Werte vor der Behandlung nicht kennen, kann jedoch zumindest gesagt werden, daß Hochdruckpatienten, die über ein oder zwei Jahre Saluretica genommen haben, Normalwerte für das gesamte austauschbare Natrium aufweisen. Natürlich muß diese Untersuchung noch durch andere Messungen ergänzt werden, damit festgestellt werden kann, ob die chronische Verabreichung von Saluretica spezielle Änderungen in der Elektrolyt- und Wasserverteilung zwischen extracellulärer und intracellulärer Phase bewirkt. Dies ist ein sehr wichtiges Problem, da nicht mit Sicherheit ausgeschlossen werden kann, daß selbst geringfügige Störungen im Elektrolytstoffwechsel, z. B. Kaliumaustritt in den extracellulären Flüssigkeitsraum oder Natriumeinwanderung in die Zelle, auf die Dauer unliebsame Wirkungen entfalten, die man bisher noch nicht erkannt hat.

c) *Schwere orthostatische Hypotensionen* mit Kollapserscheinungen sind ebenfalls nicht selten, besonders wenn bei Patienten mit schwerer Hypertension Ganglienblocker durch Saluretica potenziert werden. Allerdings kann dies nicht als charakteristische Nebenwirkung der Saluretica angesehen werden, da es sich um die Folge einer wirkungsvolleren Blutdrucksenkung durch die Kombination von Diuretica mit Antihypertensiva im engeren Sinne handelt. Auf jeden Fall ist die orthostatische Hypotension ein wichtiger limitierender Faktor für die Behandlung von Patienten mit schwerer Hypertension.

d) *Die Nebenwirkungen der antihypertensiven Medikamente* stellen nur dann einen limitierenden Faktor dar, wenn die Verabreichung von Saluretica keine Reduktion der Basismedikation auf Dosen, die frei von schwereren Nebenwirkungen sind, zuläßt. In dieser Hinsicht ist die Zugabe von Thiazid-Derivaten für den Patienten eine große Hilfe, die prolongierte Hochdruckbehandlung zu ertragen. Wir haben dementsprechend bei unseren Hochdruckpatienten nie eine Unverträglichkeit gegenüber Reserpin oder Hydralazin gesehen, wenn die Dosen dieser Stoffe durch Kombination mit Hydrochlorothiazid reduziert werden konnten. Häufiger werden Nebenwirkungen bei Mecamylamin beobachtet: Trockener Mund und anhaltende Obstipation wurden zwar deutlich reduziert, jedoch keineswegs völlig beseitigt, wenn Thiazid-Substanzen zugegeben wurden.

e) *Schwere Beeinträchtigung der Nierenfunktion* mit oder ohne Azotämie ist eine wichtige Limitierung für jegliche Art blutdrucksenkender Behandlung. Wir haben kürzlich mittels Clearance-Studien frühere Beobachtungen (*21*, *25*) bestätigt, daß eine Senkung des arteriellen Blutdruckes bei Hochdruckpatienten die glomeruläre Filtration und den renalen Plasmastrom deutlich herabsetzt und die Wasser- und Elektrolytausscheidung in beträchtlichem Ausmaß einschränkt (Abb. 4). Wenn die Nierenfunktion vor Behandlungsbeginn bereits beeinträchtigt ist, kann eine weitere Reduktion einen Anstieg des Bluthamstoff-Stickstoffs weit über die obere Normgrenze auslösen. Die Azotämie stellt eine

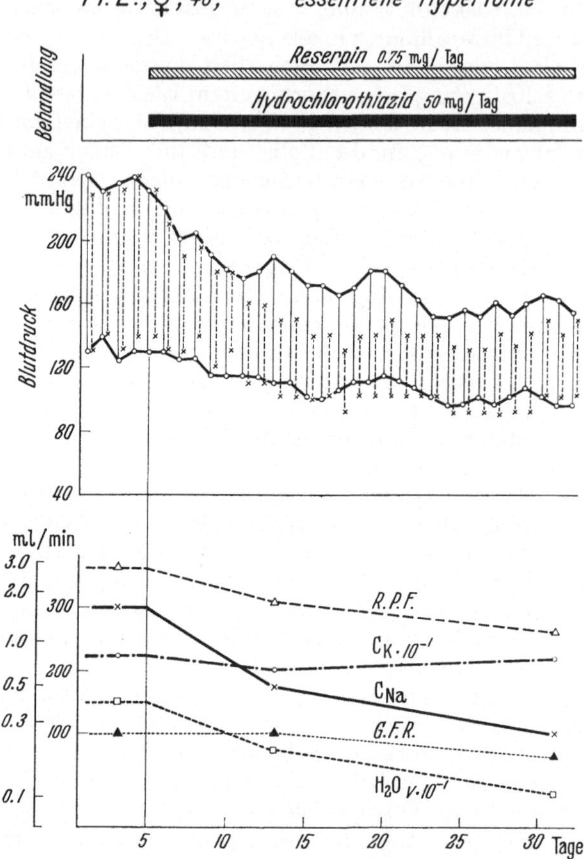

Abb. 4. Wirkungen einer Blutdrucksenkung auf die Nierenfunktion. Patient mit schwerer Hypertension. RPF: renaler Plasmafluß; GFR: glomeruläre Filtrationsrate; C_{Na} = Natrium-Clearance; C_K = Kalium-Clearance; H_2O_V = Wasserausscheidung. Die linke Skala gibt die Werte für die Natrium-, Kalium- und Wasserausscheidung an, die rechte die für den renalen Plasma-Fluß und die glomeruläre Filtrationsrate. Die Werte für C_K und H_2O_V müssen mit 10 multipliziert werden. Zu beachten ist, daß die Blutdrucksenkung die Na- und Wasserausscheidung stärker als den RPF und die GFR beeinflußt

spezifischere, wenn auch keinesfalls absolute Kontraindikation für die saluretische Therapie dar. Der Anstieg der Blutharnstoff-Stickstoff-Konzentration kann durch Chlorothiazid und seine

Derivate nicht nur als Folge einer arteriellen Hypotension, die die Nierendurchblutung unter einem kritischen Wert senkt, sondern auch als Folge einer mehr direkten Reduktion des Glomerulusfiltrates und möglicherweise auch durch eine erhöhte Harnstoffabsorption (*3*) zustande kommen. Natürlich soll auch bei Hochdruckpatienten mit schwerer Nierenschädigung, selbst mit Azotämie, von einer vorsichtigen Hochdruckbehandlung nicht ohne einen vorherigen sorgfältigen Versuch abgesehen werden. Der arterielle Blutdruck muß dabei leicht und progressiv gesenkt werden, wobei das Augenmerk auf den Harnstoff-Stickstoff gerichtet bleiben und die Hochdruckbehandlung den Blutharnstoffwerten angeglichen werden soll. Es besteht aber keine Veranlassung, sich durch eine leichte, vorübergehende Zunahme der Azotämie übermäßig beeindrucken zu lassen. Allerdings soll man die Druckwerte wieder ansteigen lassen, wenn ein zunehmender Anstieg der Blutharnstoff-Stickstoff-Konzentration zu beobachten ist. Auf jeden Fall ist es ratsam, bei azotämischen Patienten den Versuch einer Blutdrucksenkung zunächst ohne Verwendung saluretischer Substanzen zu unternehmen, jedoch können diese Stoffe vorsichtig gegeben werden, wenn die Antihypertensiva allein zur Behandlung nicht ausreichen.

f) Der wichtigste Faktor, von dem die Behandlung der arteriellen Hypertension abhängt, ist die *Mitarbeit des Patienten*, d. h. seine Bereitschaft, die Unbequemlichkeiten einer Behandlung auf unbestimmte Zeit und die erheblichen Belastungen, die ihm durch ein gleichförmiges Regime auferlegt werden, zu ertragen. Dieser Faktor spielt leider bei Patienten im Frühstadium der Erkrankung, die gewöhnlich durch die unbequeme Hochdruckbehandlung mehr als durch die subjektiven Beschwerden infolge der Erkrankung selbst belästigt werden, eine besondere Rolle. Die Zugabe von saluretischen Wirkstoffen ist geeignet, dem Patienten die Mitarbeit zu erleichtern. Sie verringern in der Tat nicht nur die Häufigkeit und die Intensität der lästigen Nebenwirkungen von Hydralazin, Mecamylamin oder Guanethidin, sondern helfen auch fühlbar, die Unannehmlichkeiten eines strengen Diätregimes zu vermeiden oder zumindest zu mäßigen. Es gab einige Diskussion (*10*, *16*, *22*) darüber, ob eine salzarme Diät die blutdrucksenkende Wirkung der Saluretica steigern kann. Diese Diskussion mag in Ländern, in denen, wie z. B. in den Vereinigten Staaten, der Salzgenuß außergewöhnlich hoch – rund 12–15 g – ist, berechtigt sein, sie hat aber wenig Bedeutung in Italien und wahrscheinlich auch in den meisten europäischen Ländern, wo der tägliche Salzgehalt der Nahrung nicht höher als 6–7 g ist. Wir fanden, daß eine derartige Salzzufuhr die blutdrucksenkende Wirkung der üblichen Dosen von Chlorothiazid und Hydrochlorothiazid nicht signifikant beeinträchtigt, wohl aber die Gefahren einer Hyponatriämie und Hypochlorämie verringert, und, last not least, die Wirksamkeit der Hochdruckbehandlung durch Besserung der Mitarbeit der Patienten erheblich steigert.

4. Physiologische Betrachtungen

Klinische Beobachtungen ziehen gewöhnlich physiologische Überlegungen nach sich. Eine Reihe von Autoren gewann Interesse am Mechanismus der blutdrucksenkenden Wirkung der Thiazid-Derivate, und Herr Freis gab soeben einen Überblick über die verschiedenen Ansichten und seine eigenen neuesten Ergebnisse über dieses interessante Problem. Wir untersuchen ebenfalls einige Aspekte aus diesem Fragenkomplex. Unsere Untersuchungen sind aber noch in einem zu frühen Stadium und erlauben uns noch keine definitive Stellungnahme zu allen diskutierten Fragen. Immerhin können verschiedene Andeutungen gemacht werden.

Abb. 5 zeigt einen Patienten mit schwerer Hypertension, der während der ganzen Versuchsperiode auf einer Diät von 120 mÄq Natrium, 90 mÄq Chlorid und 60 mÄq Kalium täglich gehalten wurde. Die Verabreichung von 10 mg Mecamylamin täglich bewirkte einen beträchtlichen Blutdruckabfall. Eine weitere Senkung, vorwiegend im Stehen, erfolgte auf die Zulage von 1 g Chlorothiazid täglich. Die Natrium- und Kaliumausscheidungsgrößen wurden aus dem Urin errechnet. Am 8. Tag — und 4 weitere Tage lang — wurde die Natriumbilanz allmählich durch wiederholte Infusionen, denen die Ausscheidungsgrößen der vorangegangenen Stunden zugrunde lagen, wieder normalisiert. Der Blutdruck stieg langsam zu den Kontrollwerten vor der Behandlung an, fiel aber prompt wieder auf niedrige Werte ab, wenn die Natriumzufuhr unterbrochen wurde. Einige Tage später jedoch, als Kaliumacetat zum Ausgleich der Kaliumbilanz infundiert wurde, kam ebenfalls ein leichter, aber progressiver Anstieg des arteriellen Druckes zu den Ausgangswerten zustande, obwohl die Natriumbilanz negativ blieb. Es besteht kein Zweifel, daß die Natriumausscheidung eine fundamentale Rolle im Mechanismus der blutdrucksenkenden Wirkung von Chlorothiazid spielt, wie es von einer Reihe von Autoren gezeigt worden ist (*15*, *16*, *19*, *32*), aber unsere Ergebnisse, zwar noch unvollständig, deuten darauf hin, daß die Kaliumverarmung ebenfalls eine Bedeutung für die Auslösung oder vielleicht die Aufrechterhaltung der blutdrucksenkenden Wirkung haben könnte.

Es kann sein, daß in späteren Stadien einer saluretischen Therapie, wenn Natriumbilanz und Körperflüssigkeiten wieder zur Norm zurückkehren, die Kaliumverarmung, die bekanntlich während der ganzen Behandlung bestehen bleibt, eine größere Bedeutung für die Senkung des arteriellen Druckes erlangt.

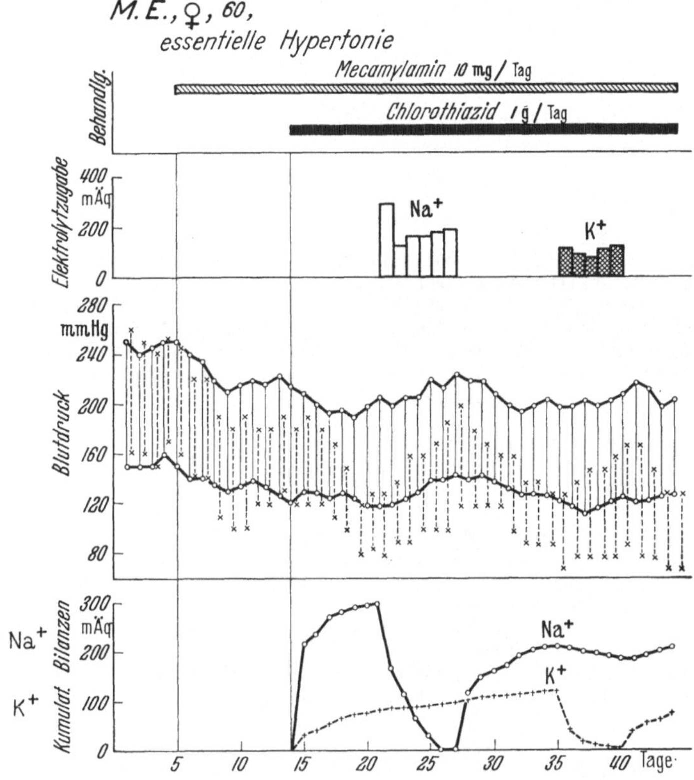

Abb. 5. Beziehung der hypotensiven Wirkung von Chlorothiazid zur kumulativen Bilanz von Natrium und Kalium. Wirkungen der Substitution mit Natrium und Kalium. (Weitere Einzelheiten s. Text)

Schlußfolgerungen

Eine rund 2jährige Erfahrung mit der Verabreichung von saluretischen Substanzen bei Hochdruckpatienten läßt einige Schlußfolgerungen zu. Bei Patienten mit leichter Hypertension sind Chlorothiazid und Hydrochlorothiazid oft in der Lage, den Blutdruck ausreichend zu senken, selbst wenn sie allein angewendet werden. Patienten mit schwerer Hypertension benötigen eine Kombination saluretischer Wirkstoffe mit anderen Hochdruckmitteln, damit der arterielle Druck auf genügend niedrige Werte gesenkt werden kann. Die blutdrucksenkende Wirkung der Saluretika bei alleiniger oder bei kombinierter Verabreichung bleibt bei prolongierter Verabreichung mindestens 2 Jahre erhalten, obwohl die Natriumbilanz zur Norm zurückkehrt. Es bestehen bestimmte Einschränkungen bei jeglicher Art von antihypertensiver Therapie, die auch die Saluretika betreffen; jedoch wurden bei keinem unserer Patienten schwerwiegende Störungen des Elektrolytgleichgewichtes beobachtet, die als potentielle Gefahren einer langfristigen Verabreichung der saluretischen Wirkstoffe anzusehen wären. Einige physiologische Gesichtspunkte werden diskutiert.

Literatur

1. Beem, J. R.: In Moyer (*23*), p. 106.
2. Conway, J., and P. Lauwers: Circulation (U.S.A.) **21**, 22 (1960).
3. Corcoran, A. C., C. McLeod, H. P. Dustan and H. Page: Circulation (U.S.A.) **19**, 355 (1959).
4. Dinon, L. R., Y. S. Kim and J. B. V. Veer: Amer. J. Med. Sci. **236**, 533 (1958).
5. Dustan, H. P., R. E. Schneckloth, A. C. Corcoran and I. H. Page: Circulation (U.S.A.) **18**, 644 (1958).
6. Finnerty, F. A. Jr., J. H. Buchholz, J. Tuckman, G. T. Hajjar and G. De Carlo Massaro: Circulation (U.S.A.) **20**, 1037 (1959).
7. Fitzgerald, E. W. Jr.: A. M. A. Arch. Internal Med. **105**, 305 (1960).
8. Friedberg, C. K.: In Diuresis and Diuretics. An International Symposium. Ed.: E. Buchborn und K. D. Bock, Berlin: Springer-Verlag 1959, p. 221.
9. Gifford, R. W.: In Moyer (*23*), p. 561.
10. Grollman, A.: In Moyer (*23*), p. 510.
11. Heider, C., E. Dennis and J. H. Moyer: Ann. N. Y. Acad. Sci. **71**, 456 (1958).
12. Herrmann, G. R., M. R. Heitmancik, R. N. Grahan and R. C. Margurger: Teaxs J. Med. **54**, 639 (1958).
13. Holboth, N., K. Thomsen, P. F. Haagensen and N. Presnik: Uskr. Laeger (Den.) **120**, 1585 (1958).
14. Hollander, W., A. V. Chobanian and R. W. Wilkins: Circulation (U.S.A.) **19**, 827 (1959).
15. Hollander, W., A. V. Chobanian and R. W. Wilkins: In Diuresis and Diuretics. An International Symposium. Ed.: E. Buchborn und K. D. Bock, Berlin: Springer Verlag 1959, p. 297.
16. Hollander, W., and R. W. Wilkins: Boston Med. Quart. **8**, 69 (1957).
17. Hoobler, S. W., J. M. Weller and P. Blaquier: In Moyer (*23*), p. 581.
18. Jaffé, M. O., and R. R. Kierland: J. Amer. Med. Ass. **168**, 2264 (1959).
19. Losse, H., and H. Wehmeyer: In Diuresis and Diuretics. An International Symposium. Ed.: F. Buchborn und K. D. Bock. Berlin: Springer Verlag 1959, p. 313.
20. Magid, G. J., und P. H. Forsham: Metabolism (U.S.A.) **7**, 589 (1958).
21. Mills, L. C., and J. H. Moyer: Amer. J. Med. Sci. **226**, 1 (1953).
22. Moser, M.: In Moyer (*23*), p. 512.
23. Moyer, J. H. (Ed.): Hypertension. The First Hahnemann Symposium on Hypertensive Disease, Philadelphia: W. B. Saunders Co. 1959.
24. Moyer, J. H., C. Heider, K. Pevey and R. V. Ford: Amer. J. Med. **24**, 177 (1958).

25. MOYER, J. H., and L. C. MILLS: J. Clin. Invest. (U.S.A.) **32**, 172 (1953).
26. NORDQVIST, P., G. CRAMER and P. BJÖRNTROP: Lancet (G.B.) **1959/I**, 271.
27. PERRY, H. M.: In MOYER (*23*), p. 112.
28. SCHROEDER, H. A.: Amer. J. Med. **17**, 540 (1954).
29. SCHROEDER, H. A.: Circulation (U.S.A.) **10**, 321 (1954).
30. SMITH, K. S., and P. B. S. FOWLER: Lancet (G.B.) **1955/I**, 417.
31. SMITHWICK, R. H.: In MOYER (*23*), p. 681.
32. WILKINS, R. W., W. HOLLANDER and A. V. CHOBANIAN: Ann. N. Y. Acad. Sci. **71**, 465 (1958).
33. ZUCKERMAN, A. J., and A. A. CHAZAN: Brit. Med. J. **1958/II**, 1338.

Diskussion

Reubi: Ich möchte vorschlagen, daß wir zunächst die Pharmakologie neuer hypotensiver Pharmaka und die Technik der hypotensiven Behandlung diskutieren. Die Ergebnisse werden später diskutiert. Ich würde es begrüßen, wenn Herr Page, dessen Arbeitsgruppe die ersten Untersuchungen über Guanethidin durchgeführt hat, etwas dazu sagen könnte.

Page: Meiner Meinung nach ist die Behandlung der Hypertonie erst dann zufriedenstellend, wenn der Blutdruck im Liegen annähernd normalisiert worden ist. Daher glauben wir nicht, daß die orthostatische Hypotonie stets als unerwünscht oder als „Nebenwirkung" zu beurteilen ist. Bei Verwendung von Guanethidin verfolgen wir die Tendenz, soviel zu verabreichen, daß eine orthostatische Hypotonie auftritt, und wir lassen den Patienten für eine Woche oder länger im Bett, bis er mehr oder weniger an diesen Zustand gewöhnt ist. Bei einigen Fällen kann es dann nötig sein, die Dosis etwas zu verringern, bis ein erträglicher Zustand erreicht ist. Ich glaube, daß meistens eher unter- als überdosiert wird, vor allem bei der Behandlung der schweren Hypertonie. In einer Klinik wie der unseren sehen wir meistens sehr schwere Hypertonien, und daher muß die Behandlung verhältnismäßig drastisch sein. Unserer Meinung nach sollte Guanethidin in einer solchen Dosis gegeben werden, daß damit eine signifikante Senkung des Blutdrucks auch im Liegen erreicht wird. Wir geben uns nicht nur mit einer orthostatischen Hypotonie zufrieden. Wir glauben auch, daß es für die Mehrzahl der Patienten besser ist, wenn mit der medikamentösen Behandlung im Krankenhaus begonnen wird. Wir haben übrigens ein gepolstertes Badezimmer entwickelt, welches viele Vorteile bietet. Ich weiß, daß es viel Gerede über pelzgefütterte Badewannen gegeben hat, aber das meine ich nicht. Viele Leute laufen in das Badezimmer, wenn sie sich schlecht fühlen. Sie greifen nach irgend etwas, wenn sie kollabieren, und oft landen sie auf einem Zementfußboden und haben dabei eine Menge von im Wege stehenden Gegenständen umgeworfen. Dies kann außerordentlich gefährlich sein. Daher richteten wir besonders gepolsterte Badezimmer ein, sogar mit Urinflaschen aus Plastik, um das Leben des Patienten mit orthostatischer Hypotonie erträglich, wenn nicht sogar schön zu machen. Das Prinzip der „pelzgefütterten Badewanne" ist zweifellos nützlich, und ich empfehle es Ihnen. Wenn Sie Blondinen davon fernhalten und nur Ihren Hypotonikern den Zutritt gewähren, werden Sie juristische Komplikationen vermeiden.

In bezug auf das Guanethidin kamen wir durch unsere pharmakologischen Untersuchungen zu dem Ergebnis, daß ein Teil seiner peripheren Wirkung auf der Freisetzung von Noradrenalin aus den Blutgefäßen beruht. An der durchströmten Extremität des Hundes rief Guanethidin die gleiche, von Phentolamin blockierte, pressorische Reaktion wie beim intakten Tier hervor. Wir sind nicht ganz sicher, ob es nicht auch einige zentrale Wirkungen besitzt. Aber ich will Ihre Zeit nicht länger mit einer Diskussion unserer Ansichten über die Pharmakologie dieses Stoffes in Anspruch nehmen, da Herr Plummer hierüber so ausgezeichnet auf Grund seiner eigenen Untersuchungen berichtet hat. Insgesamt stimmen unsere Beobachtungen mit den seinen überein.

Wir haben die Verwendung von Bretylium aufgegeben. Und zwar wegen der Entwicklung von Toleranz und des schweren Parotisschmerzes, der oft noch mehrere Monate nach dem Absetzen des Mittels persistiert. Bei einigen unserer Patienten traten auch Schmerzen im Abdomen auf, welche eine Pankreatitis vortäuschten. Ich bedaure, daß dies alles ist, was ich zu dem vom Lancet erwähnten „Durchbruch" beitragen kann. Die an der Wirkung von Bretylium und Guanethidin beteiligten Mechanismen scheinen indessen neu und wichtig zu sein.

GENEST: Ich möchte einiges hierzu bemerken. Das erste betrifft die bei 4 Patienten als Nebenwirkung des Guanethidins beschriebene deutliche

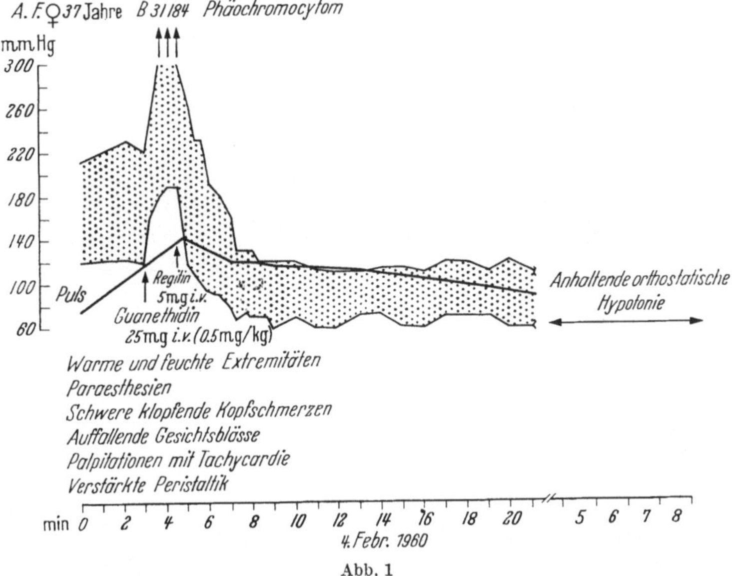

Abb. 1

Wasserretention. Bei unseren Untersuchungen an 30 Patienten, die das Medikament erhielten, haben wir diese Nebenwirkung nicht gesehen. Sie wurde auch nicht von anderen Untersuchern auf der Konferenz über Guanethidin im April 1960 in Memphis, USA, erwähnt. Mein zweiter Punkt betrifft die intravenöse Anwendung von Bretylium-tosylat und Guanethidin. Wir haben Guanethidin intravenös einem Patienten mit Phäochromocytom gegeben. Im Hinblick auf die experimentellen Befunde über die Freisetzung von Noradrenalin wurde das Guanethidin intravenös durch einen Drei-Wege-Hahn verabreicht, dessen eine Seite bereits mit einer Phentolamin enthaltenden Spritze verbunden war. Wie Sie sehen (Abb. 1), tritt sofort nach der Injektion von Guanethidin ein sehr starker Blutdruckanstieg — über 300 mm Hg systolisch und 190 diastolisch — auf. Dieser Anstieg war von den bekannten Symptomen begleitet, wie sie typisch für die vermehrte Freisetzung von Katecholaminen sind. Nach einer stürmischen Periode von etwa 90 sec brachte die rasche Injektion von Phentolamin den Blutdruck schnell auf normale bzw. subnormale Werte. Nach der Operation wurde ein Kontrollversuch unternommen. Es trat kein Anstieg auf und der Blutdruck fiel auf hypotone Werte, sobald der Patient sich aufrichtete. Das nächste Bild (Abb. 2) ist ein Beispiel für das häufige Auftreten von kurzen, aber erheblichen Blutdruckanstiegen bei Patienten mit essentieller Hypertonie. Diese plötzlichen Anstiege können bei Patienten mit lange bestehender Hypertonie und Zeichen der Gefäßdegeneration oder mit Linksinsuffizienz ziemlich gefährlich werden. Dr. ROSENHEIM hat den gleichen gefährlichen Blutdruckanstieg nach intravenöser Verabreichung von Bretyliumtosylat bei einem Patienten mit Phäochromocytom erwähnt.

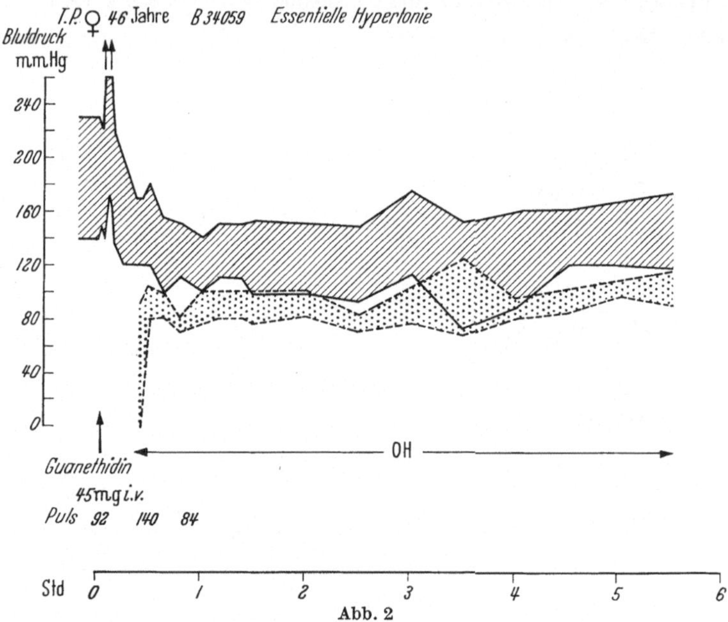

Abb. 2

Die dritte Bemerkung betrifft die Sympathektomie. Ich stimme mit Herrn HOOBLER darin überein, daß heute die Sympathektomie vielleicht etwas zu schnell verlassen wurde. Es bestehen immer noch einige Indikationen für dieses Verfahren, da die Patienten nach dieser Operation viel empfindlicher gegenüber hypotensiven Pharmaka sind und oft mit natriuretisch wirkenden Mitteln gut eingestellt werden können. Einige Indikationen sind:

a) Resistenz gegenüber antihypertensiven Pharmaka.

b) Widerstreben gegen die Einnahme so vieler Tabletten; wir wissen alle, daß die heutige Behandlung von Patienten mit schwerer Hypertonie bei einer Kombinationstherapie oft die Einnahme von 20—25 Tabletten täglich mit sich bringt;

c) finanzielle Schwierigkeiten bei der Aufbringung der Kosten für die antihypertensiven Medikamente.

Als letztes möchte ich Herrn HOOBLER fragen, ob er vergessen hat, Protoveratrin zu erwähnen? Ich erinnere mich, noch vor wenigen Jahren sehr begeisterte Arbeiten von Herrn HOOBLER über die starke Wirksamkeit von Protoveratrin und Veratrumalkaloiden gelesen zu haben. Ich stimmte mit seiner Ansicht nicht überein, aber ich frage jetzt, ob sich seine Meinung über diese Stoffe geändert hat?

Hoobler: Ich glaube, daß jeder Forscher in seiner Vergangenheit einige Fehler zu bekennen hat. Wenigstens hoffe ich das. Wir untersuchten Protoveratrin zu einer Zeit, als die Ganglienblocker, wenigstens unserem Laboratorium, noch nicht zur Verfügung standen. Damals schien es die erfolgreichste orale antihypertensive Behandlung zu sein. Ich glaube, daß Herr Freis mit mir einig geht, daß wir immer noch nicht wissen, auf welche Weise Veratrum den Blutdruck senkt. Wenn wir es wüßten, dann hätten wir vielleicht etwas Nützliches. Aber bis jetzt ist es in nicht-emetischen Dosen nicht wirksam genug, so daß es für die Behandlung der Hypertonie nicht mehr in Frage kommt.

Reubi: In diesem Augenblick der Diskussion wäre es vielleicht zweckmäßig, die Meinung unserer britischen Kollegen über Darenthin (Bretyliumtosylat) zu hören.

Wilson: Meine Erfahrung ist sehr klein, und wie Herr Page habe ich diese hypotensiven Pharmaka immer nur bei Patienten mit maligner Hypertonie oder schwerer benigner essentieller oder renaler Hypertonie verwendet. Meiner Meinung nach gibt es mehrere Gründe, warum wir mit der zur Zeit zur Verfügung stehenden hypotensiven medikamentösen Therapie nicht zufrieden sein sollten. Erstens sind die praktischen Schwierigkeiten einer langfristigen Behandlung mit 3 oder 4 verschiedenen Tablettensorten in der zusammengedrängt lebenden Stadtbevölkerung sehr groß. Dies trifft besonders dann zu, wenn die Symptome gering sind oder fehlen. Zweitens ist selbst bei einem kooperativen Patienten die Überwachung der derzeitigen medikamentösen Behandlung durch die praktischen Ärzte außerordentlich schwierig. Drittens treten bei der Behandlung der schweren Hypertonie mit Ganglienblockern und sogar mit Guanethidin erhebliche Schwankungen des Blutdrucks auf, sei es im Stehen, bei schwerer körperlicher Arbeit oder bei Anstrengungen. Meiner Meinung nach sind diese Schwankungen für manche cerebralen Insulte verantwortlich, die sogar auftreten können, wenn die Patienten unter Beobachtung im Krankenhaus stehen. Meiner Ansicht nach ist nicht erwiesen, daß wir durch Verabreichung der Sympathikushemmer die der Hypertonie zugrundeliegende Ursache beeinflussen. Was wir brauchen, sind noch weitere Arbeiten über die den Ruhetonus der Arteriolen beeinflussenden Faktoren und über Medikamente, welche ihn verringern. Obgleich die zur Zeit zur Verfügung stehenden Medikamente großen symptomatischen Wert haben und Morbidität und Mortalität verringern, sollten wir sie doch nur als vorübergehende Lösung ansehen, bis eine mehr kausale Therapie verfügbar ist.

Peart: Als ein anderer englischer Kollege stimme ich mit dieser letzten Feststellung nicht überein. Ich glaube, das ist eine sehr pessimistische Auffassung. Ich glaube nicht, daß im Hinblick auf die Fälle von maligner Hypertonie irgend jemand diesen Standpunkt teilen kann. Es ist sich jeder darüber im klaren, daß die Hypertoniebehandlung nicht vollkommen ist, sie kann es im Augenblick nicht sein, aber ich glaube, daß uns das nicht daran hindern sollte, die Ergebnisse der gegenwärtig zur Verfügung stehenden Medikamente einem Urteil zu unterziehen. Ich denke, daß dies im Augenblick unsere Aufgabe ist. Wir kennen alle die Schwierigkeiten. Ich glaube nach vielen Gesprächen in England sagen zu können, daß insbesondere das Darenthin (Bretylium) nicht als ein besonders gutes Medikament anzusehen ist. Ich selbst habe seine Verwendung weitgehend wegen der starken Gewöhnung und auch wegen der Nebenwirkungen aufgegeben. Ich finde, daß Guanethidin keine solchen Probleme stellt, wie dies auch von verschiedenen Rednern betont worden ist.

Schroeder: Ich stimme mit Herrn Wilson auch nicht überein. In St. Louis ist eine erhebliche Abnahme der Zahl der in Krankenhausbehandlung aufgenommenen Fälle mit maligner Hypertonie zu beobachten. Im Jahre 1951 sahen wir 83 Fälle und 1952 einige weniger. Seit 1953 wurde in den Zentralstaaten um St. Louis die „Chemotherapie“ der Hypertonie eingeführt. Die Anzahl sank progressiv von Jahr zu Jahr, und 1956 konnten wir nur noch vier Fälle beobachten, obwohl unsere Klinik gut bekannt ist und uns viele schwere Fälle überwiesen werden. Eine biochemische Untersuchung über die unbehandelte maligne Hypertonie mußte wegen Mangel an Fällen aufgegeben werden. Meiner Meinung nach ist die Erklärung hierfür, daß die Hypertoniebehandlung, wenn auch in unzulänglicher Form, eine derartige Verbreitung fand, daß sich nur noch selten maligne Formen entwickeln.

Ich muß auch noch ein Wort über das Hydralazin sagen, obgleich Herr Gross besser als ich dazu in der Lage wäre. Bei Herrn Hoobler ist dieses Medikament nicht besonders gut weggekommen. Meines Erachtens ist es aber ein einzigartiges Präparat, das einen von den anderen antihypertensiven Stoffen völlig verschiedenen Angriffsort besitzt. Einige seiner wichtigsten Eigenschaften sind: Anti-Enzymwirkung (Histaminase, Dopa-Decarboxylase oder, wie man jetzt sagt, l-aromatische Aminosäure-Decarboxylase, unter Umständen Monoamino-oxydase). Eine derartige Wirkung könnte zu einer Störung des Stoffwechsels der aromatischen vasoaktiven Amine führen. Anti-Angiotensin und Anti-Pherentasin, beide am isolierten Aortenstreifen und das letztere beim Menschen. Ein Stoff mit guter Chelat-Wirkung, der einer durch minimale Mengen von Kupfer hervorgerufenen Coronarverengerung entgegenwirkt. Reduzierendes Mittel für Fe^{+++} und V^{4+} (V könnte der metabolische Cofaktor für die Monoaminooxydase sein, wie es von uns vermutet und von den Russen kürzlich bestätigt wurde). Direkter peripherer Gefäßdilatator mit lang anhaltender Wirkung, eine Art langwirkendes Nitrit. Das einzige Medikament, welches trotz eines erniedrigten Blutdrucks die renale Plasmadurchströmung steigert.

Noch ein dritter Punkt. Ich bin davon überzeugt, daß man bei genügend häufigen Blutdruckmessungen, sagen wir in 2- bis 4-stündlichen Intervallen, bei der schweren Hypertonie mit Ganglienblockern allein keine Kontrolle des Blutdrucks erreicht. Diese Mittel werden schnell ausgeschieden, und eine häufige Verabreichung, wenigstens alle 4 Std., ist erforderlich. Darüber hinaus ist es notwendig, die Dosis häufig zu ändern, manchmal bei jeder Gabe, um Blutdruckspitzen und zu tiefe Senkungen zu vermeiden.

Freis: Unsere Erfahrungen stimmen bis auf einige Ausnahmen gut mit denen von Herrn Hilden überein. Einer der wichtigsten Unterschiede ist, daß wir bis jetzt noch nicht die bei der Rauwolfia auftretenden Depressionen beobachtet haben. Dies scheint mir klinisch ein sehr wichtiger Punkt zu sein. Ich würde gern wissen, ob noch irgend jemand hier die Entwicklung einer echten Depression bei Patienten, die Guanethidin einnahmen, beobachtet hat. Es ist schade, Herr Hilden, daß Dr. Frohlich und ich vielleicht in unserem Vortrag den Eindruck erweckt haben, daß die orthostatische Hypotonie unter Guanethidin stärker als unter Ganglienblockern ausgeprägt gewesen sei. Das ist meiner Meinung nach nicht der Fall. Wir wollten lediglich betonen, daß wegen der langen Wirkungsdauer des Guanethidins von 5 bis 7 Tagen die Dosis bei ambulanten Patienten mit großer Sorgfalt eingestellt werden muß, da man bei zu schneller Steigerung der Dosis evtl. eine störende orthostatische Hypotonie hervorruft, die einige Tage lang andauern kann.

Zu Herrn HOOBLERs Vortrag: Ich glaube, daß die von Ihnen erwähnte Untersuchung über Blutdruck und Überlebensraten auf ambulant gemessenen Blutdruckwerten beruhte. Stimmt das?

HOOBLER: Ja.

FREIS: Sie wiesen darauf hin, daß wohl eher die Gefäßschädigung als der Blutdruckwert der entscheidende Unterschied ist. Glauben Sie nicht, daß es möglich ist, daß Patienten mit gleich starker Blutdrucksteigerung, aber ohne Gefäßschädigung, in Wirklichkeit zu Hause niedrigere Blutdruckwerte haben als diejenigen mit Gefäßschädigung? Nach unserer Erfahrung besteht eine gute Korrelation zwischen der Gefäßschädigung und den Blutdruckwerten in Ruhe und eine schlechte Korrelation zwischen Gefäßschädigung und den bei ambulanter Untersuchung gemessenen Blutdruckwerten. Die von Ihnen betonte Bedeutung der Blutdruckmessung zu Hause steht in sehr guter Übereinstimmung mit unseren Erfahrungen. Wir haben dieses Vorgehen während der letzten 9 Jahre angewendet. Wir können Ihre Beobachtung bestätigen, daß die von Chlorothiazid oder von anderen Diuretika hervorgerufene Hypokaliämie keine Nierenschädigung hervorruft. Dies ist ein wichtiger klinischer Gesichtspunkt. Da Sie zur Erklärung des Blutdruckabfalls nach Chlorothiazid nicht an die Hypothese des verringerten Plasmavolumens glauben, auch nicht an eine „Modifikation" der Hypertonie durch eine Langzeit-Behandlung, möchte ich Sie fragen, was Ihrer Meinung nach der Mechanismus ist?

Vielleicht darf ich noch ein Wort zu Herrn WILSONs Bemerkung sagen: Wenn Sie glauben, Herr WILSON, daß der hohe Blutdruck als solcher die Gefäßschädigung hervorruft, ist dann nicht der Versuch gerechtfertigt, die Hypertonie besser vor als nach dem Auftreten von Gefäßschädigungen zu behandeln? Unserer Erfahrung nach ist die Behandlung der Hypertonie vor der Gefäßschädigung einfacher als bei den fortgeschrittenen Fällen und führt auch nicht zu Schlaganfällen. In der Praxis spielen die Nebenwirkungen keine große Rolle, da die Behandlung mit Thiaziden und Hydralazin in vielen Frühfällen ausreicht, ohne daß man, abgesehen von der Einleitung der Behandlung, zu blockierenden Mitteln greifen muß.

REUBI: Herr HOOBLER, können Sie vielleicht die Frage von Herrn FREIS beantworten?

HOOBLER: Bezüglich der Bemerkung von Herrn FREIS stimme ich völlig mit ihm überein, daß eine bessere Korrelation zwischen den zu Hause gemessenen Blutdruckwerten und der Prognose hinsichtlich der Lebenserwartung bestehen dürfte. Jedoch ist es offensichtlich bei vielen Patienten undurchführbar, zu Hause den Blutdruck zu messen, so daß wir mit den ambulant gemessenen Werten für die Beurteilung der Prognose zufrieden sein müssen. Wenn manchmal ein Patient über lange Zeit sehr hohe Blutdruckwerte gut erträgt, stellten wir oft fest, daß seine zu Hause gemessenen Werte sehr viel niedriger als die in der Sprechstunde waren. Damit läßt sich der offensichtlich gutartige Verlauf dann ohne weiteres erklären. Andererseits existiert sicher eine gewisse individuelle vasculäre Empfindlichkeit. Wir alle haben Patienten mit ähnlichen Blutdruckwerten, aber einer jeweils erheblich variierenden Tendenz zur Entwicklung von Gefäßkomplikationen. Was die Frage anbetrifft, wie Chlorothiazid den peripheren Widerstand senkt, so weiß ich das auch nicht. Jedoch weist die bei Patienten unter Langzeittherapie vorhandene langanhaltende Abnahme des Gesamtkörperwassers bei gleichzeitiger Wiederherstellung eines normalen Blut- und extracellulären

Flüssigkeitsvolumens und des gesamten austauschbaren Natriums auf die mögliche Bedeutung des Körperwassers, insbesondere seines intracellulären Anteils, für die Abnahme des peripheren Gefäßwiderstandes hin.

Ich möchte die Priorität von Herrn Freis bezüglich der Bedeutung der häuslichen Blutdruckmessung hervorheben und festhalten, daß wir unser Vorgehen von ihm gelernt haben und daß wir seine Ansichten bestätigen.

Gross: Auch in pharmakologischer Hinsicht bestehen Probleme der Definition. Herr Hilden klassifizierte diese neuen Medikamente — Darenthin und Guanethidin — als adrenergisch blockierende Mittel. Um eine Verwirrung zu vermeiden, sollten wir diesen Begriff nicht verwenden, der Substanzen vorbehalten ist, die entweder die Blutdrucksteigerung von injiziertem Noradrenalin abschwächen oder die Adrenalinwirkung umkehren. Für die neuen Substanzen sollten Begriffe wie „Sympathicushemmer" oder vielleicht „adrenergic depletors" gewählt werden; jedenfalls müssen wir Bezeichnungen vermeiden, die eine falsche Vorstellung wecken könnten.

Ein zweiter Punkt: Eine der interessantesten Nebenwirkungen des Guanethidins ist meiner Meinung nach die Ödembildung. Man beobachtet sie nicht bei Versuchstieren, da diese im allgemeinen nicht zur Ödembildung neigen. Ich frage mich, ob die Ödembildung etwas mit der Freisetzung von Serotonin oder anderen Aminen zu tun hat. Sie werden sich erinnern, daß gelegentlich eine ähnliche Ödembildung bei Patienten unter der Reserpin-Behandlung auftritt, ohne daß die hierfür verantwortlichen Faktoren bisher geklärt wurden. Es könnte sein, daß das unter Reserpin-Behandlung sich entwickelnde Ödem mit dem bei Patienten unter Guanethidin-Behandlung vergleichbar ist.

Hood: Zur Frage bezüglich des Hydralazins: Wir haben die Substanz 9 Jahre lang in einem gemeinsamen Programm zweier Abteilungen verwendet. Wir verfügen über ungefähr 800 Patienten, bei denen wir das Mittel versuchten. Ich möchte über eine besondere von uns gemachte Erfahrung berichten, nämlich die Beobachtungen bei den sehr schweren Erkrankungsfällen (maligne Phase oder Stadium III nach Keith-Wagener), bei welchen man einen sehr hohen Grad der Blutdruckkontrolle erreichen muß, z. B. diastolische Werte konstant um 100 mm Hg oder darunter. Wenn hier als Spätererscheinung die Hydralazinkrankheit auftritt und man gezwungen ist, das Mittel abzusetzen, dann hat es in dieser ernsten Situation keinen Wert, mit irgendwelchen Kombinationen anderer Medikamente herumzuprobieren, um einen langsamen, progressiven Anstieg des diastolischen Blutdruckwertes verhindern zu wollen. Dies ist eine konstante Erfahrung. Die Anzahl der Patienten, bei denen wir gezwungen waren, aus diesen besonderen Gründen das Mittel abzusetzen, beträgt jetzt — bei grober Schätzung — 30.

Brod: Ich möchte nur zwei Fragen stellen. Die eine: Es wurde wiederholt erwähnt, daß die neuen Mittel Guanethidin und Darenthin möglicherweise eine ungünstige Wirkung auf die Nierenfunktion besitzen. Meine Frage ist, was mit dem Herzen, den Coronarien und dem Gehirn geschieht, da dies genauso wichtig ist. Hat Herr Hilden oder jemand anderes irgendwelche Komplikationen von dieser Seite gesehen?

Zu Hydralazin: Bislang erwähnte niemand Dr. Lewis aus Glasgow, der behauptet, daß diese Substanz in den Kohlenhydratstoffwechsel des glatten Muskels der Gefäßwand eingreift. Wenn dies der Fall ist, dann wäre es ein Medikament, welches in gewissem Umfang dem entspricht, wonach Herr Wilson gefragt hat. Kann diese Möglichkeit ausgeschlossen werden, oder können wir mit dieser Wirkung rechnen?

Reubi: Irgendeine Antwort auf diese Frage?

Schroeder: Alle vorhandenen Befunde deuten darauf hin, daß die Hydralazine grundlegend auf den Stoffwechsel des glatten Gefäßmuskels einwirken, indem sie die durch verschiedene Reize hervorgerufene Kontraktion beeinflussen. Jedoch gibt es bis jetzt noch keinen sicheren Beweis dafür, wie und wo sie wirken.

Bartorelli: Ich möchte über die Ergebnisse unserer Erfahrungen mit Guanethidin berichten. Unsere Beobachtungen umfassen 50 Patienten mit

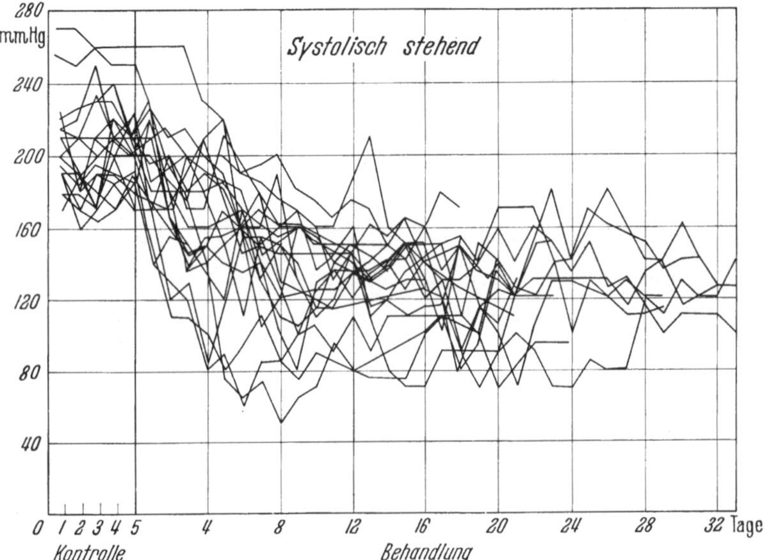

Abb. 1. Die Wirkung von Guanethidin auf den im Stehen gemessenen systolischen Blutdruck. Bei 22 hospitalisierten Hypertonikern während 5 Tagen vor der Behandlung (Kontrollen) und unter der Verabreichung von Guanethidin (Behandlung) gemessene Blutdruckwerte. Die nach dem 32. Tag gemessenen Werte sind fortgelassen. Die Dosierungen sind bei jedem Patienten verschieden und hier nicht vermerkt. (Bartorelli, Gargano, Regoli und Zanchetti, erscheint in Kürze)

essentieller Hypertonie. Ich habe hier eine Übersicht (Abb. 1), welche die Wirkung dieses Medikamentes darstellt. Sie zeigt, daß Guanethidin bei sämtlichen Patienten ohne Ausnahme eine hypotensive Wirkung ausübt, welche besonders deutlich in den systolischen, im Stehen gemessenen Werten zum Ausdruck kommt. Die Anzahl sehr niedriger systolischer Werte — unter 80 mm Hg — weist auf die Häufigkeit hin, mit der orthostatische Kollapszustände beobachtet werden. Das folgende Bild zeigt, daß auch der diastolische Blutdruck — besonders im Stehen — beeinflußt wurde (Abb. 2). Ich möchte betonen, daß es schwierig war, den orthostatischen Kollaps im Verlauf einer langen Guanethidin-Behandlung immer zu vermeiden, besonders wegen der progressiv-kumulativen Wirkung des Medikamentes. Am Anfang unserer Untersuchung glaubten wir, daß es zweckmäßig sei, große Anfangsdosen über einige Tage zu geben, denen wir kleinere Erhaltungsdosen folgen ließen, sobald eine zufriedenstellende hypotensive Wirkung erreicht war. Wir bemerkten leider bald, daß diese Methode nicht ohne Nachteile war. Wie das folgende Bild (Abb. 3) zeigt, trat unter diesem Dosierungsschema

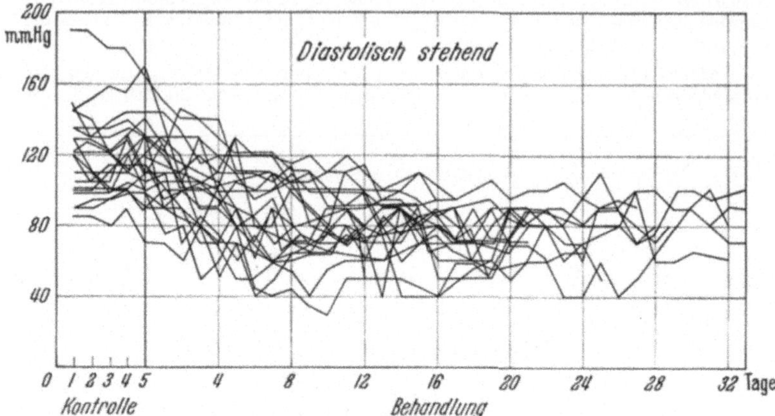

Abb. 2. Die Wirkung von Guanethidin auf den im Stehen gemessenen diastolischen Blutdruck. Weitere Einzelheiten siehe Abb. 1 (BARTORELLI, GARGANO, REGOLI und ZANCHETTI, erscheint in Kürze)

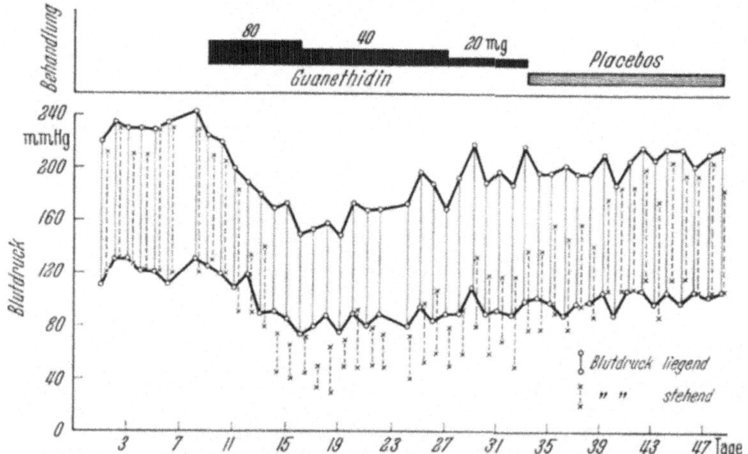

Abb. 3. Die Wirkung von Guanethidin bei fallender Dosierung. Hospitalisierter Patient. (BARTORELLI, GARGANO, REGOLI und ZANCHETTI, erscheint in Kürze)

eine sehr erhebliche orthostatische Hypotonie auf. Bessere Ergebnisse erzielten wir mit dem entgegengesetzten Vorgehen, d. h. vorsichtigem Behandlungsbeginn mit kleinen Dosen und dann allmähliche Steigerung der Dosis bis zum Erreichen einer ausreichenden hypotensiven Wirkung. Aber auch diese Methode hat erhebliche Nachteile, besonders bei ambulanter Behandlung. Guanethidin besitzt eine lange Wirkungsdauer, so daß das Mittel, wenn man an der ursprünglich wirksamen Dosierung festhält, schließlich in den meisten Fällen eine kumulative Wirkung hervorruft, die zu einer erheblichen Hypotonie führen kann (Abb. 4). In letzter Zeit haben

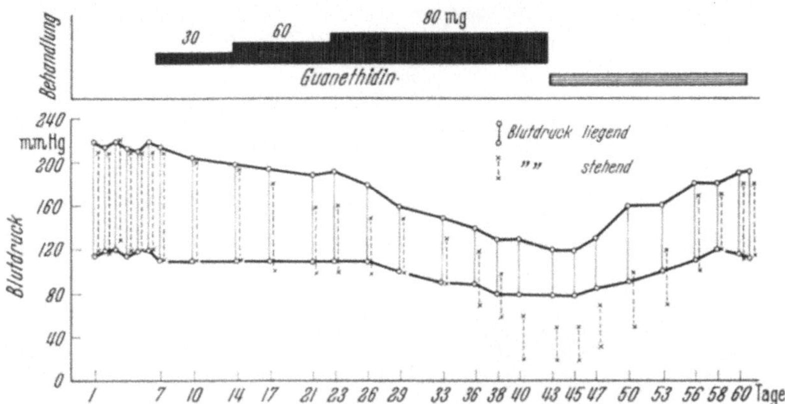

Abb. 4. Die Wirkung von Guanethidin bei ansteigender Dosierung. Ambulanter Patient. (BARTORELLI, GARGANO, REGOLI und ZANCHETTI, erscheint in Kürze)

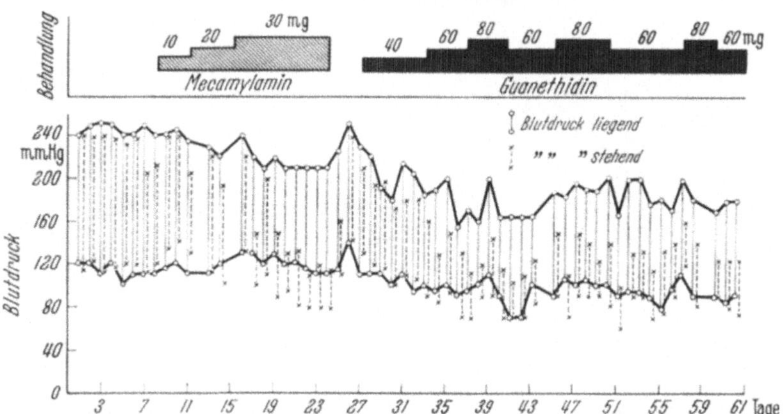

Abb. 5. Die Wirkung von Guanethidin bei alternierender Dosierung. Hospitalisierter Patient. (BARTORELLI, GARGANO, REGOLI und ZANCHETTI, erscheint in Kürze)

wir ein neues Dosierungsschema versucht, das sich als zufriedenstellender erwies und es ermöglicht, den Blutdruck auf verhältnismäßig konstanten Werten zu halten: Wir beginnen die Behandlung mit einer relativ kleinen Dosis (im allgemeinen 20—40 mg täglich) über 5 bis 7 Tage. Dann steigern wir allmählich die Tagesdosis um etwa 20 mg alle 4 bis 5 Tage, bis die gewünschte antihypertensive Wirkung eintritt. Dann verabreichen wir zur

Vermeidung einer exzessiven Hypotonie während einiger Tage eine „unterschwellige" Dosis von 20 mg, die unterhalb des Wirkungsminimums liegt. In der Regel fanden wir es zweckmäßig, alle 4 bis 5 Tage die beiden Dosierungen, nämlich die „optimal wirksame" und die „unterschwellige", abzuwechseln (Abb. 5). Schließlich haben wir Versuche mit einer Kombination von

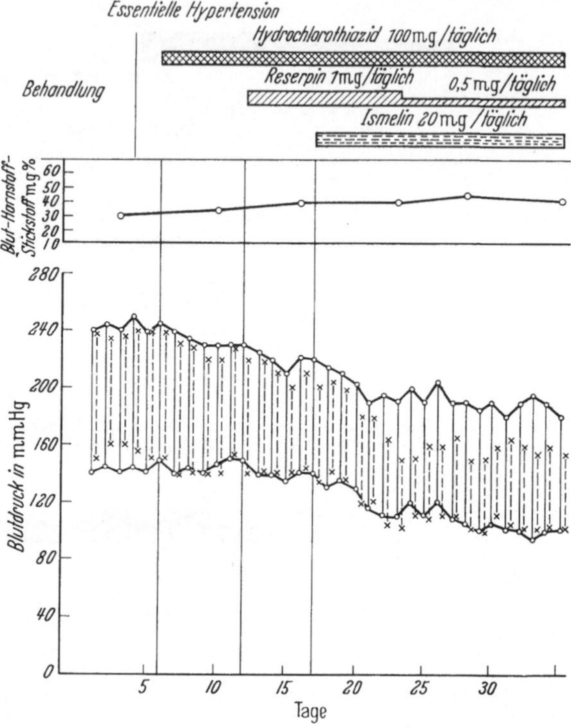

Abb. 6. Die Wirkung einer kombinierten Behandlung mit Guanethidin, Reserpin und Hydrochlorothiazid. Hospitalisierter Patient

Guanethidin mit Hydrochlorothiazid und Reserpin durchgeführt. Die Wirkung von Guanethidin wird durch die Zugabe von Saliuretika oder Reserpin eindeutig verstärkt. Das letzte Bild (Abb. 6) zeigt, daß es mit einer derartigen kombinierten Behandlung möglich ist, den Blutdruck mit kleinen Mengen von Guanethidin sogar in schweren Fällen von Hypertonie zu senken. Wir stellten fest, daß diese Dosen eine zu vernachlässigende kumulative Wirkung haben, und daß es daher nicht mehr nötig ist, mit optimal wirksamen und unterschwelligen Dosen abzuwechseln.

Reubi: Ich danke Ihnen. Ich stimme ganz mit Ihnen überein. Wir gehen auch so vor, daß wir mit 30 mg Guanethidin beginnen und die Dosis jeden dritten Tag um 10 mg steigern, bis die erwünschte Wirkung eintritt. Nach einigen Wochen oder Monaten der Behandlung stellen wir dann oft fest, daß man die Dosis allmählich reduzieren kann.

Hilden: Ich möchte noch einige Worte über die Verwendung von Diuretika bei der Hypertonie sagen. Wir sind in dieser Hinsicht während der letzten zwei Jahre sehr positiv geworden und dazu übergegangen, wie wir es auch von einigen anderen Vortragenden hörten, die Diuretika als erstes Medikament in der Behandlung der Hypertonie zu verwenden. Dabei hat uns das Problem der Hypokaliämie einige Schwierigkeiten gemacht. Es war für mich sehr interessant zu hören, daß Herr Bartorelli bislang keine Verminderung des austauschbaren Kaliums festgestellt hat, und daß Herr Hoobler keine Nierenveränderungen fand. Trotzdem glaube ich, daß es nicht ratsam ist, eine Hypokaliämie über Monate oder Jahre bestehen zu lassen. Daher wüßte ich gern, wieviel Kalium man den Patienten geben muß, um mit Sicherheit eine Hypokaliämie zu vermeiden. Ich möchte Ihnen gern ein Diapositiv zeigen. Dies sind unsere Ergebnisse, wenn wir Hydrochlorothiazid gaben. Bei einer Untersuchungsserie gaben wir zusätzlich 0,5 g Kaliumchlorid, bei der anderen 1,0 g Kaliumchlorid pro 25 mg Hydrochlorothiazid. In der letztgenannten Untersuchungsreihe finden sich nur sehr geringe Veränderungen zwischen den Werten vor und während der Behandlung. Einige sinken ab, einige steigen an, aber nicht sehr stark. Es sind alles Patienten, bei denen die Nierenfunktion nicht sehr stark eingeschränkt war, was man berücksichtigen muß. Wenn es sich um Patienten mit einer so schwer gestörten Nierenfunktion handelt, daß sie kein Kalium ausscheiden können, dann sind das derartig schwere Fälle, daß man meist überhaupt nichts tun kann.

Reubi: Ich danke Ihnen. Nach meiner Erfahrung schwankt die benötigte Kaliummenge ziemlich, und man kann in den meisten Fällen den Abfall des Blutkaliums nicht voraussagen. Daher schätze ich Tabletten, welche zusätzlich zum Chlorothiazid eine kleine Kaliumchloridmenge enthalten, nicht. Meiner Meinung nach ist dies ein sehr gefährliches Vorgehen.

Die Prognose der schweren, intensiv mit Hydralazin und Ganglienblockern behandelten Hypertonie

Von

H. A. SCHROEDER und H. M. PERRY JR.

Einleitung

Wenn ein neues therapeutisches Mittel zur Behandlung einer ernsten oder tödlich verlaufenden Krankheit entwickelt worden ist, muß es an den schwereren Formen dieser Erkrankung geprüft werden, um die Grenzen seiner Wirksamkeit festzustellen. Bei tödlich verlaufenden Erkrankungen ist das Kriterium der Wirksamkeit das Überleben. Bei Erkrankungen mit von der Zeit abhängigen Sterblichkeitsziffern wird das Problem, eine Behandlung auszuwerten, kompliziert. Die arterielle Hypertonie ist eine solche Erkrankung.

Hydralazin stand uns ab August 1949 zur Verfügung. REUBI war der erste, der es beim Menschen anwendete und die bekannte und einzigdastehende vasodilatierende Wirkung auf die Nierengefäße feststellte (*1*). Es war das Beste von über 100 an hypertensiven Hunden ausgetesteten Mitteln. Daher wurde es an kranken Menschen langfristig geprüft.

Obwohl es bei zwei Drittel der Patienten eine signifikante Senkung des Blutdruckes bewirkte, zeigte sich doch bald, daß dieser Stoff nur einen der für den chronischen Gefäßspasmus wirksamen Faktoren beeinflußte. Es wurde eine Kombination mit vielen anderen Substanzen versucht, keine zeigte eine additive Wirkung.

Im Juli 1951 stand das oral verabreichbare Hexamethoniumchlorid zur Verfügung. Die Kombination eines oral wirkenden ganglienblockierenden Mittels mit Hydralazin führte zu bemerkenswerten Resultaten, wie ich (SCHROEDER) sie nie zuvor in einer 15jährigen Erfahrung an über 2000 Patienten beobachtet hatte. Es grenzte an ein Wunder, wie die Herzinsuffizienz des Hypertonikers über Nacht zurückging, wie hämorrhagische und exsudative Veränderungen des Augenhintergrundes in Tagen oder Wochen verschwanden, wie bisher völlig arbeitsunfähige Menschen innerhalb einiger Monate in ein normales Leben zurückkehrten. Das alles war eine neue Erfahrung, wie sie einem nur einmal im Leben begegnet.

Wir waren damals (August 1951) überzeugt, daß wir eine Behandlungsweise gefunden hatten, welche außerordentlich wirksam gegen die schwere arterielle Hypertension war, und daß man sie bis zu ihren Grenzen ausprobieren sollte. Daher schlossen wir Fälle von der Behandlung aus, deren Blutdruck nach Krankenhausaufnahme beträchtlich absank, und behandelten jeden Fall von unbeeinflußbarer Hypertonie ohne Rücksicht auf die Ausprägung sekundärer Veränderungen wie Herzversagen, Apoplexie, Niereninsuffizienz, Angina pectoris, hämorrhagischer und exsudativer Retinitis u. ä. Wir schlossen Fälle in die Behandlung ein, bei denen die Hypertonie im Verlaufe eines disseminierten Lupus erythematodes, einer Polyarteriitis nodosa, eines Aneurysma dissecans der Aorta, einer Pyelonephritis, eines Cushing-Syndroms, bei polycystischen Nieren, Nierenarterienthrombose, ausgeprägter Atherosklerose, chronischer Glomerulonephritis, Schwangerschaftstoxämie u. ä. auftrat, und wir behandelten energisch sekundäre Phänomene der Hypertonie wie die Hochdruck-Encephalopathie. Wir glaubten, daß die Behandlung den hypertensiven Prozeß *per se* beeinflußte, und daß die einzige Indikation für die Behandlung der unbeeinflußbare Hochdruck war. Kein Fall war uns zu ernst, viele waren zu leicht und wurden ausgeschlossen.

Es fehlen nur noch 2 Monate an neun Jahren, seit der erste Patient behandelt wurde. Im Alter von 48 Jahren hatte diese Patientin seit 6 Monaten eine unbeeinflußbare Herzinsuffizienz, und ihr Augenhintergrundbefund zeigte Hämorrhagien, Exsudate und Papillenödem. Seit Oktober 1951 hat sie wieder regelmäßig gearbeitet. Dieser Vortrag faßt die Mortalität und die Überlebensquote einer großen Zahl von Patienten zusammen. Bei den meisten wurde die Behandlung zwischen 1951 und 1955 begonnen und — je nach Notwendigkeit — bis heute fortgesetzt.

Methodik

Die Methodik ist bereits früher beschrieben worden (*2*, *3*, *4*, *5*, *6*). Kurz zusammengefaßt bestand sie in der oralen Verabreichung von allmählich ansteigenden Dosen eines ganglienblockierenden Mittels in vierstündigen Intervallen, bis die Schwankungen des Blutdrucks im Liegen normale Werte erreichten (weniger als 140 mm Hg systolisch). Dann wurde Hydralazin in steigender Dosierung und vierstündigen Intervallen hinzugefügt, bis der Blutdruck normal war oder eine Tagesdosis von 600 mg erreicht wurde. Die Dosis des

Ganglienblockers wurde bei jedem vierstündigen Intervall korrigiert, so daß die volle Dosis bei einem systolischen Druck über 140 mm Hg, die halbe Dosis für einen Druck zwischen 140 und 130 mm Hg, die viertel Dosis bei 130—120 mm Hg und gar nichts für Werte unter 120 mmHg gegeben wurde. Alle Blutdruckwerte wurden von Krankenschwestern gemessen. Nach einiger Zeit wurden die Messungen im Sitzen durchgeführt. Auf diese Art wurde die Dosierung der Ganglienblocker nach unten hin von selbst korrigiert. Bei Krankenhausentlassung maßen die Patienten ihre Blutdruckwerte selbst, allerdings unter Fortlassung der Nachtmessung (2 Uhr morgens). Mit dieser Methode nahmen sie Änderungen in der Dosierung der Ganglienblocker selbst vor. Die Veränderungen der Hydralazin-Dosis wurden von uns verordnet.

Wir konnten uns nicht davon überzeugen, daß sich bei den zu uns nach St. Louis/Missouri kommenden Patienten mit schwerer Hypertonie eine ausreichende Kontrolle lediglich mit Ganglienblockern erreichen ließ, wenn der Blutdruck von den Schwestern im Liegen in vierstündigen Intervallen gemessen wurde. Mit Ausnahme von relativ unbedeutenden qualitativen Unterschieden konnten wir uns auch nicht davon überzeugen, daß ein ganglienblockierendes Mittel den anderen überlegen war. Hexamethoniumchlorid, Pentoliniumbitartrat, Chlorisondamin und Mecamylamin wurden verwendet, sobald sie jeweils verfügbar wurden, aber den Patienten wurde kein neues Medikament gegeben, wenn die Wirkung des bisherigen zufriedenstellend war.

Es muß nochmals betont werden, daß das Ziel der Therapie völlige Normotension, nicht nur eine Modifikation der Hypertonie war. Unter Normotension wird ein diastolischer Blutdruck unter 90 mm Hg im Durchschnitt von 35 aufeinanderfolgenden Bestimmungen (d. h. auf Grund einwöchentlicher Beobachtung) verstanden.

Die Untersuchungsreihe umfaßt insgesamt 388 von in der beschriebenen Art intensiv behandelten Patienten. 19 konnten im Verlauf nicht beobachtet werden, daher werden nur 369 detailliert berücksichtigt. Von diesen waren etwa die Hälfte (178) in der malignen Phase; die Hälfte von diesen (88) waren azotämisch und 13 hatten einen Rest N-Wert von über 100 mg%. Männer und Frauen, Neger und Weiße, sind zusammengefaßt. Es handelt sich um 165 männliche und 159 weibliche Weiße sowie um 21 männliche und 43 weibliche Neger. Alle Patienten waren über 18 Jahre alt, außer einem 6jährigen Kind. Diejenigen Patienten, welche die Behandlung absetzten, taten dies aus eigenem Willen oder auf den Rat eines nicht zu unserem Team gehörenden Arztes.

Ergebnisse

Wir wollen die Mortalität der verschiedenen Gruppen von den schwersten bis zu den leichtesten Formen der Erkrankung diskutieren (Tab. 1).

Tabelle 1. *Überlebensquoten von mit Hydralazin und Ganglienblockade behandelten Hypertonikern*

Typ	Anzahl der Patienten	% Lebend	Verstorben Jahre des Überlebens				Lebend Jahre		
			< 1	1—4	4—7	7—9	1—4	4—7	7—9
Maligne Hypertonie mit Azotämie									
Fortgesetzt	74	*14,9*	42	14	7			6	5
Abgebrochen . . .	14	*0*	14						
Maligne Hypertonie ohne Azotämie									
Fortgesetzt	72	*72,2*	5	9	5	1	2	20	30
Abgebrochen . . .	18	*11,1*	9	6	1		2		
Benigne Hypertonie[1]									
Fortgesetzt (insgesamt) . . .	161	*75,8*	5	21	12	1	2	16	104
Stadium 4	43	*65,1*	2	6	7			2	26
Stadium 3	73	*83,6*	2	6	3	1			61
Stadium 2	20	*80,0*	1	2	1				16
Nicht eingestuft .	25	*68,0*		7	1		2	14	1
Abgebrochen (insgesamt) . . .	30	*40,0*	4	10	3	1		2	10
Stadium 4	11	*9,1*	3	6		1			1
Stadium 3	10	*50,0*	1	2	2				5
Stadium 2	5	*60,0*		1	1				3
Nicht eingestuft .	4	*75,0*		1				2	1
Zusammenfassung									
Mit Azotämie . . .	369								
Fortgesetzt . . .	307	*59,6*	52	44	24		2	42	139
Prozent[2].			*16,9*	*14,3*	*7,8*		*0,6*	*13,7*	*45,3*
Abgebrochen . .	62	*22,6*	27	16	4	1	2	2	10
Prozent			*43,5*	*25,8*	*6,5*	*1,6*	*3,2*	*3,2*	*16,1*
Ohne Azotämie. . .	281								
Fortgesetzt . . .	233	*74,7*	10	30	17	2	4	36	134
Prozent[2]			*4,3*	*12,9*	*7,3*	*0,9*	*1,7*	*15,5*	*57,5*
Abgebrochen . .	48	*29,2*	13	16	4	1	2	2	10
Prozent			*27,1*	*33,3*	*8,3*	*2,1*	*4,2*	*4,2*	*20,8*

[1] Stadien nach SMITHWICK

[2] Lebend oder verstorben.

Maligne Hypertonie mit Azotämie. 11 früher azotämische Patienten leben, 6 seit 4—7 Jahren, 5 seit 7—9 Jahren. Alle benötigen noch Medikamente. Keiner hatte Rest N-Werte von 100 mg% oder darüber. Die übrigen sind verstorben. 27 starben weniger als 6 Monate nach Behandlungsbeginn und 15 innerhalb weniger als einem Jahr. 14 lebten noch 1—4 Jahre (2 davon mit Rest N-Werten von mehr als 100 mg-%) und 7 noch 4—7 Jahre.

Bei 14 wurde die Medikation aus dem einen oder anderen Grund abgesetzt. 8 starben in weniger als 6 Monaten, 6 in weniger als 1 Jahr.

Demnach ist die Überlebensrate bei den Fällen, welche die Behandlung fortsetzten, 14,9% und bei denen, welche die Behandlung abbrachen, 0%. Von den 32 Patienten, die länger als 1 Jahr überlebten (42,1%) ist die Überlebensquote bis jetzt 34,4%.

Man kann daraus schließen, daß diese Behandlungsform bei maligner Hypertonie mit Azotämie gerechtfertigt ist, wenn die Azotämie nicht zu ausgeprägt ist. Falls ein solcher Patient 1 Jahr überlebt, hat er eine Chance von 1:3, noch einige weitere Jahre zu überleben. In einer anderen Untersuchung haben wir gezeigt, daß Patienten mit einer Azotämie bei Rest N-Werten von weniger als 60 bis 80 mg-% berechtigte Überlebenschancen für 4 und mehr Jahre haben, während diejenigen mit höheren Werten eine geringere Lebenserwartung besitzen (*7*). Die Ergebnisse in dieser Gruppe zeigen deutlich die Grenzen der therapeutischen Wirkung der Kombinationsbehandlung.

Maligne Hypertonie ohne Azotämie. In diese Gruppe gehörten 90 Patienten. Um mittels einer Standardtechnik das Ausmaß der sekundären hypertensiven und atherosklerotischen Veränderungen festzulegen, wurden die meisten Fälle nach den Kriterien von SMITHWICK (*8*) eingeordnet. Alle bis auf 4 Patienten entsprachen SMITHWICKs Stadium IV, und alle zeigten eine Einschränkung der Nierenfunktion (keiner war imstande, mehr als 22% einer injizierten Dosis von Phenolrot innerhalb von 15 min auszuscheiden, und nur 5 waren in der Lage, mehr als 15% auszuscheiden). 18 Patienten brachen aus dem einen oder anderen Grunde die Behandlung ab, nachdem eine erfolgreiche Kontrolle des erhöhten Blutdrucks erreicht worden war; 9 starben innerhalb weniger als 1 Jahr (meist innerhalb weniger Wochen), 6 starben 1—4 Jahre später und einer 4—7 Jahre später. 2 leben noch seit 1—4 Jahren. Die Überlebensquote ohne Medikamente in dieser Gruppe beträgt daher 11%.

72 Patienten setzten die Behandlung fort. 52 leben noch, 2 seit 1—4 Jahren, 20 seit 4—7 Jahren und 30 seit 7—9 Jahren. Die Überlebensquote in dieser Gruppe beträgt daher 72,2%. Die Zei-

chen des malignen Stadiums sind allgemein verschwunden. Von den 20 verstorbenen Patienten überlebten 5 weniger als 1 Jahr, 9 1—4 Jahre, 5 4—7 Jahre und einer 7—9 Jahre. Man kann daraus schließen, daß diese Behandlungsform bei der malignen Hypertonie ohne Azotämie indiziert ist und daß eine Verbesserung der Überlebenschancen bei dieser früher schnell progredienten und letalen Erkrankung gesichert ist.

Benigne Hypertonie. Obgleich schwere Formen dieses Hochdrucktyps nicht im eigentlichen Sinn des Wortes „benigne" sind und im allgemeinen durch Herzversagen oder durch Apoplexie enden, kann man doch von der medikamentösen Therapie erwarten, daß sie hierbei wirksamer ist als bei der malignen Form. Insgesamt betrug die Patientenzahl dieser Gruppe 191.

30 Patienten brachen die Medikation ab; 12 leben noch und 18 verstarben; 10 von den Lebenden haben 7—9 Jahre überlebt, 2 für 4—7 Jahre. Von den Verstorbenen überlebten 4 weniger als 1 Jahr, 10 für 1—4 Jahre, 3 für 4—7 Jahre und 1 für 7—9 Jahre. Die Überlebensquote in dieser Gruppe beträgt daher 40%.

Von den 161 Patienten, welche die Medikation fortführten, sind 39 gestorben, d. h. die Überlebensquote beträgt 75,8%, was annähernd der der malignen Hypertonie ohne Azotämie entspricht. 5 Patienten starben in weniger als 1 Jahr, 21 innerhalb 1—4 Jahren, 12 innerhalb 4—7 Jahren und 1 nach mehr als 7jähriger Therapie.

Von den die Behandlung fortsetzenden 122 lebenden Patienten haben 104 seit sieben bis neun Jahren überlebt, 16 seit vier bis sieben Jahren und 2 seit drei bis vier Jahren. Die Ausprägung der sekundären Manifestationen der Hypertonie und der Atherosklerose in dieser Gruppe ist entsprechend der Stadieneinteilung nach SMITHWICK wie folgt: 43 Patienten waren in Stadium 4, 73 in Stadium 3, 20 in Stadium 2 und 25 waren nicht eingestuft. Alle bis auf 2 Patienten von den nach Stadien eingeteilten überleben seit sieben bis neun Jahren.

Die verstorbenen Patienten, welche die Behandlung fortführten, waren folgendermaßen nach Stadien eingeteilt: 15 Patienten in Stadium 4, 12 in Stadium 3, 4 in Stadium 2 und 8 nicht eingestuft. Von den die Behandlung nicht fortsetzenden und verstorbenen Fällen waren 10 in Stadium 4, 5 in Stadium 3, 2 in Stadium 2 und 1 nicht eingestuft. Von den 12 lebenden Patienten waren 1 in Stadium 4, 5 in Stadium 3, 3 in Stadium 2 und 3 nicht eingestuft.

Die Überlebensquote der behandelten Patienten nach der Stadieneinteilung ist wie folgt: Stadium 4 65,1%; Stadium 3 83,6%; Stadium 2 80%; nicht eingestuft 68%. Die Überlebensquoten der

Patienten, welche die Behandlung abbrachen, sind: Stadium 4 9,1%, Stadium 3 50%, Stadium 2 60%. Diese Überlebensquoten umfassen die Periode von 7—9 Jahren.

„Geheilte“. Die interessanteste Gruppe vom therapeutischen Gesichtspunkt aus sind die sog. Geheilten, d. h. Patienten, welche seit 4 Jahren oder länger keine Medikamente mehr brauchten. Es sind 29 Fälle oder 13,1% von allen die Behandlung Fortsetzenden mit Ausschluß der azotämischen Patienten. Zwei sind an plötzlichem Coronarverschluß gestorben, d. h. die Überlebensquote beträgt 93,1%. Die übrigen messen von Zeit zu Zeit ihren Blutdruck, da sie wissen, daß wieder Medikamente erforderlich sind, falls der Blutdruck ansteigt, wie es in der Vergangenheit mehrfach für einige Monate geschah. Fünf von diesen Patienten waren im malignen Stadium, d. h. 8,3% der Gruppe; einer verstarb. Von den restlichen 24 Personen entsprachen sieben SMITHWICKs Stadium 4 (einer starb), 9 dem Stadium 3 und 8 dem Stadium 2. Der Rückgang sekundärer Hypertoniezeichen — mit Ausnahme von EKG-Veränderungen nach Infarkten oder Residuen einer Apoplexie — geschah langsam. Diese Personen sind nach allen äußeren Anzeichen gesund, und viele haben Einstellungsuntersuchungen oder Untersuchungen für eine Lebensversicherung überstanden. Die sog. „Heilungen“ traten nur nach drei oder mehr Jahren einer langsam abbauenden Therapie ein und nur, nachdem in diesem Zeitraum der kontrollierte diastolische Blutdruck unter 90 mm Hg lag. Die Periode ohne Medikamente betrug drei bis sieben Jahre.

Tabelle 2. *Sogenannte Heilungen bei Hochdruckpatienten, die früher Behandlung benötigten, aber seit 3—7 Jahren ohne Medikamente normoton sind*

Zustand[1]	Überlebend (Jahre)		
	1—4	4—7	7—9
Lebend . . .			27
Maligne . .			4
Benigne . .			23
Stadium 4			6
Stadium 3			9
Stadium 2			8
Verstorben			
Maligne . .		1	
Stadium 4 .	1		

Toxizität der Medikamente. Ernsthaftere toxische Erscheinungen traten bei drei Mitteln auf, bei Hydralazin, Hexamethonium und Mecamylamin. Bei Pentolinium und Chlorisondamin wurden keine festgestellt.

Hydralazin: Verdächtige Zeichen oder positive Befunde im Sinne eines disseminierten Lupus erythematodes traten bei

[1] Bei Beginn der Behandlung.

49 Patienten auf (15,8% von diesen setzten die Behandlung fort). Azotämie fand sich bei neun, maligne Hypertonie ohne Azotämie bei zwölf, benigne Hypertonie im vierten Stadium bei 10, im dritten Stadium bei 12, im zweiten Stadium bei 2 der Patienten und bei 4 Patienten waren die sekundären Manifestationen nicht eingestuft. Die Überlebens- und Mortalitätsquoten zeigt Tab. 3. 17 Patienten

Tabelle 3. *Schwerere Toxizitätserscheinungen bei mit Hydralazin und Ganglienblockern behandelten Hochdruckpatienten. Überlebensraten*

Toxizität von	Anzahl der Patienten	% Lebend	Verstorben — überlebend für Jahre			Lebend seit Jahren		
			< 1	1—4	4—7	1—4	4—7	7+
Hexamethonium	9	*11,1*						
Maligne mit Azotämie .	6	*0*	6					
Maligne ohne Azotämie .	2	*0*	2					
Benigne, Stadium 4 . .	1							1
Mecamylamin	8	*25,0*						
Maligne mit Azotämie .	6	*33,3*	3	1			2	
Maligne ohne Azotämie .	2	*0*		1	1			
Hydralazin	49							
Maligne mit Azotämie .	9	*44,4*		1	4		2	2
Maligne ohne Azotämie .	12	*58,3*	1	2	2		1	6
Benigne, Stadium 4 . .	10	*70,0*		1	2			7
Benigne, Stadium 3 . .	12	*75,0*		1	2			9
Benigne, Stadium 2 . .	2	*100,0*						2
Benigne, nicht eingestuft	4	*75,0*		1			2	1

sind verstorben, 10 lebten vier bis sieben Jahre, 6 bis zu vier Jahren, 1 weniger als ein Jahr. 32 Patienten leben noch, 27 seit sieben bis neun Jahren und 5 seit vier bis sieben Jahren. Dem Auftreten toxischer Zeichen ging immer eine diastolische Normotension und oft eine Hypotension voraus. In keinem Falle wurde der disseminierte Lupus zur Todesursache; in allen Fällen führte das Absetzen der Medikation zur Rückbildung aller Zeichen und Symptome, außer in den seltenen Fällen mit leichter Niereninsuffizienz.

Hexamethonium: Neun Patienten zeigten zu Lebzeiten oder bei der postmortalen Untersuchung Zeichen der „Hexamethonium-Lunge" oder einer akuten interstitiellen fibrösen Pneumonie. 8 Patienten starben in weniger als einem Jahr, 6 davon waren azotämisch und 2 in malignen Stadien ohne Azotämie. Der Verlauf ging oft rapide abwärts und dauerte ein bis zwei Wochen. Bei einem azotämischen Patienten bildeten sich die pulmonalen Läsionen und Symptome zeitweilig unter der Gabe von Hydrocortison zurück.

Ein Patient im benignem Stadium, der diese Nebenwirkung aufwies, überlebte.

Mecamylamin: Feinschlägiger Tremor und Verwirrungszustände einschließlich Halluzinationen traten bei 8 Patienten im malignen Stadium auf, von denen 6 azotämisch waren. 2 Patienten mit Azotämie überlebten 4—7 Jahre, während der sie andere Ganglienblocker einnahmen. Nach Erscheinen des Tremors trat der Tod oft innerhalb eines oder mehrerer Monate auf. Bei 3 Fällen führte das Absetzen aller Ganglienblocker zu baldigem Tod.

Diskussion

Da es keine mit dieser Studie vergleichbare Untersuchung gibt, bei der die Dosierung der Medikamente genügend hoch war, um in der Mehrzahl (79%) der Fälle eine diastolische Normotension (*7*) zu erreichen und bei der in der Hälfte der Fälle maligne Stadien der Erkrankung vorlagen, ist es nicht gerechtfertigt, unsere Ergebnisse mit denjenigen anderer pharmakotherapeutischer Untersuchungen zu vergleichen, bei denen niedrigere Dosierungen oder andere Kombinationen von Medikamenten verwendet wurden. Ein Bezugspunkt hinsichtlich des Wertes dieser besonderen Form der Therapie kann jedoch hergestellt werden durch Vergleich der Überlebensraten mit denen von Patienten, die sich einer lumbodorsalen Sympathektomie unterzogen (*9*) (Tab. 4). Azotämie ist im allgemeinen eine Kontraindikation für die Sympathektomie gewesen,

Tabelle 4. *Vergleich der Überlebensraten nicht azotämischer Patienten, die mit Ganglienblockade und Hydralazin („Pharmakotherapie"), mit der lumbodorsalen Sympathektomie oder mit unspezifischer Therapie über 7—9 Jahre behandelt wurden*

Smithwick Gruppe	„unspezifisch"		Chirurgisch		Pharmakotherapie	
	Anzahl der Fälle	%	Anzahl der Fälle	%	Anzahl der Fälle	%
4	119	*3*	157	*35*	89	*63*
3	149	*30*	344	*70*	73	*84*
2	293	*50+*	1077	*83*	20	*80*

und daher wurden azotämische Patienten ausgeschlossen. Die „Kooperation" des Patienten nach dem chirurgischen Eingriff ist gesichert, während Medikamente aus eigenem Willen abgesetzt werden können; deshalb wurden Patienten ausgeschlossen, welche die Medikamente absetzten. Die Ergebnisse der Pharmakotherapie sind besser in den Gruppen 3 und 4 und ungefähr die gleichen in Gruppe 2, wenn man sie mit der lumbodorsalen Sympathektomie vergleicht. Andere Untersucher, die nur ein einziges Medikament, kleinere Dosierungen oder andere Methoden der Blutdruckmessung benutzten, haben unseres Wissens keine den unseren vergleichbaren Resultate erzielt. Die Überlebensrate von Patienten, die keine strikte Normotension erzielten, war nicht so hoch, wie die derjenigen Patienten, die eine solche erreichten (7).

Wir waren nicht in der Lage, durch rein klinische Untersuchung diejenigen Patienten zu erkennen, die ihre Therapie absetzten und diejenigen, die sie fortsetzten. Der Entzug der Medikamente geschah entweder auf den Rat eines anderen, hinsichtlich ihrer Wirkung skeptischen Arztes, oder durch den Patienten selbst wegen der Nebenwirkungen oder sonstiger äußerer Umstände. Außer in seltenen Fällen von leichteren Stadien der Erkrankung waren wir sehr vorsichtig darin, die Medikation abzusetzen, da wir plötzliche Todesfälle durch cerebrale Hämorrhagie oder Herzversagen und rapide Verschlechterungen der Niereninsuffizienz kurz nach Entzug der Medikamente oder ihrer Substitution durch Placebos gesehen haben; auch erforderte die sich fast immer entwickelnde Resistenz gegenüber den Pharmaka später sehr viel größere Dosen. Daher dient die Gruppe, welche die Medikamente absetzte, als Kontrolle, die sich von der behandelten Gruppe vielleicht nur durch die ihr eigentümlichen psychischen Charakteristika unterscheidet.

Es ist möglich, daß einige der grundlegenden Ursachen der Hypertonie bei Menschen aus verschiedenen Teilen der Welt unterschiedlich sind. Daher beziehen sich die hier berichteten Ergebnisse nur auf eingesessene Patienten von St. Louis/Missouri und den meisten Staaten des Mittelwestens und einigen östlichen und südlichen Staaten, von denen unsere Patienten kamen. Aus Gründen der Vereinfachung haben wir unsere Ergebnisse nicht nach Männern und Frauen, verschiedenen Altersgruppen oder nach Weißen und Negern unterteilt; insgesamt zeigten die Neger ungefähr die zweifache Mortalitätsrate im Vergleich zu den Weißen, und Patienten über 50 Jahre ging es etwa ebenso gut wie solchen unter 50; Männer verhielten sich ebenso wie Frauen und stationäre Patienten fast gleich wie private (7).

Zusammenfassung und Schlußfolgerung

369 Patienten wurden über einen Zeitraum bis zu 9 Jahren mit Ganglienblockern und Hydralazin in einer Dosierung behandelt, die hoch genug war, um eine anhaltende Normotension zu erreichen. Die Hälfte der Patienten war im malignen Stadium und ein Viertel hatte eine Azotämie. Bei 62 Fällen wurde die Medikation abgebrochen, diese dienten als Kontrollgruppe. Die Fälle wurden auf der Grundlage der Schwere der Erkrankung unter Ausschluß leichterer Stadien ausgesucht.

Die Überlebensquoten betrugen: Maligne Hypertonie mit Azotämie 14,9%; maligne Hypertonie ohne Azotämie 72,2%; „benigne“ Hypertonie, Stadium 4 (Smithwick) 65,1%; Stadium 3 83,6%; Stadium 2 80%. Bei Patienten, welche die Behandlung abbrachen, betrugen die Überlebensquoten: Azotämie 0%; maligne Hypertonie 11,1%; benigne Hypertonie Stadium 4 9,1%; Stadium 3 50%; Stadium 2 60%.

Bei 29 Patienten, von denen 5 eine maligne Hypertonie hatten, bestanden während einer 3 Jahre oder länger dauernden Behandlung normotone Blutdruckwerte. In dieser Zeit wurde die erforderliche Dosis der Medikamente allmählich reduziert, bis keinerlei Medikation mehr erforderlich war. Bei diesen Patienten ist jetzt seit 3—7 Jahren ein normaler Blutdruck vorhanden, ohne daß noch eine Therapie benötigt wird. 2 davon starben an Coronarverschluß. Die übrigen 27 können zumindest für diesen Zeitraum als „geheilt“ angesehen werden.

Diese Form der intensiven Pharmakotherapie oder ein ähnliches therapeutisches Vorgehen ist bei allen schweren Formen der Hochdruckkrankheit angezeigt. Die Senkung des Blutdrucks auf normale Werte führt zu einer verlängerten Lebenserwartung bei einer sonst letalen Erkrankung. Die Grenzen der Wirksamkeit der Pharmakotherapie hinsichtlich des Überlebens liegen in schweren azotämischen Zuständen, aber selbst hierbei kann das Leben oft um mehrere Jahre verlängert werden.

Literatur

1. Reubi, F. C.: Proc. Soc. Exper. Biol. Med. (U.S.A.) **73**, 102 (1950).
2. Schroeder, H. A.: A.M.A. Arch. Int. Med. **89**, 523 (1952).
3. Schroeder, H. A., and J. D. Morrow: Med. Clin. North America **37**, 991 (1953).
4. Schroeder, H. A., J. D. Morrow, and H. M. Perry jr.: Circulation (U.S.A.) 8, 672 (1953).
5. Schroeder, H. A.: Amer. J. Med. **17**, 540 (1954).
6. Schroeder, H. A.: J. Chron. Dis. (U.S.A.) **1**, 497 (1955).
7. Perry, H. M. jr., and H. A. Schroeder: A.M.A. Arch. Int. Med. **102**, 418 (1958).
8. Smithwick, R. H.: J. Chron. Dis. (U.S.A.) **1**, 477 (1955).

9a. Smithwick, R. H.: Splanchnicectomy in the treatment of essential hypertension. In: Hypertension. The first Hahnemann symposium on hypertensive disease. Ed.: J. Moyer, p. 681. Philadelphia: W. B. Saunders Co. 1959.

9b. Smithwick, R. H.: The role of the sympathetic nervous system in essential hypertension in man. In: A symposium on essential hypertension, p. 284, Boston: Wright & Potter Printing Company 1951.

Die Spätwirkungen der medikamentösen Hochdruckbehandlung auf die Nierenfunktion bei Patienten mit essentieller Hypertension

Von

F. Reubi

Einführung

Es ist eine bekannte Tatsache, daß die Nierenfunktion von Patienten mit essentieller Hypertension während des Initialstadiums der Erkrankung vollkommen normal sein kann (*6*, *14*). Sie wird jedoch mit Fortschreiten der Erkrankung schrittweise eingeschränkt. Diese funktionelle Störung kann durch organische Veränderungen (Arteriolosklerose, Arteriolonekrose oder aufgepfropfte Pyelonephritis) und/oder durch rein hämodynamische Faktoren (Arteriolenspasmus, kardiale Stauung) verursacht werden. Der Grad der Funktionseinschränkung, das Ausmaß der renalen Verschlechterung und die Bedeutung der ätiologischen Faktoren sind bei den einzelnen Patienten extrem unterschiedlich.

Experimentelle Untersuchungen an Ratten ließen erkennen, daß die grundlegende Läsion bei maligner Hypertension, die Arteriolonekrose, von der Höhe des arteriellen Druckes abhängt (*1*, *8*). Hunde scheinen allerdings gegen den nephrosklerose-erzeugenden Effekt der experimentellen Hypertension resistenter zu sein als Ratten (*5*, *7*). Beim Menschen ist die Kontroverse um den Primat des Hochdruckes in der Pathogenese der arteriellen Veränderungen, insbesondere der Nephrosklerose, noch nicht gelöst. Es besteht jedoch ein beträchtliches Beweismaterial dafür, daß ein hoher arterieller Druck, zumindest in den malignen Fällen, einen bestimmten Anteil an der Verursachung der Gefäßläsionen hat (*12*). Da es jetzt möglich ist, nicht nur bei vielen Patienten den Blutdruck beträchtlich zu senken, sondern auch die glomeruläre Filtrationsrate und den renalen Plasmastrom beim Menschen zu messen (*6*), scheint es, daß dieses Problem nun erneut aufgegriffen werden kann.

Während derartiger Untersuchungen können verschiedene Schwierigkeiten auftreten, die hier kurz besprochen werden sollen.

Die erste Frage betrifft die Zuverlässigkeit der Clearance-Methoden bei Hochdruckpatienten. Da die glomeruläre Filtration gewöhnlich weniger reduziert ist als die PAH-Clearance, ist es von größter Wichtigkeit, sich der Zuverlässigkeit dieser letzten Methode zu versichern. Dies kann durch die Bestimmung des Extraktionskoeffizienten von PAH mittels Nierenvenenkatheterisierung nach den folgenden Gleichungen erreicht werden:

$$\text{Wahrer renaler Plasma-Strom} = \frac{C_{PAH}}{E_{PAH}} = \frac{U_{PAH} \cdot V}{P_{PAH} - R_{PAH}},$$

wobei C_{PAH} = PAH-Clearance,

E_{PAH} = PAH-Extraktionskoeffizient,

P_{PAH}, R_{PAH} und U_{PAH} = PAH-Konzentration im arteriellen Blut, Nierenvenenblut und Urin,

V = Urinvolumen pro Minute

bedeuten.

Wir bestimmten bei 30 Hochdruckpatienten mit verschiedenen Graden von Nierenschädigung gleichzeitig C_{PAH} und E_{PAH}. Bei Normalpersonen liegt der Extraktionskoeffizient gewöhnlich zwischen 0,95 und 0,83 (*15*). Wir fanden ihn bei 22 dieser Hochdruckpatienten (*73%*) mit einem Mittelwert von 0,84 für die ganze Gruppe normal (*15*). Nur in 8 Fällen, von denen die meisten eine PAH-Clearance unter 300 ml/min hatten, war der Extraktionskoeffizient etwas reduziert auf Werte zwischen 0,61—0,81. Wir können deshalb annehmen, daß die PAH-Clearance bei den meisten Hochdruckpatienten ein brauchbarer Indikator für den renalen Plasma-Strom ist.

Die Sofortwirkung von blutdrucksenkenden Mitteln auf die renale Hämodynamik wurde von zahlreichen Untersuchern eingehend studiert. Wenn es jedoch darauf ankommt, zu prüfen, ob eine medikamentöse blutdrucksenkende Therapie die Entwicklung renaler Läsionen zu verhindern in der Lage ist, können nur langdauernde Beobachtungen verwendet werden. Kurzfristige Untersuchungen sind aus mehreren Gründen unzureichend:

1. Bei Patienten mit Nephrosklerose bewirkt ein akuter Blutdruckabfall im allgemeinen eine beträchtliche Verringerung der glomerulären Filtrationsrate und zu einem geringeren Ausmaß auch des renalen Plasma-Stromes. Es kann in vielen Fällen nachgewiesen werden, daß die dabei auftretenden Änderungen der renalen Hämodynamik zu einer gleichzeitigen Verringerung des Herzminutenvolumens Beziehungen aufweisen (*10*). Wenn aber der Blutdruck über Wochen und Monate dauernd gesenkt wird, gleicht sich der Arteriolentonus allmählich wieder aus. Daraus

resultiert eine Senkung des peripheren Widerstandes bei gleichzeitigem Anstieg des Herzminutenvolumens und der Nierenfunktion (*4*).

2. Bei akuten Experimenten können die blutdrucksenkenden Stoffe die renale Hämodynamik in verschiedenartiger Weise beeinflussen. Es wurde z. B. gezeigt, daß Hydralazin einen signifikanten Anstieg des renalen Blutstromes hervorrufen kann (*13*), während andere Substanzen die PAH-Clearance gewöhnlich senken. Andererseits kann Chlorothiazid — auch dann, wenn es den Blutdruck nicht verändert — die Glomerulusfiltration senken (*16*). Diese Unterschiede sind aber nicht mehr so bedeutend, wenn die Nierenfunktion einige Wochen nach einer kontinuierlichen Behandlung der Patienten wieder gemessen wird (Tab. 1) (*3*). Außerdem

Tabelle 1. *Prozentuale Abweichungen des mittleren Blutdruckes und der Nierenfunktionen von den Kontrollwerten bei hypertensiven Patienten nach 4-wöchiger Hochdruckbehandlung*

	mittlerer Blutdruck	c_{In} (c_T)	c_{PAH}
Rauwolfia (10 Fälle)	— 3,7 (+10/—29)	— 2,4 (+42/—28)	—2,8 (+12/—14)
Chlorothiazid (11 Fälle) . . .	—11,6 (+ 1/—33)	— 7,5 (+31/—33)	—0,8 (+22/—17)
Ganglienblocker (15 Fälle) . .	— 7,0 (+ 4/—15)	—12,5 (+8/—43)	—6,5 (+16/—38)
Hydralazin (12 Fälle).	— 7,3 (+ 8/—22)	+ 3,9 (+20/—19)	—0,5 (+ 8/—13)

kann man nur selten mit einem einzigen Medikament eine wirkungsvolle Hochdruckbehandlung durchführen, so daß bei den meisten erfolgreich behandelten Fällen die nachweisbaren Veränderungen der Nierenfunktion aus der Kombination mehrerer Effekte resultieren.

Aber auch während des Verlaufes langfristiger Studien müssen verschiedene Fehlerquellen ausgeschlossen werden:

1. Andere Nierenerkrankungen, z. B. chronische Pyelonephritiden, können bei Hochdruckpatienten während der Behandlung auftreten oder exacerbieren. Wir möchten kurz über zwei Beispiele berichten:

Fall I. (Tab. 2) — P. G., 1907 — Dieser Patient litt seit vielen Jahren an schwerer Hypertension. Bis 1958 war keine wirksame Behandlung erfolgt. Dann erhielt er Chlorothiazid und zeigte eine ausgezeichnete Blutdruckreaktion. Gleichzeitig wurden aber Anzeichen einer Harnweginfektion bemerkt, und die Nierenfunktionen wurden zunehmend schlechter. Der Patient starb $1^1/_2$ Jahre später an Nierenversagen. Die Autopsie ergab eine vasculäre Nephrosklerose und eine aufgepfropfte Pyelonephritis mit Papillennekrose.

Tabelle 2. *Serienmäßige Untersuchung der Nieren-Clearances bei einem Patienten mit Hypertension und Pyelonephritis* (P. G., 1907)

Zeitpunkt	Blutdruck mm Hg	C_T ml/min	C_{PAH} ml/min	FF	Rest-N mg%	Hochdruck-behandlung
1956	200/130	50,5	239	0,212	26	keine
3/1958	210/140	42	133	0,315	36	keine
5/1958	170/115	31	110	0,28	31	Chlorothiazid
6/1958	165/110	13	70	0,186	44	Chlorothiazid
2/1959	200/100	14,5	53	0,27	47	Chlorothiazid
5/1959	170/100	—	—	—	120	keine
5/1959	160/110	—	—	—	142	keine
6/1959	Tod an Urämie					

Fall II. (Tab. 3) — E. B., 1905 — Bei diesem Patienten, der seit vielen Jahren an essentieller Hypertension litt, wurden zwischen 1955 und 1960 mehrfach Clearance-Bestimmungen vorgenommen. Bis 1958 verschlechterten sich die Nierenfunktionen nur sehr langsam. Zu dieser Zeit wurde eine Behandlung mit Chlorothiazid, Hydralazin und Mecamylamin begonnen. Die Blutdruckreaktion war ausreichend, jedoch schien sich das Allgemeinbefinden des Patienten zunehmend zu verschlechtern. Ende 1959 wurde ein metastasierendes Hypernephrom diagnostiziert. Die Clearance-Werte waren in der Zwischenzeit deutlich zurückgegangen. Der Patient starb nach einigen Monaten an Kachexie. Die Autopsie ergab einen Funktionsausfall einer Niere infolge der Kompression des Ureters durch den Tumor und eine große Metastase in der anderen Niere. Es bestand nur eine geringe vasculäre Nephrosklerose.

Tabelle 3. *Serienmäßige Untersuchung der renalen Clearances bei einem Patienten mit Hochdruck und Hypernephrom* (E. B., 1905)

Zeitpunkt	Blutdruck (mm Hg)	C_T ml/min	C_{PAH} ml/min	FF	Hochdruckbehandlung
1955	200/115	142	623	0,228	keine
1956	180/115	116	453	0,256	keine
2/1958	210/130	121	472	0,256	keine
3/1958	200/120	103	446	0,230	Chlorothiazid
4/1958 bis 12/1959	180/115 bis 190/100	—	—	—	Chlorothiazid, Hydralazin, Mecamylamin
1/1960	175/90	25	83	0,307	keine
3/1960	Tod an Kachexie (Hypernephrom)				

Bei diesen beiden Fällen hätte die rapide Verschlechterung der Nierenfunktion zu der irrtümlichen Schlußfolgerung führen können, daß sich unter der Hochdruckbehandlung eine ausgedehnte Arteriolonekrose entwickelt habe.

2. Bei Hochdruckpatienten mit kardialer Stauung können die Clearance-Werte beträchtlich vermindert sein. Diese Reduktion ist nur teilweise durch die organischen Nierenschädigungen bedingt. Unter Bettruhe, Digitalisierung und blutdrucksenkender Medikation können sich die renalen Clearances erheblich bessern. Diese Besserung ist natürlich kein Ausdruck für einen Rückgang der nephrosklerotischen Schädigungen. Anhand des Verlaufes bei dem Patienten A., 1895, wird diese Problematik demonstriert (Tab. 4).

Tabelle 4. *Einfluß der Herzinsuffizienz auf die renale Hämodynamik bei einem Patienten mit Hypertension* (A. A., 1895)

Zeitpunkt	Blutdruck (mm Hg)	C_T ml/min	C_{PAH} ml/min	FF	Zustand	Behandlung
1/1957	200/125	109	343	0,317	Befriedigend, keine Herzinsuffizienz	keine
5/1959	230/130	76	178	0,426	Herzinsuffizienz	keine
6/1959	215/110	110	255	0,421	Befriedigend, Herzinsuffizienz beträchtlich gebessert	Digitalisierung, Hydrochlorothiazid, Hydralazin, Reserpin

3. Wie bereits von CORCORAN u. PAGE (*2*) betont, tendiert die Verschlechterung der Nierenfunktion, zumindest bei mäßiger essentieller Hypertension, mehr zu einer schubweisen als zu einer stetigen Zunahme. Der Grad der Progression darf deshalb bei behandelten und unbehandelten Fällen nur mit großer Vorsicht und über eine längere Zeitspanne oder bei großen Gruppen von Patienten beurteilt werden.

4. Es ist wichtig, daß Patienten nur dann in die „behandelte Gruppe" eingeordnet werden, wenn ihr Blutdruck für eine lange Zeitspanne signifikant gesenkt werden konnte. Obwohl die meisten Patienten heute irgendeine Therapie erhalten, werden viele nicht adäquat behandelt und können deshalb auch nicht zu Vergleichsuntersuchungen herangezogen werden.

Unter Berücksichtigung dieser Überlegungen wurden die vorliegenden Untersuchungen durchgeführt.

Tabelle 5. *Nierenfunktionsstatus bei 72 behandelten und unbehandelten Hochdruckpatienten während einer Beobachtungsperiode von 1—5 Jahren*

Gruppe I. Diastolischer Blutdruck: < 120 mm Hg — Augenhintergrundveränderungen: Grad I—II

Anzahl der Fälle: 25	Unbehandelt (10 Fälle)		Behandelt (15 Fälle)	
	Kontrolle	Ende der Beobachtungsperiode	Kontrolle	Ende der Beobachtungsperiode
Streubereich des Blutdruckes (mm Hg)	150/100—205/120	170/85—200/110	165/105—230/120	155/90—200/105
Streubereich der glomerulären Filtrationsrate (ml/min)	74—119	68—119	69—124	58—128
Streubereich der PAH-Clearance (ml/min)	299—538	292—614	237—575	213—538
Durchschnittliche Beobachtungszeit	$2^3/_4$ Jahre (1—$4^1/_2$)		$2^1/_2$ Jahre (1—5)	
Durchschnittliche jährliche Änderungen in % der Kontrollwerte				
Glomeruläre Filtrationsrate	—1,6 (+14/—23)		—3,1 (+28/—25)	
PAH-Clearance	—1,3 (+7/— 7)		+1,2 (+28/—14)	

Gruppe II. Diastolischer Blutdruck: 120—150 mm Hg — Augenhintergrundveränderungen: Grad II

Anzahl der Fälle: 26	Unbehandelt (15 Fälle)		Behandelt (11 Fälle)	
	Kontrolle	Ende der Beobachtungsperiode	Kontrolle	Ende der Beobachtungsperiode
Streubereich des Blutdruckes (mm Hg)	165/120—260/150	160/115—230/150	180/120—250/150	155/90—215/130
Streubereich der glomerulären Filtrationsrate (ml/min)	56—142	54—128	55— 96	51—102
Streubereich der PAH-Clearance (ml/min)	221—623	152—590	233—480	189—455
Durchschnittliche Beobachtungszeit	$2^3/_4$ Jahre (1—5)		$2^1/_4$ Jahre (1—5)	
Durchschnittliche jährliche Änderungen in % der Kontrollwerte				
Glomeruläre Filtrationsrate	—1,7 (+6/—10)		—3,6 (+8/—16)	
PAH-Clearance	—5,0 (+4/—14)		—1,5 (+7/—16)	

Gruppe III. Diastolischer Blutdruck: > *130 mm Hg — Augenhintergrundveränderungen: Grad III—IV*

Anzahl der Fälle: 21	Unbehandelt (8 Fälle)		Behandelt (13 Fälle)	
	Kontrolle	Ende der Beobachtungsperiode	Kontrolle	Ende der Beobachtungsperiode
Streubereich des Blutdruckes (mm Hg)	200/130—250/160	230/100—280/175	210/130—280/175	135/95—200/130
Streubereich der glomerulären Filtrationsrate (ml/min)	25—127	11—119	26—119	15— 98
Streubereich der PAH-Clearance (ml/min)	93—515	55—450	118—450	71—466
Durchschnittliche Beobachtungszeit	18 Monate (3 Monate—5 Jahre)		2 Jahre (1—4)	
Durchschnittliche jährliche Änderungen in % der Kontrollwerte				
Glomeruläre Filtrationsrate	—28,6 (+10/—100)		—7,4 (+18/—42)	
PAH-Clearance	—36,5 (— 2/—100)		—2,7 (+42/—30)	

Material und Methoden

72 Patienten mit mäßiger bis sehr schwerer essentieller Hypertension wurden über eine Zeitspanne von 1 bis 5 Jahren beobachtet. 33 hatten während dieser Zeit keine wirksame Therapie, bei den restlichen 39 Patienten konnte der Blutdruck signifikant gesenkt werden. Alle Patienten waren unter ambulanter Kontrolle; bei bestimmten Gelegenheiten wurden sie kurzfristig stationär aufgenommen. Während der Beobachtungsperiode wurde bei jedem Patienten die Nierenfunktion mittels Clearance-Technik mehrfach kontrolliert (204 Natriumthiosulfat- (oder Inulin) und PAH-Clearance-Bestimmungen).

Je nach der Schwere der Hypertension wurden diese Patienten in 3 Gruppen eingeteilt:

Gruppe I. Diastolischer Blutdruck unter 120 mm Hg, Fundusveränderungen Grad I bis II (Keith-Wagener);

Gruppe II. Diastolischer Blutdruck zwischen 120—150 mm Hg, Fundusveränderungen Grad II;

Gruppe III. Diastolischer Blutdruck über 130 mm Hg, Fundusveränderungen Grad III bis IV.

Bei jeder Gruppe wurden die Nierenfunktionen der behandelten und unbehandelten Patienten verglichen (Tab. 5). Am Ende der

Beobachtungsperiode wurden die mittleren Veränderungen pro Jahr in Prozent der Kontrollwerte berechnet. Zur Bestimmung der Signifikanz der Differenzen diente der t-Test.

Ergebnisse

(Tab. 5 und Abb. 1).

Gruppe I. Während einer durchschnittlichen Beobachtungsdauer von $2^3/_4$ Jahren ließ sich bei unbehandelten Patienten ein mittlerer Rückgang der C_T von 1,6% und der C_{PAH} von 1,3% pro Jahr feststellen.

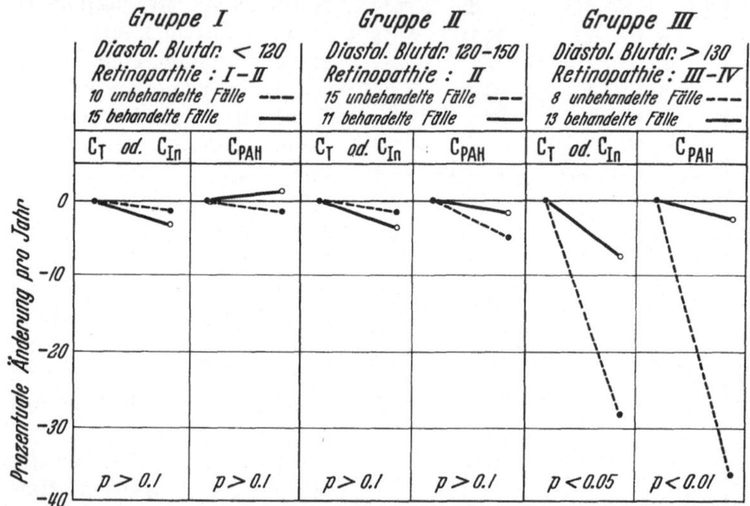

Abb. 1. Änderungen der Nierenfunktion bei behandelten und unbehandelten Hochdruckpatienten während einer Beobachtungsperiode von 1—5 Jahren. Die 72 Fälle wurden je nach dem Schweregrad der Erkrankung in 3 Gruppen eingeteilt. Die Änderungen sind in Prozent der Kontrollwerte pro Jahr ausgedrückt

Bei den behandelten Patienten, die im Durchschnitt $2^1/_2$ Jahre beobachtet wurden, kam es zu einem mittleren Abfall der C_T von 3,1% und zu einem Anstieg der C_{PAH} von 1,2% pro Jahr.

Die Differenzen zwischen unbehandelten und behandelten Patienten sind dabei nicht signifikant ($p > 0{,}1$).

Gruppe II. Während einer durchschnittlichen Beobachtungsdauer von $2^3/_4$ Jahren ließ sich bei unbehandelten Patienten ein mittlerer Rückgang der C_T von 1,7% und der C_{PAH} von 5,0% pro Jahr feststellen.

Bei den behandelten Patienten, die im Durchschnitt über $2^1/_2$ Jahre beobachtet wurden, kam es zu einem mittleren Abfall der C_T von 3,6% und der C_{PAH} von 1,5%.

Die Differenzen zwischen unbehandelten und behandelten Patienten sind dabei nicht signifikant ($p > 0{,}1$).

Gruppe III. Bei den unbehandelten Patienten betrug die mittlere Dauer der Beobachtung 18 Monate. Dabei kam es im Durchschnitt zu einem Abfall der C_T von 28,6% und der C_{PAH} von 36,5%.

Ein Patient, der nach 3 Monaten starb, ist in dieser Gruppe enthalten. Bei ihm betrug der Abfall von C_T und C_{PAH} während der Beobachtung 64% und 68%, so daß wir schätzungsweise einen 100%igen Abfall pro Jahr annahmen. Wenn man diesen Fall streicht, so beträgt die mittlere Abnahme von C_T und C_{PAH} für die restlichen Patienten 18,5% bzw. 27,5% pro Jahr.

Bei den behandelten Patienten betrug die mittlere Beobachtungszeit 2 Jahre. Dabei kam es zu einem durchschnittlichen Rückgang der C_T von 7,4% und der C_{PAH} von 2,7% pro Jahr.

Die Differenzen zwischen den unbehandelten und den behandelten Patienten sind signifikant ($p < 0{,}05$ für C_T und $p < 0{,}01$ für C_{PAH}).

Diskussion

Bis jetzt haben sich nur wenige Untersuchungen mit dem Vergleich der Nierenfunktion bei behandelten und unbehandelten Patienten mit essentieller Hypertension befaßt. Vor einigen Jahren teilten CORCORAN u. PAGE (*2*) Ergebnisse von Serienuntersuchungen an 3 Fällen mit maligner Hypertension mit. Jeder war mit Hydralazin und Hexamethonium behandelt. Alle wiesen während der Therapie eine gewisse Besserung im Grad der renalen Vasokonstriktion auf. PERRY u. SCHROEDER (*11*) fanden ein Sistieren der Progression der Nierengefäßveränderungen bei Patienten mit maligner Hypertension, die einer hypotensiven Behandlung unterzogen wurden. Eine ausgedehnte Studie mit Clearance-Reihenuntersuchungen an 64 Patienten wurde kürzlich von MOYER et al. (*9*) publiziert. Diese Patienten waren je nach dem diastolischen Blutdruck (höher oder niedriger als 130 mm Hg) in 2 Gruppen unterteilt. 45 Patienten wurden behandelt, 19 nicht. Aus ihren Ergebnissen schließen die Autoren, daß die Verschlechterung der Nierenfunktion bei maligner, schwerer und mittelschwerer Hypertension durch wirkungsvolle Behandlung aufgehalten werden kann, während bei leichter und mäßiger Hypertension kein Unterschied im renalen Status zwischen behandelten und unbehandelten Patienten besteht.

Nach unseren eigenen Ergebnissen hat es den Anschein, daß nur bei sehr schweren und malignen Fällen eine Hochdrucktherapie in der Lage ist, die progressive Abnahme der Nierenfunktion, die bei unbehandelten Hochdruckpatienten bekanntlich eintritt, zu verringern. In Gruppe I ist der durchschnittliche jährliche Rückgang der Nierenfunktion unbehandelter Patienten sehr gering; er unterscheidet sich nicht signifikant von den Zahlen, die von WATKIN u. SHOCK (*17*) für die altersbedingte Abnahme bei Normalpersonen gemessen wurden. Die behandelten Patienten dieser Gruppe verhalten sich gleichartig. In Gruppe II sind die Veränderungen der glomerulären Filtration den korrespondierenden Zahlen der Gruppe I recht gut vergleichbar. Die PAH-Clearance fällt bei unbehandelten Patienten stärker, wenn auch nicht statistisch signifikant ($p > 0,1$), ab.

Wenn statt der Mittelwerte der Einzelfall beurteilt wird, ist es offensichtlich, daß innerhalb der gleichen Gruppen beträchtliche Variationen auftreten können (Tab. 6). Während bei einigen

Tabelle 6. *Serienmäßige Untersuchungen der Nierenfunktion bei einigen behandelten und unbehandelten Patienten mit mittelschwerer bis schwerer Hypertension*

Zeit	Blutdruck mm Hg	C_T ml/min	C_{PAH} ml/min	FF	Behandlung
a) Stabile Nierenfunktionen bei einem unbehandelten Patienten der Gruppe I (E. P., 1891)					
2/1955	200/115	74	310	0,240	keine
3/1956	205/105	64	303	0,210	keine
7/1959	195/105	68	294	0,232	keine
b) Stabile Nierenfunktionen bei einem behandelten Patienten der Gruppe I (F. K., 1900)					
9/1955	205/120	110	540	0,204	keine
5/1956	190/100	119	527	0,226	Ecolid
2/1958	190/105	119	473	0,251	Chlorothiazid
2/1960	210/95	101	538	0,188	Chlorothiazid, Reserpin
c) Stabile Nierenfunktionen bei einem teils behandelten, teils unbehandelten Patienten der Gruppe II (E. W., 1906)					
10/1955	240/140	67	261	0,256	keine
1/1959	230/125	73	264	0,278	keine; Therapiebeginn
2/1960	200/100	62	290	0,214	Hydrochlorothiazid, Hydralazin
d) Allmähliche Verschlechterung bei einem unbehandelten Patienten der Gruppe II (V. E., 1922)					
10/1955	160/130	151	517	0,290	keine
6/1957	160/125	120	502	0,238	keine
9/1959	170/125	118	418	0,283	keine

unbehandelten Patienten die Nierenfunktion über eine längere Zeitspanne relativ stabil bleibt oder sich sogar geringfügig bessern kann, findet sich bei anderen unbehandelten Fällen vergleichbarer Schweregrade ein langsamer, aber deutlicher Abfall sowohl der C_T als auch der C_{PAH}. Die gleichen Tendenzen sind auch bei behandelten Hypertonikern zu beobachten. Während bei bestimmten Patienten die beobachtete Besserung von der Hochdruckbehandlung abhängig zu sein scheint, besteht bei anderen der Eindruck, daß die medikamentöse Therapie ohne Einfluß auf die Nierenfunktion ist (Abb. 2 u. 3).

In Gruppe III werden jedoch die Unterschiede zwischen behandelten und nicht behandelten Patienten deutlich. Bei unbehandelten Fällen ist die renale Verschlechterung klar ersichtlich,

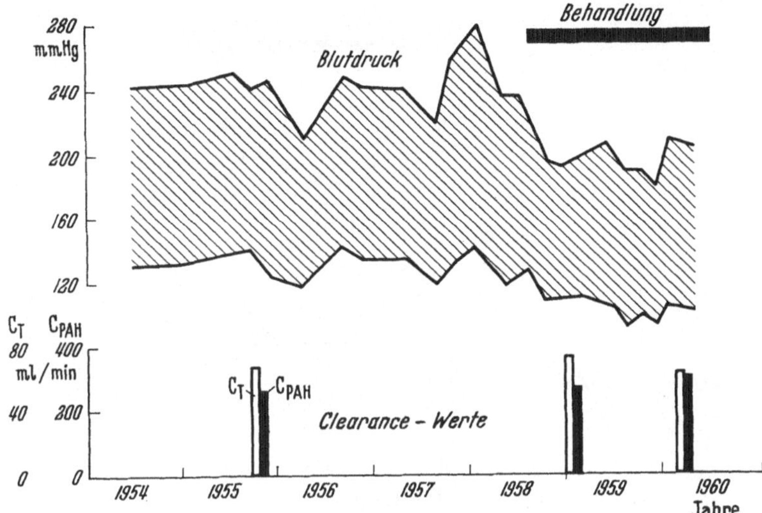

Abb. 2. Blutdruck und Nierenfunktionen bei einem Patienten mit mittelschwerer Hypertension (Gruppe II, Fall E. W.). Die renalen Clearances bleiben während der ganzen Beobachtungsperiode vor und während der blutdrucksenkenden Therapie stabil

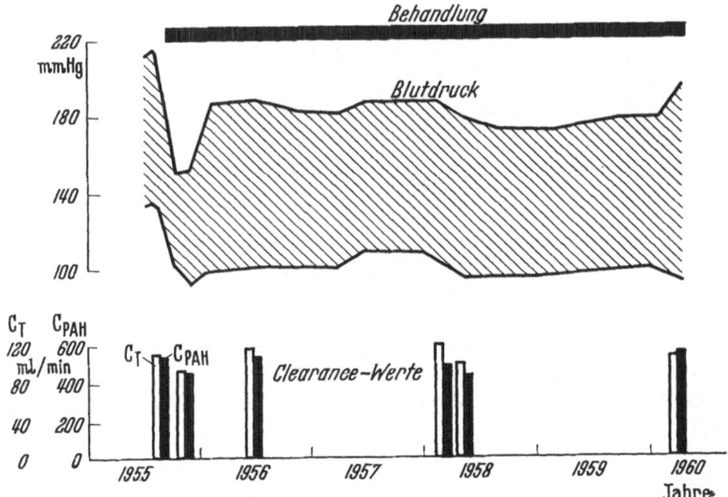

Abb. 3. Stabile Nierenfunktionen bei einem behandelten Fall der Gruppe I (Patient F. K.)

ihr Fortschreiten ist jedoch unterschiedlich. Es ist am schnellsten bei Patienten mit hohem diastolischen Druck in Kombination mit Augenhintergrundveränderungen IV. Grades, es kann bei weniger

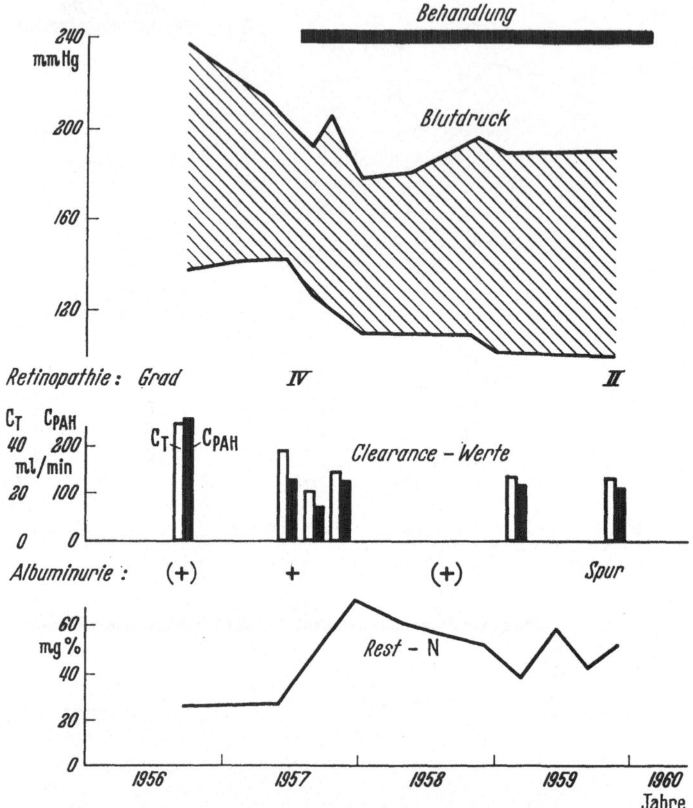

Abb. 4. Klinischer Verlauf bei einem Patienten mit maligner Hypertension (Patient A. M.). Beträchtliche Verschlechterung der Nierenfunktionen vor der Therapie. Unter der Hochdruckbehandlung tritt zunächst ein weiterer Abfall der Thiosulfat- und PAH-Clearances ein. Später bleibt die Nierenfunktion auf einem niedrigeren Niveau stabilisiert

schweren Fällen langsamer sein. Wenn solche Patienten eine adäquate Hochdruckbehandlung bekommen, tritt in der Regel ein Stillstand der renalen Verschlechterung ein (Abb. 4 u. 5). Zu Beginn der Behandlung ist jedoch gewöhnlich ein weiterer Abfall der C_T und der C_{PAH} zu beobachten. Später bleiben die Nierenfunktionen für Monate oder Jahre auf diesem Status (Abb. 4) oder können sich auch graduell bessern (Abb. 5). In seltenen Fällen steigen sie über die Kontrollwerte an. Bei einigen sehr schweren Zuständen läßt sich die Progression nur teilweise verhindern (Tab. 7).

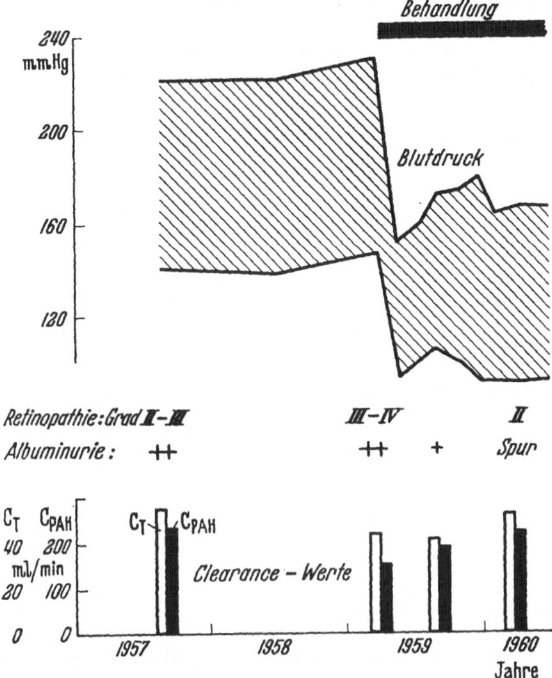

Abb. 5. Klinischer Verlauf bei einem Patienten mit sehr schwerer Hypertension (Patient M. B.). Die Nierenfunktionen zeigen eine beträchtliche Verschlechterung vor der Behandlung und bessern sich schrittweise unter der Therapie

Wenn die Werte für C_T und C_{PAH} getrennt beurteilt werden, sieht man, daß die Folgen der Behandlung auf die C_{PAH} sehr überzeugend sind ($p < 0{,}01$), während die Auswirkungen auf die C_T weniger ausgeprägt erscheinen ($p < 0{,}05$). Bei unbehandelten Fällen nehmen sowohl C_T als auch C_{PAH} sehr schnell ab. Bei behandelten Fällen zeigt C_T immer noch einen signifikanten Rückgang von 7,4%. Diese Reduktion kann jedoch durch die medikamentöse Behandlung selbst hervorgerufen sein, da die meisten unserer Patienten Chlorothiazid und Hydrochlorothiazid erhielten und da diese Saluretica bekanntlich die glomeruläre Filtration selbst bei Normotonikern herabsetzen (*16*). Der Abfall der C_{PAH} differiert bei behandelten Fällen nicht signifikant von den Werten bei den anderen Gruppen.

Tabelle 7. *Serienmäßige Untersuchungen der Nierenfunktion bei 5 behandelten und unbehandelten Patienten mit sehr schwerer oder maligner Hypertension*

Zeit	Blutdruck mm Hg	C_T ml/min	C_{PAH} ml/min	FF	Rest-N mg%	Behandlung
a) Besserung bei einem behandelten Fall (R. N., 1914)						
1/1958	230/140	50	144	0,347	—	keine; Therapiebeginn
8/1958	180/105	40	181	0,221	—	Mecamylamin, Hydralazin, Hydrochlorothiazid
2/1960	170/95	53	194	0,274	—	Hydralazin, Hydrochlorothiazid
b) Verschlechterung vor Behandlung; schrittweise Besserung unter Behandlung (M. B., 1900)						
10/1957	220/140	55	233	0,236	—	keine; oder keine wirksame
5/1959	230/145	44	156	0,281	—	keine; Beginn einer wirksamen Therapie
7/1959	180/90	42	193	0,217	—	Hydralazin, Hydrochlorothiazid, Singoserp
4/1960	165/90	52	222	0,235	—	Hydralazin, Hydrochlorothiazid, Singoserp
c) Verschlechterung vor Behandlung; Stabilisierung unter Behandlung (A. M., 1905)						
11/1956	230/130	51	260	0,196	23	keine
7/1957	200/135	39	118	0,331	25	keine; Therapiebeginn
8/1957	190/120	21	72	0,289	72	Mecamylamin
9/1957	200/120	30	125	0,236	61	Mecamylamin, Hydralazin, Chlorothiazid
3/1959	190/100	28	120	0,236	47	Mecamylamin, Hydralazin, Chlorothiazid
10/1959	190/100	27	110	0,241	53	Mecamylamin, Hydralazin, Chlorothiazid
d) Abrupter Abfall unter Behandlung; später Stabilisierung (G. J., 1904)						
1/1959	240/144	26	101	0,259	30	keine; Therapiebeginn
2/1959	180/110	—	—	—	82	Mecamylamin, Hydrochlorothiazid
3/1959	180/120	12,5	62	0,204	60	Mecamylamin, Hydrochlorothiazid
9/1959	170/110	14,5	71	0,202	59	Guanethidin, Hydrochlorothiazid
4/1960	165/110	—	—	—	62	Guanethidin, Hydrochlorothiazid
e) Stabilisierung unter Behandlung; akute Verschlechterung nach Absetzen der Therapie (M. M., 1898)						
1/1953	250/140	53,5	181	0,295	—	keine; Therapiebeginn
6/1953	200/120	51	186	0,275	—	Hexamethonium, Hydralazin
11/1953	190/115	51	173	0,295	—	Hexamethonium, Hydralazin; Unterbrechung der Therapie
2/1954	280/175	18	56	0,321	—	keine; starb 5 Tage später

In Fällen mit schwer geschädigter Nierenfunktion und sehr hohem diastolischen Druck führt die akute Änderung der renalen Hämodynamik während der Hochdrucktherapie gewöhnlich zu einem Blutharnstoff- oder Rest-N-Anstieg (Abb. 4). Die Stickstoffretention kann nach etlichen Wochen langsam zurückgehen, bei manchen Fällen bleibt jedoch für Monate eine Azotämie bestehen. Wir glauben allerdings nicht, daß diesem Symptom eine große Bedeutung zukommt, wenn sich gleichzeitig der Allgemeinzustand bessert und die Proteinurie verschwindet.

Unsere Beobachtungen scheinen den Wert einer blutdrucksenkenden Behandlung für das Aufhalten der Verschlechterung von Nierenläsionen, die im Verlauf sehr schwerer Hypertensionen auftreten, zu demonstrieren. Selbst Patienten mit beträchtlicher Einschränkung der Nierenfunktion können gut auf die Behandlung ansprechen. Es bestehen kaum Zweifel, daß in den meisten, wenn nicht in allen Fällen ausgezeichnete Therapieerfolge beobachtet werden können.

In weniger schweren Fällen fanden wir jedoch keine schlüssigen Beweise dafür, daß eine medikamentöse Hochdrucktherapie die Verschlechterung der Nierenfunktion verhindern oder eine Besserung des renalen Status erzielen kann. Aber selbst bei unbehandelten Patienten dieses Typs geht der Abfall der renalen Clearances nur sehr langsam vor sich. Diese Beobachtungen müssen freilich über eine noch längere Kontroll-Periode ausgedehnt werden, bevor sich der Wert einer derartigen Therapie demonstrieren läßt. Wir glauben aber trotzdem nicht, daß dieser Punkt von großer praktischer Bedeutung ist. Es besteht alle Veranlassung, Hochdruckpatienten frühzeitig zu behandeln, bevor sie das maligne Stadium der Erkrankung erreichen. Bei Patienten mit mäßiger bis schwerer Hypertension ist die Behandlung nicht primär gegen die renalen Läsionen gerichtet. Aber es ist nicht unwahrscheinlich, daß jegliche Art von Therapie, die zur Besserung anderer Gefäßsymptome eingeleitet wird, sich auch auf die Nieren günstig auswirkt.

Zusammenfassung

Wiederholte Bestimmungen des Glomerulumfiltrates und der PAH-Clearance wurden im Laufe einer Beobachtungszeit von 1—5 Jahren bei 72 Hypertonikern durchgeführt. 33 Patienten waren nicht behandelt worden, während bei 39 der Blutdruck signifikant gesenkt wurde.

Je nach Schwere des Krankheitsbildes wurden unsere Fälle in 3 Gruppen eingeteilt:

Gruppe I. Diastolischer Blutdruck bis 120 mm Hg. Augenfundusveränderungen: Grad I—II.

Gruppe II. Diastolischer Blutdruck zwischen 120—150 mm Hg. Augenfundusveränderungen: Grad II.

Gruppe III. Diastolischer Blutdruck über 130 mm Hg. Augenfundusveränderungen: Grad III—IV.

Aus diesen Beobachtungen geht hervor, daß in den Gruppen I und II die Verschlechterung der Nierenfunktion sehr langsam erfolgt und bei behandelten und nicht behandelten Patienten nicht signifikant verschieden ist. In der Gruppe III betrug bei den unbehandelten Fällen die durchschnittliche Abnahme der Clearance pro Jahr —28,6% für das Glomerulumfiltrat und —36,5% für die PAH-Clearance. Bei den behandelten Patienten betrug sie —7,4%, bzw. —2,7%. Diese Unterschiede sind statistisch gesichert. Die Resultate lassen den günstigen Einfluß der blutdrucksenkenden Therapie auf die Entwicklung der Nierenläsionen bei sehr schwerer und maligner Hypertonie deutlich erkennen.

Literatur

1. Byrom, F. B., and L. F. Dodson: Clin. Sc. (G. B.) **8**, 1 (1949).
2. Corcoran, A. C., and I. H. Page: Med. Clin. North America, July 1955, p. 1027.
3. Cottier, P.: Helvet. med. acta, Suppl. **39** (1960).
4. Freis, E. D., J. C. Rose, E. A. Partenope at al.: J. Clin. Invest. (U.S.A.) **32**, 1285 (1953).
5. Goldman, M. L., H. A. Schroeder, G. J. Dammin: Amer. J. Med. **14**, 751 (1953).
6. Goldring, W., and H. Chasis: Hypertension and hypertensive disease. New York: The Commonwealth Fund. 1944.
7. Hermann, H.: J. méd. Lyon **31**, 811 (1950).
8. Masson, G. M. C., A. C. Corcoran and I. H. Page: Cleveland Clin. Quart. **26**, 24 (1959).
9. Moyer, J. H., C. Heider, K. Pevey and R. V. Ford: Amer. J. Med. **24**, 177 (1958).
10. Notter, B., F. Wüthrich, A. Schmid et al.: Helvet. med. acta **23**, 509 (1956).
11. Perry, H. M., and H. A. Schroeder: Circulation (U.S.A.) **14**, 105 (1956).
12. Pickering, G. W.: High blood pressure. London: Churchill 1955.
13. Reubi, F.: Proc. Soc. Exper. Biol. Med. (U.S.A.) **73**, 102 (1950).
14. Reubi, F.: Helvet. med. acta, Suppl. **26**, 1950; Bruxelles-méd. **33**, 1909 (1953).
15. Reubi, F.: Nierenkrankheiten. Bern und Stuttgart: Huber 1960.
16. Reubi, F., E. Schmid and P. Cottier: Circulation (U.S.A.) (Im Druck).
17. Watkin, D. M., and N. W. Shock: J. Clin. Invest. (U.S.A.) **34**, 969 (1955).

Spätresultate der chirurgischen Therapie (Sympathektomie und Adrenalektomie)

Von

H. SARRE

Die oft unbefriedigenden Erfolge interner Therapie bei schweren Fällen von Hypertonie, vor allem der malignen Hypertonie Jugendlicher, haben schon vor Jahrzehnten zu Versuchen einer chirurgischen, und zwar einer neurochirurgischen, Therapie geführt. BRÜNING regte 1923 als erster die Resektion der Nervi splanchnici an. In Amerika hat ADSON (1925) Sympathektomien an Hochdruckkranken durch lumbale Sympathektomie durchgeführt. Später entwickelte er zusammen mit CRAIG die doppelseitige subdiaphragmale Resektion der Nervi splanchnici und des oberen Lumbalgrenzstranges (1935). Dieses Verfahren ergänzten in Frankreich LERICHE und FONTAINE durch einseitige Nebennierenresektion, z. T. zusammen mit einer Nierendekapsulation.

Da die subdiaphragmatischen Sympathicusresektionen nicht befriedigten, war die Tendenz der weiteren Entwicklung, ausgedehntere Gebiete des Sympathicus zu resezieren. Amerikanische Chirurgen waren dabei führend. PEET (1933) und SMITHWICK (1938) verbesserten durch ihre subtile Technik die Operationssicherheit und durch ausgedehntere Sympathicus- und Splanchnicus-Resektionen ganz wesentlich die Erfolge (PEET führt eine bilaterale supradiaphragmatische Splanchnicus- und Sympathektomie von Th 10 bis Th 12 durch; SMITHWICK reseziert von Th 9 bis L 2).

PEET berichtete 1948 über 2000 so operierte Kranke, die bis zu 15 Jahren beobachtet wurden; SMITHWICK u. a. über ähnlich große Zahlen. Die Statistiken zeigten eine wesentlich längere Lebensdauer der Operierten als der konservativ behandelten Fälle. SMITHWICK teilte die Fälle nach dem Schweregrad der Hypertonie ein entsprechend einer Kombination der wichtigsten Kriterien, wie diastolischer Blutdruck, Augenhintergrund, kardialen, cerebralen, renalen Komplikationen. Der Prozentsatz der Überlebenden stieg danach folgendermaßen an:

Überlebende		Gruppe 1	2	3	4
(Nichtoperierte)	von	70	46	17	0%
(Operierte)	auf	87	74	57	32%
	Differenz	17	28	40	32%

Die Verbesserung der Lebensaussichten der Operierten ist in allen 4 Gruppen deutlich und signifikant. Vor allem in den Gruppen 2, 3 und 4, also den schweren bis schwersten malignen Hypertonien.

In Deutschland hat in den letzten 15 Jahren vor allem ZENKER in Zusammenarbeit mit VOLHARD, KAMPMANN, PFEFFER und SARRE eine größere Zahl von Hypertonikern nach den Verfahren von PEET oder von SMITHWICK operiert. Die Patienten wurden nicht isoliert nach Augenhintergrundbefunden oder Blutdruckwerten oder Nierenbefunden eingeteilt, sondern danach, ob sich die Erkrankung noch in einem Stadium rein funktioneller Störungen befand oder bereits organische Komplikationen wie Coronarsklerose und Infarkt, Cerebralsklerose, Nephrosklerose usw. aufwies. Es wurden danach 2 große Gruppen unterschieden (s. Tab. 1).

Tabelle 1

I. Gruppe: Nur funktionelle Störungen

a) Blutdruckwerte diastolisch unter 120 mm Hg, Augenhintergrund Stadium 1 oder 2 (nach THIEL), keine Komplikationen (benigne, nicht progrediente Hypertonie).

b) Stärkere diastolische Blutdruckerhöhung (über 120 mm Hg), Retinopathia angiospastica Stadium 3, Kopfschmerzen, Schwindel, Progredienz (beginnende maligne Hypertonie). Aber noch ohne Organkomplikationen (außer Retinaveränderungen).

II. Gruppe: Mit organischen Störungen

a) Diastolischer Blutdruck unter 120 mm Hg, Augenhintergrund 1 oder 2, aber kardiale oder cerebrale Komplikationen (Infarkt oder Apoplexie).

b) Diastolischer Blutdruck über 120 mm Hg, Retinitis angiospastica (Stadium 3), Komplikationen wie bei a). Progredienz (ausgebildete maligne Hypertonie).

c) Diastolischer Blutdruck über 130 mm Hg, schwere Retinitis angiospastica (Stadium 4), Niereninsuffizienz und andere Komplikationen (Endstadium der malignen Hypertonie).

Die fehlende oder nachzuweisende Organmanifestation der Hypertonie war also der Gradmesser, nach dem sich im allgemeinen das vorliegende Einteilungsprinzip richtete.

Nach einem ersten Bericht von uns (ZENKER, SARRE, PFEFFER u. Mitarb., Ergebnisse der Inn. Med. 1952) über 176 nach PEET und SMITHWICK operierte Kranke folgte nach einigen Jahren ein ausführlicher Bericht von PFEFFER, NIETH und SCHNEIDER (1955), der sich auf ein zumindest 5 Jahre beobachtetes Krankengut von 206 von ZENKER sympathektomierten Hypertonikern stützen kann. Als Kontrollen dienten 306 Hochdruckkranke, die mit konservativen Maßnahmen (kochsalzarme Kost, Sedativa, blutdrucksenkende Medikamente der damaligen Zeit) behandelt worden waren.

Abb. 1 gibt nun einen Überblick über die Überlebensrate in den einzelnen Gruppen bei den Operierten und Nichtoperierten.

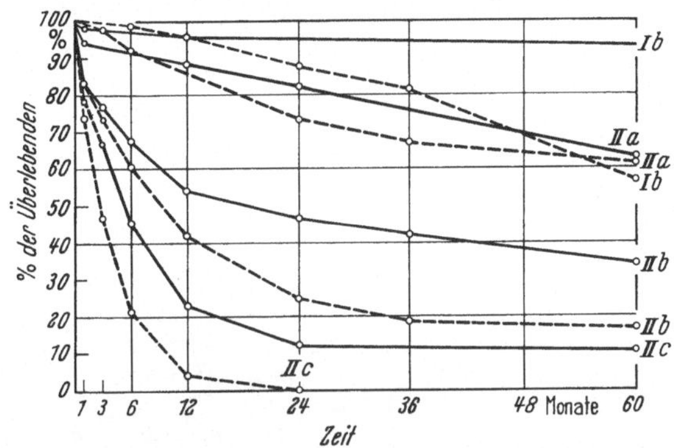

Abb. 1. Prozent der Überlebenden — Sympathektomierte, - - - - - - konservativ behandelte Hypertoniker (Klassifikation siehe Text)

Der Prozentsatz der Überlebenden stieg danach an im 6. Jahre der Beobachtung wie folgt:

Überlebende		Gruppe			
		Ib	IIa	IIb	IIc
(Nichtoperierte)	von	57,1	62,1	17,0	0%
(Operierte)	auf	92,2	62,5	34,3	12%
	Differenz:	35,1	0,1	17,3	12%

Die Gruppe Ia entfällt, da zu wenig Fälle bei diesen benignen Hypertonien operiert wurden und hier mit Recht die Indikation zur Operation fast niemals gestellt wurde.

Die Gruppe Ib (beginnende maligne Hypertonien) mit Progredienz, Retinitis angiospastica, starken subjektiven Beschwerden, aber ohne Organkomplikationen zeigte nun am eindrucksvollsten die Überlegenheit der Sympathektomie vor der konservativen Behandlung. Nach 5 Jahren waren unter konservativer Therapie von 56 Kranken (100%) noch 32 (57,1%) am Leben. Von 39 Sympathektomierten überlebten den gleichen Zeitraum 36 (92,2%). Der Unterschied ist statistisch signifikant, $\chi^2 = 11,9$, $p =$ größer als 99%.

Bei der Gruppe IIa, also mit organischen Störungen, Coronarsklerose, Infarkt oder Apoplexie war der operative Effekt nicht besser und nicht schlechter als die konservative Behandlung. Der

Prozentsatz der Überlebenden betrug nach 5 Jahren bei den konservativ behandelten 62,1%, bei den chirurgisch behandelten 62,5%.

Bei der Gruppe IIb mit Retinitis angiospastica und cerebralen oder kardialen Komplikationen war naturgemäß die Lebensprognose schlecht. Dennoch zeigte sich hier bei den Operierten eine

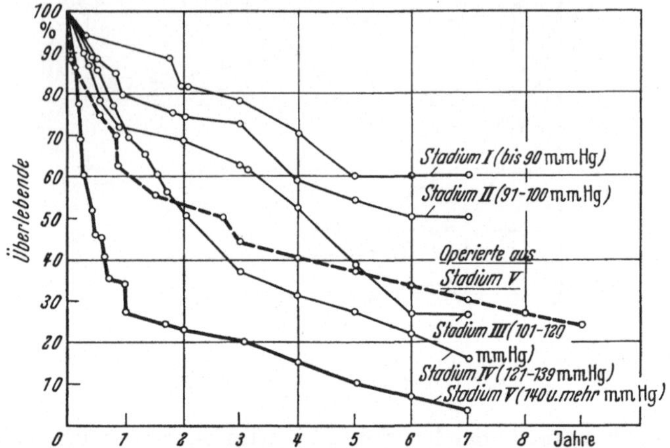

Abb. 2. Prozent der überlebenden Hypertoniker in 5 Gruppen mit verschiedenem diastolischen Blutdruck über 7—8 Jahre kontrolliert (Die Stadieneinteilung nach dem diastolischen Blutdruck entspricht nicht der in den übrigen Abbildungen verwendeten). Zum Vergleich Überlebenskurve von sympathektomierten Hypertonikern des Stadiums V. Man beachte die wesentliche bessere Lebensprognose der operierten malignen Hypertoniker (diastolischer Blutdruck 140 mm Hg und mehr)

deutlich gebesserte Lebenserwartung. Von 67 operierten Hypertonikern lebten nach 5 Jahren 23 (34,3%), von 65 konservativ behandelten 11 (= 17%). Die Differenz ist signifikant ($\chi^2 = 4{,}31$, p = größer als 95%).

Bei Gruppe IIc schließlich, dem Endstadium der malignen Hypertonie, fand sich eine sehr geringe Lebenserwartung; immerhin war aber auch hier ein deutlicher Unterschied zwischen den Operierten und Nichtoperierten nachzuweisen. Von 48 konservativ Behandelten lebte nach 5 Jahren keiner mehr, nach Sympathektomie immerhin noch 12%. Bei der kleinen Zahl der Fälle ist diese Differenz nicht signifikant.

Von den konservativ behandelten Hypertonikern starben an Urämie 29,6%, an Apoplexie 17,4, an Herzinsuffizienz 15%. Bei den Sympathektomierten fanden sich ähnliche Zahlen, nur kam es auffälligerweise zu einem Rückgang der Urämie als Todesursache.

Man kann aus dieser Gegenüberstellung den Schluß ziehen, *daß die Sympathektomie gegenüber konservativen Maßnahmen vor allen*

Dingen bei der ersten funktionellen Gruppe zu einer günstigeren Lebenserwartung führt, also bei der Gruppe, bei der noch keine organischen Störungen (Coronarsklerose, Cerebralsklerose, Nephrosklerose) vorliegen, während doch schon die hohe Blutdrucksteigerung, die Progredienz und die schweren Augenhintergrundbefunde das fortschreitende maligne Leiden anzeigen. Andererseits finden wir in der Gruppe II nur geringfügige Änderungen der Lebenserwartung.

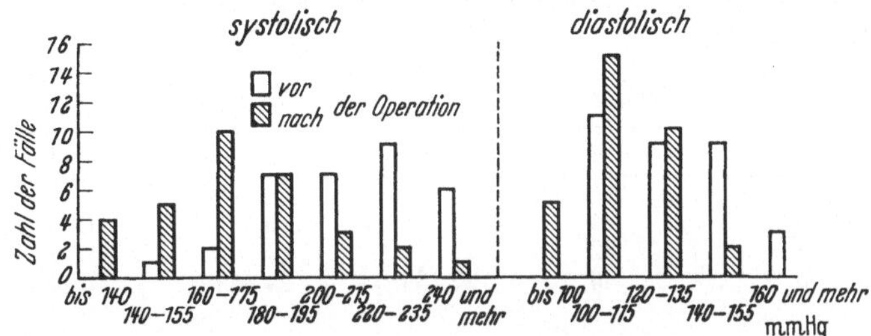

Abb. 3a. Blutdruckwerte vor und nach der Operation in Gruppe I: a) systolisch, b) diastolisch

Die Besserung der Lebensaussichten ist nur z. T. auf die *Senkung des systolischen und diastolischen Blutdruckes* zurückzuführen. Bei der Gruppe I (s. Abb. 3a) fand sich ein Gipfel der Verteilungskurve bei einem Blutdruck von 220—235 mm Hg. systolisch und diastolisch um 115—120 mm Hg. Nach der Operation fand sich die Häufung der Blutdruckwerte systolisch um 160—175 mm Hg, also 60 mm niedriger, und diastolisch unverändert oder nur wenig verändert, also im ganzen gesehen eine wesentliche systolische Blutdrucksenkung.

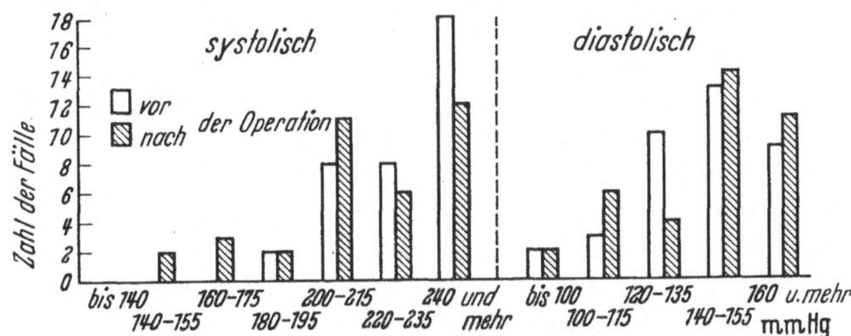

Abb. 3b. Blutdruckwerte vor und nach der Operation in Gruppe II: a) systolisch, b) diastolisch

Bei der Gruppe II, der Gruppe mit den organischen Läsionen (s. Abb. 3b) fand sich dagegen weder systolisch noch diastolisch eine wesentliche Blutdrucksenkung.

In dem Peetschen Krankengut von 77 komplikationslos verlaufenden Hypertonien wurde ein sehr günstiger Effekt auf den Blutdruck erzielt. 80,5% hatten eine beträchtliche Blutdrucksenkung. Bei 206 mit Komplikationen einhergehenden Erkrankungen zeigten nur 34% nach der Sympathektomie bemerkenswerte Reaktionen des Blutdruckes. Diese Erfahrungen entsprechen also durchaus den unsrigen, daß nämlich bei Organkomplikationen kein nennenswertes Absinken des Blutdruckes durch die Sympathektomie erfolgt.

Tabelle 2. *Das Verhalten des Augenhintergrundes nach der Operation*

	Anzahl der Fälle	unverändert	gebessert	verschlechtert
Gruppe 1 . . .	24	11	13	0
Gruppe 2 . . .	32	11	11	10
Gruppe 1 u. 2 .	56	22 (39%)	24 (43%)	10 (18%)

Das Verhalten des *Augenhintergrundes* nach der Operation geht aus Tab. 2 hervor. Bei Gruppe I und II zusammengenommen fand sich in 43% der Fälle eine Besserung des Augenhintergrundes, in 39% keine Änderung, in 18% eine Verschlechterung. Nach den Untersuchungen von Peet, die aber z. T. ein günstigeres Krankengut umfaßten, fand sich bei 88 Kranken mit angiospastischer Retinitis mit oder ohne Hämorrhagien und Exsudat eine Besserung 5—11 Jahre nach der Operation in 82% der Fälle, eine Verschlechterung nur in einem Fall.

Das Verschwinden bzw. die Progredienz der Augenhintergrundbilder stand, wie wir ebenso wie andere Autoren feststellen konnten, *nicht immer in Zusammenhang mit dem Abfall bzw. Anstieg des Blutdrucks.* Wir fanden auch bei Fällen, bei denen der Blutdruck nicht absank, oft das Verschwinden der retinitischen Zeichen zusammen mit einer objektiven Verbesserung des Sehvermögens. Umgekehrt bestand bei einzelnen Fällen die Retinitis angiospastica trotz weitgehender Normalisierung des Blutdruckes fort. Gerade die Besserung des Sehvermögens und des Augenhintergrundes gehört mit zu den eindrucksvollsten Ergebnissen der Sympathektomie, hat aber für sich allein betrachtet keine prognostische Bedeutung im Rahmen des gesamten Krankheitsgeschehens.

Herzgröße und EKG. Bei Gruppe I fanden sich in 10 Fällen normale, in 16 Fällen vergrößerte Herzen. 1—6 Jahre nach der Operation waren von den präoperativ normalen Herzen alle normal geblieben, von den vergrößerten jedoch hatten sich 8 (50%) verkleinert.

In Gruppe II fand sich keine Verkleinerung der Herzgröße. *Kardiale Dekompensation ist keine Kontraindikation gegen die Sympathektomie.* Nach Absinken des Blutdruckes nach der Operation kommt es in den meisten Fällen zur Rekompensation mit Verkleinerung der Herzgröße und Verbesserung des EKG.

Bioptische Nierenbefunde, die aus Probeexcisionen stammen, die während der Operation von ZENKER entnommen wurden, ergaben interessanterweise einen *Erfolg der Operation* (in bezug auf Blutdruck und Lebensprognose) *nur dann, wenn die organischen Gefäßläsionen der Niere gering waren,* während bei erheblicher Arteriosklerose dieser ausblieb.

Tabelle 3. *Beziehungen zwischen klinischem Bild und bioptischem Nierenbefund*

Veränderungen der Nierengefäße	Zahl der Fälle	Klinische Gruppe				
		Ia	Ib	IIa	IIb	IIc
Normal (Grad 0)	1		1			
Grad 1	2		2			
Grad 2	11	1	6	1	3	
Grad 3	14			1	13	
Grad 4	3				3	

Beim Vergleich der bioptischen Nierenbefunde mit der klinischen Gruppierung der Kranken ist die Übereinstimmung recht gut (s. Tab. 3). Alle leichten Grade der Nierengefäßveränderungen gehörten zu Gruppe I, alle schweren (3 und 4) zur Gruppe II. Nur bei Grad 2 der Nierengefäßveränderungen verteilte sich das Krankengut gleichmäßig auf Gruppe I und II. Übrigens stand der Grad der Niereninsuffizienz in keiner sichtbaren Beziehung zu den bioptischen Nierenbefunden. Die meisten unserer Kranken waren suffizient, obwohl die Nierengefäßveränderungen z. T. bereits erheblich waren.

Nierenfunktion. Die manifeste oder polyurisch kompensierte Niereninsuffizienz ist meist den Belastungen eines operativen Eingriffs nicht gewachsen. Sie ist nach unseren Erfahrungen eine absolute Kontraindikation gegen die Sympathektomie.

Bei der Nachuntersuchung von Hypertonikern 1—6 Jahre nach der Sympathektomie konnten folgende Beziehungen zur Nierenfunktion erhoben werden (s. Tab. 4):

Bei Gruppe I fand sich keine Verschlechterung der Nierenfunktion nach der Operation, keine Verschlechterung der Reststickstoffwerte, bei der Gruppe II dagegen fand sich in zahlreichen Fällen Konzentrationseinschränkung und eine Erhöhung der Reststickstoffwerte. Eine große Zahl der Fälle von Gruppe II kamen urämisch ad finem. Wie auch andere Autoren fanden, braucht sich die Nierenfunktion durch Senkung des Blutdruckes nicht zu verschlechtern. Andererseits kommt es in den meisten Fällen bei Nichtsenkung des Blutdruckes offenbar durch zunehmende Arteriolosklerose im Laufe der Zeit zu einer zunehmenden Verschlechterung der Nierenfunktion, die wahrscheinlich von der Operation vollkommen unabhängig ist.

Tabelle 4. *Nierenfunktionsprüfungen bei 55 Kranken der Gruppen I und II vor und 1—6 Jahre nach der Operation*

	Anzahl der Fälle	Normale Konzentration über 1025	Eingeschränkte Konzentration unter 1025	Normale Rest-N-Werte im Serum	Erhöhte Rest-N-Werte im Serum
Gruppe I .	28	Vor der Operation 26	2	27	1
		Nach d. Operation 27	1	26	2
Gruppe II .	27	Vor der Operation 21	6	21	6
		Nach d. Operation 15	12	19	8

Subjektive Beschwerden des Hypertonikers wurden durch die Operation in zahlreichen Fällen gebessert, und zwar *auch dann, wenn der Blutdruck durch die Operation nicht gesenkt werden konnte*. Die Tab. 5 zeigt Ihnen die Änderung des subjektiven Befindens nach der Sympathektomie. In der Gruppe I fand sich in 77% der Fälle eine völlige Besserung oder Rückgang der Beschwerden [Kopfschmerzen oder (und) Schwindel], in der Gruppe II immerhin auch in 65% der Fälle.

Tabelle 5. *Änderung des subjektiven Befindens nach Sympathektomie*

	Gruppe I			Gruppe II		
	Völlige Besserung	Rückgang	keine Besserung	Völlige Besserung	Rückgang	keine Besserung
Kopfschmerzen . .	3	5	2	3	4	3
Schwindel	1	1				
Kopfschmerzen und Schwindel . . .	8	5	5	6	13	11
Gesamtzahl . . .	12 (40%)	11 (37%)	7 (23%)	9 (22,5%)	17 (42,5%)	14 (35%)

Peet kam zu ähnlichen Ergebnissen (1946). Von seinen 176 Fällen mit unerträglichen Beschwerden besserten sich 72,8% durch die Operation erheblich, nur 27,2% verspürten keinen oder nur einen mäßigen subjektiven Erfolg.

Nebenwirkungen. Diesen *Vorteilen der Operation* auf Lebenserwartung, Beschwerden, Sehvermögen, Herzinsuffizienz stehen erhebliche Nachteile gegenüber.

Eine *unangenehme Nebenwirkung* der Operation sind die *orthostatischen Regulationsstörungen.* Wir fanden sie hauptsächlich in den Fällen der Gruppe I, in denen der Blutdruck stark abgefallen war.

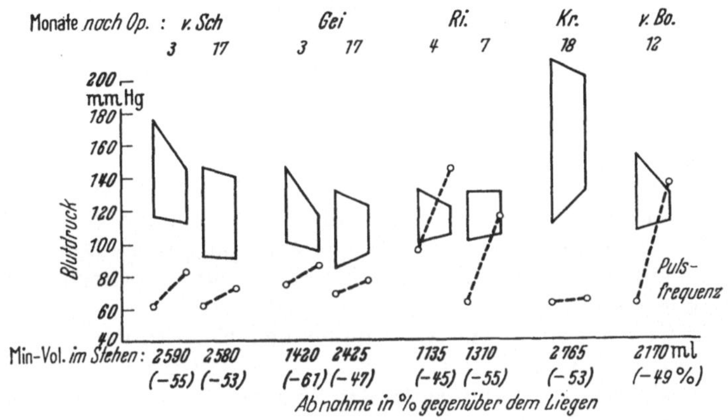

Abb. 4. Verminderung von Blutdruck und Minuten-Volumen im Liegen und Stehen nach der Operation

Beim Aufstehen kam es zu systolischem und oft auch zum diastolischen Absinken des Blutdruckes mit Tachykardie, Leeregefühl im Kopf, Schwindelanfällen, Flimmerscotom, bis zum Kollaps. Das Minutenvolumen sank im Stehen bis auf 45% ab, der Puls konnte von 90 auf 140/min steigen (s. Abb. 4). Im Laufe der Monate stellen sich jedoch die Regulationen mehr oder weniger wieder ein. Abb. 4 zeigt an 3 Fällen, wie der Stehversuch nach 7—17 Monaten besser ausfällt. Der diastolische Druck sinkt nicht mehr ab, sondern steigt im Stehen. Aber auch jetzt ist das Minutenvolumen im Stehen meist vermindert. So gibt es alle Übergänge bis zur Wiederkehr der Regularisierung. Dabei handelt es sich offenbar um eine Rückkehr des Eigentonus der Gefäße.

Cerebrale Veränderungen. In unserem Krankengut erlitten von 176 operierten Hypertonikern 34 Kranke vor dem chirurgischen Eingriff eine oder mehrere apoplektische Insulte. Von diesen starben nach der Sympathektomie insgesamt 18 (53%) und zwar 7 an erneuter Apoplexie, 4 an anderen Komplikationen. Von den 16 Überlebenden erlitten 3 einen neuen Insult. 6 Kranke verfielen geistig zunehmend oder wurden in vermehrtem Maß stimmungslabil.

Ein Teil bot ausgesprochen psychotische Züge. Außerdem erlitten 11 Hypertoniker nach der Sympathektomie erstmalig einen apoplektischen Insult. 5 von ihnen starben daran.

Die eigenen Beobachtungen sprechen also dafür, daß die *cerebralsklerotischen Hypertoniker* durch den Eingriff *in wesentlich stärkerem Maße gefährdet werden* als ohne diese Störung. Die von uns beobachteten Zwischenfälle dürften wohl in erster Linie auf postoperative Hirnanämie oder (und) krisenförmige Schwankungen des Blutdruckes zurückgeführt werden.

Häufig bildet sich in unseren Fällen nach der Operation eine psychische Labilität aus, die von einem Kranken treffend als „himmelhoch jauchzend — zu Tode betrübt" gekennzeichnet wird. Manchmal treten Depressionen krisenartig auf. Im allgemeinen sind die Kranken leicht ermüdbar und antriebschwach, werden aber durch geringfügige Anlässe übermäßig erregt. Daneben gibt es Bilder, bei denen die ursprüngliche körperliche und geistige Beweglichkeit einer lähmenden, schlaffen und mutlosen, oft hypochondrischen Gemütslage weicht.

Es ist eben ein großer verstümmelnder Eingriff, der zwar die Lebensaussichten z. T. verbessert, aber die Patienten mit erheblicher Blutdrucksenkung cerebralen Durchblutungsstörungen mit geistiger Verarmung aussetzt.

Indikationsstellung. Auf Grund der Ergebnisse der Nachuntersuchungen der sympathektomierten Hypertoniker kommen wir zu folgender Indikationsstellung. Im allgemeinen sollte nur die Gruppe I der Operation zugeführt werden, und zwar nur dann, wenn die rasche Progredienz des Leidens trotz jugendlichen Alters eine ungünstige Prognose auch bei konservativer Behandlung befürchten läßt (also Frühformen der malignen Hypertonie). Kontraindikationen gegen die Operation sind:

1. fortgeschrittene Cerebralsklerose mit Zeichen des psychischen und geistigen Verfalls,

2. schwere Coronarsklerose, Coronarinfarkte, im allgemeinen jedoch nicht Herzinsuffizienz, die sich konservativ oder durch Senkung des Blutdruckes beeinflussen läßt.

3. Dekompensierte oder nur polyurisch kompensierte Nierenfunktion mit und ohne Reststickstoffsteigerung, maximales Konzentrationsvermögen unter 1020.

Bei dem *heutigen Stand der medikamentösen Beeinflussung auch maligner Hypertonien wird man sich nur zur Operation entschließen, wenn diese konservativen Maßnahmen nicht zum Ziele führten* und unerträgliche subjektive Beschwerden oder Progredienz des Leidens die

Prognose ernst stellen lassen. Am günstigsten sind dann die Chancen bei Patienten unter 40 Jahren, die zur Gruppe Ib gehören, bei denen also noch keine organischen Gefäßveränderungen sichtbar vorliegen. Immerhin lebten von den Operierten des Stadiums Ib nach 5 Jahren noch 92,2%, während bei konservativer Therapie nur noch 7,1% am Leben waren.

Adrenalektomie

Eine Aufrechterhaltung normalen Druckes bei der Hypertonie ist ohne Nebennieren und ohne Rindenhormone nicht möglich. Nach doppelseitiger Nebennierenexstirpation sinkt der Blutdruck experimentell und beim Menschen stark ab. Nur durch die Substitution mit Corticosteroiden läßt er sich auf einen normalen oder übernormalen Grad wieder einstellen. GREEN, NELSON, DODDS und SMALLEY (1950) haben als erste versucht, beim Hypertoniker die Nebennieren in toto zu entfernen.

BLAKEMORE, ZINTL u. Mitarb. (1958) geben einen Bericht über *116 Patienten*, bei denen eine totale oder subtotale Adrenalektomie zusammen mit Sympathektomie durchgeführt worden war im Vergleich zu Patienten, die nur mit einer thorakolumbalen Sympathektomie behandelt worden waren *(114 Patienten)*. Die mittlere Zeit der Nachuntersuchung nach der Operation betrug etwa 5 Jahre. Die Zusammensetzung des Krankengutes wurde nach Gruppe I—IV nach SMITHWICK klassifiziert, die etwa dem Schweregrad unserer oben aufgestellten verschiedenen Gruppen entspricht. Danach war die Zusammensetzung des Krankengutes in den beiden Gruppen Sympathektomie und Adrenalektomie ungefähr gleich (s. Tab. 6).

Tabelle 6. *Smithwick-Klassifizierung der Operierten*

Gruppe	Sympathektomie	Adrenalektomie
I	2	0
II	38	31
III	19	31
IV	55	54
Im ganzen.	114	116
Im Durchschnitt	3,11	3,20

Die Verteilung nach der Schwere ihres Hochdrucks nach der Klassifizierung SMITHWICKs bei 114 Patienten, die mit thorakolumbarer Sympathektomie („Sympathektomie"), und bei 116 Patienten, die mit totaler oder subtotaler Adrenalektomie und modifizierter Sympathektomie („Adrenalektomie") behandelt wurden. Es ist ersichtlich, daß die Patienten einen Hochdruck von vergleichbarer Schwere hatten, und daß viele sehr schwer krank waren (Grad IV).

In beiden Gruppen wurden nur Patienten operiert, die eine hochgradige Hypertonie hatten mit diastolischem Blutdruck von über 120 mm Hg und die auf konservative Therapie nicht ansprachen. Patienten mit Niereninsuffizienz wurden als ungeeignet nicht in die Gruppen aufgenommen. Die operative Mortalität betrug für Sympathektomie 0,9%, für Adrenalektomie 5%.

Tabelle 7. *Sterblichkeit und Überleben von Patienten, die drei bis sieben Jahre vorher eine „Sympathektomie" oder „Adrenalektomie" hatten*

	Sympathektomie	Adrenalektomie
Patienten im ganzen . .	114	116
Lebend	83 (73%)	79 (68%)
Tot (im ganzen)	31 (27%)	37 (32%)
Operative Sterblichkeit[1]	1 (1%)	6 (5%)

Die Ähnlichkeit der Sterblichkeit zwischen den beiden Gruppen der Patienten ist ersichtlich.

Nun das Ergebnis (s. Tab. 7). Die Nachuntersuchung nach 3 bis 7 Jahren, im Mittel nach 4,2 resp. 4,5 Jahren, ergab bei der adrenalektomierten Gruppe 68% Überlebende, bei der sympathektomierten Gruppe 73% Überlebende. Zieht man die verschiedene Operationsmortalität ab, so ist also das Spätresultat bei den beiden Gruppen eigentlich fast völlig gleich (s. Tab. 7).

Es ist erstaunlich, daß der große und schwere Eingriff der doppelseitigen subtotalen oder totalen Adrenalektomie kein besseres Resultat hatte als die Sympathektomie, obwohl verständlicherweise weit öfter der Blutdruck nach der Adrenalektomie zur Norm abfiel. 37% der Sympathektomierten, 55% der Adrenalektomierten hatten einen normalen Blutdruck nach der Operation.

In den letzten Jahren der Beobachtung hat die freizügige Benutzung der Steroidsubstitutionstherapie (Cortison oder Prednisolon) bei den Patienten den Blutdruck wieder etwas steigen lassen.

In manchen Fällen zeigte sich interessanterweise, daß selbst bei einer gering dosierten, eben ausreichenden Substitutionstherapie wieder ein Hochdruck auftrat (THORN u. Mitarb., 1952). Kleine Dosen, die beim gewöhnlichen Addisonkranken keine Hypertonie erzeugen, führen bei den ehemaligen Hypertonikern nach Adrenalektomie bereits wieder zu einem Hochdruck, ebenso beim Addisonkranken Hypertoniker (s. Tab. 8).

Es muß also daraus geschlossen werden, daß bei den Hypertonikern der Hochdruck nicht allein durch eine Überfunktion von

[1] Überlebend weniger als 30 Tage nach der Operation.

Nebennierenrindenhormonen unterhalten wird, sondern daß noch andere Faktoren eine Rolle spielen müssen, die sofort wirksam werden, wenn auch nur kleinste Gaben von Cortison gegeben werden. Hier ist mit der Sicherheit eines Experimentes gezeigt, daß die Rindensteroide nur einen Begleitfaktor darstellen. CONN schreibt

Tabelle 8. *Basaler Blutdruck bei Patienten mit bilateraler kompletter Adrenalektomie* (nach THORN u. Mitarb. 1952)

Pat.	präoperativer Blutdruck (mm Hg)	Blutdruck 3 Monate n. Op. (mm Hg)	Blutdruck 6 Monate n. Op. (mm Hg)	Blutdruck 12 Monate n. Op. (mm Hg)
. Co.	160/100—350/150	128/98 —140/188	124/98 —140/104	—
. Ch.	150/120—180/140	120/80 —150/110	124/84 —160/110	140/102—160/120
McC.	130/90 —184/120	150/80 —184/118	160/90 —200/150	150/90
Ha.	170/110—240/130	150/100—200/110	180/130—200/130	160/130—225/160
Ab.	220/120—250/160	150/100—224/136	170/90 —180/100	210/124—145/95
Ha.	130/90 —230/160	110/80 —150/104	130/105	160/120
Ma.	210/120—242/140	172/104—210/112	126/160—200/128	—
McC.	198/120—260/170	130/100—212/144	—	—
Ho.	130/92 —168/108	150/100	118/78 —138/88	142/90—172/100

darum mit Recht: “If the adrenal is important in essential hypertension, it is playing a secondary, perhaps permissive, role in allowing a pressor system to become activated.” 21% der Adrenalektomierten hatten einen unerwünscht hohen Blutdruck nach der Operation, zeigten aber dennoch eine gewisse Besserung der subjektiven und objektiven Symptome. In beiden Gruppen war eine gleiche Zahl an cerebralen Insulten nach der Operation festzustellen. Die orthostatische Dysregulation trat mehr bei den Sympathektomierten auf.

Die Patienten waren gut kompensiert bei einer Gabe von 25 bis 37,5 mg Cortison täglich, auch bei akuten Stress-Situationen wie Infektionen, Fieber oder Operation.

Aus dieser sehr sorgfältigen Gegenüberstellung von *Adrenalektomie* mit Splanchnektomie und andererseits Sympathektomie allein geht recht klar hervor, daß dieser schwere und große Eingriff *keine Verbesserung der Lebenserwartung für die Hypertoniker mit sich bringt*.

Zusammenfassung

Es wird über die Resultate von Nachuntersuchungen von 206 von ZENKER (nach PEET) sympathektomierten Hypertonikern berichtet, die mindestens 5 Jahre lang beobachtet werden konnten. Als Kontrollen dienten 306 Hochdruckkranke, die mit konservativen Maßnahmen (größtenteils noch ohne wirksame blutdrucksenkende Medikamente) behandelt worden waren.

Die Patienten wurden nach Augenhintergrund, diastolischem Blutdruck, kardialen, renalen und cerebralen Komplikationen beurteilt. Die Operation hatte ein günstiges Resultat bei den Patienten, die nur *funktionelle* Störungen aufwiesen, ein ungünstiges Resultat bei Patienten mit *organischen* Störungen (wie Coronarsklerose, Infarkt, Apoplexie, Niereninsuffizienz). 5 Jahre nach der Operation lebten von der Gruppe Ib (Frühstadium der malignen Hypertonie ohne organische Störungen) noch 92,2%, während von den Nichtoperierten nur noch 57% am Leben waren. Bei der Gruppe II a—c (mit organischen Störungen) war der Operationserfolg mäßig bis schlecht.

Es werden die Veränderungen des Augenhintergrundes, der Herzgröße und des EKG, der Nierenfunktion, der subjektiven Beschwerden, die Neben-, wirkungen und der Einfluß cerebraler Störungen mitgeteilt. Die Nierenbiopsien ergaben, daß die Operation einen guten Erfolg hatte, wenn sich an den Nierengefäßen nur geringfügige Veränderungen fanden, dagegen einen schlechten Erfolg, wenn die Nierengefäße mittelschwer bis schwer verändert waren.

Kontraindikationen gegen die Operation sind fortgeschrittene Cerebralsklerose, schwere Coronarsklerose, Coronarinfarkt (jedoch nicht Herzinsuffizienz), Nierenfunktionsstörungen. Am günstigsten sind die Chancen bei Patienten unter 40 Jahren, die zur Gruppe I gehören, also ohne organische Gefäßveränderungen.

Schließlich wird über die Spätprognose nach totaler oder subtotaler Adrenalektomie mit oder ohne Sympathektomie berichtet, die nach Angaben der Literatur keine Verbesserung der Lebenserwartung gegenüber der Sympathektomie zur Folge hatte.

Literatur

BLAKEMORE, W. S., H. A. ZINTEL, W. A. JEFFERS, A. M. SELLERS, A. I. SUTNICK, and M. A. LINDAUER: Surgery (USA) **43**, 102 (1958). — BOWERS, R. F.: J. Amer. Med. Ass. **154**, 394 (1954). — BOWERS, R. F., and F. H. KNOX jr.: Arch. Surg. **77**, 699 (1958). — BOWERS, R. F., F. H. KNOX jr., and B. R. GENDEL: Surgery (USA) **34**, 664 (1953).

HAFKENSCHIEL, J. H., and W. T. FITTS jr.: Trans. Amer. Coll. Cardiol. **5**, 107 (1955). — HANLEY, H. G.: Brit. J. Urol. **29**, 359 (1957).

MORRISSEY, D. M., S. BROOKES, and W. T. COOKE: Lancet (G.B.) **1953/I**, 403.

NEWCOMBE, C. P., H. S. SHUCKSMITH, and W. S. SUFFERN: Brit. Med. J. **1959/I**, 142.

PFEFFER, K. H., H. NIETH und H. SCHNEIDER: Dtsch. med. Wschr. **80**, 956 (1955).

SARRE, H., und P. VON DITTRICH: Erg. inn. Med. (D.) **13**, 352 (1960). — SNELLMAN, A., and M. MUSTAKALLIO: Acta chir. Scand. **109**, 219 (1955).

THORN, G. W., J. H. HARRISON, J. P. MERILL, G. M. CRISCITIELLO, T. F. FRAWLEY, and J. T. FINKENSTAEDT: Ann. Int. Med. (USA) **37**, 972 (1952).

WHITELAW, G. P., and R. H. SMITHWICK: Angiology (USA) **2**, 157 (1951).

ZENKER, R., H. SARRE, K. H. PFEFFER, H. H. LÖHR, E. KOPPERMANN und P. WISSER: Erg. inn. Med. (D.) **3**, 1 (1952).

Diskussion

Hilden (zu Reubi)**:** Etwas möchte ich betonen: Ich glaube, wir alle kennen Fälle von maligner Hypertonie mit schlechter Nierenfunktion nach der Behandlung. Meine Erfahrung während der letzten Jahre war jedoch, daß man — besonders bei der renalen Hypertonie — trotzdem in jedem Fall einen Behandlungsversuch machen sollte. Kürzlich hatte ich einen Fall mit einer derart schlechten Nierenfunktion, daß ich dachte, eine Behandlung wäre nutzlos. Trotzdem reagierte die Patientin sehr gut auf die antihypertensive Therapie. Ihre Augenhintergrundveränderungen besserten sich und die Nierenfunktion ließ sich auf einen Wert von über 20% halten. Meiner Meinung nach sollte man niemand — oder wenigstens fast niemand — auf Grund seiner Nierenfunktion von der Behandlung ausschließen, besonders nicht Fälle mit einer chronischen renalen Erkrankung. Noch eine Bemerkung zu Ihren Diapositiven: War die Nierenfunktion im Durchschnitt bei diesen beiden Gruppen gleich?

Reubi: Ja, sie war ungefähr gleich.

Hilden: Danke. Ich würde noch gern ein Wort über unsere Erfahrungen mit der malignen Hypertonie und bei Patienten mit Exsudaten in Hinblick auf Herrn Schroeders Vortrag sagen. Meiner Meinung nach ist es wichtig, die Sterblichkeit zu berücksichtigen, da sie die beste Möglichkeit gibt, das Erreichte oder auch nicht Erreichte zu beurteilen. Hinsichtlich einer Besserung beziehen wir uns oft auf den Augenhintergrund, und es ist sicher sehr wichtig, den Augenhintergrund zu kontrollieren, um zu erkennen, ob unsere Behandlung wirkungsvoll ist. Aber ich möchte betonen, daß mir das nicht genügt. Es ist nicht sehr schwierig, einen Fundus vom vierten Stadium bis zum dritten oder zweiten Stadium zurückzubringen, aber das genügt nicht. Meiner Meinung nach müssen wir den Blutdruck so weit wie möglich senken und auf die Herzgröße und das EKG achten. Das ist für mich das Wichtigste. In einigen Fällen wurde ich durch die Kontrolle des Augenhintergrundes eher irregeführt, wenn ich sah, wie gut sich der Fundus besserte, obwohl gleichzeitig der Blutdruck nicht genügend abgesunken war.

Hoobler: Hinsichtlich des Vortrages von Herrn Sarre möchte ich darauf hinweisen, daß bei der Beurteilung des Blutdrucks für die Prognose eine durchschnittliche Reduktion von 20—30 mm Hg für einen Patienten mit einem Anfangswert von — sagen wir — 200 mm Hg ebenso wertvoll ist wie der Abfall von 20 mm Hg bei einem Patienten, der dadurch normotensiv wird. Jedoch werden die Behandlungsergebnisse oft auf die Zahl derjenigen Patienten bezogen, die nach der Therapie normale Blutdruckwerte zeigen. Eine wesentliche Blutdrucksenkung unter der Behandlung, wenn auch nicht bis zur Normotension, wird daher bei diesem Vorgehen oft nicht erkannt. Das gleiche gilt, wenn man postoperative Statistiken in Gruppen mit andauernder Blutdrucksenkung und solche ohne Beeinflussung der Hypertonie aufteilt. Bei einer Fünfjahresuntersuchung von Fällen mit cerebralen Komplikationen vor der Sympathektomie fanden wir eine wesentlich verbesserte Prognose und fast kein Rezidiv cerebraler Attacken in derjenigen Gruppe (etwa die Hälfte der Fälle), in welcher der Blutdruck durch die Operation gesenkt wurde. Daher würde ich bei Patienten mit schwerer Hypertonie, die in der Anamnese cerebro-vasculäre Komplikationen aufweisen, die Sympathektomie empfehlen. In dieser Gruppe waren unsere Resultate viel besser als die von Herrn SARRE mitgeteilten.

IMHOF: Ich möchte Herrn SARRE folgende Frage stellen: Sie untersuchten eine Gruppe, die von 1945 bis 1955 behandelt wurde. Glauben Sie nicht, daß Ihre Resultate viel mehr zugunsten der medikamentösen Behandlung, die ja immer mehr verbessert wird, sprächen, wenn Sie Ihre sympathektomierten Patienten mit einer von 1950 bis 1960 behandelten Gruppe vergleichen würden?

REUBI: Ich glaube, der Gesichtspunkt von Herrn IMHOF ist sehr wichtig. Ich wollte Herrn SARRE dasselbe fragen. Ich habe den Eindruck, daß Sie sympathektomierte Patienten mit unbehandelten verglichen haben, d. h. mit Patienten, die keine wirksame medikamentöse Behandlung erhielten. Glauben Sie auch heute noch, daß bei bestimmten Patienten die Sympathektomie ausgeführt werden sollte, oder glauben Sie, daß sie heutzutage überflüssig ist? Glauben Sie, daß es eine Gruppe von Patienten gibt, bei denen der chirurgische Eingriff mehr indiziert ist als eine medikamentöse Behandlung, oder würden Sie die Sympathektomie auf solche Fälle beschränken, die auf die medikamentöse Behandlung nicht ansprechen? Oder würden Sie vielleicht die Kombination von Sympathektomie und medikamentöser Behandlung als Therapie der Wahl empfehlen? Meiner Meinung nach sollte diese Frage diskutiert werden.

SARRE: In Anbetracht der Möglichkeiten, welche die medikamentöse Behandlung heute bietet, würde ich die Sympathektomie erst dann für indiziert halten, wenn sich eine intensive Behandlung mit antihypertensiven Stoffen als erfolglos erwiesen hat. Dies trifft beispielsweise für schwere Fälle maligner Hypertonie zu, die jeder Form medikamentöser Behandlung gegenüber refraktär sind. So ist heute die Indikation für einen chirurgischen Eingriff wesentlich anders als früher und viel begrenzter als vor 10 Jahren. Während der letzten Jahre habe ich nur sehr selten einen Patienten dem Chirurgen zur Sympathektomie überwiesen.

REUBI: Dann würden Sie sagen, daß die Sympathektomie eine Behandlung zweiter Wahl darstellt?

SARRE: Ja.

REUBI: Was halten Sie davon, Herr HOOBLER?

HOOBLER: Ja, es ist sehr schwer, Ihre Frage zu beantworten. Falls ein chirurgischer Eingriff keine Mortalität und keinen bleibenden Schmerz oder sonst irgendwelche unangenehmen Folgen hätte, dann wäre die Sympathektomie meine Methode der Wahl bei der Behandlung der Hypertonie, denn bei anschließender Behandlung mit Chlorothiazid würde ich bei mindestens der Hälfte der Patienten beinahe eine Dauerheilung erreichen. Aber leider ist das nicht der Fall, und daher müssen wir die postoperativen Störungen und die Mortalität bedenken und auch die Abneigung gegen eine Narkose. Dies alles spricht gegen den chirurgischen Eingriff. Vom Gesichtspunkt einer wirksamen Blutdruckkontrolle aus senkt keine medikamentöse Behandlung, die ich kenne, vielleicht mit Ausnahme des Chlorothiazids, so konstant den Blutdruck im Liegen und damit auch das Risiko nächtlicher cerebraler Gefäßkomplikationen. Ich sehe, daß Herr SCHROEDER diese Behauptung bezweifelt. Aber ich glaube, daß es vielen von uns trotz der intensiven medikamentösen Behandlung mißlungen ist, den nächtlichen Blutdruck im Liegen zu senken. Vielleicht führt er die Therapie noch intensiver durch. Ich glaube, daß wir mit Medikamenten das Leben verlängern, aber vielleicht verlieren wir doch einige mit Medikamenten behandelte

Patienten, da die Blutdruckkontrolle niemals vollkommen ist. Bei erfolgreicher Sympathektomie tendiert der Blutdruck eher zu einer Senkung, und es werden — wie eben erwähnt — Gefäßkomplikationen weitgehend verhindert. Das Herzversagen können wir im allgemeinen mit Medikamenten behandeln, und wir können auch das drohende Herzversagen beizeiten feststellen. Auch ein fortschreitendes Nierenversagen kann durch geeignete Maßnahmen erkannt werden. Aber die plötzliche nächtliche Apoplexie läßt sich nicht vorhersagen und wird am sichersten durch eine erfolgreiche Sympathektomie vermieden. Daher ist eine eindeutige Antwort schwierig. Aber meiner Meinung nach wird die Sympathektomie heutzutage eher unterbewertet. Wenn wir nicht mit den Komplikationen eines operativen Eingriffes zu rechnen hätten, wäre ich ein noch stärkerer Verfechter der Sympathektomie, als ich es jetzt bin.

Hood: Wir haben 380 Fälle im 3. und 4. Stadium nach den Klassifizierungen von Keith und Wagener, Smithwick, Palmer oder Hammarström und Bechgaard herausgesucht, bei denen die Behandlung zwischen 1950 und 1956 begonnen wurde. Sie sind etwa in der gleichen Weise wie Herrn Schroeders Patienten behandelt worden, wenn auch vielleicht nicht ganz so intensiv, und nur in einzelnen Fällen mit Registrierung des zu Hause gemessenen Blutdrucks. Ergebnisse und Erfahrungen sind denen von Herrn Schroeder sehr ähnlich. Ich möchte Sie nicht mit Details langweilen, aber ich möchte doch betonen, wie die Situation und die Todesursachen jetzt sind. Zunächst einmal fand sich — wie Sie alle wissen — eine erstaunliche Veränderung hinsichtlich des Verschwindens der Herzinsuffizienz. Dann nahm die erwartete Sterblichkeit an Urämie allmählich ab, aber wir sehen uns jetzt, worauf schon Herr Hoobler hinwies, mit zwei Dingen konfrontiert, die ihrem Charakter nach mehr oder weniger arteriosklerotischer Natur sind: den Myokardinfarkten und den cerebrovasculären Läsionen. Wenn wir die 21 Fälle mit Myokardinfarkt betrachten, trat kein einziger Fall während der ersten 10 Monate der Behandlung auf. Bei diesen schweren Fällen erzielten wir meist von Anfang an einen wirklich guten Blutdruckabfall. Durchschnittlich trat der Infarkt 35 Monate nach Behandlungsbeginn auf. An letalen cerebrovasculären Läsionen hatten wir 60 in unserem Material, und wir müssen sagen, daß nur 12 von ihnen zur Zeit des Schlaganfalles eine ausreichende Behandlung hatten. Vier Fünftel der cerebrovasculären Läsionen traten bei Fällen auf, bei denen die Behandlung unterbrochen war, oder die durch nicht zur aktiven Gruppe gehörende Ärzte unzureichend behandelt wurden, oder bei denen eine vorübergehende Dosisreduktion oder ein Absetzen der Medikamente vorgenommen worden war. Wir haben wiederholt das Auftreten von massiven Hämorrhagien innerhalb von 24 Std. bis zu 14 Tagen nach dem Weglassen der Medikamente beobachtet. Mit anderen Worten, es stand somit nur ein Fünftel der Fälle mit cerebrovasculären Komplikationen bei deren Auftreten unter einer wirklich guten medikamentösen Behandlung.

Milliez: Ich stimme völlig mit Herrn Sarre und Herrn Hoobler in der Frage der chirurgischen Behandlung der Hypertonie überein. Ich habe 120 Patienten operieren lassen. Die einzige wirkliche Kontraindikation ist die Niereninsuffizienz: Alle operierten Patienten mit bereits pathologischer Nierenfunktion starben später. Ich habe niemals eine cerebrovasculäre Komplikation oder eine Coronararterienerkrankung als Kontraindikation angesehen. Darüber hinaus hatte ich niemals Ursache, eine Operation bei einem Fall mit schwerer Hypertonie zu bedauern — sogar wenn der Patient eine cerebrale oder cardiovasculäre Komplikation hatte —, vorausgesetzt, daß, erstens, die Nierenfunktionsprüfungen einigermaßen gute Ergebnisse zeigten und daß, zweitens, der Patient jünger als 50 Jahre alt war und nicht an ausgeprägter peripherer Gefäßsklerose litt. Meiner Meinung nach sollte man eine chirurgische Behandlung nur in den Fällen vornehmen, bei welchen sich 6 Monate einer sehr intensiven und gründlichen medikamentösen Therapie als ganz ergebnislos erwiesen haben. Von 120 Patienten führte in 25% der Fälle die Operation zu einem vollen Erfolg, d. h. einer Rückkehr des Blutdrucks zu normalen Werten. Die Operationsmortalität betrug 4%, eine Zahl, die sich nur auf die ersten 50 operierten Fälle bezieht. Wir rieten dem Chirurgen, die Smithwicksche Sympathektomie mit einer totalen Adrenalektomie auf der einen und einer subtotalen auf der anderen Seite zu kombinieren und darauf zu achten, daß das zurückbleibende Nebennierengewebe gut durchblutet war. Unter diesen Bedingungen habe ich niemals eine dauernde postoperative Nebenniereninsuffizienz gesehen. Auch sah ich bis heute keinen einzigen Fall, bei dem sich die Nebennierenfunktion vollständig normalisiert hätte. Die alleinige Sympathektomie schien mir gute Resultate bei jungen, an schwerer Hypertonie leidenden Frauen zu geben, die eine normale Schwangerschaft beenden wollten oder an schwerer Schwangerschaftstoxikose litten. In solchen Fällen war es möglich, die Smithwicksche Operation während der Schwangerschaft durchzuführen.

Platt: Ich möchte zwei Diapositive zeigen. Herr Hilden sagte, daß wir die Resultate nicht nur nach der Letalität beurteilen sollten. Dies ist die Retina eines jungen Mannes von ungefähr 25 Jahren, der vor 5 Jahren eine akute Nephritis durchmachte und der sich bei der Spitalaufnahme im Zustand des Nierenversagens mit Blutharnstoffwerten von ungefähr 80 bis 90 mg% befand. Er verlor sehr schnell vollständig das Sehvermögen. Das nächste Bild zeigt Ihnen dieselbe Retina nach Behandlung mit Pentolinium. Sie sehen natürlich eine partielle Opticusatrophie, die Sie fast immer nach Behandlung einer schweren Retinopathie vorfinden, aber sie beeinträchtigte sein Sehvermögen überhaupt nicht, und er begann wieder als Zeichner zu arbeiten und arbeitete noch 1 Jahr, bis er an Urämie starb. Es fand sich keine sofortige signifikante Änderung des Blutharnstoffs als Ergebnis der Behandlung. Wir wußten natürlich, daß wir auf die Dauer sein Leben nicht retten konnten, aber sein Sehvermögen kehrte wieder völlig zurück, und ich glaube, daß ein solches Ergebnis sich lohnt. Das andere, was ich noch sagen wollte, betrifft etwas, was Herr Hoobler anführte, und es wurde auch schon im Laufe der Woche erwähnt, nämlich daß Herr Byrom arterielle Spasmen im Gehirn hypertensiver Ratten nachweisen konnte, ein Hinweis dafür, daß sie vorkommen können.

Arnold: (Demonstration dreier Diapositive, welche Fundusbilder während der Behandlung einer malignen Hypertonie (32jährige Frau) zeigen: Normalisierung des Blutdrucks seit 6 Monaten; Papillenödem und Hämorrhagien verschwanden, deutliche Verringerung der Exsudate nach sechsmonatiger Behandlung mit Guanethidin, das in den ersten 3 Monaten mit Reserpin und in den letzten 3 Monaten mit Hydrochlorothiazid kombiniert wurde.)

Platt: Mit Nierenversagen?

Arnold: Kein Nierenversagen. Diastolischer Blutdruck über 140 mm Hg.

Ferrero: Ich möchte noch eine Bemerkung machen über das EKG von hypertensiven Patienten unter der Behandlung hinsichtlich der Zeichen der Linksbelastung. Es handelt sich um eine Gruppe von 26 Patienten, die durchschnittlich drei Jahre lang behandelt wurden. Wir fanden die folgenden Beziehungen: In der ersten Gruppe reagierten 5 Fälle in bezug auf den Blutdruck ungenügend auf die Behandlung; 2 von ihnen hatten dasselbe EKG, 2 zeigten ein schlechteres, 1 ein besseres. Die zweite Gruppe von 21 Patienten wurde mit Erfolg behandelt: Bei zwei Drittel von ihnen wurde das EKG besser oder normal. Das erste Diapositiv zeigt dies. Vor der Behandlung ist der Blutdruck 215/130 mm Hg, 2 Jahre später 180/115 mm Hg. Sie sehen die besseren T-Zacken in Ableitung 1, 2, V 4 und V 6. Dieser Patient vernachlässigte nach 1959 die Behandlung und das EKG wurde wiederum schlechter. Sieben andere Fälle zeigten nicht die gleiche Korrelation zwischen Blutdruck und EKG. So hatten wir z. B. einen Patienten mit sehr hohem Blutdruck und einem normalen EKG, das nach der Behandlung völlig unverändert blieb: 1958 betrug der Blutdruck 215/130 mm Hg, und Sie sehen ein normales EKG; 2 Jahre später, mit einem ganz normalen Blutdruck von 160/95 mm Hg sehen Sie dasselbe normale EKG. Das letzte Bild zeigt Ihnen einen anderen Typus der Beziehung zwischen EKG und Blutdruck: Es ist ein Fall von maligner Hypertonie mit einem Blutdruck von 280/160 mm Hg. Nach einmonatiger Behandlung fällt der Blutdruck etwas — 255/150 mm Hg — und das EKG ist schlechter. Ich habe diese Bilder nur gebracht, um zu zeigen, daß für den Kliniker die Blutdruckwerte allein nicht notwendigerweise das Ausmaß des Hypertonieleidens wiedergeben.

REUBI: Ich möchte fragen, ob irgend jemand von Ihnen Erfahrungen mit der totalen Adrenalektomie hat.

HOOBLER: Wir hatten lediglich einen Fall. Es ging ihm nicht viel besser, und er benötigte zur Substitution soviel Cortison, daß sich die Hypertonie wieder einstellte.

SCHWARTZ: BLAKEMORE und ZINTEL führten bei 44 Hochdruckpatienten bilaterale und totale Adrenalektomien aus, die durch das von ADSON inaugurierte Verfahren ergänzt wurden. Die Operationsmortalität war hier größer als bei der sympathektomierten Gruppe, aber andererseits führte die Adrenalektomie zu einem stärkeren Blutdruckabfall und zu einer eindeutigeren Verbesserung des EKG und des Augenhintergrundes.

HOOD: Ich möchte Ihnen, Herr REUBI, eine Frage zu dem einen Diapositiv stellen, auf dem Sie eine schnelle Abnahme der Nierenfunktion bei unbehandelten Patienten zeigten, während Ihre behandelten Patienten nur eine geringe Abnahme aufwiesen. Ich vermute, daß diese Nierenfunktionsuntersuchungen bei einem sehr viel niedrigeren Durchströmungsdruck durchgeführt wurden. Es ist mir nicht klar, ob Sie den Blutdruck wieder langsam auf die Werte vor der Behandlung ansteigen ließen, bevor Sie Ihre zweite oder dritte Clearance-Untersuchung während der aktiven Behandlung ausführten, oder ob Sie den Gefäßwiderstand der Nieren bei den Clearance-Kontrollen unter Behandlung berechnet haben.

REUBI: Dies ist ein wichtiger Punkt. Bei früheren Untersuchungen konnten wir eine Art "Rebound" beobachten, wenn wir die Behandlung zur Durchführung der renalen Clearance-Teste unterbrachen. Daher glaube ich, daß wir nicht berechtigt sind, die Behandlung zu unterbrechen, und daß wir die vergleichenden Untersuchungen bei niedrigem Blutdruck durchführen müssen. Sämtliche der gestern gezeigten Fälle wurden unter den Bedingungen einer ununterbrochenen Behandlung untersucht.

HOOD: Haben Sie den renalen Widerstand berechnet?

REUBI: Nein, das habe ich nicht.

HOOBLER: Noch ein Punkt. Ich nehme an, daß Sie die Befunde von MOYER und CORCORAN über die allmähliche Verbesserung der Nierenfunktion nach lang anhaltender Blutdrucksenkung kennen. Haben Sie irgendeine Erklärung für die Differenz der Ergebnisse?

Reubi: Ich glaube nicht, daß eine grundsätzliche Differenz zwischen Moyers Ergebnissen und unseren besteht, aber vielleicht müßte ich dazu noch einige weitere Diapositive, die ich gestern nicht zeigte, vorführen. Wir können bei den behandelten Fällen fast jede Art der Reaktion beobachten. Bei einigen Fällen können Sie bloß einen Stillstand der Verschlechterung der renalen Funktion sehen. In anderen Fällen findet sich zu Beginn ein weiterer Abfall der Nierenfunktion und später eine Stabilisierung auf diesem niedrigen Niveau. Und bei wieder anderen können Sie einen initialen Abfall und eine nachfolgende Verbesseruug beobachten. Ich habe ja nur Mittelwerte gezeigt. Zweifellos können in bestimmten Fällen wirkliche Verbesserungen der Nierenfunktion eintreten. Jedoch besteht andererseits kein Zweifel, daß innerhalb der gesamten behandelten Gruppe eine weitere Abnahme der glomerulären Filtrationsrate eintritt. Ich weiß, daß eine gewisse Diskrepanz zwischen den Werten von Moyer und den unseren besteht. Vielleicht sind Moyers Schlußfolgerungen etwas zu optimistisch.

Schroeder: Darf ich Ihnen eine Frage stellen, Herr Reubi? Beim Studium der Blutdruckwerte in Ihren Diapositiven vorhin schien mir, daß nicht immer eine strenge Normotension erreicht wurde und daß gelegentlich diastolische Werte von 100—120 bestehen blieben. Haben Sie Ihre Ergebnisse daraufhin analysiert, ob diejenigen Patienten, bei denen Normotension erreicht wurde, eine Veränderung der Nierenfunktion aufwiesen, die sich von derjenigen der Patienten mit persistierender Hypertonie unterschied?

Reubi: Ich bedaure, daß Sie den Eindruck erhielten, nicht alle zur Gruppe der behandelten Fälle gehörenden Patienten seien adäquat behandelt worden; wir dachten, sie seien es. Wie Herr Hoobler erwähnte, glaube ich, daß die absoluten Werte des Blutdrucks nicht so wichtig sind wie die relative Blutdrucksenkung. Wenn Sie z. B. einen Patienten mit einem Blutdruck von 300/180 mm Hg vor der Behandlung nehmen und dessen Blutdruck auf 180/110 mm Hg herunterbringen, dann ist dies meiner Meinung nach ein zufriedenstellendes Resultat, obgleich kein normaler Wert erzielt worden ist.

Schroeder: In diesem Punkt kann ich nicht mit Ihnen übereinstimmen. Unsere Therapieergebnisse zeigten eindeutig, daß die Normotension nicht nur wünschenswert, sondern notwendig ist, um eine Besserung des hypertensiven Prozesses zu erreichen. Natürlich kann man das nicht immer erreichen, wenn die Nieren schwer erkrankt sind.

Dahl: Es ist hier wiederholt über Patienten diskutiert worden, die auf die medikamentöse Behandlung nicht ansprechen. Ich sehe keine solchen Patienten. Meine Ergebnisse entsprechen denen von Herrn Schroeder, obgleich sie zahlenmäßig gering sind, da die Therapie für uns nicht von primärem Interesse war. Wir haben die Dosierung der Medikamente so lange erhöht, oft auf sehr hohe Dosen, bis es gelang, den Blutdruck signifikant zu senken. Meine Erfahrungen sind zahlenmäßig begrenzt, aber umfassen Patienten mit maligner Hypertonie. Alle Patienten waren hospitalisiert und standen oft über lange Zeit unter sehr genauer Beobachtung, dank den einzigartigen Forschungsmöglichkeiten unserer Abteilung in Brookhaven. Wie waren die Ergebnisse von anderen, die über eine größere klinische therapeutische Erfahrung als ich verfügen?

Pickering: Ich sehe Patienten, die nicht reagieren.

Hilden: Es ist ein großer Unterschied, ob man Patienten im Krankenhaus oder nach ihrer Entlassung behandelt. Hinsichtlich der Krankenhauspatienten würde ich annehmen, daß es nur sehr wenige Fälle gibt, bei denen wir den Blutdruck nicht herunterbringen können.

Peart: Wir haben — ich glaube von Herrn Hoobler und Herrn Schroeder — viel darüber gehört, wie wichtig es ist, daß der Blutdruck von den Patienten zu Hause gemessen wird, und wie der therapeutische Erfolg dadurch verbessert wird. Ich bin bereit, dies zu glauben, aber ich wüßte gern, ob Sie uns einige Zahlenangaben über die Verbesserung der Blutdruckkontrolle geben können. Wieviel Prozent werden wirklich besser bei diesem Vorgehen? Ist das Verfahren besser als die einzelnen Blutdruckmessungen, welche die meisten von uns bei der üblichen Hypertoniebehandlung benutzen? Dies möchte ich tatsächlich gern wissen, denn wenn diese Methode wirklich erfolgreich ist, wäre es sehr wichtig, Zahlen zu kennen.

Schroeder: Ich möchte ein Wort zu dem von Herrn Dahl angeschnittenen Problem sagen. Wir haben bis jetzt noch keine frischen, unbehandelten Hypertoniker gesehen, die Medikamenten gegenüber resistent waren. Andererseits haben wir es oft erlebt, daß die Hypertonie nach intermittierender Therapie resistent wurde. Der sicherste Weg, eine Toleranz oder Resistenz hervorzurufen, ist der, eine Behandlung für einige Tage durchzuführen, aufzuhören, wieder zu behandeln, aufzuhören und wieder zu beginnen. Auf diese Art läßt sich sogar eine extreme und anscheinend totale Resistenz gegenüber einer intravenösen Therapie mit hohen Dosen hervorrufen. Wir waren von diesem Phänomen so beeindruckt, daß wir nach einem die Medikamente zerstörenden Enzym in der Kaninchenleber gesucht haben. Wir hören mit der einmal begonnenen Behandlung nicht auf; wir lassen den Blutdruck nicht aus der Kontrolle. Ich erinnere mich eines Patienten, der vorher gut auf Medikamente ansprach und dessen diastolischer Blutdruck nach 3,0 g Hexamethoniumchlorid und 1,0 g Hydralazin, schnell intravenös gegeben, nur für 15 min um 10 mm Hg abfiel. Eine derartige Resistenz hatte sich als Ergebnis mangelnder Mitarbeit des Patienten entwickelt. Ein gleichmäßig und ständig gesenkter Druck ist notwendig für die Behandlung. Wir können dieses Phänomen nicht erklären.

Reubi: Kann jemand die Frage von Herrn Peart beantworten?

Hoobler: Ich glaube, wenn der Blutdruck des Patienten nach den in der Sprechstunde gemessenen Werten ausreichend gesenkt erscheint, dann brauchen Sie keine häuslichen Messungen, es sei denn, es treten Nebenwirkungen auf, die an eine Hypotonie denken lassen. Ich glaube aber, daß oft, wenn die in der Sprechstunde gemessenen Blutdruckwerte des Patienten sehr hoch sind, man nicht sicher ist, wie sie zu Hause sein mögen. Manchmal sind hohe Werte in der Sprechstunde und zu Hause normale Werte. Manchmal gehen die hohen Sprechstundenwerte mit hohen häuslichen Werten parallel und weisen auf ein Versagen der Behandlung hin. Ich vermute, daß der Unterschied zwischen den Sprechstundenwerten und den häuslichen Werten im Durchschnitt — mit großen Schwankungen — etwa 20 bis 30 mm Hg beträgt. Möchten Sie dazu etwas sagen, Herr Freis?

Freis: Ja, ich bin der gleichen Meinung. Bei den großen Patientengruppen der Veterans Administration-Gemeinschafts-Untersuchung, besonders bei den Patienten unter Ganglienblockern, würden wir auf Grund der Sprechstundenwerte allein geschlossen haben, daß die Blocker in den verwendeten Dosierungen fast wirkungslos waren. Aber sie ergaben eine sehr gute Wirkung in bezug auf den zu Hause gemessenen Blutdruck. Dies würde bedeuten, daß ein Vorteil der zu Hause gemessenen Blutdruckwerte — zumindest nach unserer Erfahrung — darin liegt, daß sie den Arzt auf Grund der irreführenden hohen Werte in der Sprechstunde vor einer Überdosierung bewahren. Dadurch vermeiden wir weitgehend die lästigen Nebenwirkungen, die den Patienten bei der Fortführung seiner Behandlung so entmutigen. Darüber hinaus erlauben die häuslichen Blutdruckwerte eine Anpassung der Dosis nach oben oder unten, je nach den Erfordernissen des Augenblickes, wie Herr SCHROEDER es so trefflich auseinandergesetzt hat. Schließlich sieht der Patient selbst die Notwendigkeit der Medikation ein, was sein Verständnis und seine Mitarbeit wesentlich fördert, ebenso wie bei den häuslichen Urinzuckerbestimmungen beim Diabetes mellitus.

Die Gefäßerkrankung bei der Hypertonie

Von

P. IMHOF, I. H. PAGE und H. DUSTAN

Die Forschung der vergangenen Jahre hat einige Aufklärung über die Beziehungen zwischen Hypertonie und den damit verbundenen Gefäßkrankheiten gebracht. Es handelt sich um ein wichtiges Problem, da die Hypertonie vorzeitigen Tod und Arbeitsunfähigkeit verursacht, die im Falle der malignen Form Folge einer Arteriolenerkrankung, im Falle der „benignen" Form Komplikationen der Arteriosklerose sind. Klinische und Laboratoriumsuntersuchungen haben die Beziehungen zwischen erhöhtem arteriellen Blutdruck und nekrotisierender Arteriolenerkrankung, Arteriolosklerose und Arteriosklerose aufgezeigt. Die einzig verwertbaren klinischen Untersuchungen betreffen den klinischen Verlauf der behandelten malignen Hypertension, eines Syndroms, das im allgemeinen unbehandelt in 1—2 Jahren letal verläuft. Bei der „benignen" essentiellen Hypertonie mit ihrem über viele Jahre gehenden Verlauf sind entsprechende Untersuchungen noch nicht abgeschlossen.

Hypertonie und Arteriolen-Erkrankung

1938 beschrieben KEITH, WAGENER und BARKER (*1*) den schnellen tödlichen Verlauf der malignen Hypertonie; 79% ihrer Patienten waren 1 Jahr nach der Diagnosestellung gestorben. Der Tod trat im allgemeinen durch Urämie infolge der renalen Arteriolonekrose und Thrombonekrose ein. Weniger häufige Todesursachen sind die intracerebrale Blutung, die hypertensive Encephalopathie und das Herzversagen; atherosklerotische Komplikationen sind selten.

Eine wirksame antihypertensive Behandlung verändert entscheidend den klinischen Verlauf der malignen Hypertonie. Wir haben über die Behandlungsergebnisse bei 84 Patienten berichtet, die über Zeiträume von 1—7 Jahren beobachtet wurden (*2*). 70% überlebten 1 Jahr; 50% 3 Jahre und 26% 6 Jahre. Von den 52 Patienten, die verstarben, erlagen nur 9 der malignen Nephrosklerose, und sogar bei diesen war die Überlebenszeit verlängert. Ähnliche

Behandlungsergebnisse sind von PERRY und SCHROEDER (*3*) und von HARINGTON, KINCAID-SMITH und MCMICHAEL (*4*) berichtet worden.

Eine Erklärung für diese Änderung des klinischen Verlaufs der malignen Hypertonie gab eine Autopsiestudie der malignen Nephrosklerose von MCCORMACK, BÉLAND, SCHNECKLOTH und CORCORAN (*5*). Von 100 untersuchten Fällen hatten 19 eine antihypertensive medikamentöse Behandlung erhalten, die in 14 Fällen zu einem über viele Monate anhaltenden Abfall des arteriellen Druckes geführt hatte; bei den verbleibenden 5 Fällen betrug die Behandlungsdauer 3 Tage bis 4 Monate. Bei den unbehandelten Patienten waren die Aa. arcuatae und interlobulares verdickt mit Fragmentierung und Verdoppelung der Elastica. Arteriolonekrose und -thrombose waren häufig. Bei der behandelten Gruppe waren die Zeichen der akuten Gefäßschädigung deutlich geringer oder fehlten völlig. Bei den 5 Patienten, die nur eine kurzfristige Behandlung erhalten hatten, waren Nekrose und Thrombose zwar vorhanden, aber in viel geringerem Umfang, während bei den 14 über lange Zeit behandelten Patienten diese Veränderungen praktisch fehlten. Die noch vorhandene Gefäßerkrankung zeigte sich in einer Verdickung der Arterien- und Arteriolenwandungen und gelegentlicher Obliteration des Lumens durch Bindegewebe. Diese Ergebnisse demonstrieren, daß die Verminderung des arteriellen Druckes bei der malignen Hypertonie die Nekrose im Bereich der Nierenarterien und -arteriolen hemmt, aber nicht alle Zeichen einer Gefäßerkrankung verhindert; sie erklären auch die geringere Sterblichkeit durch schnell fortschreitende Urämie.

Die Beziehungen zwischen Hypertonie und Gefäßerkrankung sind bei Ratten untersucht worden, die einer partiellen Niereninfarzierung unterworfen und von einer Woche bis zu 2 Monaten beobachtet wurden; einige erhielten Hydralazin, welches den arteriellen Blutdruck fast auf normalem Niveau hielt (*6*). Unbehandelte Ratten entwickelten eine generalisierte Gefäßerkrankung. Wenn die Hydralazin-Behandlung gleichzeitig mit der renalen Infarzierung einsetzte, waren die renalen und extrarenalen Zeichen der Gefäßerkrankung minimal. Wenn die Behandlung nach einem Monat abgebrochen wurde, entwickelte sich in den folgenden 4 Wochen eine schwere, akute Gefäßerkrankung. Wenn mit der Hydralazin-Behandlung nach einmonatigem Bestehen der Hypertonie begonnen wurde, ergab die Untersuchung 4 Wochen später Heilung und Vernarbung der Gefäßläsionen. Diese Experimente zeigen, daß bei der Ratte mit Hochdruck — ebenso wie beim Menschen — akute Gefäßläsionen heilen, wenn der arterielle Druck herabgesetzt wird. Sie demonstrieren auch, daß bei Ratten die Entwicklung der Gefäßerkrankung teilweise eine Funktion des arteriellen Druckes ist. Eine solche Beziehung ist bis jetzt für die essentielle Hypertonie noch nicht schlüssig nachgewiesen worden.

Hypertonie und Arteriosklerose

Die vorzeitige Arteriosklerose ist eine Begleiterscheinung der Hypertonie. Dies erklärt die große Häufigkeit von arteriosklerotisch bedingten Komplikationen bei Patienten mit „benigner" essentieller Hypertonie. Die Entwicklung der Arteriosklerose scheint ein sehr langsam verlaufender Prozeß zu sein, und dies kann der Grund sein, warum die arteriosklerotischen Komplikationen bei der malignen Hypertonie selten sind, weil hierbei die Progredienz der Arteriolenerkrankung so rasch ist, daß keine Zeit zur Entwicklung einer Arterienerkrankung vorhanden ist. Wenn das maligne Syndrom erfolgreich behandelt wird, kann die Arteriosklerose eventuell manifest werden.

Die Typen der Arteriosklerose, die man bei der behandelten malignen Hypertonie im Gegensatz zur unbehandelten beobachtet, sind die Atherosklerose und die subintimale Fibroplasie. Die erstere verändert die cerebralen, coronaren und peripheren Arterien, die letztere die Aa. interlobares und arcuatae der Niere. Die Bedeutung der Arteriosklerose für die Lebenserwartung bei behandelten Patienten zeigt eine Analyse der Todesursachen (*2*). 52 unserer 84 behandelten Patienten starben; 8 starben an einer Hexamethonium-Pneumonie; 13 an einer cerebralen Hämorrhagie oder Thrombose; 7 an Myokardinfarkt; 2 an der Ruptur eines Aortenaneurysmas; 22 an Nierenversagen — 9 von diesen hatten einen abgeschwächten Verlauf einer malignen Nephrosklerose, und 13 lebten Monate oder Jahre, bis die renale Insuffizienz nicht mehr zu beherrschen war. Dieses späte Nierenversagen, das auf Grund einer subintimalen Fibroplasie der Aa. interlobares und arcuatae zu entstehen scheint, wird später noch beschrieben werden. Insgesamt waren von den 52 Todesfällen 35 die Folge arteriosklerotischer Komplikationen. 8 Patienten starben an Nebenwirkungen der Behandlung, und nur 9 verstarben an einer wenigstens einigermaßen für die maligne Hypertonie charakteristischen Ursache.

Die atherosklerotisch bedingten schweren Komplikationen bei behandelten Patienten mit maligner Hypertonie (d. h. cerebrale Hämorrhagien, Myokardinfarkt oder Ruptur eines Aortenaneurysmas) traten zwischen dem 5. und 66. Monat der Behandlung auf. Nur im Falle der cerebralen Gefäßerkrankung schien eine schlechte Blutdruckkontrolle eine Mitursache dieser letalen Komplikation zu sein. Bei 10 von 13 Patienten, die infolge cerebraler Hämorrhagie starben, blieben die diastolischen Blutdruckwerte im Liegen bei monatelanger oder jahrelanger Behandlung über 110 mm Hg. Nur bei 3 Patienten betrug der arterielle Druck ständig weniger als 110 mm Hg.

Diese klinischen Erfahrungen zeigen, daß behandelte Patienten mit maligner Hypertonie ebenso wie die mit „benigner" essentieller Hypertonie dazu neigen, eine letal verlaufende oder nicht mehr zu beherrschende Atherosklerose zu entwickeln. Der Grund für die Entstehung dieser Atherosklerose ist unbekannt, aber eine mögliche Erklärung kann zur Diskussion gestellt werden. Page (*7*) hat den Gedanken geäußert, daß der arterielle Druck die transmurale Lipoid-Filtration vermehrt und so den Boden für eine anormale Lipoid-Anreicherung mit nachfolgender Atherosklerose bereitet. Daraus folgt, daß der erhöhte arterielle Druck auch ohne anormale Plasma-Lipoidwerte zu einer pathologischen Lipoidanhäufung in den Gefäßwänden führen kann — und weiterhin, daß die Hypertonie bei Hyperlipämie und Hypercholesterinämie stärkere Gefäßschädigungen hervorrufen müßte als bei normalen Lipoidwerten. Dementsprechend fanden Bronté-Stewart und Heptinstall (*8*), daß eine Hypertonie bei hypercholesterinämischen Kaninchen die Entwicklung einer Atherosklerose stark beschleunigt, und Moses (*9*) konnte bei hypertensiven, hypercholesterinämischen Hunden arterielle Läsionen hervorrufen. Diese letztere Beobachtung scheint besonders bedeutsam, da Hunde keine Tendenz zur Entwicklung einer spontanen Atherosklerose haben. Um diese Möglichkeit weiter zu verfolgen, untersuchten wir die Plasmaprotein-Fraktionen und die Cholesterinwerte von Patienten mit Hypertonie (*10*, *11*). Wir fanden, daß viele Patienten mit maligner Hypertonie sowie Fälle mit essentieller Hypertonie und atherosklerotischen Komplikationen leicht erhöhte β-Globulin- und Cholesterinwerte hatten. Die Bedeutung solcher Erhöhungen kann erst dann beurteilt werden, wenn es möglich ist, Patienten mit schwerer Hypertonie über viele Jahre normotensiv oder normocholesterinämisch zu halten.

Bevor wirksame antihypertensive Medikamente zur Verfügung standen, konnte azotämischen Hypertonikern — auch solchen mit nur leichter Azotämie — kaum geholfen werden. Sympathektomie und Pyrogenbehandlung waren erfolglos, und die an sich aussichtsreiche natriumarme Diät wurde oft nicht strikt genug befolgt, um sie wirksam werden zu lassen. Die klinische Meinung war daher, daß das Vorliegen einer Azotämie eine irreversible Gefäßerkrankung anzeige, die durch eine Herabsetzung des arteriellen

Druckes nicht mehr beeinflußt werden könnte. Die Erfahrung der vergangenen 9 Jahre hat gezeigt, daß dieser Eindruck falsch war; denn bei mäßig azotämischen Patienten (Blutharnstoff bis 150 mg %) läßt sich oft das Leben durch eine wirksame antihypertensive medikamentöse Behandlung beträchtlich verlängern. In der Gruppe von Patienten mit maligner Hypertonie, die wir untersucht haben (*2*), wurden 13, die vor der Behandlung leicht bis mäßig azotämisch waren, deutlich gebessert. Die Behandlung führte zur Rückbildung von Retinablutungen und -exsudaten und zum Verschwinden des Papillenödems. Anfangs verbesserte sich die Nierenfunktion leicht oder zeigte zumindest keine Verschlechterung. Monate oder einige Jahre später wurde jedoch die Niereninsuffizienz unaufhaltsam. Der Unterschied im Verlauf dieses verzögerten Nierenversagens und der abgeschwächten Form der malignen Nephrosklerose wird aus der Tatsache deutlich, daß die erstere Gruppe unter der Therapie 14—60 Monate überlebte (durchschnittliche Überlebenszeit 27 Monate), während die letztere Gruppe weniger als 1 Jahr lebte. (5 dieser 9 Patienten starben innerhalb von 6 Monaten).

Die autoptischen Untersuchungen von McCormack, Béland, Schneckloth und Corcoran (*5*) haben die Ursache dieses verspäteten Nierenversagens geklärt. Von den 19 Fällen, bei denen eine antihypertensive medikamentöse Behandlung durchgeführt worden war, hatten 14 beträchtliche Senkungen des arteriellen Druckes erreicht, aber waren später einem Nierenversagen erlegen. Die Untersuchung der Nieren zeigte das fast völlige Fehlen einer nekrotisierenden Erkrankung der Arteriolen. Statt dessen wiesen die Aa. interlobares und arcuatae eine ausgeprägte subintimale Fibroplasie auf, die in einigen Fällen so fortgeschritten war, daß sie zum völligen Verschluß und segmentaler Nierenatrophie führte. Die Kontrolle des arteriellen Druckes war offenbar kein wesentlicher Faktor für die Entwicklung dieser Gefäßschädigung; denn in ungefähr der Hälfte der Patienten waren befriedigende Blutdruckwerte durch die Behandlung erreicht worden, bei der anderen Hälfte hatte die Behandlung nur zur orthostatischen Hypotension geführt.

Die Ursache dieser arteriellen Läsionen ist nicht bekannt. Es könnte sein, daß die Hypertonie eine Gefäßschädigung einleitet, die progressiv ist, und zwar auch dann, wenn der arterielle Blutdruck zu normalen oder fast normalen Werten gesenkt worden ist. Ob diese Schädigung speziell die Nierengefäße betrifft, ist unbekannt, da andere Gefäßgebiete nicht gleich intensiv untersucht worden sind. Die subintimale Fibroplasie ist offensichtlich nicht allein vom Vorhandensein einer Hypertonie abhängig, denn sie wurde auch nach teilweiser Niereninfarzierung bei Ratten beschrieben, obgleich bei diesen die Hypertonie durch Hydralazinverabreichung verhindert wurde und die extrarenalen Zeichen einer Gefäßerkrankung minimal waren (*6*).

Zusammenfassung

Eine wirksame antihypertensive medikamentöse Behandlung verlängert das Leben von Patienten mit maligner Hypertonie und unterdrückt die renalen und extrarenalen Zeichen einer nekrotisierenden Gefäßerkrankung. Klinische und Laboratoriumsuntersuchungen haben gezeigt, daß die renale Arteriolonekrose und Thrombose eine Folge des erhöhten arteriellen Blutdrucks sind.

Behandelte Patienten mit maligner Hypertonie sterben nicht an maligner Nephrosklerose, sondern an Arteriosklerose, und zwar entweder an Atherosklerose oder subintimaler Bindegewebsproliferation. Nur in bezug auf die cerebrale Gefäßerkrankung scheint die Senkung des arteriellen Blutdrucks zur Vermeidung arteriosklerotischer Komplikationen bedeutsam zu sein.

Patienten mit einer leichten bis mäßigen Azotämie vor Einsetzen der Behandlung können über viele Monate ohne Fortschreiten der Nierenschädigung leben, bis sich ein letales Nierenversagen entwickelt. Dieser klinische Verlauf wird durch einen progressiven subintimalen Einbau von Bindegewebe in die Aa. interlobares und arcuatae erklärt, welcher oft zu einer segmentalen Nierenatrophie führt.

Literatur

1. KEITH, N. M., H. P. WAGENER, and N. W. BARKER: Amer. J. Med. Sc. **197**, 332 (1939).
2. DUSTAN, H. P., R. E. SCHNECKLOTH, A. C. CORCORAN, and I. H. PAGE: Circulation (USA) **18**, 644 (1958).
3. PERRY, H. M., and H. A. SCHROEDER: A.M.A. Arch. Int. Med. **102**, 418 (1958).
4. HARINGTON, M., P. KINCAID-SMITH, and J. MCMICHAEL: Brit. Med. J. **1959**, 969.
5. MCCORMACK, L. J., J. E. BÉLAND, R. E. SCHNECKLOTH, and A. C. CORCORAN: Amer. J. Path. **34**, 1011 (1958).
6. MASSON, G. M. C., L. J. MCCORMACK, H. P. DUSTAN, and A. C. CORCORAN: Amer. J. Path. **34**, 817 (1958).
7. PAGE, I. H.: Circulation (USA) **10**, 1 (1954).
8. BRONTÉ-STEWART, B., and R. H. HEPTINSTALL: J. Path. Bact. (G.B.) **68**, 407 (1954).
9. MOSES, C.: Circulation Res. (USA) **2**, 243 (1954).
10. CORCORAN, A. C., L. A. LEWIS, H. P. DUSTAN, and I. H. PAGE: Ann. N.Y. Acad. Sc. **64**, 620 (1956).
11. CORCORAN, A. C., I. H. PAGE, H. P. DUSTAN and L. A. LEWIS: Cleveland Clin. Quart. **23**, 115 (1956).

Prophylaxe und Behandlung der „atheromatösen Komplikationen" der Hypertonie

Von

G. Schettler

Das mir gestellte Thema sollte insofern präzisiert werden, als die Atheromentwicklung der Arterien nur einen Teilaspekt der Arteriosklerose des Menschen darstellt. Die Verhärtung, der Elastizitätsverlust und die Lichtungseinengung der Arterien, welche dem klinischen Begriff der Arteriosklerose zu Grunde liegen, können pathologisch-anatomisch durch verschiedene Prozesse verursacht werden. Dem Nomenklaturkomitee der Amerikanischen Gesellschaft zum Studium der Arteriosklerose folgend, kann man eine Klassifizierung der Arterienerkrankungen nach folgenden Gesichtspunkten vornehmen:

1. Degenerative Arterienerkrankungen
   a) Atherosklerose
   b) Mediasklerose
   c) Arterionekrose
2. Produktive und/oder hyperplastische Arterienerkrankungen
3. Entzündliche Arterienerkrankungen
4. Kombinierte Formen.

Mit Bezug auf die chronische arterielle Hypertonie interessieren nur die ersten beiden Rubriken, nämlich die degenerativen Arterienerkrankungen und die produktiv-hyperplastischen Arterienerkrankungen.

Es sei festgehalten, daß es *spezifische* Hypertoniefolgen am Arteriensystem nicht gibt, wenn auch eingeräumt werden muß, daß bei chronischer arterieller Hypertonie produktive und/oder hyperplastische Arterienerkrankungen ausgesprochen häufig sind. Die Hyalinose der Arterien und Arteriolen ist bei chronischer arterieller Hypertonie sehr oft zu finden, und die Arteriolonekrosen sind ein pathologisch-anatomisches Substrat der sog. malignen Hypertonie. Die Entwicklung der Mediasklerose Mönckebergs ist keineswegs an eine allgemeine Hypertonie gebunden und in ihrem Verlauf davon völlig unabhängig. Der durch Mediasklerose verursachte Elastizitätsverlust der Arterien äußert sich bekanntlich in der großen

Blutdruckamplitude bei im ganzen mäßig erhöhten systolischen Blutdruckwerten. Hier kann man vom eigentlichen arteriosklerotischen Hochdruck sprechen, dem praktisch und klinisch keine besondere Bedeutung zukommt. Die in meinem Thema genannten atheromatösen Komplikationen als Teilerscheinung im gesamten Prozeß der Arteriosklerose stehen nicht am Anfang der Gefäßwandveränderungen, können aber den Verlauf der Arteriosklerose im Einzelfalle richtungweisend beeinflussen. In Arterien und Arteriolen mit kleinem Gefäßquerschnitt kann die Gefäßlichtung durch vorspringende atheromatöse Intimabeete eingeengt werden. Erweichungen, Ulcusbildungen, nachfolgende reparative Vorgänge, Thrombosierung, Sequestrierung, Blutungen beeinflussen nicht selten den klinischen Verlauf und die Prognose der Arteriosklerose. Alle diese Vorgänge sind durchaus keine spezifischen Hypertoniefolgen, aber es kann kein Zweifel sein, daß die chronische arterielle Hypertonie bedeutungs- und zahlenmäßig jene Grundkrankheit ist, die am stärksten zu frühzeitiger und schwerer Arteriosklerose disponiert. Bereits die alten Kliniker wie HUCHARD und v. BASCH sahen in „Erhöhungen des Maximalblutdruckes sehr häufig die Einleitung und Ursache der Arteriosklerose", und MARCHAND, dem wir die Einführung des Begriffes Atherosklerose verdanken, erkennt als Pathologischer Anatom die klinische Auffassung der örtlichen Drucksteigerung als ein pathogenetisches Prinzip der Arteriosklerose an. Dieser allgemeine Eindruck wurde durch Statistiken erhärtet. Mit allerdings unvollkommenen Methoden konnte SYDENSTRICKER 1933 auf Grund einer Morbiditätsstatistik wahrscheinlich machen, daß zwischen Höhe des Blutdruckes und Ausmaß der klinisch feststellbaren Arteriosklerose direkte Beziehungen bestehen. Wenn man von der klinischen Diagnose einer allgemeinen Arteriosklerose ausgeht, so haben rund 40% der Kranken eine Hypertension. Dieser Prozentsatz ist vermutlich noch höher, wenn man klinisch nicht faßbare Arteriosklerosen berücksichtigt und bedenkt, daß präexistente Hypertonien durch Herzversagen normotonisch oder hypotonisch werden können. Nach WAKERLIN haben 60% aller Kranken mit fixierter arterieller Hypertonie zum Zeitpunkt der ersten klinischen Diagnose ihres Hochdruckes die Zeichen der Arteriosklerose. Je länger der Hypertonus besteht, um so größer sind die Chancen für eine generalisierte Arteriosklerose. Auch auf Grund von Sektionsstatistiken gilt als gesichert, daß die chronische arterielle Hypertonie die Arteriosklerose begünstigt. In katamnestischen Erhebungen an den Pathologisch-anatomischen Instituten der Universitäten Basel und Marburg/Lahn haben wir mit KÖHL, SOLTH und WERTHEMANN nach Studium von rund 22000 Sektionsprotokollen die größte Verbreitung der allgemeinen Arteriosklerose und gleichzeitig das häufigste Auftreten von Coronarsklerose bei Hypertonie wahrscheinlich machen können. Insbesondere werden die *schweren* Formen der allgemeinen Arteriosklerose und speziell der Coronarsklerose durch die Hypertonie außerordentlich begünstigt. Gegenüber Normotonikern sind sie darüber hinaus in früheren Altersklassen nachweisbar. Nur bei *Diabetes mellitus* liegt die Häufigkeitsquote der schweren Coronarsklerosen noch höher. Wenn Hypertonie und *Diabetes mellitus* bei denselben Kranken auftreten, so finden wir schon vom 45. Lebensjahr ab praktisch immer schwere allgemeine Sklerosen und Coronarsklerosen. Die Kombination der beiden arterioskleroseférdernden Krankheiten ist unter allen an Hypertonie und Diabetes Leidenden bei Frauen häufiger (7,6%) als bei Männern (4,6%). Am wahrscheinlichsten tritt diese Verbindung von Hypertonie mit Diabetes zwischen dem 55. und 74. Lebensjahr auf, wie dies aus der Aufgliederung des Basler Materials ersichtlich ist.

RAU konnte unter 197 Hochdruckkranken des Freiburger Sektionsgutes in 30—40% aller Fälle eine schwere Aortensklerose nachweisen, während bei 735 Todesfällen ohne Hypertonie die entsprechenden Werte unter 5—10% je nach Altersklassen lagen. Noch deutlicher waren die Unterschiede für die Coronarsklerose, die in 50—80% der Hypertoniker nachzuweisen war, während sie bei Nichthypertonikern nur in 5% der Fälle bestand. Nach CLAWSON und BELL weisen 45% von Hypertonikerherzen eine schwere Coronarsklerose auf, 45% haben eine Sklerose mäßigen Ausmaßes, und nur 10% haben geringfügige Veränderungen. In rund zwei Drittel autoptisch bestätigter plötzlicher Coronartodesfälle fanden RABSON und HELPERN eine kardiale Hypertrophie als Ausdruck einer vorher bestandenen Hypertonie. Weitere Statistiken über das Verhältnis Hypertonie und Coronarsklerose stammen von ACKERMAN u. Mitarb., DAVIS und KLAINER, FISHBERG, MASTER u. Mitarb., MOSCHKOWITZ, TOBIAN, ANDERSON und KEITH.

Als indirekter Hinweis für Beziehungen zwischen Blutdruck und Arteriosklerose kann die Tatsache gelten, daß Hypotoniker weniger zu Arteriosklerose und degenerativen Herz- und Gefäßkrankheiten neigen als Normo- und Hypertoniker. Bei Blutdruckwerten, die 20 mm Hg unter dem zu erwartenden Normaldurchschnitt liegen, ist die Mortalität an Coronarkrankheiten nach HUNTER um rund 25% niedriger als bei Normotonikern und Hypertonikern. Nach unserem klinischen Material sind Coronarinfarkte bei chronischer Hypotonie außerordentlich selten. Unter 350 Infarktfällen fanden wir nur 4mal eine Hypotonie, d. h. *in weniger als 1%*. Hypotonien bei chronischer Herzinsuffizienz sind natürlich auszuscheiden. PAGE vertrat schon früh die Ansicht, daß blutdrucksenkende Maßnahmen bei bestehender chronischer arterieller Hypertonie das beste Prophylakticum der Arteriosklerose im allgemeinen und der Coronarsklerose im besonderen seien. Dieser Ansicht müssen wir vor allem hinsichtlich der coronaren und cerebralen Gefäßsklerose beipflichten, während für die Entwicklung peripherer Durchblutungsstörungen auf dem Boden der Arteriosklerose die chronische Hypertonie nur eine untergeordnete Rolle spielt. Dagegen muß man für die Pulmonalarteriensklerose auf Grund von anatomischen, physiologischen und klinischen Untersuchungen annehmen, daß sie durch chronische Hypertonie außerordentlich gefördert wird.

Die Behandlung der Hypertonie ist ein Beispiel für die gezielte Prophylaxe der Arteriosklerose unter Berücksichtigung ihrer Ätiologie und Pathogenese. Alle prophylaktischen und therapeutischen Maßnahmen müssen zweckmäßigerweise die Polyätiologie der Arteriosklerose des Menschen berücksichtigen. Jeder der hier angegebenen Faktoren kann als Anhaltspunkt für die Vorbeugung und Behandlung der Arteriosklerose angesehen werden. Aus diesem Ursachenbündel möchten wir nur einige der wichtigsten Möglichkeiten herausgreifen.

Von besonderer Aktualität sind die Beziehungen zwischen *Ernährung* und *Arteriosklerose*. Auf Grund von ethnologischen, klinischen, allgemeinen Morbiditäts- und Mortalitätsstatistiken kann man heute zwei Richtungen erkennen. Eine Gruppe, unter ihnen die Hauptvertreter ANCEL KEYS und NORMAN JOLLIFFE, vertritt den Standpunkt, daß jene Völker und Bevölkerungsgruppen besonders stark zu degenerativen Herzgefäßkrankheiten neigen, die ihren Calorienbedarf zum großen Teil durch Fette decken. Als Prototyp fettreicher Diäten werden die durchschnittlichen Kostformen der USA und der angelsächsischen Länder angesehen, die bis zu 40 und 45% der gesamten Tagescalorien durch Fette decken. Das andere Extrem sind die Kostformen z. B. der Japaner und Italiener, die nur zwischen 8 und 12% der Calorien durch Fette beziehen. KEYS und andere Forscher dieser Richtung nehmen ferner enge Beziehungen zwischen dem Fettgehalt der Diät, der Höhe des Serumcholesterins und der β-Lipoproteide einerseits, gefäßbedingter Todesursachen andererseits an. KEYS ist der Ansicht, daß er *kein Volk* und *keine Bevölkerungsgruppe* mit niedrigem Fettverzehr und niedrigem Serumcholesterin kenne, die eine hohe Quote an coronarbedingten Todesfällen aufweisen.

Diesen Anschauungen können andere Forscher und Forschergruppen nicht folgen. Auf Grund allgemeiner statistischer Einwände, die durch Untersuchungen repräsentativer Querschnitte bestimmter Völker und Bevölkerungsgruppen ergänzt wurden, haben Yerushelmi und Hilleboe, Yudkin, Stare u. Mitarb. sowie Pollak die Ansicht vertreten, daß keine direkten Beziehungen zwischen dem Fettgehalt der Nahrung einerseits, der Häufigkeit degenerativer Herzgefäßkrankheiten andererseits bestehen. In einer korporativen Studie von Page u. Mitarb. wurde die Ansicht vertreten, daß nach den bisher vorliegenden Untersuchungen keine zwingenden Gründe vorhanden seien, die bisher üblichen amerikanischen Diäten zu verändern und insbesondere den Fettverzehr rigoros einzuschränken. Auch die von verschiedenen Seiten geforderten Korrekturen bestimmter Fettqualitäten wurden in dieser Studie abgelehnt.

Kinsell, Sinclair, Jolliffe, Malmros u. a. Autoren sind der Meinung, daß die Arteriosklerose des Menschen und speziell die Coronarsklerose durch einen relativen und absoluten Mangel essentieller oder mehrfach ungesättigter Fettsäuren gefördert würde. Sinclair sieht in der Arteriosklerose des Menschen eine ausgesprochene Mangelkrankheit an essentiellen Fettsäuren. Selbst wenn man die als gesichert anzusehende Stoffwechselwirkung mehrfach ungesättigter Fettsäuren berücksichtigt, haben wir weder allgemein-statistische noch ausreichend begründete empirische Daten über die Bedeutung des Mangels an essentiellen Fettsäuren in der Nahrung für die Entwicklung der Atherosklerose. Das Verhältnis der mehrfach ungesättigten oder der essentiellen Fettsäuren zu den gesättigten Fettsäuren soll für Entstehung und Verlauf der Arteriosklerose wichtig sein. Auch diese Beziehungen sind nach den bisher vorliegenden Ergebnissen nicht gesichert. Wir stimmen auch für europäische Verhältnisse mit den Feststellungen von Page u. Mitarb. überein, daß bisher kein zwingender Grund besteht, den Fettgehalt der Nahrung ganz allgemein stark zu drosseln und *vorwiegend* Fette und Öle mit reichlich ungesättigten Fettsäuren zu bevorzugen. Man kann nicht die sog. „schlechten“ gesättigten Fette den „guten“ ungesättigten Fetten gegenüberstellen. Man sollte aber bei Arteriosklerosekranken und bei Personen, welche auf Grund ihrer Familienvorgeschichte und bei besonders zu Arteriosklerose disponierenden Grundkrankheiten gefährdet sind, die nützliche Wirkung der mehrfach ungesättigten Fettsäuren bezüglich der Senkung erhöhter Lipoide und bestimmter Lipoproteidklassen benützen. Wenn auch die diagnostische und prognostische Bedeutung der Plasmalipoide und Lipoproteide von höchst zweifelhaftem Wert ist, so besteht doch heute Übereinstimmung über die wichtige pathogenetische Rolle dieser Stoffklassen für den Arterioskleroseprozeß. Es ist daher ein allgemein anerkanntes Prinzip der Arteriosklerosetherapie, die

Senkung erhöhter Plasmalipoide und insbesondere erhöhter Plasmacholesterinwerte und die Normalisierung pathologischer Lipoproteidspektren anzustreben. Die Polyensäuren haben sich hier als besonders wirksam erwiesen. Wie Sie der Abbildung entnehmen wollen, kann man durch Zusatz polyensäurereicher Öle zur Kost eine Senkung erhöhter Serumlipide erreichen. Keys nimmt an, daß 2 g an Polyensäure reicher Öle die Wirkung von 1 g an gesättigten Fettsäuren reichen Fetten ausgleichen. Nach unseren Ergebnissen kann man auch mit einem geringeren Anteil an Polyensäuren eine Verminderung der Plasmalipoide erzielen. Es muß bei allen jenen Versuchen jedoch berücksichtigt werden, daß die quantitative und qualitative Zusammensetzung der Plasmalipide und Lipoproteide keinen sicheren Hinweis auf den Lipid- und Lipoproteidgehalt der Arterien erlauben. Weitzel u. Mitarb. konnten am Beispiel der Phenyl-äthyl-Essigsäure zeigen, daß die drastische Senkung der Serumlipide nicht zwangsläufig mit einer Reduktion des Lipoid- und Lipoproteidgehaltes sowie der arteriosklerotischen Veränderungen der Arterien einhergehen muß. Spontan atherosklerotische Hühner ließen unter der Einwirkung von Phenyl-äthyl-Essigsäure zwar einen Abfall des Serumcholesterins erkennen, doch nahmen der Cholesterin- und Lipidgehalt der Gefässe ebenso wie die arteriosklerotischen Veränderungen unter dieser Behandlung eher zu. Auch die Wirkung der Polyensäuren auf die Zusammensetzung der Gefäßwandlipide und den atherosklerotischen Prozeß ist bisher, wenigstens was die Arteriosklerose des Menschen angeht, nicht genügend erforscht. Trotzdem glauben wir in Anbetracht der wichtigen pathogenetischen Bedeutung der Serumlipide und -lipoproteide im Arteriosklerosegeschehen die Verwendung von Ölen mit mehrfach ungesättigten Fettsäuren bei Arteriosklerosekranken und bei Arteriosklerosegefährdeten empfehlen zu können. Der calorische Anteil der Fette an der Gesamtnahrung sollte überhaupt 25% nicht übersteigen. Damit wäre der Fettgehalt der bisher üblichen Kostformen auch in Europa für jene Patienten doch zu reduzieren. Etwa die Hälfte der durch Fett gelieferten Calorien sollte von Fetten und Ölen, die reich an Polyensäuren sind, geliefert werden. Bei Übergewichtigkeit sollte die Normalisierung des Körpergewichtes angestrebt werden.

Wenn auch von verschiedenen Forschern geleugnet wird, daß zwischen Übergewichtigkeit und degenerativen Herzgefäßkrankheiten Beziehungen bestehen (Keys), so muß man sowohl nach den Morbiditäts- und den Mortalitätsstatistiken wie nach den allgemeinen klinischen Erfahrungen annehmen, daß beträchtliches Übergewicht für Entwicklung und Verlauf der Arteriosklerose und speziell der Coronarsklerose nicht unwichtig ist. Vor allem die Kombination von Fettsucht mit Hypertonie ist als ungünstig zu betrachten. In derartigen Fällen ist die Gewichtsbeschränkung unbedingt notwendig. Das gilt auch für übergewichtige Patienten mit Stoffwechselkrankheiten vom Typ des *Diabetes mellitus* und der Gicht. Erfahrungsgemäß entwickeln sich auch bei jenen Kranken frühzeitig schwere Arteriosklerosen und Coronarsklerosen. Begleitende chronische arterielle Hypertonie ist ein weiterer sklerosebegünstigender Faktor. Hier sind auch die essentiellen Fettstoffwechselstörungen vom Typ der Hypercholesterinämie und Hyperlipämie zu nennen, die teilweise ausgesprochen familiär gehäuft vorkommen und bei denen schwere Coronarsklerosen schon in jugendlichen und mittleren Altersklassen vorkommen. Auch bei schweren Hypothyreosen kann man frühzeitig schwere Coronarsklerosen antreffen. Alle Maßnahmen, welche diese zur Arteriosklerose disponierenden Grundkrankheiten günstig beeinflussen, können im Einzelfalle auch als Prophylaktica und Therapeutica der Arteriosklerose angesehen werden.

Der Behandlungsplan eines Arteriosklerosekranken darf keineswegs die allgemeine Lebensführung vernachlässigen. Regelmäßige körperliche Bewegung, ausreichende Ruhepausen, planmäßige Urlaubsgestaltung, ausreichende Nachtruhe von 8 Std., die Vermeidung übermäßigen körperlichen und geistig-seelischen "stress" sind hier zu nennen. Sie im einzelnen zu erläutern, verbietet der Umfang dieses Referates. Ich verweise auf unsere Monographie über Arteriosklerose (Stuttgart: Thieme 1960).

Die medikamentöse Prophylaxe und Therapie der Arteriosklerose

Schilddrüsenwirkstoffe. Bei angeborenem Schilddrüsenmangel und bei hypothyreotischen Kindern imponieren mächtige Hyperlipämien, Hypercholesterinämien und Erhöhungen der β-Lipoproteide im Serum. Weniger stark ist die Hyperlipämie bei hypothyreotischen Erwachsenen. Jede Verbesserung der Schilddrüsenfunktion bewirkt ein Absinken erhöhter Lipoidwerte. Getrocknete Schilddrüsensubstanz (260—325 mg tgl.) bewirkt eine um so stärkere Abnahme des zirkulierenden Serumcholesterins und der Lipoproteide, je höher der Ausgangswert ist (STRISOWER u. Mitarb.). Nach Absetzen der Therapie werden die Ausgangswerte bald wieder erreicht. Serumcholesterin, Cholesterin, Phosphatid-Quotient, β-Lipoproteide euthyreotischer Coronarsklerotiker sinken auch unter L-Thyroxin und L-Trijodthyronin ab. Im Gegensatz zu Myxödematösen steigt aber der α-Lipoproteidgehalt nicht korrespondierend an. Die Essigsäureanalogen des Thyroxins und Trijodthyroxins, nämlich Tetrajodthyroessigsäure (TETRAC) und Trijodthyroessigsäure (TRIAC), verringern die zirkulierenden Plasmalipoide, während die Wirkungen auf den Grundumsatz geringfügiger sind. Es zeigte sich, daß die lipoidsenkende Wirkung der verwandten Substanzen nachläßt, so daß die Dosis erhöht werden muß. Die Wirkung der Trijodthyropropionsäure auf die Blutlipoide wird unterschiedlich beurteilt. BANSI fand weder einen cholesterinsenkenden Effekt noch eine Stoffwechselwirkung. MOSES und DANOVSKI fanden dagegen ebenso wie SACHS und ARONS sowie FLYNN u. Mitarb. eine gute Wirkung der Trijodthyropropionsäure auf die zirkulierenden Plasmalipoide und Lipoproteide. Die folgende Abbildung gibt die Serumlipidbewegungen bei einer Frau mit genuinem Myxödem wieder.

Demnach kann an einer serumlipoidsenkenden Potenz der Trijodthyropropionsäure kein Zweifel sein. Wenn somit von den Schilddrüsenwirkstoffen Effekte auf Lipide und Lipoproteide des Serums sicher anzunehmen sind, so sind die klinischen Erfahrungen in der Behandlung von Kranken mit *Angina pectoris* und mit Coronarinfarkten nicht ermutigend.

Bei der 47jährigen, normal-menstruierten Frau N. W. mit einem Grundumsatz von —26 und folgender J 131 Uptake: nach 2 Std. 4%, nach 24 Std. 7%, nach 48 Std. 9%, nach 72 Std. 6%, PBI = 0,520%/l Serum, haben wir durch Behandlung mit 3 mg Trijodthyropropionsäure p. d. (Tritopion Hoechst) eine sehr deutliche Wirkung auf die vor der Behandlung erhebliche Hyperlipämie erzielen können. Bei gleichbleibender Dosis von Tritopion haben sich die Serumlipide nunmehr normalisiert, das vorher stark lipämisch getrübte Serum ist klar, darüber hinaus sind die beträchtlichen klinischen Zeichen des Myxödems verschwunden. Röntgenologisch hat sich die myxödematöse Herzfigur normalisiert, und auch das EKG hat sich entsprechend verändert.

Selbstverständlich verbietet sich die Anwendung dieser Substanzen beim akuten Coronarinfarkt. Aber auch bei Überlebenden von Coronarinfarkten ist diese Therapie sehr problematisch, da es außerordentlich häufig zu einer Vermehrung oder dem Neuauftreten *pektanginöser* Anfälle kommt. Sie hören nach dem Weglassen der Schilddrüsenwirkstoffe auf und kehren mit der Wiederaufnahme der Therapie zurück (OLIVER und BOYD, STRISOWER). Vereinzelt wurden sogar unter der Behandlung mit Schilddrüsenwirkstoffen neuauftretende Coronarinfarkte und Todesfälle berichtet. Das besagt allerdings bei der Natur des Grundleidens nicht, daß diese auf die Schilddrüsenwirkstoffe zu beziehen seien. Auch nach unseren eigenen Erfahrungen können wir die Anwendung von Schilddrüsenwirkstoffen, Thyroxin und seinen Analogen TRIAC, TETRAC und Trijodthyropropionsäure, bei euthyreoten oder gar hyperthyreoten Patienten mit Coronarsklerose nicht vertreten. Bei Patienten mit eindeutiger Schilddrüsenunterfunktion sind sie allerdings das Mittel der Wahl. Auch bei Kranken mit intermittierendem Hinken haben wir unter der Therapie mit Schilddrüsenwirkstoffen keine Besserungen, sondern eher Verschlechterungen der Gehstrecke beobachtet. Wir möchten in Übereinstimmung mit OLIVER und BOYD annehmen, daß die Häufung coronarer Attacken und die Verschlechterung der Gehstrecke auf einer Steigerung des Stoffwechsels im Herzmuskel und der Skeletmuskulatur beruhen, die mit erhöhtem Sauerstoffbedarf einhergeht.

Sexualhormone und Arteriosklerose

Bekanntlich sind Coronarsklerose und obliterierende periphere Arteriosklerosen bei Frauen mit normalem Cyclus wesentlich seltener und schwächer als bei Männern vergleichbarer Altersklassen. Es wurde daher die Ansicht vertreten, daß Oestrogenmangel die Entwicklung der Coronarsklerose und damit von Coronarinfarkten begünstige. In Tierexperimenten wurde die antiarteriosklerotische Wirkung der Oestrogene wiederholt gefunden. Die zirkulierenden Plasmalipoide und -lipoproteide werden durch Geschlechtshormone ebenfalls beeinflußt. Der altersgebundene Anstieg der Plasmalipoide setzt bei Frauen später ein, erreicht bis zum Klimakterium die Werte der Männer und überschreitet sie dann. Vergleichbare Veränderungen betreffen die Lipoproteide. Zum Zeitpunkt der Ovulation und unmittelbar vor der Menstruation sinken Cholesterin, Phosphatide und β-Lipoproteide ab, steigen um den 4. Tag nach der Regel und in der Corpus luteum-Phase wieder an.

Es lag daher nahe, die Sexualhormone auch in der Prophylaxe und der Therapie der Arteriosklerose des Menschen zu verwenden. Die ersten Versuche wurden mit Androgenen durchgeführt. Bei peripheren Durchblutungsstörungen verschiedener Genese wurde die gute Wirkung von Testosteron wiederholt berichtet. Sie bezieht sich jedoch vorwiegend auf Patienten mit funktionellen Durchblutungsstörungen, während bei obliterierender Arteriosklerose die Androgene nicht angezeigt sein dürften. Hier hat man nun verschiedentlich Untersuchungen mit Oestrogenen durchgeführt (FURMAN u. Mitarb., BOYD u. OLIVER, MARMOSTON u. Mitarb., ADLERSBERG u. Mitarb., STAMLER u. Mitarb.). Man kann mit oestrogenen Stoffen erhöhte Serumcholesterinwerte und die β-Lipoproteidwerte senken, während die dichteren Klassen der α-Lipoproteide und die Phosphatide unter dieser Behandlung ansteigen. Die sog. „Nebenwirkungen“ aller verwandten Oestrogene einschließlich der Mischpräparate (Premarin) sind aber so stark, daß die langfristige Anwendung dieser Stoffe in der Behandlung der peripheren und coronaren Durchblutungsstörungen nicht vertretbar ist. Selbst bei niedrigen Tagesdosen von Äthinyloestradiol kommt es in einem hohen Prozentsatz der Fälle bei Männern zu Gynäkomastie, Abnahme und völligem Verlust der Libido, Hodenschmerzen, Erektionsstörungen, und man kann durch Hodenbiopsien schwerste Veränderungen am Keimepithel feststellen. Es wurden daher zahlreiche Derivate von Oestrogenen untersucht mit dem Ziel, bei gleicher Stoffwechselwirkung, insbesondere auf Lipoide und Lipoproteide, eine geringere Sexualwirkung zu erzielen. Mit einem derartigen Präparat (Manvene) wurden zunächst günstige Ergebnisse bei Kranken, die einen Herzinfarkt überlebt hatten, mitgeteilt. Aber auch hier waren die sog. Nebenwirkungen so beträchtlich, daß man eine derartige Therapie nicht empfehlen kann. Von besonderer Wichtigkeit sind klinische Berichte über die Wirkung langfristiger Oestrogengaben bei Coronarkranken (OLIVER und BOYD; STAMLER, PICK und KATZ). OLIVER und BOYD gaben 50 Patienten, die einen Herzinfarkt durchgemacht hatten, 200 μg Äthinyloestradiol pro Tag. Die Versuche wurden über $2^1/_2$ Jahre ausgedehnt. Nach 9monatiger Versuchsdauer erwies es sich als notwendig, die Dosis auf 300 μg bei 5 Männern heraufzusetzen, um die Wirkung auf das Plasmacholesterin aufrechtzuerhalten. Weitere 50 Patienten mit ähnlichen Krankheitszeichen erhielten ein Placebopräparat. Gegenüber der unbehandelten Kontrollgruppe ergab sich durch die Oestrogenbehandlung weder eine sichere Verbesserung der Morbidität noch der Mortalität der Coronarinfarktkranken, obwohl deutliche Effekte auf Serumlipoide und Lipoproteide erzielt wurden. Auch in der über $3^1/_2$ Jahre ausgedehnten Studie am Michael-Reese-Hospital von STAMLER u. Mitarb. konnte die nützliche Wirkung der Oestrogen-Therapie auf Morbidität und Mortalität der Coronarsklerose und der Coronarinfarkte nicht bewiesen werden. Als Tagesdosis wurden von dieser Gruppe 10 mg Premarin gegeben. Die Autoren äußern die Hoffnung, daß die noch weiterlaufenden Untersuchungen besser verwertbare Ergebnisse bringen, bezeichnen aber ihre bisherigen Resultate als nicht ermutigend. Die Versuche, durch Abwandlungen des Moleküls die sexualspezifischen Wirkungen der Oestrogene zu verringern, sind im vollen Gange. Die bisher vorliegenden klinischen Ergebnisse (CAVALLINI und MASSARINI, BANSI) verdienen unsere Aufmerksamkeit. Auch die mit MER im Tierversuch erzielten Wirkungen auf den Cholesterinhaushalt müssen in der Klinik noch untersucht werden.

Vitamin A + E + B_6 in der Arteriosklerosebehandlung

WEITZEL u. Mitarb. hatten in Versuchen an mehrere Jahre alten spontanarteriosklerotischen Hühnern gezeigt, daß Vitamin A einen erheblichen Rückgang der Fettplaques, des Gesamtfett- und des Cholesteringehaltes der Aorten herbeiführt. Durch gleichzeitige Verabreichung von Vitamin E wurde dieser Effekt verstärkt. Der Eingriff des Vitamin A in den Fett- und Cholesterinstoffwechsel ließ sich dabei auch an den Leberlipiden, jedoch nicht an den Serumlipiden nachweisen. In den Aorten der Tiere war eine Anreicherung des Vitamin A bei deutlicher Senkung der Gesamtlipide zu erkennen. Das Bindegewebe der Aorta wurde nach chemischen Analysen durch die Vitamine A + E nicht beeinflußt. Vitamin B_6 dagegen ließ die Aortenlipide unbeeinflußt, verminderte aber die bindegewebige Grundsubstanz, in höherer Dosis auch das Kollagen der Aortenwand. Bei kombinierter Verabreichung der Vitamine A + E und B_6 war daher eine Einwirkung auf Lipide und Bindegewebe der Aorta zu erwarten. Es zeigte sich jedoch, daß die Kombination A + E + B_6 gegenüber A + E allein keine Steigerung der antiarteriosklerotischen Wirkungen hervorruft. Die Versuchsergebnisse sprachen zudem eher dafür, daß durch die Anwesenheit von Vitamin B_6 der Effekt von Vitamin A + E abgeschwächt wird.

Nach diesen Experimenten wurde die Wirkung der Vitamine A + E + B_6 im doppelten Blindtest bei 269 Patienten mit peripherer Arteriosklerose, Coronarsklerose und sog. Cerebralsklerose über einen Zeitraum von insgesamt 12 Monaten untersucht. An diesen Untersuchungen waren die Med. Univ.-Kliniken Köln, Leipzig, Marburg, München, Tübingen, die Med. Univ.-Poliklinik Heidelberg sowie die Med. Klinik Stuttgart-Bad Cannstatt beteiligt.

Eine Besserung der subjektiven Beschwerden (pektanginöse Beschwerden, Claudicatio intermittens, Gedächtnisstörungen, Konzentrationsstörungen, cerebraler Schwindel) war nach den Vitaminen A + E bei 37%, nach den Vitaminen A + E + B_6 im doppelten Blindtest bei 31%, nach den Vitaminen A + E + B_6, wenn sie offen gegeben wurden, bei 39%, nach Placebo bei 26% der Patienten zu beobachten. Die unter den Vitaminen A + E erzielten subjektiven Erfolge sind durch die Besserung vor allem der cerebralen Ausfälle bedingt, während pektanginöse Beschwerden und Claudicatio intermittens auf arteriosklerotischer Basis durch die Vitamine gegenüber Placebopräparaten *nicht* sicher gebessert wurden. Betrachtet man die Symptome der einzelnen Patientengruppen mit coronaren, peripheren und cerebralen Durchblutungsstörungen, so sind Besserungen durch die verschiedenen Vitaminchargen gegenüber Placebo statistisch nicht zu sichern. Es fällt die hohe Zahl der durch Placebo überhaupt erreichten Besserungen auf. Sie beträgt für cerebrale Symptome 20%, für pektanginöse Beschwerden 32%, für Claudicatio intermittens 36%. Bemerkenswert sind ferner

Unterschiede in der Wirkung der offen deklarierten und der verschlüsselten Kombination A + E + B_6. Offen deklarierte Präparate wirkten wesentlich günstiger auf cerebrale Symptome und pektanginöse Beschwerden ein. Weder durch Kreislaufanalysen (Methode nach BRÖMSER-RANKE) noch durch Lagerungsprobe, EKG, Messung der Gehstrecke oder durch Prüfung der Serumlipide und der Gerinnungsfaktoren (KOMMERELL und BERGER) ließ sich durch die Vitaminbehandlung eine objektive Besserung arteriosklerotischer Symptome nachweisen. Die subjektiven Besserungen entbehren also der Stützung durch objektive Befunde. Auffälligerweise wurde bei verschiedenen Patienten unter der Einwirkung von Vitamin A + E eine schon makroskopisch sichtbare, erhebliche Lipämie beobachtet, die jedoch nicht die Regel ist.

Diese Studie mag ein Beispiel dafür sein, wie schwierig es ist, die pharmakologische Wirkung eines Präparates bei Arteriosklerose zu prüfen. Interessanterweise liegen die von uns erzielten Trefferquoten mit Placebo im Bereich der wiederholt und auch in der Behandlung der *Angina pectoris* gefundenen Größenordnung.

Die *pharmakologische Beeinflussung* des *Lipidstoffwechsels* kann die Resorption, Synthese, den intermediären Stoffwechsel einschließlich des Abbaues, den Zustand der Lipide im Plasma und in den Organen und schließlich ihre Ausscheidung betreffen.

Die Behinderung der Fett- und Cholesterinresorption durch Kieselsäuregel, Mineralöle oder Aluminiumhydroxydgel ist für die Praxis nicht verwertbar. Dagegen konnten POLLAK, BEST u. a. durch *β-Sitosterol* Cholesterin, Gesamtlipide und Neutralfette, in geringerem Ausmaß auch die Phosphatide des Plasmas senken. Auch an den Lipoproteiden zeigten sich vergleichbare Effekte. Diese mehrfach berichteten Ergebnisse konnten durch WILKINSON u. Mitarb. bei Menschen allerdings nicht bestätigt werden, und der praktische Wert dieser Therapie wird dadurch eingeschränkt, daß tgl. 18—25 g in einer Emulsion gegeben werden müssen.

Die Behinderung der Fettresorption durch Jodacetat und Phlorrizin via Phosphorylierung ist umstritten und praktisch wertlos. Auch die Blockade der Pankreaslipase durch Natrium-äthyl-sulfat ist klinisch nicht erprobt. Die Förderung der Cholesterinausscheidung über die Galle durch Cholagoga und lipotrope Stoffe ist wegen des enterohepatischen Kreislaufes des Cholesterins nutzlos. Der Abbau des Cholesterins im Darmtrakt durch verschiedene Colistämme via Cholestenon-Koprostanon-Koprostanol wird durch Antibiotica behindert. Möglicherweise ist die von uns beobachtete Hyperlipämie mit Streptomycin oder Breitbandantibioticis behandelter Patienten darauf zurückzuführen. Ich verweise ferner auf die

Arbeiten von ROSENHEIM u. WEBSTER, die mit Cerebrosiden die Koprostanolbildung aus Cholesterin förderten. Für die praktische Therapie haben diese Stoffe keine Bedeutung.

Die endogene Synthese des Cholesterins und der Neutralfette wurde mit *Phenyl-äthyl-Essigsäure* anzugreifen versucht. Klinische Behandlungen gehen auf Tierversuche von REDEL und COTTET zurück, die durch Phenyl-äthyl-Essigsäure erhöhte Plasmacholesterinwerte, wie übrigens auch später beim Menschen, senken konnten. Auch VOIGT u. Mitarb., PFLEGER und TIRSCHEK, TRENKMANN beobachteten günstige Wirkungen bei Hyperlipämien und Hypercholesterinämien. FRIEDRICKSON u. STEINBERG, die eine Hemmung der Cholesterinsynthese in Leberschnitten unter Phenyl-äthyl-Essigsäure beobachteten, vermißten die plasmalipoidsenkende Wirkung von Phenyl-äthyl-Butyrat und Phenyl-äthyl-Valerat ebenso wie OLIVER und BOYD. Nahezu alle ihrer Patienten klagten über Brechreiz, Erbrechen, Übelkeit. Auch wir konnten uns vom klinischen Wert der Substanz nicht überzeugen und haben außerdem erhebliche toxische Nebenwirkungen beobachtet. So kam es bei 2 Patienten zum Auftreten von Porphyrinen im Urin, die uns zum Absetzen des Präparates zwangen. Auch die bereits zitierten Ergebnisse WEITZELs lassen den Wert möglicher Cholesterinsenkungen im Serum durch Phenyl-äthyl-Essigsäure für die Therapie der Arteriosklerose zweifelhaft erscheinen. Aus diesen Versuchen ist zu schließen, daß von Hemmstoffen der Cholesterinsynthese nicht a priori antiarteriosklerotische Wirkungen zu erwarten sind, sondern eher von Stoffen, die den Umsatz und Transport von Cholesterin beschleunigen. Die Grundlagen und die klinischen Ergebnisse mit Phenyläthyl-Essigsäure wurden von meinem Mitarbeiter WILZ kürzlich eingehend besprochen.

Nicotinsäurebehandlung der Arteriosklerose

Das Natriumsalz der Nicotinsäure hat nach den Untersuchungen von SPIES u. Mitarb. eine starke vasodilatierende Wirkung. Sie wurde wiederholt in der Behandlung arteriosklerotischer Durchblutungsstörungen benutzt. Insbesondere wurden bei funktionellen Durchblutungsstörungen Nicotinsäureverbindungen angewandt. Man erzielt durch perorale oder parenterale Gabe eine starke Hyperämisierung der Haut, vor allem im Gebiet der oberen Extremitäten und des Kopfes. An den unteren Extremitäten sind diese hyperämisierenden Effekte wesentlich schwächer. Die Wirkung besteht in einer Erweiterung der kleinen und kleinsten Gefäße der peripheren Strombahn (Arteriolen, Capillaren, Venolen), in der Eröffnung kleiner arterio-venöser Anastomosen sowie in der Erweiterung von Kollateralgefäßen. Sie beginnt 1—2 min nach intravenöser Injektion, erreicht schnell ihren Höhepunkt und klingt nach 10 min wieder ab. Nach intramuskulärer Injektion ist die Wirkung verzögert, nach peroraler Zufuhr von 100 mg nicotinsaurem Natrium wird der Effekt nach etwa 10 min deutlich. Eine weitere Wirkung von Nicotinsäureverbindungen besteht in der Senkung erhöhter Serumcholesterinwerte, die von Altschul u. Mitarb., Steinmann und Schafroth, Parsons u. Mitarb., Nieper u. a. gefunden wurde. Nach Verabreichung von 1—3 g Nicotinsäure (!) pro Tag wurde eine dosisabhängige Senkung des Serumcholesterins um so stärker erreicht, je höher die Ausgangswerte waren. Patienten mit familiärer Hypercholesterinämie erwiesen sich häufig als refraktär. Die berichteten Senkungen des Cholesterins liegen zwischen 15 und 50% des Ausgangswertes. Auch die Gesamtlipide, die Gesamtfettsäuren, die β-Lipoproteide, nicht aber die Phosphatide, werden unter Nicotinsäure vermindert. Da die angewandten sehr hohen Dosen subjektiv meist recht erhebliche Nebenwirkungen, starkes Erythem, Hitzewallungen, Schwindelgefühl, Übelkeit, Brechreiz usw. hervorrufen, versuchte man auch mit geringeren Dosen auszukommen. Steinmann und Schafroth beschrieben wie Nava u. Mitarb. einen cholesterinsenkenden Effekt auch bereits von 50—300 mg Nicotinsäure pro dosi. In eigenen Untersuchungen haben wir derartige Effekte nicht mit genügender Sicherheit erzielen können. Es darf ferner als gesichert gelten, daß die lipoidsenkende Wirkung der Nicotinsäure bei längerer Anwendung nachläßt, so daß die Dosierung laufend erhöht werden muß, um genügende Stoffwechselwirkungen zu erzielen. Im Tierversuch bewirken maximale Nicotinsäuredosen eine Aktivierung der *Fibrinolyse* mit typischen Veränderungen des Thrombelastogramms (Imhof u. Mitarb., Weiner u. Mitarb., Kommerell u. Mitarb.). Das Wirkungsmaximum liegt zwischen 5 und 20 min post injektionem, nach 1 Std. sind im allgemeinen die Normalwerte wieder erreicht. Nach peroraler Medikation tritt die Wirkung verzögert ein, das Titermaximum wird nach einer Stunde erreicht, sinkt im Verlauf der nächsten Stunde wieder zur Norm ab. Die im Thrombelastogramm nachweisbare Verkürzung der Reaktionszeit, welche einer Hypercoagulabilität des Blutes entspricht, ist 1 Std. nach Injektionsende immer noch deutlich nachweisbar, dauert also länger als die Fibrinolyse. Ob daraus für die Therapie Nachteile erwachsen, läßt sich noch nicht beurteilen. Die bisher vorliegenden klinischen Beobachtungen ließen dafür keine Anhaltspunkte erkennen. Eine prophylaktische Verabreichung von Anticoagulantien zur Vermeidung der verstärkten Gerinnbarkeit wird verschiedentlich empfohlen. Die isher angewandten therapeutischen Nicotinsäuredosen, die eine poidsenkende Wirkung entfalten, lassen mit den bisherigen Methoən keine einwandfreie Aktivierung der Fibrinolyse erkennen. Es t aber vorstellbar, daß die üblichen nicht sehr sensiblen Methoden ktivierungen der Fibrinolyse nicht erfassen. Immerhin sind die linischen Beboachtungen von STEINMANN und SCHAFROTH be-.erkenswert, die bei Hemiplegikern unter der Nicotinsäuremedika-on weniger thromboembolische Komplikationen erlebten als ohne .ese Behandlung.

Die Wirkung der Nicotinsäure bei coronaren Durchblutungs-örungen ist bisher nicht ausreichend gesichert. Bei peripheren urchblutungsstörungen auf arteriosklerotischer Basis ist die Ver-əsserung der Hautdurchblutung, wie sie durch die Nicotinsäure 'zielt wird, nicht ohne weiteres erstrebenswert, da sie meist auf .osten der Muskeldurchblutung geht (HENSEL u. Mitarb.). Wir ıben bei Claudicatio intermittens auf arteriosklerotischer Basis ırch parenterale oder orale Nicotinsäure-Therapie keine befriedi-ınden Ergebnisse erzielen können.

Die Grundlagen der Nicotinsäure-Therapie in der Behandlung ɔn Gefäßerkrankungen, Indikation und Gegenindikation wurden ırzlich von meinem Mitarbeiter K. NEIKES referiert.

berflächenaktive Substanzen in der Behandlung der Arteriosklerose

Bekanntlich sind die Serumlipoide an Eiweiß gebunden. Die ;abilität dieser Symplexe, der Lipoproteide, wird durch natürliche mulgatoren gewahrt und durch künstliche Emulgatoren beein-ıßt. Zu den natürlichen Stabilisatoren gehören die Phospholipide ıHRENS und KUNKEL). Ein hoher Anteil von Phosphatiden ver-ag z. B. stark neutralfetthaltige Seren klar zu erhalten, die nach ıtfernung der Phosphatide milchig getrübt erscheinen. Derartige läreffekte der Phosphatide wurden auch therapeutisch ange-ındt. Mit Lecithinen verschiedener Zusammensetzung und Pro-nienz versuchte man auf peroralem Wege erhöhte Serumlipide zu niedrigen und den sog. Cholesterin-Phosphatidquotienten zu ver-ssern (STEINER und DOMANSKY, GROSS und KESTEN u. a.). Die irkung derartiger Präparate ist inkonstant und läßt offenbar bei ıgerer Anwendung nach. Bemerkenswert ist die lipoidsenkende irkung hochgereinigter Phosphatidfraktionen (KLENK, EIKER-ıNN), die bereits nach oraler Gabe von wenigen Gramm und intra-nöser Zufuhr von Milligramm-Quanten von verschiedenen Au-ren berichtet wurden (KNÜCHEL, KÜCHMEISTER, LEUPOLD, HETTLER u. Mitarb., SCHÖN, SCHRADE u. Mitarb.). SCHRADE ınnte mit einem an Linolsäure reichen Präparat (Lipostabil) auf parenteralem Wege einen deutlichen Kläreffekt auf alimentäre Lipämien erzielen. Fasoli u. Mitarb. konnten mit der präparativen Ultrazentrifuge unter dem Mittel eine Verschiebung der β-Lipoproteidklassen zugunsten der dichteren α-Lipoproteidklassen nachweisen, und Lasch u. Mitarb. konnten die Gerinnungsaktivität beeinflussen. Auch die Jodzahl des Serums wird verändert (Leupold).

Eine lipoidstabilisierende Wirkung kommt auch den Serumalbuminen zu (Pollak). Hochgereinigtes Humanalbumin kann Lipämien feiner dispergieren und Klärwirkung haben. Sie ist mit jener der heparininduzierten Lipoproteidlipase nicht identisch. Heparin und Heparinoide wurden auch in der Behandlung der Arteriosklerose versucht. Bekanntlich kommt es nach fetthaltigen Mahlzeiten zu passageren Lipämien, die durch Injektion von Heparin und Heparinoiden schlagartig aufgehellt werden. Diese Lipolyse geht mit der Bildung von Glycerin und freien Fettsäuren einher, deren Konzentration wiederum den Klärvorgang beeinflußt. Intermediär entstehen Di- und Monoglyceride. Heparin und Heparinoide setzen also einen Klärmechanismus in Gang, der offensichtlich durch eine Lipoproteidlipase (Korn) gesteuert wird. Da der Klärfaktor bei älteren Menschen und Arteriosklerosekranken vermindert ist, wurde einem Defekt des Klärfaktorsystems auch eine Bedeutung für die Pathogenese der Arteriosklerose beigemessen. Es schien erstrebenswert, diesen Defekt durch Heparin und Heparinoide auszugleichen. Neben zahlreichen günstigen Berichten (Engelberg, Graham u. Mitarb., Lit. s. Gubser sowie Heymann) gibt es auch negative Berichte über die langfristige Anwendung dieser Stoffe bei Arteriosklerose und speziell bei Coronarsklerose (Wilkinson). Während die Senkung erhöhter Neutralfettwerte im Serum durch Heparin und Heparinoide allgemein anerkannt wird, ist die Beeinflussung morphologischer Gefäßveränderungen umstritten. Um so wichtiger scheinen mir Mitteilungen über die günstige Beeinflussung sichtbarer Xanthome, wie sie im folgenden Fall erzielt wurde.

Bei dem heute 54jährigen Patienten Anton K., der an schwerer essentieller, familiärer Hyperlipämie mit disseminierten Xanthomen leidet, hatten wir im Laufe der letzten 9 Jahre zunächst vergeblich versucht, mit Inosit, Nicotinsäure, Cholin, Pyridoxin, Vitamin A + E, Hyaluronidase, ACTH und Prednison den Neutralfettgehalt des Serums zu reduzieren und die Xanthome zu beseitigen. Eine streng fettarme Diät konnte der Patient aus beruflichen Gründen, er ist im ambulanten Gewerbe tätig, nicht durchführen. Durch eine Dauertherapie mit Heparin und Heparinoiden haben wir die Serumlipide des Patienten normalisieren können, und die äußerlich sichtbaren Xanthome sind komplett verschwunden. Ferner ging die ursprünglich stark vergrößerte Leber auf normale Verhältnisse zurück und die anfallsweise auftretenden Herzschmerzen i. S. der Angina pectoris verschwanden. Objektiv ist eine doch deutliche Besserung der im EKG faßbaren coronaren Durchblutungsstörungen zu vermerken.

Wir leiteten die Behandlung im Januar 1958 mit dem Heparinoid Elheparin ein. Der Patient erhielt 14 Tage lang pro Woche 4 × 5000 E i.v. oder i.m. Nachdem eine leichte Epistaxis aufgetreten war, wurde diese Behandlung unterbrochen. Von März bis Dezember 1958 wurden anfänglich 3mal, später 2mal wöchentlich 300 mg Depot-Thrombocid i.m. gegeben. Obwohl der Patient während des ganzen Jahres 1959 keine weiteren Heparinoid-Injektionen erhielt und obwohl er keinerlei diätetische Einschränkungen einhielt, blieben die Serumlipide normal, und die Xanthome sind bisher nicht wiedererschienen. Auch die subjektiven Beschwerden traten bisher nicht wieder auf. Nach 1jähriger Unterbrechung der Heparinoid-Therapie bahnte sich ein allmählicher Wiederanstieg der Neutralfette im Serum an, worauf der Patient wieder 1mal wöchentlich 300 mg Depot-Thrombocid erhielt. Unter dieser Einstellung sind die Neutralfette weiterhin normal, der Patient fühlt sich wohl und ist frei von Hautveränderungen.

Ein gleichguter Effekt wurde bei einer 47jährigen Schwester des Patienten mit Heparinoiden erzielt, wobei die Normalisierung der Neutralfette im Serum durch einen Rückgang der ausgeprägten Hautxanthome gefolgt war.

Es bleibt abzuwarten, ob die Dauertherapie mit Heparin und Heparinoiden auch bei Arteriosklerosekranken ohne Xanthome, d. h. ohne massive Störungen des Fettstoffwechsels, erfolgreich ist. Bei Patienten mit essentieller familiärer Hypercholesterinämie sind die Wirkungen auf Serumlipide und coronare Durchblutungsstörungen umstritten. Ferner muß darauf hingewiesen werden, daß selbst relativ niedrige Dosen von Heparinoiden, die unter der gerinnungsaktiven Wirkung liegen, auf die Dauer toxische Effekte erzielen können (s. STUDER u. Mitarb.).

Zusammenfassend ist zu sagen, daß die Pharmakotherapie der Arteriosklerose zwar erfolgversprechende Ansatzpunkte zeigt, daß wir aber weit davon entfernt sind, den Schlüssel zu einer Kausaltherapie zu haben. Bei der Polyätiologie der Arteriosklerose des Menschen ist auch nicht zu erwarten, daß ein Universalmittel gefunden wird. Wie bei keinem anderen Leiden muß im Behandlungsplan bei Arteriosklerose die gesamte Lebensführung berücksichtigt werden, und es ist nicht damit getan, einige Medikamente zu verordnen, wenn erst einmal die Zeichen der arteriosklerotischen Durchblutungsstörungen aufgetreten sind.

Zusammenfassung

Nach einer Übersicht über die Disposition von Hypertonikern zu früher und schwerer Arteriosklerose werden die prophylaktischen und therapeutischen Möglichkeiten der Ernährung diskutiert. Es wird der Standpunkt eingenommen, daß die einseitige Bevorzugung polyensäurereicher Öle und Fette unter den Nahrungsfetten in der praktischen Diätetik von Arteriosklerosekranken nicht vertretbar ist. Bei Arteriosklerosekranken mit nachgewiesenen Fettstoffwechselstörungen wird jedoch angeregt, etwa die Hälfte der durch Fett gelieferten Calorien von polyensäurereichen Ölen liefern zu lassen. Der calorische Anteil der Fette an der Gesamtnahrung sollte 25% nicht übersteigen. Bei Übergewichtigkeit ist eine Gewichtsreduktion anzustreben. Wichtige prophylaktische Maßnahmen bei Arteriosklerose bestehen in der Behandlung eines vorhandenen Hypertonus sowie in der sorgfältigen Einstellung arterioskleroseбegünstigender Stoffwechselkrankheiten wie Diabetes mellitus, Gicht, essentieller Hyperlipämie und Hypercholesterinämie.

Schilddrüsenwirkstoffe, Thyroxin und seine Analogen, sind lediglich in der Behandlung hypothyreotischer Arteriosklerosekranker angezeigt.

Oestrogene können bei Männern mit Coronarsklerose nur vertreten werden, wenn ausgesprochen schwere Gefäßveränderungen vorliegen. Die Nebenwirkungen der Oestrogene sind so stark, daß sie deren Stoffwechselwirkungen im Sinne der Normalisierung pathologischer Lipid- und Lipoproteidspektren aufheben.

In einer Doppelblindstudie konnte keine überzeugende Wirkung der Vitamine A + E + B_6 bei Arteriosklerosekranken gefunden werden. Es wird ferner über die Wirkung von β-Sitosterol und Phenyl-äthyl-Essigsäure bei hyperlipämischen Arteriosklerosekranken berichtet. Bei arteriosklerotischen Durchblutungsstörungen der oberen Extremitäten sowie bei Cerebralsklerose und Überlebenden von Apoplexien kann das Natriumsalz der Nicotinsäure Nützliches leisten. Über spezielle Wirkungen auf Lipoidhaushalt und Fibrinolyse wird berichtet. Künstliche und natürliche Emulgatoren vom Typ der Phospholipide vermögen erhöhte Plasmalipidwerte herabzusetzen und pathologische Lipoproteidspektren der Norm zu nähern. Ihnen kommt ferner ein Kläreffekt zu.

Klärfaktor-induzierende Präparate vom Typ des Heparins und der Heparinoide können Durchblutungsstörungen bei Kranken mit essentieller Hyperlipämie beseitigen und vorhandene Xanthome ohne weitere diätetische Maßnahmen zum Verschwinden bringen. Es wird über klinische Ergebnisse berichtet. Auf die Problematik des Nutzens der Normalisierung von pathologischer Serumfaktoren für Prophylaxe und Therapie der Arteriosklerose wird hingewiesen.

Literatur

Ackerman, R. F., T. J. Dry, and J. E. Edwards: Circulation **1**, 1345 (1950). — Adlersberg, D.: Amer. J. Med. **23**, 769 (1957). — Ahrens, E. H., and H. G. Kunkel: J. exp. Med. **90**, 409 (1949). — Altschul, R.: Circulation **14**, 494 (1956).

Bansi, H. W.: Mkurse ärztl. Fortbild. **9**, 454 (1959). — Bansi, H. W.: Med. Klin. **54**, 673 (1959). — Basch, R. von: Über latente Arteriosklerose und deren Beziehung zu Fettleibigkeit, Herzerkrankungen und anderen Begleiterscheinungen. Wien: Urban & Schwarzenberg 1893. — Bell, E. T., and B. J. Clawson: Arch. Path. **5**, 939 (1928). — Best, M. M., Ch. H. Duncan, E. J. Van Loon, and J. D. Wathen: Circulation **10**, 201 (1954). — Best, M. M., Ch. H. Duncan, E. J. Van Loon, and J. D. Wathen: Amer. J. Med. **19**, 61 (1955).

Comesana, F., A. Nava, B. L. Fishleder, and D. Sodi-Pallares: Amer. Heart J. **55**, 476 (1958).

Davies, D., and M. J. Klainer: Amer. Heart. J. **19**, 185 (1940).

Eikermann, H.: Fortschr. Med. **74**, 381 (1956). — Engelberg, H., R. Kuhn, and M. Steinman: Circulation **13**, 489 (1956). — Engelberg, H., R. Kuhn, and M. Steinman: Circulation **14**, 498 (1956).

Fasoli, A., F. Salteri, and A. Cesana: Internat. Congr. Amer. Coll. of Chest-Physicians, Köln, Aug. 1956. — Fishberg, A. M.: Hypertension and

Nephritis. 5th Ed. Philadelphia: Lea 1954. — FLYNN, P. F., ST. SPLITTER, H. BALCH, and L. W. KINSELL: Circulation **20**, 984 (1959) (Vortragsref.). — FURMAN, H. F., R. P. HOWARD, L. N. NORCIA, and E. C. KEATY: Amer. J. Med. **24**, 80 (1958).

GRAHAM, D. M., T. P. LYON, J. W. GOFMAN, H. B. JONES, A. YANKLEY, J. SIMONTON, and S. WHITE: Circulation **4**, 666 (1951). — GROSS, P., and B. M. KESTEN: N. Y. St. J. Med. **50**, 2683 (1950). — GUBSER, J.: Medizinische **1956**, 1190.

HEYMANN, A.: Internist **1** (1960) (im Druck). — HUCHARD et JAQUES: Formes cliniques d'artériosclérose. Congr. franç. med. **10**, **5** (1908). — HUNTER, A.: J. Invt. Actuaries **70**, 60 (1939).

IMHOF, P., M. IMHOF, E. EICHENBERGER u. H. LAUENER: Schweiz. med. Wschr. **89**, 736 (1959).

JOLLIFFE, N.: Circulation **20**, 109 (1959).

KERNOHAN, J. W., E. W. ANDERSON, and N. M. KEITH: Arch. intern. Med. **44**, 395 (1929). — KESTEN, H. D., and R. SILBOWITZ: Proc. Soc. exp. Biol. N. Y. **49**, 71 (1942). — KEYS, A., J. T. ANDERSON, and F. GRANDE: Amer. J. clin. Nutr. **7**, **444** (1959). — KEYS, A., u. P. D. WHITE: Cardiovascular Epidemiology. New York 1956. — KINSELL, L. W., G. D. MICHAELS, R. W. FRISKEY, and S. SPLITTER: Lancet **274**, **334** (1958). — KNÜCHEL, F.: Therapiewoche **5**, 570 (1955). — KOMMERELL, B., u. H. D. BERGER: Klin. Wschr. **38**, 134 (1960). — KOMMERELL, B., u. H. D. BERGER: Persönliche Mitteilung. — KORN, E. D.: J. biol. Chem. **215**, 1 (1955). — KÜCHMEISTER, H., H. GOLDECK u. H. HAMMERS: Med. Klin. **51**, 1455 (1956).

LASCH, H. G., K. SCHIMPF u. W. WINNEWISSER: Medizinische **1958**, 944. — LEUPOLD, F.: Bull. schweiz. Akad. med. Wiss. **13**, 451 (1957). — LEUPOLD, F.: Z. Kreisl.-Forsch. **47**, 281 (1958).

MALMROS, H., and G. WIGAND: Lancet **273**, 1 (1957). — MARCHAND, F.: Verh. Kongr. inn. Med. **21**, 23 (1904). — MARMORSTON, J., O. MAGIDSON, J. J. LEWIS, J. MEHL, F. J. MOORE, and J. BERNSTEIN: New Engl. J. Med. **258**, 583 (1958). — MASTER, A. M.: Circulation **8**, 170 (1953). — MOSCHCOWITZ, E.: Virchows Arch. path. Anat. **283**, 282 (1932). — MOSES, C., and T. S. DANOWSKI: Circulation **20**, 988 (1959) (Vortragsref.).

NAVA, A., F. COMESANA, E. LOZANO, B. L. FISHLEDER, and D. SODI-PALLARES: Amer. Heart J. **56**, 598 (1958). — NEIKES, K.: Med. Welt. **1960** (im Druck). — NIEPER, H. A.: Med. Welt **1960**, 379.

OLIVER, M. F., and G. S. BOYD: Amer. Heart J. **47**, 348 (1954). — OLIVER, M. F., and G. S. BOYD: Lancet **271**, 1273 (1956). — OLIVER, M. F., and G. S. BOYD: Lancet **272**, 124 (1957). — OLIVER, M. F., and G. S. BOYD: Lancet **273**, 829 (1957).

PAGE, I. H.: Biol. Symposia **11**, 43 (1945). — PAGE, I. H., F. J. STARE, A. C. CORCORAN, H. POLLACK, and CH. F. WILKINSON: Fed. Proc. **18**, 47 (1959). — PAGE, I. H., F. J. STARE, A. C. CORCORAN, H. POLLACK, and CH. F. WILKINSON: Circulation **16**, 163 (1957). — PARSONS, W. B., F. W. P. ACHOR, K. G. BERGE, B. F. MCKENZIE, and N. W. BARKER: Proc. Mayo Clin. **31**, 377 (1956). — PFLEGER, L., und H. TIRSCHEK: Wien. klin. Wschr. **68**, 435 (1956). — POLLAK, O. J.: Geriatrics **6**, 182 (1951). — POLLAK, O. J.: Circulation **7**, 702 (1953). — POLLAK, O. J.: Circulation **14**, 309 (1956).

RABSON, S. M., and H. HELPERN: Amer. Heart J. **35**, 635 (1949). — RAU, H.: Klin. Wschr. **34**, 167 (1956). — REDEL, J., u. J. COTTET: C. R. Acad. Sci. (Paris) **236**, 2553 (1953). — ROSENHEIM, O., and TH. A. WEBSTER: Biochem. J. **35**, 920 (1941).

Schettler, G.: Klin. Wschr. **30**, 627 (1952). — Schettler, G.: Dtsch. med. Wschr. **78**, 264 (1953). — Schettler, G.: Medizinische **1955**, 1247. — Schettler, G.: Therapiewoche **7**, 106 (1956). — Schön, H.: Med. Klin. **54**, 1394 (1959). — Schön, H.: Med. Klin. **55**, 260 (1960). — Schrade, W., R. Biegler u. E. Böhle: Dtsch. med. Wschr. **83**, 1355 und 1396 (1958). — Schrade, W., R. Biegler u. E. Böhle: Schweiz. med. Wschr. **89**, 117 (1959). — Sinclair, H. M.: Lancet **270**, 381 (1956). — Solth, K., R. Köhl, G. Schettler u. A. Werthemann: Verh. dtsch. Ges. Path. **41**, 64 (1958). — Spies, T. D., W. B. Bean, and R. E. Stone: J. Amer. med. Ass. **111**, 584 (1938). — Stamler, J., R. Pick, and L. N. Katz: Ann. N. Y. Acad. Sci. **64**, 596 (1956). — Stamler, J.: Internat. Symposium on Drugs Affecting Lipid Metabolism. Milano 1960. — Stare, F. J., T. B. Van Itallie, M. B. McCann, and O. W. Portman: J. Amer. med. Ass. **164**, 1920 (1957). — Steinberg, D., and D. S. Fredrickson: Proc. Soc. exp. Biol. (N. Y.) **90**, 232 (1955). — Steiner, A., and B. Domanski: Arch. intern. Med. **71**, 397 (1943). — Steinmann, B., u. H. J. Schafroth: Ther. Umsch. **16**, 147 (1959). — Strisower, B., J. W. Gofman, E. F. Galioni, J. H. Rubinger, J. Pouteau, and P. Guzvich: Lancet **272**, 120 (1957). — Strisower, B., J. W. Gofman, E. F. Galioni, J. H. Rubinger, J. Pouteau, and P. Guzvich: In: Hormones and Atherosclerosis. Ed.: G. Pincus. New York: Acad. Press 1959. — Studer, A., F. Koller, P. Kaegi, K. Vogler, W. Oberhänsli und M. Kofler: Bull. schweiz. Akad. med. Wiss. **13**, 239 (1957). — Sydenstricker, E.: Arteriosclerosis, a Survey of the Problem. New York: 1933.

Tobian, L.: Minn. Med. **38**, 784 (1955). — Trenckmann, H.: Ärztl. Wschr. **11**, 423 (1956).

Voigt, K.-D., E. Gadermann, E. J. Klempien u. C. Sartori: Dtsch. Arch. klin. Med. **204**, 409 (1957).

Wakerlin, G. E.: Ann. intern. Med. **37**, 313 (1952). — Weiner, M., W. Redisch, and J. M. Steele: Proc. Soc. exp. Biol. (N. Y.) **98**, 755 (1958). — Weitzel, G., H. Schön u. F. Gey: Klin. Wschr. **33**, 772 (1955). — Weitzel, G., u. E. Buddecke: Klin. Wschr. **34**, 1172 (1956). — Weitzel, G., E. Buddecke u. H. König: Hoppe-Seylers. Z. physiol. Chem. **310**, 139 (1958). — Wilkinson, Ch. F. jr., E. Boyle, R. S. Jackson, and M. R. Benjamin: Bull. N. Y. Acad. Sci. **31**, 198 (1954). — Wilkinson, Ch. F. jr.: Circulation **8**, 444 (1953).

Yerushalmy, J., and H. E. Hilleboe: N. Y. St. J. Med. **1957**, **2343**. — Yudkin, J.: Lancet **273**, 155 (1957).

Weitere Literatur s. Schettler, G., Arteriosklerose. Stuttgart: Thieme 1960.

Diskussion

Steinmann: Herr Schettler hat die Nicotinsäure erwähnt. Darf ich Ihnen einige Diapositive über unsere Behandlung mit Nicotinsäure bei hemiplegischen Patienten zeigen? Wir behandeln sie zunächst mit intravenösen Injektionen, später mit 300 mg Nicotinsäure täglich über Monate. In der mit Nicotinsäure behandelten Gruppe trat im Verlauf von 46 Patienten-Monaten eine thromboembolische Komplikation auf. In der Kontrollgruppe ohne Nicotinsäure trat eine Komplikation im Verlauf von 13 Patienten-Monaten auf. Bei Fällen mit Vorhofflimmern ist der Unterschied sogar noch deutlicher. Wir verglichen unsere Resultate mit denen von McDevitt und Wright, die eine Langzeitbehandlung mit Anticoagulantien durchführten. Wie Sie sehen, besteht ungefähr dasselbe Verhältnis wie bei unseren Ergebnissen zwischen der Anticoagulantiengruppe und der Kontrollgruppe, d. h. je ein thromboembolischer Zwischenfall im Verlauf von 44 Patienten-Monaten mit und im Verlauf von 12,5 Patienten-Monaten ohne Anticoagulantien.

Zunächst gaben wir bei hemiplegischen Patienten Nicotinsäure unter dem besonderen Gesichtspunkt ihrer vasodilatierenden Wirkung auf die cerebralen Gefäße. Nachdem die fibrinolytische Aktivität der Nicotinsäure bekannt wurde, sah es so aus, als ob die Nicotinsäure thromboembolische Komplikationen verhüten könne. Die von uns angewendeten Dosierungen von Nicotinsäure sind nicht so hoch wie die, welche zur Erreichung einer zuverlässigen fibrinolytischen Wirkung gegeben werden müssen. Daher können wir nicht mit Sicherheit sagen, ob die gute prophylaktische Wirkung der Nicotinsäure hinsichtlich der thromboembolischen Zwischenfälle bei unserem hemiplegischen Patienten nur auf seine fibrinolytische Aktivität zurückzuführen ist. Zur gleichen Zeit untersuchten wir die Wirkung der Nicotinsäure auf das Serumcholesterin. Die meisten anderen Autoren verwenden für diese Zwecke höhere Dosierungen. Bei unseren relativ niedrigen Dosierungen sahen wir bei niedrigen Cholesterinwerten eine Zunahme, bei hohen Cholesterinwerten eine Abnahme, wenn auch nicht in allen Fällen. Wenn der Cholesterinwert vor der Behandlung mit Nicotinsäure normal war, trat keine wesentliche Änderung ein. Weitere Untersuchungen über die Nicotinsäure sind angezeigt.

Hood: Ich habe zwei Fragen. Eine an Herrn Schettler: Soweit ich verstanden habe, verwendeten Sie eine Diät mit 25% Gesamtfettgehalt, von der Sie die Hälfte als Pflanzenöl gaben. Nun, was bedeutet das? Bei einer Diät von 3000 Calorien 750 Cal. als Fett, d. h. 375 Cal. als Pflanzenöl. Das wären etwa 40 g Pflanzenöl täglich. Das liegt völlig innerhalb vernünftiger Grenzen und erlaubt eine über längere Zeit anwendbare Therapie. Wir haben einige Jahre lang ein sehr großes Material von essentiellen Hypercholesterinämien und essentiellen Hyperlipämien unter der Behandlung mit mehrfach ungesättigten Fettsäuren untersucht, und wir können die Patienten ohne Schwierigkeit dazu bringen, bis zu 50 oder 60 g täglich einzunehmen. Die Schwierigkeit ist nur, daß bei dieser Dosierung die Wirkung auf das Serumcholesterin bei unserem Material nur sehr gering ist, etwa eine Senkung von 30 mg-% bei täglicher Zufuhr von 50 g. Wirklich entscheidende Senkungen der Gesamtcholesterin- oder der Beta-Lipoproteid-Werte erhielten wir erst bei einer Diät von ungefähr 75 g Pflanzenöl täglich bei gleichzeitiger fettarmer Diät. Aber es war bei wenigstens 80% unserer Patienten unmöglich, dieses Regime über längere Zeit aufrechtzuerhalten. Das ist eine praktische Frage. Die Frage des Heparins bei der Hypertonie ist natürlich heikel. Man könnte häufigere kleine Dosen verwenden und würde so gerinnungshemmende Wirkungen vermeiden, während man immer noch die Klärwirkung aufrechterhält. Es müßte möglich sein, auf diese Weise vorzugehen.

Dann habe ich ein Frage, die mir unklar ist, nämlich die subintimale Hyperplasie der Nierenarterien. Bislang haben wir nur wenige Fälle von maligner Hypertonie gesehen, welche die von Ihnen beschriebene allmähliche Urämie entwickelten. Es waren, soweit ich mich erinnere, ausschließlich Fälle von chronischer Pyelonephritis, bei denen die fortschreitende Verschlechterung Folge der Infektion war und — wie zu erwarten — durch die antihypertensive Therapie nicht beeinflußt wurde. Das, was mich dabei erstaunt, ist, daß von der Cleveland Clinic-Gruppe geschätzt wird, daß die herdförmige subintimale Fibroplasie als Ursache der Stenose der Nierenarterien bei ungefähr 20% solcher Fälle auftritt. Was ich gern wissen möchte, ist folgendes: Bei wieviel Fällen aus diesem Material von 84 malignen Hypertonikern wurde vor Behandlungsbeginn eine Arteriographie gemacht? Können Sie mir diese Zahl nennen?

IMHOF: Herr HOOD, die von Ihnen erwähnte Nierenläsion infolge Stenose der Nierenarterien ist eine völlig andere Erkrankung als die, mit der wir uns jetzt befassen. Die Nierenläsion infolge Stenose der Nierenarterien besteht in einer lokalisierten Verengung des Hauptstammes und der Hauptäste, während die von uns beschriebene subintimale Fibroplasie eine diffuse Läsion der Aa. interlobares und arcuatae darstellt. Natürlich wurde bei einigen unserer Fälle eine Arteriographie vorgenommen. Diese Untersuchung scheint jedoch für die Diagnose einer subintimalen Fibroplasie der Aa. interlobares und arcuatae nichts beizutragen.

HOOBLER: Zu Herrn IMHOFs Vortrag möchte ich fragen, ob eine Beziehung zwischen Azotämie und der von Ihnen beschriebenen subintimalen Fibroplasie vorhanden war. Dann möchte ich unter Hinweis auf das Referat von Herrn SCHETTLER ein gutes Wort für MER-29 einlegen, ein Medikament, das Sie nicht erwähnt haben. Viele von uns glauben, daß es das Cholesterin senkt und — was noch interessanter ist — auch bei der Angina pectoris hilft. Ich weiß nicht, warum oder wie dies geschieht, aber es ist ein interessantes Medikament. Besonders war ich an Ihrem Bericht über die Verwendung von Heparin interessiert; ich bin so beeindruckt, daß ich es sehr begrüßen würde, wenn Sie uns noch weitere therapeutische Einzelheiten geben könnten, da wir ja alle solche Fälle zu behandeln haben. Haben Sie nachzuweisen versucht, daß Nicotinsäure in einer nicht zu hohen Dosierung eine fibrinolytische Wirkung hat? Wenn ja, gibt es Laboratoriumtests, um diese Nicotinsäurewirkung zu zeigen?

IMHOF: Beim Beginn der Behandlung hatten 6 unserer 19 Patienten eine Harnstoffretention. Bei Eintritt des Todes hatten 15 ein schweres Nierenversagen, und die meisten von ihnen zeigten ein Urämiesyndrom. Ich glaube, daß die Beziehung zwischen Azotämie und Entwicklung der subintimalen Fibroplasie der Aa. interlobares und arcuatae eine indirekte ist: Patienten mit leichter Azotämie vor dem Einsetzen der Behandlung haben bessere Chancen, viele Monate oder Jahre zu überleben. So hat die subintimale Fibroplasie Zeit, sich zu entwickeln, im Gegensatz zu dem schnellen Verlauf bei schwer azotämischen Patienten. Eine quantitative Beziehung ist in dieser Hinsicht noch nicht aufgestellt worden.

COTTET: Ich möchte Herrn SCHETTLER einige Fragen stellen. Meinen Sie, daß bei der an ungesättigten Fettsäuren reichen Diät diese Säuren als Antidot gegenüber den gesättigten Fettsäuren wirken? Ferner möchte ich ihn fragen, ob er glaubt, daß es gegenwärtig gerechtfertigt erscheint, Patienten langfristig auf Diäten zu setzen, welche fast ausschließlich ungesättigte Fettsäuren enthalten. Schließlich sagte er — wenn ich ihn richtig verstanden habe —, daß er trotz der sehr deutlichen cholesterinsenkenden Wirkung der Oestrogene keine ermutigenden klinischen Resultate von ihnen gesehen hat. Wenn er das gesagt hat, dann möchte ich ihn bitten, uns zu sagen, was er vom diagnostischen und prognostischen Wert des Cholesterins hält, denn in einer kürzlich veröffentlichten Arbeit (Société cardiologique) untersuchten wir Patienten, die einen Myokardinfarkt hatten und an Angina pectoris litten, und teilten sie in Fälle ein mit einer Cholesterinämie über 300 mg-% und mit einer Cholesterinämie unter 200 mg-%. Es besteht kein Zweifel, daß ein Unterschied zwischen den beiden Gruppen hinsichtlich des klinischen Verlaufs, der Prognose, der Überlebensquote und der Häufigkeit von Coronarinfarkten besteht.

SCHETTLER: In Beantwortung von Herrn HOOBLERs Frage über die Heparin-Behandlung der Hypercholesterinämie glaube ich, daß eine Indikation für Heparin nur in Fällen mit essentieller Hyperlipämie oder sehr massiver und schwerer Störungen des Fettstoffwechsels besteht. Wir konnten bei Fällen von Hypercholesterinämie und denjenigen vom familiären Typus keine guten Wirkungen feststellen. Ich glaube, es ist sehr wichtig, dies zu wissen. Wir gaben 100 mg als Depot pro Woche über einen Zeitraum von einem Jahr. Wenn wir kein Depot-Präparat benutzten, verabreichten wir 2mal wöchentlich zwischen 100—200 mg Heparin. Diese Dosis liegt unter der gerinnungswirksamen. Jedoch, wenn ich es wiederholen darf, wir sahen nur gute Resultate bei der kleinen Zahl von Fällen mit essentieller Hyperlipämie.

Zur Frage von Herrn HOOD: Wir tendieren dazu, unsere Diäten von 3000 Calorien auf 2300 zu reduzieren und geben höhercalorische Diäten nur bei Personen, welche schwer arbeiten. Bei Verwendung von Diäten mit 2300 Calorien erlauben wir ungefähr 40 g (ml) Öl, 20 g Fette und 20—30 g in den Nahrungsmitteln enthaltene Fette. Bei Patienten mit Coronarerkrankungen lohnt es sich, Ernährung und Gewicht zu reduzieren.

Zur Frage von Herrn COTTET: Wir wissen nicht sehr viel über den Stoffwechsel hochungesättigter Fettsäuren und seinen Beziehungen zu dem der gesättigten Fettsäuren. Ich glaube nicht, daß ein strenger Antagonismus zwischen diesen Säuren besteht. Nach amerikanischen Autoren fördern die ungesättigten Fettsäuren die Ausscheidung von Gallensäuren, aber man weiß nicht, auf welche Weise diese Substanzen beeinflußt werden. Und — dies zu Ihrer anderen Frage — meiner Meinung nach ist es unmöglich, Diäten zu verwenden, welche nur ungesättigte Fettsäuren enthalten. Zumindest in Westeuropa ist es unmöglich. Niemand will sie essen, und ich bin sicher, daß es in Amerika genauso ist. Es gibt nur kleine Gruppen von fanatischen Sektierern, welche diese Diäten verwenden.

Nun zum prognostischen Wert von Cholesterin und Lipoproteiden. Ich glaube, daß der diagnostische Wert der Lipoproteide und des Cholesterins bei cardiovasculären Erkrankungen, bei Coronarerkrankungen sehr gering ist, jedoch nicht ihre pathogenetische Bedeutung. Meiner Meinung nach stimmt es, daß hohe Lipoproteid- und Cholesterinwerte für die Gefäße schädlich sind.

COTTET: Ich bin ebenfalls dieser Meinung.

Schlußwort

Von

F. Reubi

Meine Herren, am Ende unserer Tagung möchte ich Ihnen zunächst meinen Dank für Ihre Mitarbeit aussprechen. Die angenehme Atmosphäre dieses Symposions, zu der jeder von Ihnen beigetragen hat, schien mir besonders günstig für einen Gedankenaustausch. Ich selbst durfte eine große Bereicherung davon mitnehmen. Es erweckte in mir das Gefühl der Bescheidenheit und der Bewunderung: Bescheidenheit gegenüber der Größe und der Kompliziertheit des Problems, mit dem wir uns befaßt haben, und Bewunderung für die glänzende Arbeit, die überall mit Zuversicht, Gewissenhaftigkeit, Zielstrebigkeit und kritischem Sinn geleistet wird.

Im Verlauf der Diskussion dieser letzten Tage fiel mir einmal mehr auf, wie vielen Irrwegen wir ausgesetzt sind, wenn wir ein so weitreichendes Problem wie die Hypertonie in Angriff nehmen. Da jeder von uns mindestens einmal einen dieser falschen Wege gegangen ist, werden Sie mir gestatten, einige davon zu erwähnen.

Da sind zunächst die Schwierigkeiten der Methoden. Diese treten z. B. zutage, wenn wir die Konzentration der Nebennierenhormone im Harn oder im Blut zu bestimmen versuchen. Die Diskussion im Anschluß an die Referate der Herren Genest und Schwartz war in dieser Beziehung sehr aufschlußreich. Ähnliche Vorbehalte drängen sich hinsichtlich der Renin- bzw. Angiotensinbestimmungen auf. Gehen die Resultate auseinander, so wäre es in Zukunft wünschenswert, daß die Untersucher ihre Methoden sorgsam vergleichen und sich bemühen, die Ursachen der Unstimmigkeiten zu finden, ehe sie ihre Ergebnisse interpretieren.

Eine weitere Gefahr besteht darin, daß man von einem Problem nur einen nebensächlichen Aspekt sieht, der das Ganze verhüllt. Die Kompliziertheit moderner Untersuchungen zwingt uns oft, uns auf einen besonderen Punkt einer Frage zu beschränken. Sobald man dann interessante Ergebnisse erhält, neigt man dazu, ihre Bedeutung zu überschätzen, statt zu versuchen, sie in einen größeren Rahmen einzubauen.

Es ist oft schwierig, den Kausalzusammenhang zwischen zwei gleichzeitig beobachteten Erscheinungen zu definieren, wie beispielsweise zwischen Hyperaldosteronurie und Hypertonie, oder zwischen Arteriolonekrose und maligner Hypertonie. Erscheint die Frage der Arteriolonekrose zum Teil gelöst, so deshalb, weil es einerseits möglich ist, diese Erscheinung beim Tier durch Steigerung seines Blutdrucks zu reproduzieren und andererseits ihrer Entwicklung beim Hypertoniepatienten durch Verabreichung von Hypotensiva vorzubeugen. Nichts gestattet dagegen zu behaupten, die essentielle Hypertonie beruhe auf einem Hyperaldosteronismus. Solange weitere experimentelle Beweise und klinische Argumente fehlen, kann man ebensogut annehmen, daß die gesteigerte Aldosteronausscheidung eine Folge des erhöhten Blutdrucks darstellt.

Ich bin von der Wichtigkeit des Tierversuches für die richtige Deutung vieler klinischer Befunde überzeugt. Es sollte jedoch nicht übersehen werden, daß Erscheinungen, die man an Ratten, Kaninchen oder Hunden beobachtet oder hervorgerufen hat, sich nicht immer auf den kranken Menschen übertragen lassen. Herr Gross hat mit Recht hervorgehoben, daß sich bei der Ratte eine Hypertonie sehr leicht erzeugen läßt. Es ist auch bekannt, daß der Hund für Arteriosklerose sehr wenig empfänglich ist. So läßt die Tatsache, daß Zufuhr von Kochsalz und Corticosteroiden bei der Ratte eine Hypertonie mit Nephrosklerose erzeugt, den Schluß nicht zu, daß die essentielle Hypertonie beim Menschen auf einer Störung der Nebennierenfunktion beruhe. Andererseits darf die Rolle des erhöhten Blutdrucks für die Entstehung der Nephrosklerose beim Menschen nicht einfach deswegen abgelehnt werden, weil sich beim Hund mit experimenteller Hypertonie keine Sklerose der Nierenarterien entwickelt.

Es ist zwar verlockend, aber nicht zulässig, eine chronische Stoffwechsel- oder Kreislaufstörung auf Grund kurzfristiger Versuche zu erklären. Es liegt in der Natur der Dinge, daß die Dauer eines Versuches beschränkt ist. Die Effekte eines Medikamentes können aber sehr verschieden sein, je nach dem, ob man sie unmittelbar nach einer einzigen intravenösen Einspritzung oder nach einer mehrmonatigen Behandlung untersucht. Wir haben das gesehen bei der Wirkung von Hypotensiva auf die Funktion der Niere und im Verlaufe der Diskussion, die auf das Referat von Herrn Freis folgte. Obwohl Chlorothiazid anfänglich das Herzzeitvolumen vermindert, führt es später zu einer Herabsetzung des peripheren Widerstandes.

Eine große Gefahr, vor der wir uns hüten müssen, liegt schließlich darin, Hypothesen als bewiesene Tatsachen hinzunehmen. Man kann sich die Wissenschaft ohne Hypothesen kaum denken. Jeder Forscher muß Hypothesen aufstellen, sobald er über eine gewisse Anzahl experimenteller Befunde verfügt, denn nur die Hypothese vermag ihm die weitere Forschungsrichtung zu weisen. Jedoch muß jede Hypothese, die nicht mehr mit den objektiven Befunden in Einklang steht, aufgegeben werden. Der Fortbestand falscher Hypothesen stellt eine schwere Behinderung der wissenschaftlichen Forschung dar. Und was kann man von willkürlichen, auf Dogmen begründeten Hypothesen anderes sagen, als daß sie jegliche Bemühung unfruchtbar werden lassen.

Diese Gedanken sind so selbstverständlich, daß sie fast überflüssig erscheinen. Ich möchte nun versuchen, einige Punkte hervorzuheben, die die Diskussion der letzten Tage vielleicht zu klären geholfen hat.

Es hat mich besonders gefreut, daß Sir George Pickering und Sir Robert Platt Gelegenheit hatten, ihre Standpunkte darzulegen. Ohne die vorgebrachten Argumente hier wiederholen zu wollen, habe ich den Eindruck, daß im Ganzen eine gewisse Annäherung der Auffassungen zustande gekommen ist, daß jedenfalls mehrere Mißverständnisse beseitigt worden sind. Sir George hat zugegeben, daß einige Einwände gegen seine Hypothese möglich sind und hat dadurch seine Bereitschaft gezeigt, ihnen Rechnung zu tragen. Vielleicht ist in Übereinstimmung mit Sir Robert zu sagen, daß das angewendete mathematische Analysenverfahren nicht ganz befriedigend ist. Sir George hat eingeräumt, daß anstelle einer homogenen Population eine große Anzahl verschiedener Populationen vorliegen könnte.

Die umstrittene Frage des Kochsalzes, der Nebennieren und der Hypertonie gab zu einem ausgedehnten Gedankenaustausch Anlaß. Im ganzen wird kaum bestritten, daß der Hyperaldosteronismus bei der essentiellen Hypertonie ein fakultativer Befund ist. Was die Deutung dieses Symptomes und die Wichtigkeit, die man ihm beimißt, anbelangt, gehen die Ansichten auseinander. Meiner Meinung nach handelt es sich wahrscheinlich um einen sekundären Vorgang, der noch keine primäre Nebennierenstörung beweist. Das gleiche gilt für die provozierte Hypernatriurese beim Hypertoniker jeder Ätiologie. Die Diskussion hat jedoch verschiedene unerwartete Beziehungen zwischen der Nebennierenfunktion und dem Renin-Angiotensin-System aufgezeigt. Leider wird das Problem durch methodische Unsicherheiten kompliziert. Ich bin überzeugt, daß die Spezialisten aus dieser Aussprache großen Gewinn gezogen haben und daß sie besser als vor einer Woche sehen, in welcher Richtung die weitere Forschung erfolgen sollte und welche Fehler dabei zu vermeiden sind.

Die Referate der Herren Bechgaard und Milliez gaben Anlaß zu einer sehr nützlichen Diskussion über die Definition der malignen Hypertonie. Wir mußten feststellen, daß es ein absolut eindeutiges klinisches Kennzeichen für die Diagnose nicht gibt, und jeder Redner hatte darüber seine persönliche Ansichten. Wenn wir auch alle das Hauptgewicht auf das gemeinsame Vorkommen eines hohen diastolischen Blutdruckes mit einer Retinopathie IV. Grades legen, so wurde doch von einzelnen eingewandt, daß bei manchen Kranken, bei denen andere Symptome (reduzierter Allgemeinzustand, massive Proteinurie) die Diagnose der Malignität nahelegen, das Papillenödem fehlen kann. Umgekehrt beobachtet man in seltenen Fällen Retinopathien IV. Grades bei Patienten, deren Blutdruck nur mäßig erhöht ist.

Übereinstimmung bestand dagegen über die Notwendigkeit, alle schweren und malignen Hypertonien intensiv mit blutdrucksenkenden Medikamenten zu behandeln, obwohl Herr Wilson betont hat, daß eine solche Behandlung vom theoretischen Standpunkt aus wenig befriedigend ist. Die Ergebnisse von Herrn Schroeder, die von anderen Untersuchern weitgehend bestätigt wurden, haben jedoch uns alle beeindruckt. Ein Problem blieb aber ungelöst, nämlich die Arteriosklerose. Aus den Arbeiten von Herrn Page u. Mitarb. geht hervor, daß manche Fälle von maligner Hypertonie, die mit Hypotensiva scheinbar erfolgreich behandelt worden waren, bestimmten vasculären Komplikationen (vom Typ der Atheromatose oder der subintimalen Fibroplasie) erliegen. Es scheint auch, daß die Behandlung mit Hypotensiva die langsame Progression der benignen Nephrosklerose nicht erheblich beeinflußt.

Was die Wahl der drucksenkenden Pharmaka und ihre Indikationen anbelangt, geht die allgemeine Ansicht dahin, daß die Saluretika und das Guanethidin die wichtigsten Errungenschaften der letzten Jahre darstellen. Der Wirkungsmechanismus des Chlorothiazids erscheint noch nicht endgültig geklärt. Das Darenthin (Bretyliumtosylat) hat diejenigen, die es verwendet haben, meist enttäuscht. Trotzdem haben wir allen Grund, mit den Fortschritten, die die Pharmakologen in den letzten zehn Jahren erzielt haben, zufrieden zu sein. Deshalb möchte ich mich der von Herrn Plummer geäußerten optimistischen Auffassung anschließen und mit ihm zum Abschluß meines Kommentars sagen: "The hope for further life-enhancing drug therapy seems bright indeed."

Es ist nun Zeit auseinander zu gehen. Möge die Gelegenheit, uns wieder zu treffen, in nicht zu ferner Zukunft liegen, damit wir das Gespräch dort wieder aufnehmen können, wo wir es abgebrochen haben.

Die Herausgeber sind Frau Dr. W. HATZINGER, Fräulein S. R. NAEGELI, Fräulein B. PFEIFER und Fräulein U. STURZENEGGER für ihre wertvolle Unterstützung zu Dank verpflichtet.

Autorenverzeichnis

Sachverzeichnis

SONDERDRUCK AUS
ESSENTIELLE HYPERTONIE
EIN INTERNATIONALES SYMPOSION
LEITUNG
F. REUBI · BERN
HERAUSGEGEBEN VON
K. D. BOCK · BASEL — P. COTTIER · BERN
SPRINGER-VERLAG / BERLIN · GÖTTINGEN · HEIDELBERG / 1960
PRINTED IN GERMANY
NICHT IM HANDEL

DIE MOSAIK-THEORIE DER HYPERTONIE

VON

I. H. PAGE

MIT 3 ABBILDUNGEN

SONDERDRUCK AUS

ESSENTIELLE HYPERTONIE

EIN INTERNATIONALES SYMPOSION

LEITUNG

F. REUBI · BERN

HERAUSGEGEBEN VON

K. D. BOCK · BASEL — P. COTTIER · BERN

SPRINGER-VERLAG / BERLIN · GÖTTINGEN · HEIDELBERG / 1960

PRINTED IN GERMANY

NICHT IM HANDEL

DIE ERBLICHKEIT DER HYPERTONIE

VON

G. W. PICKERING

SONDERDRUCK AUS

ESSENTIELLE HYPERTONIE

EIN INTERNATIONALES SYMPOSION

LEITUNG

F. REUBI · BERN

HERAUSGEGEBEN VON

K. D. BOCK · BASEL — P. COTTIER · BERN

SPRINGER-VERLAG / BERLIN · GÖTTINGEN · HEIDELBERG / 1960

PRINTED IN GERMANY

NICHT IM HANDEL

DAS WESEN DER ESSENTIELLEN HYPERTONIE

VON

R. PLATT

MIT 5 ABBILDUNGEN

SONDERDRUCK AUS

ESSENTIELLE HYPERTONIE

EIN INTERNATIONALES SYMPOSION

LEITUNG

F. REUBI · BERN

HERAUSGEGEBEN VON

K. D. BOCK · BASEL — P. COTTIER · BERN

SPRINGER-VERLAG / BERLIN · GÖTTINGEN · HEIDELBERG / 1960

PRINTED IN GERMANY

NICHT IM HANDEL

DER MÖGLICHE EINFLUSS DER SALZZUFUHR AUF DIE ENTWICKLUNG DER ESSENTIELLEN HYPERTONIE

VON

L. K. DAHL

MIT 2 ABBILDUNGEN

SONDERDRUCK AUS

ESSENTIELLE HYPERTONIE

EIN INTERNATIONALES SYMPOSION

LEITUNG

F. REUBI · BERN

HERAUSGEGEBEN VON

K. D. BOCK · BASEL — P. COTTIER · BERN

SPRINGER-VERLAG / BERLIN · GÖTTINGEN · HEIDELBERG / 1960

PRINTED IN GERMANY

NICHT IM HANDEL

RENALE HÄMODYNAMIK, WASSER- UND ELEKTROLYT-AUSSCHEIDUNG BEI ESSENTIELLER HYPERTONIE

VON

P. COTTIER

MIT 5 ABBILDUNGEN

SONDERDRUCK AUS
ESSENTIELLE HYPERTONIE
EIN INTERNATIONALES SYMPOSION
LEITUNG
F. REUBI · BERN
HERAUSGEGEBEN VON
K. D. BOCK · BASEL — P. COTTIER · BERN
SPRINGER-VERLAG / BERLIN · GÖTTINGEN · HEIDELBERG / 1960
PRINTED IN GERMANY
NICHT IM HANDEL

NEBENNIERENRINDENFUNKTION UND RENALE PRESSOR-MECHANISMEN BEI EXPERIMENTELLER HYPERTENSION

VON
F. GROSS

MIT 12 ABBILDUNGEN

SONDERDRUCK AUS
ESSENTIELLE HYPERTONIE
EIN INTERNATIONALES SYMPOSION
LEITUNG
F. REUBI · BERN
HERAUSGEGEBEN VON
K. D. BOCK · BASEL — P. COTTIER · BERN
SPRINGER-VERLAG / BERLIN · GÖTTINGEN · HEIDELBERG / 1960
PRINTED IN GERMANY
NICHT IM HANDEL

MÖGLICHE BEZIEHUNGEN ZWISCHEN SALZSTOFFWECHSEL UND DEM ANGIOTENSIN-SYSTEM

VON
W. S. PEART

MIT 7 ABBILDUNGEN

SONDERDRUCK AUS

ESSENTIELLE HYPERTONIE

EIN INTERNATIONALES SYMPOSION

LEITUNG

F. REUBI · BERN

HERAUSGEGEBEN VON

K. D. BOCK · BASEL — P. COTTIER · BERN

SPRINGER-VERLAG / BERLIN · GÖTTINGEN · HEIDELBERG / 1960

PRINTED IN GERMANY

NICHT IM HANDEL

NEBENNIERENRINDENFUNKTION BEI ESSENTIELLER HYPERTONIE

VON

J. GENEST, W. NOWACZYNSKI, E. KOIW, T. SANDOR
und P. BIRON

MIT 8 ABBILDUNGEN

SONDERDRUCK AUS

ESSENTIELLE HYPERTONIE

EIN INTERNATIONALES SYMPOSION

LEITUNG

F. REUBI · BERN

HERAUSGEGEBEN VON

K. D. BOCK · BASEL — P. COTTIER · BERN

SPRINGER-VERLAG / BERLIN · GÖTTINGEN · HEIDELBERG / 1960

PRINTED IN GERMANY

NICHT IM HANDEL

DIE BEDEUTUNG DER ERHÖHTEN ALDOSTERON-AUSSCHEIDUNG BEIM HYPERTONIKER

VON

J. WARTER, J. SCHWARTZ und R. BLOCH

MIT 3 ABBILDUNGEN

SONDERDRUCK AUS

ESSENTIELLE HYPERTONIE

EIN INTERNATIONALES SYMPOSION

LEITUNG

F. REUBI · BERN

HERAUSGEGEBEN VON

K. D. BOCK · BASEL — P. COTTIER · BERN

SPRINGER-VERLAG / BERLIN · GÖTTINGEN · HEIDELBERG / 1960

PRINTED IN GERMANY

NICHT IM HANDEL

THERAPEUTISCHE ASPEKTE DER SALZRESTRIKTION

VON

A. GROLLMAN

SONDERDRUCK AUS

ESSENTIELLE HYPERTONIE

EIN INTERNATIONALES SYMPOSION

LEITUNG

F. REUBI · BERN

HERAUSGEGEBEN VON

K. D. BOCK · BASEL — P. COTTIER · BERN

SPRINGER-VERLAG / BERLIN · GÖTTINGEN · HEIDELBERG / 1960

PRINTED IN GERMANY

NICHT IM HANDEL

MECHANISMUS DER BLUTDRUCKSENKENDEN WIRKUNG DER SALURETICA

VON

E. D. FREIS

MIT 1 ABBILDUNG

SONDERDRUCK AUS

ESSENTIELLE HYPERTONIE

EIN INTERNATIONALES SYMPOSION

LEITUNG

F. REUBI · BERN

HERAUSGEGEBEN VON

K. D. BOCK · BASEL — P. COTTIER · BERN

SPRINGER-VERLAG / BERLIN · GÖTTINGEN · HEIDELBERG / 1960

PRINTED IN GERMANY

NICHT IM HANDEL

DER SPONTANVERLAUF DER BENIGNEN HYPERTONIE

VON

P. BECHGAARD

MIT 4 ABBILDUNGEN

SONDERDRUCK AUS
ESSENTIELLE HYPERTONIE
EIN INTERNATIONALES SYMPOSION
LEITUNG
F. REUBI · BERN
HERAUSGEGEBEN VON
K. D. BOCK · BASEL — P. COTTIER · BERN
SPRINGER-VERLAG / BERLIN · GÖTTINGEN · HEIDELBERG / 1960
PRINTED IN GERMANY
NICHT IM HANDEL

DER SPONTANVERLAUF DER MALIGNEN HYPERTONIE

VON
P. MILLIEZ, P. TCHERDAKOFF, P. SAMARCQ und L. P. REY

SONDERDRUCK AUS

ESSENTIELLE HYPERTONIE

EIN INTERNATIONALES SYMPOSION

LEITUNG

F. REUBI · BERN

HERAUSGEGEBEN VON

K. D. BOCK · BASEL — P. COTTIER · BERN

SPRINGER-VERLAG / BERLIN · GÖTTINGEN · HEIDELBERG / 1960

PRINTED IN GERMANY

NICHT IM HANDEL

PHARMAKOLOGIE NEUER HYPOTENSIVA

VON

A. J. PLUMMER

MIT 4 ABBILDUNGEN

SONDERDRUCK AUS

ESSENTIELLE HYPERTONIE

EIN INTERNATIONALES SYMPOSION

LEITUNG

F. REUBI · BERN

HERAUSGEGEBEN VON

K. D. BOCK · BASEL — P. COTTIER · BERN

SPRINGER-VERLAG / BERLIN · GÖTTINGEN · HEIDELBERG / 1960

PRINTED IN GERMANY

NICHT IM HANDEL

BRETYLIUM UND GUANETHIDIN. KLINISCHE ERGEBNISSE

VON

T. HILDEN

SONDERDRUCK AUS
ESSENTIELLE HYPERTONIE
EIN INTERNATIONALES SYMPOSION
LEITUNG
F. REUBI · BERN
HERAUSGEGEBEN VON
K. D. BOCK · BASEL — P. COTTIER · BERN
SPRINGER-VERLAG / BERLIN · GÖTTINGEN · HEIDELBERG / 1960
PRINTED IN GERMANY
NICHT IM HANDEL

DIE KOMBINATIONSBEHANDLUNG DER HYPERTONIE

VON
S. W. HOOBLER und P. LAUWERS

MIT 4 ABBILDUNGEN

SONDERDRUCK AUS

ESSENTIELLE HYPERTONIE

EIN INTERNATIONALES SYMPOSION

LEITUNG

F. REUBI · BERN

HERAUSGEGEBEN VON

K. D. BOCK · BASEL — P. COTTIER · BERN

SPRINGER-VERLAG / BERLIN · GÖTTINGEN · HEIDELBERG / 1960

PRINTED IN GERMANY

NICHT IM HANDEL

DIE WIRKUNG SALURETISCHER SUBSTANZEN I DER BEHANDLUNG DER ARTERIELLEN HYPERTONIE

VON

C. BARTORELLI

MIT 5 ABBILDUNGEN

SONDERDRUCK AUS

ESSENTIELLE HYPERTONIE

EIN INTERNATIONALES SYMPOSION

LEITUNG

F. REUBI · BERN

HERAUSGEGEBEN VON

K. D. BOCK · BASEL — P. COTTIER · BERN

SPRINGER-VERLAG / BERLIN · GÖTTINGEN · HEIDELBERG / 1960
PRINTED IN GERMANY

NICHT IM HANDEL

DIE PROGNOSE DER SCHWEREN, INTENSIV MIT HYDRALAZIN UND GANGLIENBLOCKERN BEHANDELTEN HYPERTONIE

VON

H. A. SCHROEDER und H. M. PERRY, jr.

SONDERDRUCK AUS
ESSENTIELLE HYPERTONIE
EIN INTERNATIONALES SYMPOSION
LEITUNG
F. REUBI · BERN
HERAUSGEGEBEN VON
K. D. BOCK · BASEL — P. COTTIER · BERN
SPRINGER-VERLAG / BERLIN · GÖTTINGEN · HEIDELBERG / 1960
PRINTED IN GERMANY
NICHT IM HANDEL

DIE SPÄTWIRKUNGEN DER MEDIKAMENTÖSEN HOCHDRUCKBEHANDLUNG AUF DIE NIERENFUNKTION BEI PATIENTEN MIT ESSENTIELLER HYPERTONIE

VON
F. REUBI

MIT 5 ABBILDUNGEN

SONDERDRUCK AUS

ESSENTIELLE HYPERTONIE

EIN INTERNATIONALES SYMPOSION

LEITUNG

F. REUBI · BERN

HERAUSGEGEBEN VON

K. D. BOCK · BASEL — P. COTTIER · BERN

SPRINGER-VERLAG / BERLIN · GÖTTINGEN · HEIDELBERG / 1960
PRINTED IN GERMANY

NICHT IM HANDEL

SPÄTRESULTATE DER CHIRURGISCHEN THERAPIE (SYMPATHEKTOMIE UND ADRENALEKTOMIE)

VON

H. SARRE

MIT 4 ABBILDUNGEN

SONDERDRUCK AUS

ESSENTIELLE HYPERTONIE

EIN INTERNATIONALES SYMPOSION

LEITUNG

F. REUBI · BERN

HERAUSGEGEBEN VON

K. D. BOCK · BASEL — P. COTTIER · BERN

SPRINGER-VERLAG / BERLIN · GÖTTINGEN · HEIDELBERG / 1960

PRINTED IN GERMANY

NICHT IM HANDEL

DIE GEFÄSSERKRANKUNG BEI DER HYPERTONIE

VON

P. IMHOF, I. H. PAGE und H. DUSTAN

SONDERDRUCK AUS

ESSENTIELLE HYPERTONIE

EIN INTERNATIONALES SYMPOSION

LEITUNG

F. REUBI · BERN

HERAUSGEGEBEN VON

K. D. BOCK · BASEL — P. COTTIER · BERN

SPRINGER-VERLAG / BERLIN · GÖTTINGEN · HEIDELBERG / 1960

PRINTED IN GERMANY

NICHT IM HANDEL

PROPHYLAXE UND BEHANDLUNG DER „ATHEROMATÖSEN KOMPLIKATIONEN“ DER HYPERTONIE

VON

G. SCHETTLER